Humana Press

Status Epilepticus : A Clinical Perspective
Second Edition

癫痫持续状态

第2版

主编 ◎ [美]弗兰克·W.德里斯雷（Frank W. Drislane）

[美]彼得·W.卡普兰（Peter W. Kaplan）

主译 ◎ 王群　江文　王芙蓉

科学技术文献出版社
SCIENTIFIC AND TECHNICAL DOCUMENTATION PRESS

·北京·

图书在版编目（CIP）数据

癫痫持续状态：第2版 /（美）弗兰克·W.德里斯雷（Frank W. Drislane），（美）彼得·W.卡普兰（Peter W. Kaplan）主编；王群，江文，王芙蓉主译.—北京：科学技术文献出版社，2024.1

书名原文：Status Epilepticus：A Clinical Perspective（Second Edition）

ISBN 978-7-5235-1129-9

Ⅰ.①癫… Ⅱ.①弗… ②彼… ③王… ④江… ⑤王… Ⅲ.①癫痫—诊疗 Ⅳ.① R742.1

中国国家版本馆 CIP 数据核字（2024）第 002213 号

著作权合同登记号 图字：01-2023-3731

中文简体字版权专有权归科学技术文献出版社所有

First published in English under the title

Status Epilepticus: A Clinical Perspective, edition: 2

edited by Frank W. Drislane and Peter W. Kaplan MBBS

Copyright © Springer Science+Business Media LLC, 2018

This edition has been translated and published under licence from

Springer Nature Switzerland AG.

癫痫持续状态（第2版）

策划编辑：张 蓉 责任编辑：崔凌蕊 郑 鹏 责任校对：张吲哚 责任出版：张志平

出 版 者	科学技术文献出版社
地 址	北京市复兴路15号 邮编 100038
编 务 部	（010）58882938，58882087（传真）
发 行 部	（010）58882868，58882870（传真）
邮 购 部	（010）58882873
官 方 网 址	www.stdp.com.cn
发 行 者	科学技术文献出版社发行 全国各地新华书店经销
印 刷 者	北京地大彩印有限公司
版 次	2024年1月第1版 2024年1月第1次印刷
开 本	889×1194 1/16
字 数	531千
印 张	20.5 彩插16面
书 号	ISBN 978-7-5235-1129-9
定 价	145.00元

主译简介

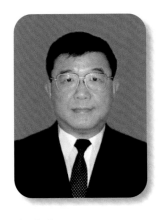

王 群

教授、医学博士、留美博士后、主任医师、博士研究生导师，首都医科大学附属北京天坛医院神经病学中心癫痫科主任

学术任职：

现任中华医学会神经病学分会脑电图与癫痫学组副组长，中国医师协会神经内科医师分会癫痫专业委员会委员、神经调控专业委员会常务委员，中国抗癫痫协会常务理事及神经调控专业委员会、药物治疗专业委员会、癫痫社区管理专业委员会副主任委员、脑电图与神经电生理分会常务委员及重症脑功能监测学组副组长，北京神经内科学学会癫痫专业委员会主任委员，北京医学会神经病学分会癫痫学组副组长，北京抗癫痫协会副会长，北京癫痫诊疗技术创新联盟理事长；担任科技部基金、国家自然科学基金和北京市自然科学基金评审专家，北京市科学技术委员会项目评审专家；担任《中华神经科杂志》《临床神经病学杂志》《中国现代神经疾病杂志》、*Acta Neurologica Scandinavica*、*Acta Epileptologica* 编委及多种国内和国际 SCI 杂志审稿专家。

专业特长：

主要从事癫痫的神经电生理、神经影像学及神经药理学研究。

学术成果：

北京市海外高层次引进人才（海聚工程）及北京市特聘专家，北京市经济技术开发区"新创工程·亦麒麟"领军人才；主持国家"十三五"慢病重大专项课题分课题 1 项，国家自然科学基金面上项目 2 项，京津冀基础研究合作项目 1 项，北京市科学技术委员会国际合作项目 1 项；发表学术论文 200 余篇，其中 SCI 收录论文 100 余篇；以第一发明人获国家发明专利 3 项；作为主编、副主编出版著作 4 部。

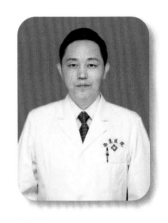

江 文

教授、医学博士、主任医师、博士研究生导师，空军军医大学第一附属医院神经内科主任，陕西省脑血管疾病临床医学研究中心主任

学术任职：

现任中国抗癫痫协会常务委员、脑电图与神经电生理分会重症脑功能监测学组组长，中华医学会神经病学分会神经重症协作组副组长，中国医师协会神经内科医师分会神经重症学组副组长，中国卒中学会重症脑血管病分会副主任委员，解放军医学会神经内科专业委员会神经重症专业组组长，陕西省医学会神经病学分会主任委员，陕西省医师协会神经内科医师分会首任会长，陕西省卒中学会会长；担任《中华神经科杂志》编委，《临床神经病学杂志》副主编。

专业特长：

主要从事癫痫、脑血管病、神经系统疑难病及危重症的救治。

学术成果：

教育部新世纪优秀人才，陕西省"特支计划"科技创新领军人才；主持国家自然科学基金、国家重大公共卫生项目、军委科技委重点课题、陕西省科学技术厅重大项目等 20 余项；在 *Lancet Neurology*，*Nature Medicine*，*JCI* 等国际高水平 SCI 杂志发表论文 100 余篇；作为主编、副主编出版著作 5 部；获国家科技进步二等奖 1 项。

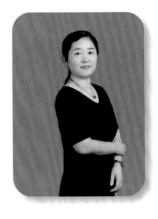

王芙蓉

三级教授、医学博士、主任医师、博士研究生导师，华中科技大学同济医学院附属同济医院神经内科副主任，湖北省脑损伤评价质量控制中心主任

学术任职：

现任国家卫生健康委员会专家委员会副主任委员，国家卫生健康委员会湖北省三级医院临床重点专科评审专家，国家自然科学基金评审专家，中华医学会神经病学分会神经重症协作组副组长，中国医师协会神经内科医师分会神经重症专业委员会副主任委员，中华医学会神经外科学分会神经重症协作组常务委员，中国卒中学会理事、神经重症分会常务委员兼秘书长，中国抗癫痫协会理事，湖北省病理生理学会神经重症专业委员会主任委员，中国民主同盟华中科技大学委员会主任委员、湖北省委员会常务委员，湖北省卫生健康委员会主任委员；担任《内科急危重症杂志》《神经损伤与功能重建》杂志编委，《中华医学杂志》（英文版）、《中国现代医学杂志》审稿专家。

学术成果：

获湖北省科学技术进步奖一等奖 1 项，国家发明专利 1 项；2013—2014 年连续 2 年获得华中科技大学同济医学院附属同济医院"三八优秀女职工"院级称号，2017 年获该院"突出贡献奖"，2019—2021 年连续 3 年获全院内科系统绩效第一名，2020 年获中国民主同盟中央委员会反映社情民意信息工作先进个人，2020 年获中国民主同盟中央委员会、湖北省委员会抗击新型冠状病毒感染疫情先进个人，2020 年获中国民主同盟湖北省委员会优秀盟员；执笔的《新型冠状病毒感染疫情防控反思与建议》被中国民主同盟中央委员会采纳并评为优秀调研报告。

译者名单

主　译：

王　群　首都医科大学附属北京天坛医院

江　文　空军军医大学第一附属医院

王芙蓉　华中科技大学同济医学院附属同济医院

副主译：

单　伟　首都医科大学附属北京天坛医院

杨华俊　首都医科大学附属北京天坛医院

马　磊　空军军医大学第一附属医院

王小木　空军军医大学第一附属医院

王圆圆　空军军医大学第一附属医院

黄珊珊　华中科技大学同济医学院附属同济医院

译　者（按姓氏笔画排序）：

史晓婧　空军军医大学第一附属医院

任鲜卉　空军军医大学第一附属医院

刘　霄　首都医科大学附属北京天坛医院

孙　磊　首都医科大学附属北京天坛医院

孙越乾　首都医科大学附属北京天坛医院

李双双　空军军医大学第一附属医院

连立飞　华中科技大学同济医学院附属同济医院

吴典玮　空军军医大学第一附属医院

余婷婷　首都医科大学附属北京天坛医院

冷秀秀　空军军医大学第一附属医院

张鹤群　空军军医大学第一附属医院

秦晓筱　首都医科大学附属北京天坛医院

曹　幻　华中科技大学同济医学院附属同济医院

梁奇明　华中科技大学同济医学院附属同济医院

内容提要

　　本书由世界知名的 Springer 出版，由美国哈佛大学医学院神经内科专家 Frank W. Drislane 和约翰·霍普金斯医疗中心神经内科专家 Peter W. Kaplan 精心编著。全书共分为三部分、共 29 章，对癫痫持续状态（status epilepticus，SE）进行了多方面的详细论述，包括对该病许多不同的特点和治疗方法进行了讨论，并持续使用脑电图（electroencephalography，EEG）监测，以及对惊厥性癫痫持续状态和非惊厥性癫痫持续状态的潜在生物学和病理生理学进行了深入思考与分析。本书由来自世界各地的顶尖神经病学专家、癫痫专家和临床神经生理学家撰写，同时配有总结性的表格和具有代表性的图片，可帮助读者快速掌握疾病相关症状的诊断和治疗策略。本书为第二版，代表了当前先进的理念，并阐述了过去十年来我们对癫痫持续状态这一概念的动态理解，可引发读者对该病全面而深入的临床思考。

原著序言

Status Epilepticus: A Clinical Perspective 自 2005 年首版面世 12 年后再次出版。首版时，该书的任务是介绍并记录本领域近几十年的快速发展历程。自此以后，研究者对"癫痫持续状态"的兴趣保持着持续且快速的增长，体现在本书的内容从 17 章增加至 29 章，且编者也从 18 位增加至 38 位。正如作者所言，目前已经了解了各种形式的癫痫持续状态和潜在的病理生理学机制，也了解了癫痫持续状态发生时的许多潜在病因和新发现的神经科疾病，对依靠或不依靠药物的治疗方式也有了更深入的了解，以上这些内容构成了研究者对该领域全新的见解。

本书中的新增内容涵盖了最新发现的和罕见的癫痫持续状态的病因，全面性癫痫发作中癫痫持续状态的表现，不同形式癫痫持续状态的综述，包括肌阵挛性、缺氧性肌阵挛性、强直性、阵挛性和失张力发作；更新的内容为非惊厥性癫痫持续状态的定义，癫痫持续状态时的影像学及一些新发现和独特的认知表现，连续 EEG 监测在癫痫持续状态时的广泛应用，以及所发现的周期性放电模式、惊厥性或非惊厥性癫痫持续状态对临床预后的持续性影响；还包括重症儿童患者的癫痫持续状态的重要内容 —— 癫痫持续状态治疗相关临床试验的方法学。Frank Drislane 教授和 Peter Kaplan 教授还邀请了许多享誉国内外的专家参与本书的编写工作。

Boston, MA, USA, Daniel Tarsy, MD

原著前言

不论是科学研究还是临床工作，癫痫持续状态都是绝佳的研究方向，其多样的表现形式可供我们研究人脑的工作模式。仅针对全面性惊厥性持续状态的基础和临床研究就为我们揭示了许多关于大脑的工作机制，涵盖了从细胞的功能到神经元形态改变和细胞死亡。实验室和临床病例中癫痫持续状态的电生理学研究展现了神经元间的连接，并有助于解释病理和死亡状态下的脑功能。

在临床中，癫痫持续状态对于重症癫痫患者的研究有很大价值。对患者而言，医师最基本的职责之一在于正确地运用专业知识，甄别其异常表现 —— 不是所有异常都是癫痫发作的表现，或者看似是癫痫发作，实则不是。准确的诊断有利于医师对重症患者实施合适、有益的治疗方案。

癫痫持续状态的发现可以追溯至古代，但直到 19 世纪末才被正式记录在医学文献中，而正式的实验室研究则仅出现在近 50 年。Charcot 提出了非惊厥性癫痫持续状态的定义，但直到 Berger 在 20 世纪中期发明了 EEG 才使其得以诊断。Shorvon 于 1994 年发表了名为《癫痫持续状态：在儿童和成年人中的临床表现和治疗》的论文，他在这篇综述中提到，在 1987 年对一个大型数据库的回顾中，仅有 370 篇与癫痫持续状态相关的文献，然而现在每年都有数百篇癫痫持续状态相关的研究发表。

神经生理学家 Niedermeyer 这样评价癫痫："癫痫本身不是任何一种疾病。"然而，有许多疾病都导致癫痫发作。类似的，在过去的几十年中，医师们习惯于在制定治疗方案前问一句："哪种类型的持续状态？"本书重点关注的是认识和诊断不同类型的癫痫持续状态，以及针对不同类型癫痫持续状态的评估、管理和治疗。在本书中，这些类型有惊厥性或以异常运动为主的发作（第 7 ～ 18 章）和非惊厥性发作（第 19 ～ 25 章）。

相比于上一版，本书明显对惊厥性癫痫持续状态的治疗有了更多见解，并在多章中有着详细的讨论（尤其是第 16 ～ 18 章和第 29 章）。人们也逐渐认识到，非惊厥性癫痫持续状态的形式十分多样。多种潜在的疾病可以同时导致惊厥性和非惊厥性癫痫持续状态（例如各种自身免疫病）。同时，对于各种新型的治疗手段（包括饮食、新药还是神经刺激疗法）的认识也在逐渐加深。本领域的研究越丰富，越能更好地认识疾病的复杂性，并以新的观点和方式理解它，这将有助于更好地治疗这类危害性很高的疾病。

本书各章之间对不同类型的癫痫持续状态和新旧治疗方式的讨论偶尔会有所重叠。以对非常年轻的患者癫痫持续状态的讨论为例（第 26 ～ 28 章），有的章节关注年纪最小的患者（婴儿），有的章节讲述儿童中罕见的癫痫持续状态，还有的章节是描述在儿科重症监护治疗病房中最困难的难治性癫痫持续状态的病例。因为专家来自不同的领域，章节之间的内容有所重叠是正常的，尤其是关于药物的讨论的部分。在各章编写过程中，允许并且鼓励作者持有不同的观点、争议和质疑。事实上，不同的视角和观点是很值得采纳的，有些甚至有着启示意义。对于某些相同的问题，不同章可能提出不同的解决方案，但最终笔者相信大多数作者对类似的病例持有相似的观点。不同的观点可帮助读者做出独立的判断，且有利于检验自己对癫痫持续状态的管理方式是否正确。

本书侧重于临床视角，但医师面对癫痫持续状态时肯定都希望对其背后的病理生理学机制有更多的了解。该病基础研究的结果在许多章中均被提及，主要涉及全面性惊厥性癫痫持续状态或非惊厥性癫痫持续状态的临床结局（第9章、第10章和第15章）。

在过去的几十年中，连续脑电图监测技术（continuous EEG，C-EEG）发展迅猛，已经能更好地辅助医师识别重症患者的癫痫持续状态，与此同时，在鉴别是否为癫痫持续状态的问题上也带来了争议（第9章和第23章）。

数十年来，在神经病学会工作的乐趣之一便是有机会与全球的学者共事，他们中的许多人为癫痫持续状态的研究慷慨地贡献了时间和智慧。在此向本书众多的编者致以最崇高的感谢！他们中包括了全世界最好的神经科医师、癫痫专家和临床神经生理学家。这些编者来自十多个不同国家，但其专业知识和能力都令人印象深刻。笔者对癫痫持续状态的许多认识均来自于他们的论文、讲座及国内外各种会议上的讨论。当回顾他们的贡献时，笔者时常感到受益匪浅。

特别荣幸并且感谢 Springer 的编辑 Greg Sutorius 先生，以及高级编辑们启动第二版的编写及审校；感谢策划编辑 Katherine Kreilkamp 女士，除常规的编辑工作以外，还协助获取许可的内容，指导格式甚至语法，从协调出版流程到耐心与作者交流，并给予鼓励，以及快速地反馈我们咨询的问题。

在临床中，最棒的经历在于帮助每一位患者度过艰难的癫痫持续状态，尤其是帮助那些特别难治的患者。我们记得成功时的喜悦，也记得失败时的难过。希望本书所集结的众多作者的智慧，可以帮助更多的读者及其患者。

Boston, USA Frank W. Drislane

Baltimore, USA Peter W. Kaplan

2017 年 2 月

主译前言

《中华医学信息导报》报告显示，癫痫严重危害患者的身心健康，给患者的家庭和社会造成重大健康威胁与沉重的负担。我国癫痫患者已逾 900 万例，其中 1/3 为难治性癫痫，治疗十分棘手。癫痫持续状态更是危及生命的急危重症。

癫痫持续状态从基础研究到临床研究经历了漫长的周期，随着现代诊断和治疗技术的不断进步和创新，目前关于癫痫持续状态的诊疗方式也有了更多的选择，但是不可否认，无论是临床研究还是基础研究，癫痫持续状态都是一个具有挑战和研究价值的领域。发生癫痫持续状态最常见的原因可能是不恰当地停用抗癫痫药物，还可能是由急性脑病、脑卒中、脑炎、外伤、肿瘤和药物中毒等引起，也有个别患者的原因不明，不规范的抗癫痫药物治疗、感染、精神因素、过度疲劳、孕产和饮酒等均可诱发癫痫持续状态，所以预防和治疗持续性癫痫刻不容缓。目前临床角度关注的是诊断不同类型的癫痫持续状态，以及针对不同类型癫痫持续状态的评估、管理和治疗，但是如何把目前的理论更加细致和系统地应用到临床中也是比较重要的环节，我国临床学者也在积极探索并开展研究，为临床提供更多的选择。

然而，目前我国由于技术发展历程相对较短，在诊疗体系的构建方面与国际先进水平相比仍有一定差距，因此缺乏权威性和全面的参考书。由国际知名癫痫专家 Frank W. Drislane 和 Peter W. Kaplan 编写的 *Status Epilepticus: A Clinical Perspective Second Edition* 汇集和展示了当今世界癫痫持续状态领域最优秀的临床和科研工作者最新的经验和诊疗观念，几乎涵盖了本领域的全部内容，并且将现代发展迅猛的 EEG 监测技术融入临床中，针对不同或相同的问题进行了讨论，将更多不同的观点和解决方案展现给读者。同时本书将帮助业内同仁理解最新诊治观念、掌握最佳诊断技术、判断最优治疗决策等，并提供翔实的参考依据。以学习的态度翻译本书，一直是编译团队的初心。希望本书的出版，能使我国这一领域的医师和研究学者从中汲取新的专业知识，提升自身业务水平，也期待我国癫痫持续状态诊治技术的发展更进一步。

由于自身团队水平有限，本书不可避免会有纰漏或不足，望广大同仁及时指正，促使我们不断改进。

首都医科大学附属北京天坛医院
神经病学中心癫痫科主任

目录

第一部分

概　述

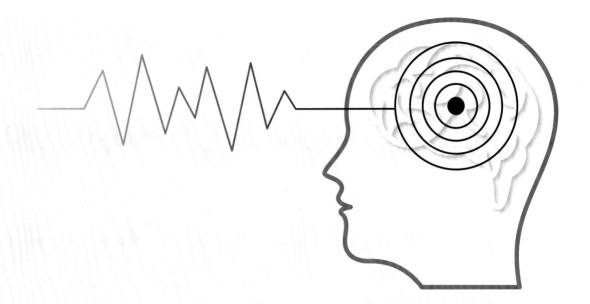

第1章

癫痫持续状态的历史

Peter W. Kaplan
Eugen Trinka

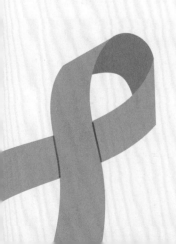

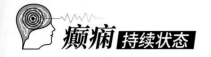

一、从古代到十九世纪

自古以来就有关于癫痫发作的描述和记录，但对明确定义癫痫持续状态的描述相对较为少见。我们可以在 Sakikku 楔形文字中找到一些有关"癫痫"和"持续的癫痫发作活动"的最早文字记录，记录中指出：

"午夜时分，恶魔多次附身在人类的身上，使人类手脚冰冷，皮肤颜色变深，持续不断地张口、闭口，眼睛逐渐变成棕色和黄色。这种现象会持续一段时间，但他最终会死亡（公元前 629—539 年，XXV-XXVI 楔形平板的正面）。"

Caelius Aurelianus 指出，"这种现象可以反复发生，甚至在同一天多次出现"，Caelius 进一步指出了"恶魔攻击持续到第二天直至患者死亡"。Saul 被 Ramah 诊断为癫痫持续状态。

文艺复兴时期，英国的 Thomas Willis 在 1667 年出版的《大脑和神经类病理标本》中写道：

"癫痫发作的现象经常反复发生，当发作变得严重时，患者的基本生理功能会很快衰弱，随即而来的是精神受累及心前区神经受累，能被激活的重要生命功能越来越少，直到整个身体萎靡不振，脉搏松动，最后伴随而来的是生命的火焰熄灭。"

总之，在古代有关癫痫持续状态的描述少之又少，在十八世纪晚期和十九世纪早期，癫痫持续状态仅有零散的注释。如 Hunter 所述，Lysons、Heberden 和 Good 提供了一些相关的描述，但在法国巴黎，Salpêtrière 和 Bicêtre 医院使用了一段时间的"*état de mal*"来用作癫痫持续状态的表达。同样的，在 Calmeil 大学学位论文中这个术语也以书面形式呈现了出来。Temkin 引用了 *delasiauve*（*Traitéde l'épilepsie*）的 "*ōla Salpêtrière...on les désigne vulgairement sous le nom d'état de mal*"［"在 Salpêtrière，我们通常将其称为 état de ma（癫痫持续状态）"］，而 Trousseau 指出，"*Vous avez cependant endu parler de faits dans lesquels des attaques ontédeux,trois jours,et se sont terminées par la mort.C'est làce'on aappelé,àla Salpêtrière etàBicêtre,l'état de mal.*"［"痉挛持续存在两三天，最终导致患者死亡。正是在这些情况下，有人认

为是 Salpêtrière 和 Bicêtre 提出了 *état de mal*（癫痫持续状态）的术语。"］根据 Calmeil 的说法，这术语的诞生更早期可以追溯到患者的自我表述："*C'est ce que les malades appellent entre euxétat de mal.*"（"这是患者自己所说的癫痫持续状态。"）Calmeil 在其学术论著中，明确区分了严重的癫痫发作和癫痫持续状态，描述了一系列没有中断的"癫痫发作"，并指出其预后不良。

二、癫痫大背景下的癫痫持续状态

Bazire 对 Armand Trousseau 发表在《临床医学讲座》上的论著做了翻译，这是癫痫持续状态的英文术语正式诞生的标志性事件。正如 Shorvon 所指出的，当 Calmeil 定义该术语时，癫痫持续状态的状况几乎模糊到无法被识别，并且其尚未对癫痫的大分类做好学术上的分割。以前，人们认定"癫痫持续状态"是一个单独的定义，而不单单是癫痫的反复发作。它现在被认为代表了"最极端的癫痫发作形式"，在强直－阵挛性发作中具有其自身的"特征"。

Temkin 在脚注部分指出："Hunter 的研究已经提示，在医院展开大规模癫痫研究和治疗之前，这种非常罕见情况的报告已经存在，直到将溴化钾引入癫痫治疗策略中，这种情况仍然不多见。"

在英国，Gowers、Ferrier、Jackson、Horsley、Turner、Sieveking 和 Coleman 分别报告了癫痫持续状态的病例。癫痫研究主要在巴黎的 Salpêtrière 精神病院开展（译者注：在那个时代，癫痫的患者往往被送往精神病院接受治疗），该医院有 8000 名精神病患者，是欧洲最大的精神病院。在 Salpêtrière 和 Bicêtre 执业的医师（包括 Calmeil、Pinel、Esquirol 和 Charcot，以及在 Hôtel Dieu 工作的 Bourneville 和 Trousseau）提供了大量对癫痫持续状态的临床描述，Charcot 的学生 Bourneville 将"癫痫持续状态"定义为癫痫的"严重并发症"，在当时，人们认为癫痫持续状态可以粗略分为五个阶段，这五个阶段被 Shorvon 总结如下：①不断重复的癫痫发作，结果往往成为潜伏性癫痫发作；②虚脱，其严重程度从短暂的意识丧失到完全和不可逆的昏迷不等；③偏瘫，完全性或者不完全

性的偏瘫，但是短暂；④脉搏和呼吸的特征性频率；⑤体温显著升高，在癫痫发作间期持续存在，并在癫痫发作停止后加剧。

在 Hôtel Dieu 工作的 Trousseau 也对癫痫持续状态进行过一些较为早期的描述，将孤立性癫痫发作事件与"快速持续重复并以患者死亡为结束"的癫痫发作事件进行了区分。他还指出，小发作可能会出现多次重复，从而表现为失神的状态，"一次发作与下一次发作混淆，且持续 2 ~ 3 天的连续发作"。由于观察到小发作和大发作均在同一个体中发生，他认为此类发作模式是癫痫发作趋势中的一部分，应当用"综合征"来对这一系列的症状进行描述。

Bourneville 认为术语 état de mal 仅仅适用于对"惊厥状态"进行单一描述。然而，19 世纪末，已有对非惊厥形式癫痫持续状态的描述。1501 年奥地利格明德教区教堂的 "ex-voto 表"似乎记录了首例失神发作的案例。1831 年 Bright 和 1888 年 Charcot 描述了"癫痫性神游"。West 在 1841 年对婴儿痉挛做了准确的特征性描述。Jackson 和 Gowers 描述了发热状态、发作后意识模糊和肌阵挛状态。最后，随着 1895 年 Kojewnikoff 对部分性癫痫持续状态的描述，所有形式的惊厥和非惊厥状态均具备了详细的特征性阐述。1898 年 Otto Binswanger 在其癫痫专著中详细阐述了癫痫多次发作的模式和癫痫持续状态，他区分了单次发作、多次发作，以及可能的发作间隔不明显的癫痫连续发作演化成的癫痫持续状态。在未给出时间估计值的情况下，他阐述：如果癫痫发作与下一次发作的时间间隔较短，则癫痫发作后功能障碍更加严重。

三、第一个病例系列——Clark 和 Prout

1903 年，Pierce Clark 和 Thomas Prout 在其文章中描述了 38 例癫痫持续状态患者的病理特征及其典型的临床表现，这是当时所能提供的最多的癫痫病例汇总，癫痫持续状态被描述为连续惊厥直至昏迷和衰竭，最终出现脉搏、呼吸频率的加快和体温的升高。Clark 和 Prout 注意到 2 ~ 9 天的癫痫持续状态时间与生理反射、瞳孔反应及眼球的上视和侧视运动有关，最终导致皮肤湿冷、身体消瘦和褥疮，最后通常以死亡结束这一短暂的过程——这段描述详细而准确。Clark 和 Prout 也认识到一种"预兆"状态的发作形式，这在 1824 年 Calmeil 的博士论文中首次被提及（在有些情况下，癫痫发作几乎尚未结束就再次开始，并连续发生，甚至可能连续发生 40 ~ 60 次而不中断）。Obersteiner 于 1873 年以德语发表了第一项工作。

虽然惊厥性癫痫持续状态的显著特征一直以来被忽视，但鉴于"癫痫发作"表现，非惊厥的患者总是被冠以被恶魔或神灵附体的说辞，而且这一说辞在中世纪的医学和公众心目中占据了很长时间。后来在法国和英国建立的精神病院成为这些患者的收容所，收纳了"有抽搐症状"的患者。随着人们对精神疾病认识的深入，19 世纪的医院，特别是在法国，通常充当着精神病院的角色。术语"愤怒性癫痫持续状态"是指通常伴有暴力的发作。"癫痫性谵妄""癫痫性躁狂""癫痫持续状态"意味着发作性昏迷后的状态。下述的一段记录是当时对癫痫患者临床症状的一种描述：

"患者面部潮红，像一个醉酒者：他试图从床上跳起来，到处乱跑，被拦住后大声喊叫并努力克服大家对其的阻拦和束缚。这种状况通常持续一天、两天或三天，在此期间，患者需要被一直束缚住，直至症状逐渐消退，恢复到以前的状态。"

癫痫发作伴随意识模糊或游走状态也被记录和描述。Prichard 描述了癫痫性神游或癫痫性梦游症：

"癫痫病史上一个更不寻常的情况是出现一种梦游症，或一种神游，在此期间患者处于一种不受干扰的退想状态中，四处走动，幻想自己忙于一些习惯性的娱乐或业余爱好。"

Samuel Wilks 爵士曾用溴化物治疗癫痫，他对一个患者进行了如下的描述：

"在人们常说的'迷失'状态中，他几乎意识不到周围正在进行的谈话和发生的事情，他可以继续朝着既定的方向行走，这表明他的行动在一定程度上仍受他的感官所引导。他身处梦乡中，与梦游症患者的状态差不多。这种情况有很多种形式，被称为癫痫持续状态，尽管该术语更常用于患者长时间处于恍惚或木僵状态下的

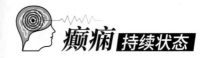

情况，例如，最近医院的一名男子在连续发作后出现了几个小时的昏睡状态。从生理学的角度来看，其较温和的形式是非常有意义的，似乎为人们指出了患者处于潜意识状态的可能性：在潜意识状态中，大脑的活跃程度足以控制脊柱系统，但不足以激发意识。关于大脑对肌肉的影响和以意识保持其张力的必要性，是一个人们感兴趣的问题。"

Jules Falret（1824—1902 年）注意到了非惊厥性癫痫持续状态，并将其称为"智力小发作"。这样的患者可能会离开家或放下工作，头脑模糊，思想呆滞，受到无端的愤怒和绝望的影响，患者会健忘，记忆完全丧失，头痛眼花，看到发光的火花和可怕的物体。

Höring 描述了一名德国患者：

"患者突然陷入一种深度做梦的状态，并向眼前伸手。他的双手连同头部和躯干上部开始颤抖。有时，他像在袭击中逃跑并胡言乱语，或者丢了什么东西似的翻遍所有口袋，或者在裤子上做擦洗或摩擦动作；有时他会回答在这种梦境状态下的提问，但通常回答错误，结束时他常闭上眼睛，可能会睡几分钟，然后就忘记发生了什么。"

四、癫痫持续状态作为"最极端的癫痫发作形式"

19 世纪后期，巴黎的 Charcot 认为梦游状态来源于（癫痫）持续发作的状态。为了阐述该观点，他在巴黎 Salpêtrière 医院的 "Leçons du mardi" 报告了一名患者的临床症状（图 1.1）：这位 37 岁的邮递员在巴黎甚至在布雷斯特海岸游走，有一次被逮捕，并在 Charcot 的认定"癫痫发作的诊断"下获释。Charcot 用溴化物对其治疗，但由于其依从性差（可能是由于溴化物治疗产生的阳痿副作用），再次开始出现游走状态的发作。在英国，Gowers 在其著作《癫痫》中推测，这种状态不是癫痫发作，而是出现在癫痫发作后：

"在中等严重程度的癫痫发作后，患者可进入精神自动状态，以明显有意识的方式进行各种行为，但随后不保留相关记忆。"

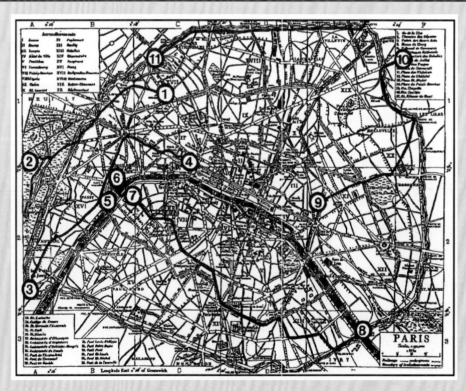

显示了一名邮递员 —— 溴化物治疗有效的癫痫患者的"游走"—— 非惊厥性癫痫持续状态的早期病例。

图 1.1　19 世纪 80 年代的巴黎地图

（资料来源：来自 Shorvon[4]，经许可使用。）

Gowers 进一步引用了 Bourneville 的研究，并提供了一份临床描述，指出：

"发作间期变短，昏迷加深，脉搏和呼吸变快，体温可高达 104～105 ℉，甚至 107 ℉。有时在症状持续数天后出现偏瘫。患者可能在虚脱状态下突然死亡，死亡显然是由于剧烈和几乎持续的抽搐，或发作停止导致的，患者可能出现谵妄甚至脑膜炎症状，迅速形成褥疮，并可能在此阶段死亡。在任何时期，症状都可能减轻，患者可以康复，然而，很大一部分病例最终死亡。幸运的是，这种严重程度的癫痫持续状态是非常罕见的，而且大多数病例死亡都发生于精神病院。我没有观察到发生死亡的病例，而且看到了许多症状轻微患者的病情恢复。"

关于癫痫持续状态的治疗，Gowers 提供了小部分支持：

"在'癫痫持续状态'发作频率很高并持续数天的情况下，溴化物通常完全失效，而皮下注射剂量为 1/16 格令的吗啡是非常有效的。Sieveking 发现，同样情况下口服吗啡也很有效。但只有在非常情况下，皮下注射吗啡才可以用于治疗癫痫，如果发作，而癫痫后昏迷又与吗啡诱导的睡眠相吻合，病人的生命就有很大的危险患者就面临极大的生命危险。"

他继续写道：

"在癫痫持续状态中，溴化物通常无效。Crichton Browne 发现吸入亚硝酸异戊酯是有效的治疗方案。氯仿吸入很少却有永久性作用。我认为最有效的措施是重复给予水合氯醛、皮下注射吗啡和冰敷脊柱。"

长期以来，癫痫持续状态在医学书面记录中被忽视，在过去几百年中，由于人们对癫痫有了更深的认识，其才得到重视。人们通过对个别病例仔细观察，结合大体解剖学和经典组织学的相关研究，将癫痫持续状态确定为"癫痫的最大化表现"。

五、脑电图的出现

在 1924 年 Hans Berger 利用脑电图（electroencephalogram，EEG）发现大脑可记录的电脉冲后，人们一起努力将目前可测量的脑功能障碍与其临床相关性联系起来。在随后的 50 年里，癫痫的研究迅速转变为技术驱动的临床科学（近年来，神经影像学，特别是磁共振成像（magnetic resonance imaging，MRI），似乎承担了这一作用的一部分）。Berger 首次利用 EEG 对癫痫患者进行了系统研究。在 1933 年的第七次报告中，他首次记录了部分性癫痫连续发作患者局灶性运动性癫痫发作的 EEG，并记录了另一例患者的 3 次 /s 的棘波放电。此后，他在一系列单个病例报告和系列报道中均使用了不同的术语，如小发作持续状态、微小发作状态、失神发作持续状态、伴棘波昏迷的失神发作持续状态等。显然，并不是每个临床症状较轻的癫痫患者都有广泛的棘波放电。EEG 的发明对癫痫疾病的临床研究和科学思想的影响是如此之大，以至于 19 世纪兴起的病因学和病理学研究几乎完全停止。纳粹政权和第二次世界大战使德国损失严重，该领域的许多研究人员不得不离开他们的国家。

与惊厥性癫痫持续状态一样，EEG 的出现毫无疑问地证明了非惊厥性癫痫持续状态来源于癫痫患者的大脑，而非像一些人怀疑的那样来源于癔症性或非癫痫性神游状态。Gibbs 和 Lennox 认为癫痫是一种"阵发性脑节律失常"，1945 年 Lennox 描述了其表亲 Ann Lennox 失神状态的临床和 EEG 特征，并创造了"小发作状态"一词。1956 年，Gastaut 和 Roger 描述了一名患有精神运动性癫痫持续状态的护士，这一状态可能已持续数月。他们将这种疾病称为"暂时性小发作状态"。

从大约 20 世纪 50 年代开始，随着癫痫持续状态病例系列的发表，人们对癫痫持续状态的结局进行了更详细地研究。Whitty 和 Taylor 指出，癫痫持续状态的持续时间越长，患者的结局越差，可伴随 1/3 的患者死亡。1953 年，Janz 系统研究了癫痫大发作次数与癫痫持续状态前癫痫发作的平均时间间隔之间的关系。Janz 通过对 103 例癫痫大发作病例进行分析，发现当发作间期降至 2～6 小时，将再出现 3 次或 4 次癫痫发作；如果发作间期＜1 小时，则至少发生 6 次癫痫发作，并且如果治疗未终止癫痫发作，则最有可能发生"真正的"癫痫持续状态。在 1964 年 Janz 报告的 42 例癫痫持续状态的病例中，有临床症状的癫痫持续状态常常起源于额叶。一般而言，症状性癫痫持

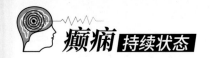

续状态比"特发性类型"更常见。Hunter 在英国注册中心的审查报告显示，癫痫持续状态患者占癫痫死亡病例的三分之一。在皇后广场观察到的约 25% 的癫痫持续状态被认为是由药物改变引起的，约 30% 与合并感染相关。

六、现代

现代对癫痫持续状态的识别和分析可能始于 1962 年和 1964 年的马赛学术讨论会，其颁布了癫痫发作和癫痫持续状态的分类和定义（另见第 2 章"癫痫持续状态的类型：定义和分类"）。自 20 世纪 60 年代以来，人们更加关注癫痫持续状态的生理学基础、神经化学和药理学，尤其是最近的功能成像技术。

关于癫痫持续状态的治疗，在美国，苯妥英开始取代溴化物和苯巴比妥作为重复性的癫痫发作或癫痫持续状态的主要治疗药物。1968 年人们开始提倡 1000 mg 苯妥英静脉给药，据报告，31 例患者中 18 例可快速生效。病例系列报道的治疗药物包括利多卡因或副醛，还包括苯巴比妥和麻醉剂。主要进展是苯二氮䓬类药物（benzodiazepines，BZD）的肠外给药，包括地西泮和劳拉西泮（欧洲为氯硝西泮）。最近，有关难治性和超难治性癫痫持续状态病例的报道，通常发生在重症监护室，医生开始对此类患者使用不同的麻醉剂，如丙泊酚、戊巴比妥和咪达唑仑。现在的一项关于感染性和自身免疫性原因（如副肿瘤性边缘叶脑炎）的文献，让人们越来越多地了解到耐药性癫痫持续状态和长时间癫痫持续状态的病例。

随着越来越多的患者在心脏重症监护病房得到监护，以及心脏停搏后温度定向管理的出现，缺氧后癫痫持续状态被越来越多地诊断和管理，尽管收益通常甚微。呼吸骤停后出现癫痫持续状态且不伴心脏停搏的病例有时似乎治疗效果更好。随着一线、二线和三线治疗以外的各种治疗方案的出现，如生酮饮食、脑深部电刺激和其他（另见第 18 章"癫痫持续状态的非药物治疗"），人们正在探索新的模式，其历史尚待著述。

（译者：孙越乾　审校：王　群）

第 1 章·参考文献

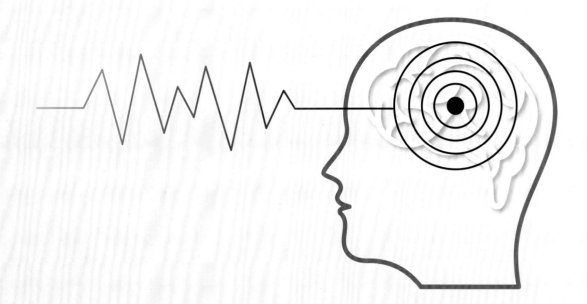

第 2 章

癫痫持续状态的类型：
定义和分类

Eugen Trinka

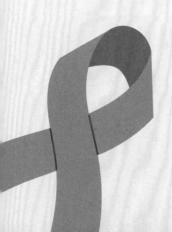

一、引言

癫痫持续状态常被称为"最极端的癫痫发作形式"，是神经组织过度兴奋的一种非常严重的表现。但什么是癫痫持续状态？癫痫持续状态的定义和分类在其所对应的历史背景下才能得到精确解读（第1章"癫痫持续状态的历史)。

癫痫持续状态的现代定义和分类可追溯到1962年的第十届马赛学术讨论会（第十届欧洲脑电图学会会议），该会议完全致力于讨论癫痫持续状态。当时癫痫研究领域的领军人物 Henri Gastaut 主导了这场学术会议，该会议在他开始研究癫痫发作分类的系统性工作后的2年召开。共有103名受试者报告了237例时间异常延长或连续重复癫痫发作的临床和EEG结果。拟定的癫痫持续状态的定义是"词源"（现在称为语义或概念)，与拉丁语中原始术语"状态"的含义一致："癫痫持续状态是一个术语，用于一次持续足够时长的癫痫发作，或频繁发作而产生固定持久状态。"尽管定义中没有规定持续时间，但 Gastaut 后来提出60 min 为癫痫持续状态的最短持续时间。虽然在学术讨论会报告中没有明确说明，但 Gastaut 在1983年回忆说："有一个特定的假设，即癫痫持续状态的类型与癫痫发作的类型一样多。"Gastaut 与同事一起对癫痫发作进行了分类。癫痫持续状态分为部分性、全面性和单侧性，基本与癫痫发作分类一致。在1981年的修订版中，该定义被最小限度地变更为"一次持续足够时长的癫痫发作，或频繁发作且发作间期没有恢复"。根据术语"长时间或重复发作"对癫痫持续状态进行分类，并分为部分性（如 Jackson 样）或全面性（如失神发作持续状态或强直－阵挛性癫痫持续状态)。当发生非常局限的运动症状持续状态时，则指的是持续性部分性癫痫。

该宽泛的定义没有进一步解释"固定持久"或"足够时长"的含义，也缺乏癫痫持续状态类型的临床症状上的描述，这也是1970年分类及其1981年修订版的固有缺憾——2001年拟定的诊断方案未进行改进，仅仅将其中的癫痫持续状态细分为不同发作亚型，国际抗癫痫联盟（International League Against Epilepsy，ILAE) 核心小组的分类报告也未针对这一点进行修订。在2006年的最后一份国际抗癫痫联盟报告中，癫痫持续状态被定义为"机制性"（"概念上"更为明确的术语)，即"癫痫发作自行终止机制失败"，而未提及持续时间的具体时限。

二、癫痫持续状态新的定义和分类

前面描述的概念虽然很有价值，但并不准确，因为未明确"固定持久"或"足够时长"的具体发作持续时间的定义，也没有对1970年分类（表2.1）和1981年修订版中的癫痫持续状态分类进行临床症状上的详细描述。在国际抗癫痫联盟核心小组的报告中，临床使用的惊厥性和非惊厥性二分法被认为是"非专业表达"而不被采纳（表2.2)。上述定义均不能指导临床医师做出治疗决策，也没有通过制定何时应开始紧急治疗的明确标准帮助和改善患者的临床结局。过去，专家们认为，持续30 min 的癫痫发作可以被视为"固定和持久的"。在过去的二十年中，临床试验和治疗建议的诊断时间逐渐缩短到20 min，进而缩短到10 min。更为激进的是 Lowenstein 及其同事认为，发作时间长于通常的2～3 min 的全面强直－阵挛性发作癫痫，应被视为癫痫持续状态。他们建议将惊厥性癫痫持续状态的时间界定为5 min。这一概念为改变我们对癫痫持续状态经典定义的看法打开了大门。

2009年，ILEA 分类和术语委员会（主席：Ingrid E. Scheffer 博士）、流行病学委员会（主席：Ettore Beghi 博士和 Dale Hesdorffer 博士）委托由

表2.1 Gastaut 1970 年癫痫持续状态的临床分类

癫痫持续状态类型
全面性癫痫持续状态
全面性强直－阵挛性癫痫持续状态
阵挛性癫痫持续状态
失神性癫痫持续状态
强直性癫痫持续状态
肌阵挛癫痫持续状态
局灶性癫痫持续状态
部分性癫痫持续状态
持续性先兆
边缘叶癫痫持续状态（精神运动性癫痫持续状态）
伴偏瘫的半侧惊厥性癫痫持续状态

表 2.2　2006 年国际抗癫痫联盟核心小组提出
的分类建议

Ⅰ 部分性癫痫持续状态
A 因为拉斯马森综合征出现 　B 因为局灶性病变出现 　C 作为先天性代谢错误的一个组成部分
Ⅱ 辅助运动区癫痫持续状态
Ⅲ 持续性先兆
Ⅳ 局部认知障碍性（精神运动性或复杂部分性）癫痫持续状态
A 颞叶内侧 　B 新皮层
Ⅴ 强直 - 阵挛性癫痫持续状态
Ⅵ 失神发作持续状态
A 典型和非典型失神发作持续状态 　B 肌阵挛失神性癫痫持续状态
Ⅶ 肌阵挛癫痫持续状态
Ⅷ 强直性发作癫痫持续状态
Ⅸ 不易察觉的癫痫持续状态

Daniel H. Lowenstein 博士和 Eugen Trinka 博士领导的一个工作小组，与临床研究人员和流行病学家一起重新修订癫痫持续状态的分类。小组成员包括 Hannah Cock 博士（英国）、Hesdorffer 博士（美国）、Lowenstein 博士（美国）、Andrea O. Rossetti 博士（瑞士）、Scheffer 博士（澳大利亚）、Shlomo Shinnar 博士（美国）、Simon Shorvon 博士（英国）和 Trinka 博士（奥地利）。该小组旨在实现适用于所有癫痫持续状态的统一定义和分类。由于当前对癫痫持续状态的病理生理学和基础神经生物学的了解还远远不够，工作小组认识到拟定的定义应包括两个方面：第一，基于科学证据的概念方法；第二，指导管理的操作框架。

分类涉及项目的组织方式，最好是建立在基本的神经生物学基础上，形成自然类别或本质。因为目前关于不同类型癫痫持续状态及其潜在机制的知识远远不完全，因此任何分类都将是概念、科学（借鉴已知内容）和实际经验分类之间的折中。工作小组发布了以下定义："癫痫持续状态是癫痫发作自行终止机制失效或导致异常长时间癫痫发作机制启动（t_1）所致的，如果不加以控制会造成长期不良后果（t_2），如神经元死亡、神经元损伤及神经元网络异常等，这些取决于癫痫发作

类型及持续时间。"

该定义包括两个新方面：首先，从概念上讲，癫痫持续状态并不仅仅代表 2006 年所坚持的"癫痫发作抑制机制的失效"。对癫痫持续状态基本认识的最新进展表明，癫痫持续状态可能存在多个同时、平行的过程，表明异常长时间发作机制的启动似乎与自行终止机制的失败同样重要。其次，t_1 和 t_2 两个时间点在临床上高度相关（图 2.1）：时间点 t_1 表示癫痫发作异常延长，在给定时间内不太可能自发停止。临床研究证据表明，强直 - 阵挛性癫痫持续状态患者的 t_1 为 5 min。有一些证据表明，局灶性癫痫持续状态合并意识障碍患者的 t_1 为 10 min。因此，一般而言，t_1 是启动治疗的时间点。在个体患者中，由于病史和并发症不同，故可能存在一些差异。时间点 t_2 标志着神经元损伤或神经元网络异常可能开始的时间，这一时间点突出了积极治疗以预防长期后果风险的必要性。同样，虽然认识尚不完全，但鉴于实验证据表明长时间癫痫发作后出现不可逆的脑损伤和对人类脑损伤的潜在威胁，工作小组建议继续将 30 min 作为惊厥性癫痫持续状态的时间点 t_2。关于神经元损伤何时发生在其他形式的癫痫持续状态中的证据有限（或没有）。人体影像学研究表明，长时间癫痫发作会引起细胞毒性水肿，因此对于局灶性癫痫持续状态合并意识障碍，t_2 设定为 60 min。时间点的设定主要是基于操作目的，脑损伤的发生时间可能因年龄、癫痫持续状态强度和其他临床情况而存在相当大的差异。工作小组对时间 t_2 的定义，为临床工作提供了实用的安全指南。

2015 年新分类的框架建立在四个轴上：症状学、病因学、EEG 相关和年龄。分类的支柱是症状学。这里将不同的临床可识别形式的癫痫持续状态分为两类，即运动症状和意识损害，从而得到两个组：①具有显著运动症状的癫痫持续状态，包括所有惊厥形式；②不伴显著运动症状的癫痫持续状态，代表非惊厥性癫痫持续状态（表 2.3）。各组可根据意识的损害程度再次划分，临床相关性较高。非惊厥性癫痫持续状态伴昏迷可危及生命，需要紧急和强化治疗；而无昏迷非惊厥性癫

痫持续状态最常以失神性癫痫持续状态或局灶性癫痫持续状态伴意识障碍（以前称为"复杂部分性癫痫持续状态"）的形式发生，通常比昏迷相关的非惊厥性癫痫持续状态更容易控制。

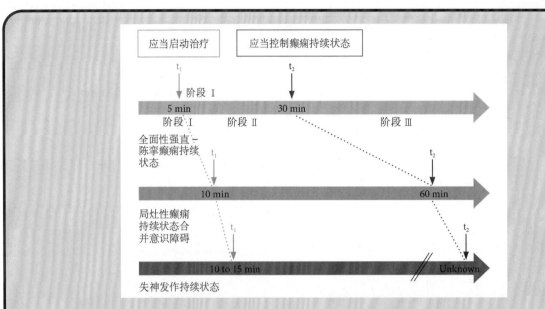

t_1 表示应当启动癫痫持续状态紧急治疗的时间，t_2 表示预期可能造成长期后果的时间。时间（t_1）应被认为是异常的长时间发作，时间（t_2）是正在进行的发作活动超过该时间点时有造成长期后果的风险（包括神经元损伤、神经元死亡、神经网络改变和功能缺陷）。对于全面性强直–阵挛癫痫持续状态，增加了分期（阶段 I 为 5 ~ 10 min；阶段 II 为 10 ~ 30 min；阶段 III 为 30 ~ 60 min）。

图 2.1　操作维度

表 2.3　轴 1（症状学）：国际抗癫痫联盟癫痫持续状态的分类

续表

1 具有显著运动症状
A 惊厥性癫痫持续状态（同义词：强直–阵挛性癫痫持续状态）
a 全面性抽搐
b 局灶性发作进展为双侧惊厥性癫痫持续状态
c 局灶性或全面性未知
B 肌阵挛癫痫持续状态（显著痫性肌阵挛、抽搐）
a 伴昏迷
b 不伴昏迷
C 局灶运动性
a 反复局灶运动性发作（Jackson 样）
b 部分性癫痫持续状态
c 扭转性癫痫持续状态
d 眼阵挛癫痫持续状态
e 发作性麻痹（如局灶抑制性癫痫持续状态）
D 强直性癫痫持续状态

E 多动性癫痫持续状态
2 无显著运动症状（如非惊厥性癫痫持续状态）
A 非惊厥性癫痫持续状态伴昏迷（包括所谓的"细小"癫痫持续状态）
B 非惊厥性癫痫持续状态不伴昏迷
a 全面性
i 典型失神发作持续状态
ii 不典型失神发作持续状态
iii 肌阵挛失神发作持续状态
b 局灶性
i 不伴意识损害（持续性先兆伴自主神经、视觉、嗅觉、味觉、情感、精神、体验或听觉症状）
ii 失语持续状态
iii 伴意识损害
c 局灶性或全面性未知
自主神经性癫痫持续状态

资料来源：来自 Trinka 等[8]，经许可使用。

癫痫持续状态依据病因学可分为两组：①已知或症状性；②未知或隐源性。有运动症状的癫痫持续状态又可分为急性、慢性和进行性。在分类的附录中增加了癫痫持续状态已知病因的列表，并可用作教学大纲；该列表会定期更新并为临床医师提供其对应的学习数据库。癫痫持续状态常发生于遗传性癫痫综合征的背景下，但本质上总是存在触发该状态本身的因素，如发热、电解质紊乱或其他内在因素。

第三个轴是 EEG 相关。惊厥性癫痫持续状态的临床表现最明确，强烈的伪迹干扰使得 EEG 价值不大。非惊厥性癫痫持续状态（轴 1 中的 2B 类）则相反，如果没有 EEG，通常无法进行正确诊断。在最极端的情况下，如伴有昏迷的持续状态，只有 EEG 显示的癫痫样或节律性放电可以帮助诊断，然而，此处诊断应谨慎。目前对于昏迷时哪些 EEG 模式可以代表癫痫持续状态尚无明确共识。因此，该小组建议使用以下术语描述癫痫持续状态的 EEG：部位、图形名称、形态、分布、时间相关特征、调控和干预措施对 EEG 的影响，并将美国临床神经生理学会最近提出的术语及非惊厥性癫痫持续状态的 EEG 标准作为诊断的实用指南。通过新的定义，希望能够为临床医师提供关于何时治疗、如何积极治疗及避免过度治疗或治疗不足的更好指导。

当然，未来的研究还有其他比较明确的方向，例如，关于失神性癫痫持续状态、肌阵挛癫痫持续状态和其他形式癫痫持续状态的 t_1 时间都是完全未知的。同时，必须强调的是，时间点 t_1 设定的思路来源于耐药性癫痫患者的 vEEG 监测数据。急性症状性癫痫发作可能与之不同。t_2 也是如此，其时间点的设定是用于操作目的，我们仍需充分认识到目前的知识非常有限。这种癫痫持续状态分类是首次尝试不反映癫痫发作类型的分类方法。我们希望使用两种临床上可获得的分类学标准，即运动症状和意识障碍，使临床医师广泛接受。有必要进行大量研究，以确定癫痫持续状态的诊断是否还包括边界综合征，如癫痫性脑病、昏迷伴非进展性癫痫样 EEG、癫痫患者的行为异常（如精神疾病）、急性意识模糊状态（如谵妄）伴癫痫样 EEG。

工作小组的两名成员对新的分类方法进行了可行性研究。他们回顾性分析了 488 例癫痫持续状态患者的发作形式，并根据既往临床术语和新的分类方法对其进行对比分析。230 例患者（47%）发生全面性惊厥性癫痫持续状态，29 例患者（6%）发生伴昏迷的非惊厥性癫痫持续状态，这两个类别在两个分类之间几乎完全对应。然而，局灶性癫痫持续状态具有明显的异质性，新分类似乎更符合临床实践的需要，提供了更相关的细分领域，其不同分类的病死率也存在差异。

（译者：孙越乾　审校：王　群）

第 2 章·参考文献

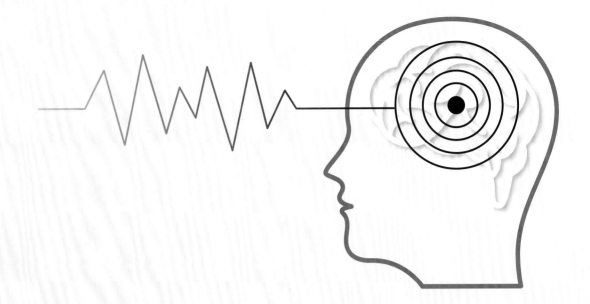

第3章

癫痫持续状态的流行病学

Elizabeth J. Waterhouse

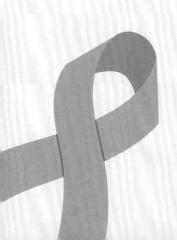

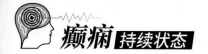

一、引言

尽管自古以来人们已经认识到长时间的癫痫发作状态，但直到 20 世纪 90 年代，癫痫持续状态才得以被充分认识。即使到了 21 世纪，癫痫持续状态仍继续给临床医师和科研人员带来挑战。尽管近年来人们在癫痫持续状态的诊断和治疗方面取得了进展，并广泛提供先进的重症监护室（intensive care unit，ICU），但癫痫持续状态仍与持续的高病死率相关。1997 年，仅在美国，每年与癫痫持续状态有关的住院医疗费用就高达 38 亿～70 亿美元，经通货膨胀调整后相当于现在的 56 亿～104 亿美元。

对癫痫持续状态的研究提出了一些方法学上的挑战。癫痫持续状态患者不是一个同质化的人群。虽然癫痫持续状态通常发生在已确诊为癫痫的患者中，但它也可以作为其最初的表现之一。此外，在影响其临床病程的其他全身和神经系统疾病的背景下，它经常从头发生。癫痫持续状态相关的病死率因医疗中心的属性不同而有所差异，癫痫中心的病死率较低，大学附属医院的病死率较高。因此，癫痫持续状态的研究需要对大量人群进行分析，以便准确评估其原因和结果。

美国和欧洲的关键流行病学研究已通过地理上定义的人群记录了癫痫持续状态的发病率、病因和病死率。最近，为了进一步描述癫痫持续状态的特征，研究人员将目标转向了"大数据"，分析了全国数十万人的编码信息数据集。本章回顾了从早期研究到现在关于癫痫持续状态流行病学的文献。

二、癫痫持续状态的早期研究

1. 频率

早期的研究试图评估癫痫持续状态的频率和其他特征，但由于缺乏标准的定义和分类而受到限制。由于临床上很容易识别，大多数早期研究都集中在全面性强直－阵挛性癫痫持续状态。1907 年 Turner 报告称，380 名癫痫患者中有 5% 的患者有癫痫持续状态。据 Lennox 报道，其在 1940 年以前看过的 1271 名患者中，约有 10% 的患者至少有一次癫痫持续状态发生。一些回顾性数据评估了癫痫持续状态在入院患者中所占的比例，其从 20

年内所有住院患者的 0.01%，到赫尔辛基大学医院 1 年内所有急诊就诊人数的 0.13%，再到两个神经重症监护室 8 年内所有入院人数的 3.5%。

不足为奇的是，因癫痫入院而非一般入院时，癫痫持续状态发生率较高，在 1.3%～5.4%。在所有癫痫患者中，癫痫持续状态发生率在 2.3 %～10%。多项研究表明，癫痫患儿的癫痫持续状态发生率高于成年人，在 13%～24%。

Hauser 根据一系列因素估计了一般人群中的发病率。通过汇总以下估计——出现癫痫持续状态的新诊断为癫痫的患者数量、发展成癫痫持续状态的癫痫患者数量、热性惊厥性癫痫持续状态的年发病率及与急性症状性癫痫发作相关的癫痫持续状态发病率，他预估得出了每年每百万人口中有 180～280 人患有惊厥性癫痫。Shorvon 增加了对失神性癫痫持续状态、精神运动性癫痫持续状态、新生儿癫痫持续状态、非惊厥性癫痫持续状态和其他癫痫持续状态综合征的估计，并计算出所有癫痫持续状态的年总发病率在普通人群中约为每百万人口中有 500 例（441～646 例）。

2. 病死率

早期关于癫痫持续状态病死率的研究主要集中在惊厥性癫痫持续状态，并受确诊病例、癫痫持续状态定义和选择偏倚等问题的限制。19 世纪和 20 世纪早期，一系列来自专科医院的研究，使结果偏向于更高的病死率，报告的病死率为 10%～50%。癫痫持续状态是癫痫患儿和住院患者死亡的重要原因。Shorvon 回顾了 1970—1989 年的 12 个病例报道，发现儿童癫痫持续状态的总体病死率为 3%～11%，成年人为 14%～59%。综合各类研究，儿童发生癫痫持续状态后的病例病死率为 7%，成年人为 28%，总体为 18%。大多数死亡归因于癫痫持续状态本身。

3. 定义

早期研究中癫痫持续状态病例的异质性强调了确立癫痫持续状态标准定义的必要性。1993 年，由美国癫痫基金会召集的癫痫持续状态工作小组将癫痫持续状态定义为"超过 30 min 的持续性发作，或两次及两次以上连续发作，发作间期患者的意识没有完全恢复"，表 3.1 列举了采用这一定义的重要流行病学研究。

在过去的二十年里，临床医师和研究人员对 30 min 的时间界定一直存在争议。一些研究发现，全面性惊厥发作平均持续约 60 s，很少超过 2 min。因此，持续超过几分钟的癫痫发作不太可能自发停止，可能更适合与持续时间较长的癫痫持续状态发作归于同一类。意识到早期、成功治疗癫痫持续状态的临床目标，专家提倡将癫痫持续状态持续时间改为 20 min、10 min，最终确定为 5 min。

2015 年，国际抗癫痫联盟工作小组提出了一个概念性定义，其中包括两个时间点：t_1 表示何时开始治疗，t_2 表示可能出现长期后果的时间点。拟议的定义：“癫痫持续状态是终止癫痫发作的机制失效或启动异常延长癫痫发作的机制而导致的一种情况（在时间点 t_1 之后）。这是一种可能产生长期后果的情况（在时间点 t_2 之后），包括神经元死亡、神经元损伤和神经网络的改变，具体取决于癫痫发作的类型和持续时间。”在惊厥性癫痫持续状态的情况下，根据临床研究和动物实验，t_1 和 t_2 分别为 5 min 和 30 min，但对于其他形式的癫痫持续状态，这些时间点是未被定义的。

在回顾临床研究时，重要的是要认识到临床研究中使用的癫痫持续状态的定义会影响流行病学的观察结果，甚至可能引起偏倚。如果使用较长的持续时间并且早期治疗成功，则这些病例不符合癫痫持续状态的定义，并被排除在研究之外。达到癫痫持续状态最短持续时间 30 min 的病例是那些没有接受早期治疗或治疗失败的病例，因此，使用 30 min 癫痫持续状态定义的研究包括的患者病情更严重、预后更差；使用较短癫痫持续状态定义的最新研究可能会表明癫痫持续状态的发生率更高、病死率更低。

三、方法学

1. 基于人群的研究

早期的研究主要包括病例报道，这在记录癫痫持续状态的类型、相对频率和常见病因方面非常重要。为了确定癫痫持续状态的发生率，必须明确人群特征，然后尝试在特定的时间间隔内捕获和记录每个病例，通常至少一年或更长时间的

发生率。这类研究通常集中在一个城市、县或特定的社区，可通过多个数据来源积极识别相关病例，如救护车报告、急诊就诊、入院记录、病历记录、咨询请求、EEG 报告、电话转诊等。然后对病例进行审查，根据研究的癫痫持续状态标准确认或排除病例。通过将所有病例制成表格，并使用特定区域的总人口数据，可以计算发病率、病死率和其他基于人群的参数。尽管此类研究耗时、耗力，但其提供的有价值信息在一定程度上准确反映了监测的审慎程度。

2. 大型国家（地区）数据集

在过去的十年里，对大型数据集的研究产生了不同类型的信息。除了人口信息，来自疾病预防控制中心、全国住院患者样本库和国家医院出院调查的数据集还包含编码的诊断信息，如出院信息、并发症和并发症，以及死亡证明。一个缺点是，这些资源中包含的数据容易受到编码错误、编码模式更改及编码本身的限制，例如，国际疾病分类标准编码第九次修订版（ICD-9）包含三个癫痫持续状态代码：345.3——癫痫大发作状态，345.7——部分性癫痫持续状态，以及 345.2——小发作癫痫持续状态。间断复杂部分性发作，发作间期意识未恢复的病例甚至可能不被认为是癫痫持续状态或不被分配到适当的代码。

癫痫持续状态的定义对编码的准确性有重要影响。对某大型城市医院 1 年以上出院代码为 345.3 的癫痫持续状态确诊病例（包括惊厥性和非惊厥性病例）进行 ICD-9 编码为 345.3 的验证研究，还确定了一些出院记录没有公开或编码为癫痫持续状态的病例。定义癫痫持续状态的时间越长，漏诊率越高。以癫痫发作持续时间作为癫痫持续状态诊断的标准，持续 5 min 的癫痫持续状态，诊断敏感度为 100%；而持续 10 min 以上的癫痫持续状态，诊断敏感度降至 55%；持续 20 min 以上的癫痫持续状态，诊断敏感度仅为 14%。

另一项研究发现，ICD-9 和 ICD-10 编码可以准确地识别癫痫，尽管编码对特定类型癫痫的有效性并不理想。ICD-9 和 ICD-10 编码的阳性预测值（positive predictive value，PPV）分别为 84% 和 100%，而精神运动性癫痫持续状态的阳性预测值

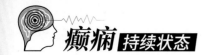

为 83%（ICD-10）。癫痫通常被错误地编码为"抽搐"。研究人员认为准确的监测需要包括抽搐的代码，并对少数使用该代码标记而实际并不患有癫痫的病例进行调整。在解释依赖编码而不是通过对实际病历仔细检查确定病例的研究时，必须牢记这些记录和编码的局限性。

大型数据集在诊断准确性和病例确定性方面的不足可以通过扩大规模和广度得到补充，涵盖了来自美国各地的大量病例。几十年来收集的数据使人们能够对一段时间内的趋势有一个广泛的了解。在这些模式中，癫痫持续状态数据可以相对容易地与其他指标相关联，包括住院时间、发病时医疗条件、程序和其他参数。

四、基于人群的流行病学研究

表 3.1 汇总了基于人群的流行病学研究结果。

表 3.1　以人群为基础的七项癫痫持续状态流行病学研究结果总结

研究地点、参考文献（出版年份）	样本量	年发病率（每 10 万人）	癫痫持续状态发作前癫痫	最常见的病因	病死率/病死率（%）	其他
弗吉尼亚州里士满 DeLorenzo 等（1995）DeLorenzo 等（1996）	166	41	42%	感染/发烧（儿童）、低抗癫痫药物（成年人）	22	成年人和儿童
明尼苏达州罗切斯特 Logroscino 等（1997）Hesdorffer 等（1998）	184 199	– 18.3[a]	– –	– 急性症状 50%	19[b] –	成年人和儿童，回顾
瑞士法语区 Coeytaux A 等（2000）	172	10.3[a]	43%	急性症状 63%	7.6[c]	成年人和儿童
德国黑森州 Knake 等（2001）	150	17.1[a]	50%	远期卒中 36%	9.3[c]	仅限成年人，平均年龄 65 岁
意大利博洛尼亚 Vignatelli 等（2003）	44	10.7[a]	39%	急性症状 34%，卒中 41%	39[c]	成年人和儿童
意大利农村 Vignatelli 等（2005）	27	11.6[a]	41%	急性症状 30%	7[c]	仅限成年人，平均年龄 75 岁
法国留尼汪岛 Bhalla 等（2014）	65	10.8[a]	排除了有癫痫史的人	卒中 28%	18.5	成年人和儿童

注：计算发病率和病死率的方法因研究而异。有关方法的详细信息，请参阅参考文章。[a] 年龄和（或）性别调整后的年发病率；[b] 热性癫痫持续状态被排除在癫痫持续状态病死率的研究之外；[c] 病例病死率。

（一）美国

在弗吉尼亚州里士满，里士满都市区癫痫持续状态研究收集了从社区医院和三级转诊大学医学中心的数据。癫痫持续状态一经确诊，就通知该研究团队，并开始收集数据。所有持续超过 30 min 的癫痫持续状态类型（连续的，或间歇性、没有恢复意识的）都包括在内。检查每日入院名单和 EEG 报告，以捕获未报告的病例。很明显，出院数据（ICD-9 代码）经常不准确，癫痫持续状态病例经常被记录为其他癫痫类型的代码，或者根本没有记录。对每个病例进行复查以确定其是否符合癫痫持续状态的定义。通过前瞻性的数据收集，研究小组可以获得图表中缺失的数据，特别是关于癫痫发作开始和结束的时间（可以准确计算癫痫发作持续时间），并获得对癫痫发作类型的准确描述。

在弗吉尼亚州里士满地区，癫痫持续状态（所有类型）的发病率为每年每 10 万人中 41 例发病。儿童、成年人和老年人群的发病率分别为 38/10 万、27/10 万和 86/10 万，这些数据不包括单个患者反复发作的癫痫持续状态。通过对数据库的验证，确定大学医院中心约 90% 的癫痫持续状态病例已被识别，而社区医院的病例仅有三分之一。考虑到漏报的情况，里士满地区癫痫持续状态发病率修订后约为 61/10 万；总病死率为 9/10 万，修订后病死率约为 17/10 万。将这些数据扩展至全部美国人口，估计全国每年有 152 000 例癫痫持续状态患者和 42 000 例与癫痫持续状态相关的死亡病例。这些数据表明癫痫持续状态在美国广泛分布。

在明尼苏达州罗切斯特市，梅奥诊所的一项回顾研究关注了明尼苏达州罗切斯特市 1965—1984 年的癫痫持续状态病例。回顾所有的热性惊厥、急性症状性惊厥、无端的惊厥或癫痫的病例以识别和分类癫痫持续状态。这项研究确定了 20 年期间的 199 例首发癫痫持续状态的患者。癫痫持续状态的发病率为 18.3/10 万，这比里士满研究的发病率低很多，可能是由于不同的研究方法（回顾性和前瞻性）和不同种族构成的人群。明尼苏达州的大多数研究人群（96%）是高加索人，而里士满的大多数人（57%）是非裔美国人。里士满高加索人的癫痫发病率为每 10 万人中有 20 例，明显低于非裔美国人（见下文关于种族和癫痫状态的一节）。在里士满和罗切斯特的研究中，如果考虑种族因素，癫痫持续状态的发病率是有可比性的。

（二）欧洲

1. 意大利

一项关于癫痫发病率和短期预后的研究使用了意大利博洛尼亚公立综合医院的前瞻性监测系统，并回顾了所有癫痫出院代码。癫痫持续状态年发病率为 13.1/10 万，其中老年人发病率最高。大多数癫痫持续状态的原因是急性症状性疾病（48%），其中卒中是最常见的病因（41%）。超过三分之一（39%）的患者报告有癫痫史，30 天的病死率为 39%。

一项为期 2 年、以人群为基础的意大利北部农村地区成年人癫痫持续状态的研究报告称，调整后的癫痫持续状态年发病率为 11.6/10 万。60 岁以上成年人的发病率为 38.6/10 万，是年轻人的 10 倍以上。以脑血管疾病为主的急性症状性癫痫持续状态占 30%。尽管意大利农村和城市癫痫持续状态的危险因素相似，但农村地区 30 天病死率为 7%，远低于博洛尼亚的 39%。研究人员推测，短期预后受卫生服务机构差异的影响。

2. 德国黑森州

德国一项基于人群的前瞻性研究在两年内确诊了 150 名成年癫痫持续状态患者，患者由神经科医师、重症监护室和急诊科医师及护士报告。经计算、校正、年龄调整后癫痫持续状态的发病率为 17.1/10 万，老年人和男性的发病率更高。74% 患者的病因为远期或急性脑损伤，其中远期脑血管疾病是最常见的病因，可能是男性和老年人癫痫持续状态发病率增加的原因之一。50% 的患者有癫痫病史，病死率为 9.3%。

3. 瑞士法语区

瑞士的一项癫痫持续状态研究在 1 年内前瞻性收集了 6 个法语州共 60 家医院的癫痫持续状态病例。医院急诊室、重症监护室和脑电图室医师及神经科和儿科医师确诊了 172 个病例。标准化年发病率为 10.3/10 万，1 岁以下儿童和老年人发病率较高，男性高于女性，病死率为 7.6%。

（三）其他国家

留尼汪岛

留尼汪岛是位于印度洋马达加斯加以东的法国海外岛屿。一项基于人群的研究排除了已知的癫痫患者，发现癫痫持续状态发病率为 8.52/10 万。老年和男性患者最常见，60% 的癫痫持续状态是惊厥性。几乎一半的癫痫持续状态是由卒中、酗酒和感染等因素诱发的，病死率为 18.5%。

（四）大型数据集

表 3.2 总结了几项依赖于医院编码的大数据集研究。

1. 加利福尼亚

加利福尼亚州的一项关于癫痫持续状态的研究只关注了全面性惊厥性癫痫持续状态，并通过回顾 1991—1998 年全州范围内的出院数据库获得数据。依赖于惊厥性癫痫持续状态的 ICD-9 编码不够准确，因为癫痫持续状态有时不被识别，可能被编码为癫痫发作或癫痫，而非癫痫持续状态，因此，这项研究的发病率可能被低估了。总体发病率为 6.2/10 万，1991—1998 年研究期间发病率显著下降，从 8.5/10 万降至 4.9/10 万。住院病例病死率为 10.7%。

2. 美国

一项对超过 760 000 例 ICD-10 诊断代码为 345.3（"癫痫大发作持续状态"）患者的分析发

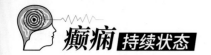

表 3.2　分析来自大型国家（地区）数据集的五项研究结果的总结

地点、参考文献（出版年份）	样本量	年发病率（每 10 万人）	病死率 / 病死率	其他
美国加利福尼亚州 Wu 等（2002）	15 601	6.2	10.7%	仅惊厥性癫痫持续状态
美国 Dham 等（2014）	760 117[a]	12.5[b]	9.2%	所有类型的癫痫持续状态
美国 Betjemann 等（2015）	408 304	13.86[b]	0.2/10 万[c]	所有类型的癫痫持续状态
中国台湾 Betjemann 等（2015）	12 627	4.61	8.3%[d]	仅惊厥性癫痫持续状态
泰国 Timkao 等（2015）	12 367	5.2	8.4%[e]	所有类型的癫痫持续状态，仅限成年人

注：用于计算发病率和病死率的方法因研究而异。有关方法细节，请参阅正文和参考文章。[a] 癫痫持续状态出院间隔 32 年；[b] 2010 年；[c] 年龄标准化；[d] 住院病死率；[e] 2012 年。

现，随着时间的推移，癫痫持续状态在美国的发病率不断上升，而病死率保持相对稳定。1979—2010 年，癫痫持续状态的发病率从 3.5/10 万上升到 12.5/10 万，前十年和最后十年的增幅最大。住院病死率为 9.2%。可能影响癫痫持续状态发病率上升的因素：对缺氧后肌阵挛癫痫持续状态的认识增加；EEG 可获得性增加；癫痫持续状态的定义不断演变，持续时间更短；老年人口的不断扩大，老年人更容易发生癫痫持续状态。

3. 中国台湾

中国台湾一项为期 12 年的队列研究，以出院诊断为癫痫持续状态的患者作为研究对象。这项研究发现癫痫持续状态发病率为 4.61/10 万，与其他研究一样，证实了 J 型的年龄分布。男性的住院病死率（7.4%）低于女性（11%）。研究人员推测，其中低发病率可能是与种族因素或研究方法差异有关。

4. 泰国

根据泰国报销申请数据库的统计数据发现，1 年内每 10 万名成年人中有 5.1 例癫痫持续状态患者，病死率为 12%。一项纵向研究发现，从 2004 年到 2012 年，成年人癫痫持续状态发病率从 1.29/10 万稳步上升至 5.2/10 万。住院患者病死率为 8.4%。不良预后的危险因素包括女性、年龄大于 60 岁和初级保健医院的位置。

（五）发展中国家

在发展中国家，很少有关于癫痫持续状态的大规模研究。非洲国家关于癫痫持续状态的大部分信息来自病例系列和队列研究，这些研究表明癫痫持续状态至少与发达国家一样普遍。在塞内加尔进行的一项为期 11 年的癫痫持续状态研究记录了 697 例患者，病死率为 24.8%，最常见的病因是感染（67%），其次是癫痫。在尼日利亚，伊巴丹大学学院医院在 10 年间诊断出 41 例癫痫持续状态患者，最常见的病因是中枢神经系统（central nervous system，CNS）感染（41%）。在一项针对肯尼亚儿童的队列研究中，癫痫持续状态的发病率为 35/10 万。

有几项研究观察了癫痫患者癫痫持续状态的发生。利比亚班加西某大学医院的一项研究发现，568 名成年癫痫患者中有 55 名患有癫痫持续状态。一项针对婴儿癫痫持续状态的研究发现，7 年间有 139 名婴儿在突尼斯的两家医院接受癫痫持续状态的治疗，病死率为 15.8%，最常见的原因是发热和急性症状性疾病。其他几项关于癫痫的研究表明，癫痫持续状态是非洲癫痫患者的常见死亡原因。

（六）病死率

在这里讨论的大多数基于人群的研究中，病死率被定义为癫痫持续状态后 30 天内的死亡。里士满研究癫痫持续状态人群的总体病死率为 22%，但儿童和成年人的病死率存在显著差异，儿童病死率仅为 3%，而成年人病死率为 26%，老年人的病死率最高，为 38%。在明尼苏达州罗切斯特市，首发癫痫持续状态后 30 天内的病死率为 19%。短期病死率与潜在的急性症状性疾病相关。其他流行病学研究的病死率从 7.6% 到 39% 不等（表 3.1）。影响病死率的临床因素将在后面的内容 ——"癫痫持续状态病死率的决定因素"中进一步讨论。

大型数据集研究发现，与基于人群的研究相比，癫痫持续状态病死率和发病率更低（表 3.2）。在全国医院出院调查中，全面性惊厥性癫痫持续状态患者的住院病死率为 9.2%。2010 年，根据死亡证明数据中死亡的根本原因计算的病死率为 0.2/10 万，这一低病死率与之前研究中高病死率之间的差异是评估病死率的方法不同所致的。这项研究统计了死亡证明上将癫痫持续状态列为潜在原因的死亡人数，而其他研究则将所有癫痫持续状态患者的死亡均包括在内，无论死因是什么。

在其中的一些研究中，癫痫持续状态患者包括那些因癫痫持续状态或癫痫相关问题入院的患者，以及那些因其他医学或手术原因入院但随后发展为癫痫持续状态的患者，这两组可能代表不同的癫痫持续状态患者亚群。新发癫痫持续状态住院患者的病死率高达 61%。这种病死率与癫痫持续状态持续时间无关，可能是由于严重的共病，如最常见的近期或远期卒中导致的。

（七）发病率和病死率的时间趋势

在明尼苏达州的罗切斯特市，纵向数据显示癫痫持续状态发病率增加，而病死率保持稳定。随着时间的推移，年龄调整后的癫痫持续状态首发发病率从 1945—1954 年的 14.1/10 万上升到 1975—1984 年的 18.1/10 万。发病率的增加是由于心脏停搏后肌阵挛癫痫持续状态的发生越来越频繁，这在前几十年是一种不常见的情况。在 1965 年之前，本研究未发现肌阵挛癫痫持续状态病例；而 1975—1984 年，大约 16% 的癫痫持续状态是肌阵挛癫痫持续状态，通常发生在老年人心脏停搏后出现缺氧缺血性脑病的情况下；在 1970—1989 年，这二十年间癫痫持续状态的病因仍然相似。

癫痫持续状态发病率上升的另一个潜在因素可能是对癫痫持续状态细微表现形式的更好认识。在 1935—1944 年和 1945—1954 年，"非运动性癫痫持续状态"的发病率增加了 5 倍，之后在 1975—1984 年略微上升到 2.7/10 万。

尽管发病率上升，但病死率在 1955—1984 年仅略有上升，从 3.6/10 万上升至 4.0/10 万，30 天病死率保持不变。如果将肌阵挛癫痫持续状态排除在外，则 1975—1984 年癫痫持续状态患者的存活率较前几十年有所改善。

大型数据集研究也报告了癫痫持续状态发病率的上升，但病死率没有相应上升。一项对美国全国医院出院调查 32 年的数据表明，癫痫持续状态发病率增加了近 4 倍，而病死率相对保持不变。另一项对 12 年来癫痫持续状态相关住院的研究发现，在 1999—2010 年，癫痫持续状态发病率上升了 56%，而癫痫持续状态相关病死率仅上升了 5.6%。插管患者中癫痫持续状态发生率最高，且癫痫持续状态不是主要诊断，提示重症监护室工作人员对癫痫持续状态有更好的认识，可能与 EEG 监测有关。

五、年龄和癫痫持续状态

癫痫持续状态的发病率呈双峰分布，在人出生后 1 年内和 60 岁以后的发病率最高。在成年人中，老年人患癫痫持续状态的风险最高，年发病率为 86/10 万。在 16 岁或以下的儿童中，1 岁以下婴儿的发病率最高，年发病率为 156/10 万。其他研究证实，癫痫持续状态的年龄分布呈 U 形，峰值在 1 岁以下和 60 岁以上。4 岁以下儿童癫痫持续状态的发生率较高，而且比其他任何年龄段的儿童更有可能复发，通常在发热或感染的情况下发生。

与癫痫持续状态相关的死亡风险随着年龄的增长而急剧增加。图 3.1 显示了里士满癫痫持续状态数据库中 2025 个病例 10 年的病死率。

六、性别与癫痫持续状态

关于男性和女性之间癫痫持续状态发病率的差异，有相互矛盾的报道。在一些研究中，两者没有显著差异，但另一些研究发现男性的发病率更高。在罗切斯特市，非热性癫痫持续状态的发病率在男性中较高，部分原因是男性的急性症状性癫痫持续状态和远期症状性癫痫持续状态的发病率是女性的 2 倍。在德国，男性癫痫持续状态的发病率是女性的 2 倍，与男性脑血管疾病的发

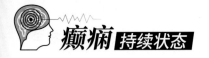

生率较高有关。

除了有较高的癫痫持续状态发病率，男性癫痫持续状态相关的病死率也更高。在罗切斯特市人群中，患有癫痫持续状态的男性在最初 30 天内

的死亡风险是女性的 2 倍，甚至当分析仅局限于老年脑血管疾病和缺氧缺血性脑病相关的癫痫持续状态时，风险增加仍然存在。在大型出院数据库中，男性的住院病死率为 9.3%，女性为 9%。

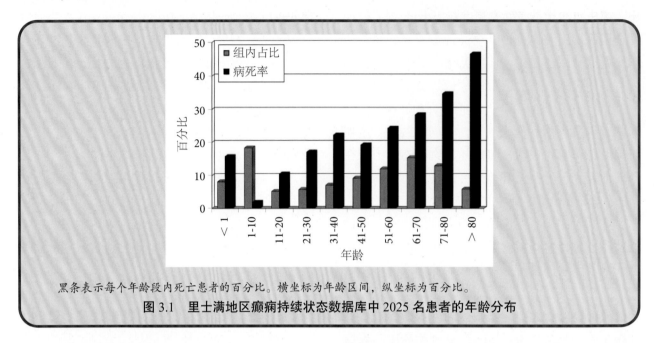

黑条表示每个年龄段内死亡患者的百分比。横坐标为年龄区间，纵坐标为百分比。

图 3.1　里士满地区癫痫持续状态数据库中 2025 名患者的年龄分布

七、种族与癫痫持续状态

在所有年龄组中，非裔美国人的癫痫持续状态发病率都高于白色人种。在弗吉尼亚州，白色人种癫痫持续状态的发病率为 23/10 万，非裔美国人为 57/10 万。在加利福尼亚州，非裔美国人惊厥性癫痫持续状态的发生率（基于医院出院代码）为 13.35/10 万，几乎是白色人种（6.94/10 万）的 2 倍。然而，种族并不是病死率的独立预测因子。非裔美国人的癫痫持续状态病死率（17%）远低于白色人种（31%）。全国出院调查研究证实，非裔美国人癫痫持续状态的发生率较高，病死率较低。在英国伦敦北部的儿童中，种族和社会经济因素独立影响长期热性惊厥和急性症状性惊厥癫痫持续状态的风险。

八、癫痫病史

总体而言，在癫痫持续状态流行病学研究中，大多数患者没有癫痫病史。如表 3.1 所示，有癫痫病史的癫痫持续状态患者的百分比为 39% ～ 50%。在里士满的研究中，42% 的癫痫持续状态人群有癫痫史：38% 的儿童，54% 的成年人（16 ～ 59 岁）

和 30% 的老年人（60 岁以上）。抗癫痫药物血药浓度低导致癫痫持续状态患者（无可识别的中枢神经系统损害）的病死率（8.6%）低于有与癫痫持续状态相关基础疾病患者的病死率（32.7%）。国家癫痫数据库研究报告既往癫痫发生率极低（3.8%）可能反映了编码不足。

九、癫痫持续状态后癫痫的风险

一项前瞻性研究确定了无癫痫病史的新发癫痫患者。中位随访 10 个月后，58% 的幸存者发生癫痫。癫痫持续状态持续时间超过 24 小时是癫痫发展的独立预测因素。

十、癫痫持续状态的病因

癫痫持续状态的病因往往是多因素的，癫痫持续状态病因的研究发现每个患者有至少一种以上的病因。在里士满的研究中，成年人最常见的病因是抗癫痫药物水平低（34%），其次是远期症状事件（包括出血、肿瘤或创伤）（25%）和卒中（22%）。

十一、癫痫持续状态与脑血管疾病

在首次卒中患者中，癫痫持续状态的发生率

为 1.1% ～ 1.4%。在大多数研究中，卒中是老年人癫痫持续状态的主要病因。当将急性和远期缺血性卒中及脑出血同时考虑时，41% 的成年人癫痫持续状态患者与脑血管疾病相关。在欧洲的研究中，卒中也是癫痫持续状态最常见的病因。在加利福尼亚州惊厥性癫痫持续状态的研究中，最常见的病因是卒中 / 脑损伤后遗症（10.8%）、发育迟缓（9.9%）、钠失衡（8.7%）、酒精中毒（8.1%）和缺氧（8%）。20 世纪 80 年代，一项大型城市医院研究发现，成年人癫痫持续状态最常见的原因是抗癫痫药物的突然撤药，而不是卒中，其次是与酒精相关的原因。

1. 癫痫持续状态病因与病死率

在里士满的研究中，与最高病死率相关的病因是缺氧。在罗切斯特市人群中，脑血管疾病和心脏停搏后缺氧缺血性脑病是癫痫持续状态后 30 天内患者死亡最常见的原因。低抗癫痫药物水平患者的病死率仅为 4%。其他研究报告抗癫痫药物戒断和酒精相关癫痫持续状态患者的总体病死率较低。低病死率还与未知或远期的症状性病因有关。

2. 癫痫持续状态的病因和年龄

癫痫持续状态的病因在儿童和成年人中有显著差异。在儿童中，最常见的病因是发热、感染，出现在略多于一半的病例中，这是唯一一个有相关病死率的儿科病因（5%）。38% 的癫痫持续状态患儿出现远期症状性病因，21% 患儿抗癫痫药物水平较低。

十二、癫痫发作类型

由于每项研究对癫痫持续状态的定义和分类不同，因此很难比较癫痫发作类型在癫痫持续状态研究中的分布。在里士满和博洛尼亚的研究中，最常见的癫痫发作类型是部分发作并继发性泛化（分别占研究人群的 42% 和 41%）。在成年人中，69% 的癫痫持续状态患者为部分性发作，31% 为全面性发作，成年人中最终癫痫发作类型泛化的占 74%；儿童人群也有类似的模式，64% 的病例为部分性发作，略多于一半的病例为继发性泛化，最终发作类型泛化的占 71%。

失神性癫痫持续状态在里士满和博洛尼亚人

群中并不常见。在罗切斯特的研究中，这种情况也很少见，但在 6 个病例中，有 2 个发生在成年人中。在欧洲的两项研究中，失神性癫痫持续状态发生率低于其他类型，约占癫痫持续状态患者的 6%。这些研究中精神运动性癫痫持续状态发生率较高（26.7% 和 43.3%）。

病死率和癫痫发作类型

当研究癫痫发作类型和病死率之间的关系时，部分性癫痫发作的病死率高得惊人，达 30.5%。全面性强直 - 阵挛性发作，包括继发性全面性发作，病死率为 20.7%。继发泛发性癫痫持续状态的病死率为 22% ～ 47%。失神性癫痫持续状态无较显著的病死率，而肌阵挛癫痫持续状态的病死率高达 68%。癫痫发作类型不是病死率的显著独立危险因素。

十三、癫痫持续状态的持续时间

将 30 min 作为癫痫持续状态最短持续时间的早期研究存在固有的选择偏差。未接受早期治疗或对早期治疗无效的患者不成比例地被包括在内，这些患者可能倾向于更长的癫痫持续状态持续时间，并可能出现更糟糕的结果。接受早期治疗且治疗有效的患者，或在 30 min 内自行停止发作的患者被排除在外，因为他们不符合癫痫持续状态的这一定义。尽管发作持续时间为 5 min 的癫痫持续状态的定义现在被广泛接受，但研究表明这两组之间存在明显的区别。

持续时间少于 30 min 或反复癫痫发作患者的病死率与达到或超过标准 30 min 癫痫持续状态定义的患者的病死率有很大不同。持续 10 ～ 29 min 的癫痫发作患者的病死率仅为 3%，而持续至少 30 min 的癫痫发作患者的病死率为 19%。有趣的是，在持续时间为 10 ～ 29 min 的癫痫发作中，42% 会自发停止，这些患者没有死亡。在癫痫持续状态的患者中，只有 7% 会自发停止，这个亚组的病死率为 18%。这些发现强调了癫痫发作持续时间作为病死率决定因素的重要性，并提示短时间癫痫发作与长时间癫痫发作的病理生理机制可能存在潜在差异。根据这些信息，使用较短持续时间癫痫持续状态的定义的研究将增加癫痫持续

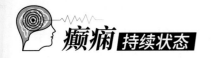

状态的发病率，但并不增加病死率。最近使用大型国家数据集的研究证实了这一点。

对早期定义中描述的两种癫痫持续状态的类型，即持续性癫痫发作与间歇性癫痫发作期间没有意识恢复的另一项研究提供了持续时间是影响癫痫持续状态病死率的进一步证据，该研究比较了符合癫痫持续状态定义的持续性惊厥发作与间歇性惊厥发作患者的预后。持续惊厥性癫痫持续状态患者的病死率（31.4%）明显高于间歇性癫痫持续状态患者的病死率（19.6%），提示"发作负荷"增加的患者预后较差。

大多数研究表明，癫痫持续状态的持续时间越长，预后越差。Lowenstein 和 Alldredge 发现，癫痫持续状态的持续时间和治疗反应之间有显著的相关性。虽然在癫痫持续状态发作后 30 min 内接受治疗的患者中有 80% 对一线药物有反应，但随着治疗的延迟，应答率逐渐下降。超过 60% 的患者在癫痫持续状态发作 2 小时后开始治疗，对一线药物没有反应。癫痫持续状态的持续时间越长，预后越差，这一趋势在四个主要病因组中都观察到了，并且在酒精相关癫痫持续状态和中枢神经感染引起的癫痫持续状态中具有统计学意义。另一项研究发现，持续时间不是癫痫持续状态后病死率的重要危险因素。这项研究是回顾性的，有可能对发作时间的记录不是很清晰或准确。

在里士满人群中，癫痫持续状态的平均持续时间为 2 小时，并且分布偏向于更长的时间。持续时间 < 1 小时的病死率为 2.7%，持续时间超过 1 小时的病死率为 32%，达到 1 小时阈值后，病死率略有上升，但将发作持续时间作为连续变量时，持续时间超过 2 小时与病死率无显著相关。

十四、癫痫持续状态病死率的决定因素

初步临床研究表明，病因和癫痫持续时间在决定病死率方面具有重要作用。多因素回归分析进一步表明了癫痫持续状态病死率的决定因素，主要包括癫痫持续时间、癫痫类型、年龄、病因、性别和种族。病死率的主要决定因素是癫痫发作持续时间、年龄和病因。

调整性别、种族、病因和年龄后，癫痫发作持续时间超过 1 小时的患者与持续时间较短的患者相比，其病死率更高。

年龄也是病死率的主要决定因素，年龄每增加 10 岁，优势比就会增加约 39%。在老年人中，癫痫持续状态发病率较高，病死率显著增加。

病因是癫痫持续状态预后的重要决定因素。在一项多变量分析中，缺氧是唯一一个与病死率显著相关的病因，独立于其他变量。尽管与酒精相关的癫痫持续状态和与低抗癫痫药物水平相关的癫痫持续状态患者的病死率较低，但当考虑到混淆变量时，这些相关性在统计学上并不显著。这两类患者数量较多的临床癫痫持续状态队列与较小队列相比，总体病死率较低。

癫痫持续状态的病因和病死率之间的关系仍然存在争议。对有脑缺氧等情况的重症癫痫持续状态患者，大多数人认为是潜在的疾病过程，而不是癫痫持续状态本身决定了预后。尽管如此，持续的癫痫发作活动和潜在的疾病过程对病死率的影响还没有得到准确衡量。一项研究比较了有癫痫持续状态的卒中患者和没有癫痫持续状态的对照组卒中患者，二者在年龄、性别和卒中病变大小方面类似，有癫痫持续状态的卒中患者的病死率（39%）是单独卒中患者（14%）的 3 倍，这表明癫痫持续状态和卒中对病死率有协同作用，需要进一步研究来检验癫痫持续状态本身及其潜在病因对癫痫持续状态预后的影响。

十五、癫痫持续状态复发

1. 与年龄的相关性

总体而言，约 13% 的患者存在癫痫持续状态复发。癫痫持续状态复发在儿童中比其他年龄组更常见，儿童复发率为 17% ～ 35%，成年人为 7%，老年人为 10%。癫痫持续状态在 1 岁以下的患儿中最为常见。在 4 岁以下的患儿中，43% 有癫痫持续状态的重复发作。

2. 癫痫持续状态复发的危险因素

明尼苏达州一项基于人群的研究，在 183 例首发无热性癫痫持续状态的患者中，约 1/3 在 10 年内复发。进行性脑功能障碍患者均有癫痫持续状态的复发，而其他病因的患者中有 25% 复发。

复发的危险因素是女性和对第一次用药无反应。部分性癫痫持续状态患者和对初始治疗有反应的癫痫持续状态患者的复发风险较低。

一项对 95 名儿童的研究发现，在神经功能异常及有特发性或进行性神经性病因的儿童中，癫痫持续状态复发的频率更高。在所有年龄组中，癫痫持续状态在儿童、女性、有远期或戒断病因、既往癫痫发作和昏迷时部分性癫痫发作的患者中复发频率明显更高。

十六、难治性癫痫持续状态

如果服用了足够剂量的苯二氮䓬类药物和静脉应用足够负荷剂量的抗癫痫药物，癫痫持续状态仍持续存在，则通常被描述为药物难治性癫痫持续状态。据预测，在美国，药物难治性癫痫持续状态的发病数量为每年 2000～6000 例。一线和二线治疗对 9%～31% 的癫痫持续状态患者无效。

来自四种治疗全面性惊厥性癫痫持续状态的 VA 合作试验数据证实，癫痫持续状态经常是难治性的。这项研究评估了负荷剂量的苯妥英钠、劳拉西泮、苯巴比妥或地西泮（安定）与苯妥英钠联合治疗的反应。对第一种治疗无效的患者，如有必要，可以使用第二、第三或第四种药物进行治疗。药物难治性癫痫持续状态的发生率很高，93% 的初次治疗无效，第二次治疗也失败。44.5% 的全面性惊厥性癫痫持续状态患者第一次治疗无效，第二次治疗失败率为 93%，第三次治疗失败率为 97.7%。轻微癫痫持续状态的难治率更高，成功率极低：第一种药物的成功率为 14.9%，第二种药物的成功率为 3%，第三种药物的成功率为 4.5%，四种或四种以上药物的成功率为 27.6%。

1. 儿童难治性癫痫持续状态

成年人难治性癫痫持续状态的病死率很高，为 39%～48%。在儿童中，难治性癫痫持续状态的往往是致命的，病死率为 16%～43.5%。病死率较高与低龄和病因有关，急性症状病因及进行性脑病预后较差。癫痫持续状态发作时 EEG 出现多灶性或全面性异常的儿童病死率高于局灶性异常的儿童。虽然儿童癫痫持续状态的持续时间越长，预后越差，但一组由 7 名患有难治性癫痫持续状态且需要长期治疗的儿童组成的小病例队列研究显示，所有的患儿都存活了下来，所有人都被认为患有脑炎。发病率很高——所有患者都有顽固性癫痫，没有人恢复到神经系统基线水平。

2. 难治性癫痫持续状态的危险因素

很少有研究评估难治性癫痫持续状态的危险因素。一项研究显示，急性中枢神经系统疾病的病因和男性是难治性癫痫持续状态的独立危险因素，而有癫痫发作史的患者风险明显较低。在一项对一家大型教学医院 83 例癫痫持续状态患者的回顾性研究中发现，69% 的患者在服用苯二氮䓬类药物后持续癫痫发作，31% 的患者对第二种抗惊厥药物治疗无效。在这项研究中，药物难治性癫痫持续状态的独立危险因素是非痉挛性癫痫持续状态和发病时的局灶性运动性发作。虽然难治性癫痫持续状态患者的病死率没有增加，但他们的住院时间更长，出院时功能恶化的频率更高。

十七、特殊人群中的癫痫持续状态

（一）儿童癫痫持续状态

1. 儿童癫痫持续状态的发生率

在 1 个月至 16 岁的儿童中，癫痫持续状态最常见于幼儿，超过 40% 的病例发生在 2 岁以下的儿童中。到 1 岁时，癫痫持续状态的累积发病率约为 100/10 万。在弗吉尼亚州的里士满，16 岁以下儿童癫痫持续状态的年发病率为 38/10 万。在瑞士，低龄儿童的发病率相似（小于 4 岁的儿童为 38.7/10 万），但年龄较大儿童的发病率较低（5～14 岁儿童为 10.9/10 万）。在英国伦敦北部，首次发生惊厥性癫痫持续状态的发病率为每年每 10 万名儿童中有 18～20 人。

2. 儿童癫痫持续状态的病因

儿童癫痫持续状态最常见的病因是非中枢神经系统感染 / 发热（52%）、远期病因（39%）和抗癫痫药物水平降低（21%）。然而，病因因年龄而异，两岁以下儿童中有 80% 以上有发热或急性症状性病因，而年龄较大的儿童更可能患有不明原因或远期的症状性病因。癫痫持续状态通常作为婴儿无端或急性症状性癫痫发作的首发事件，比任何其他年龄段的患者都要多。

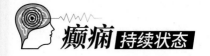

3. 儿童癫痫持续状态的危险因素

在一组 394 名患有癫痫持续状态的儿童中，40% 的患儿有过神经系统异常的记录，大约一半的患儿有早期癫痫发作的病史。风险差异取决于患儿年龄是否小于或大于 2 岁。在 2 岁以下的儿童中，癫痫持续状态更多发生在那些神经功能正常、没有无端性癫痫发作的儿童中；而在较大的儿童中，癫痫持续状态主要发生在那些先前有无端性癫痫发作、神经功能异常的儿童中。

4. 癫痫是儿童癫痫持续状态的重要危险因素

10%～20% 的癫痫患者会有癫痫持续状态的发作。在芬兰以人群为基础的癫痫儿童队列中，27% 的儿童有癫痫持续状态的发作。癫痫持续状态的危险因素包括远期的症状原因、起病年龄在 6 岁或以下及部分性癫痫发作。

5. 癫痫发作特征

全面性惊厥发作是儿童癫痫持续状态的主要发作类型，约占儿童癫痫持续状态的 2/3。不足为奇的是，癫痫发作类型与病因相关，热性惊厥性癫痫持续状态在全面性癫痫发作中占比最高，其次是远期症状性癫痫和急性症状性癫痫。1 岁以下儿童癫痫持续状态的持续时间超过 2 小时的可能性更高。

6. 病死率

一般来说，儿童癫痫持续状态的发病率和病死率较低，主要是由病因决定的。儿童癫痫持续状态的总病死率为低于 10%，显著低于青年人或老年人。癫痫持续状态相关的儿童死亡通常与感染有关。癫痫持续状态的发生并不改变癫痫患儿的病死率。

7. 热性惊厥性癫痫持续状态

在美国和西欧，2%～5% 的儿童会发生热性惊厥。一系列病例研究表明，4%～5% 的儿童热性惊厥持续至少 30 min，因此符合癫痫持续状态。热性癫痫持续状态占儿童癫痫持续状态的 50% 以上，以 4 岁以下的患儿最为常见。

在一项对 180 名热性癫痫持续状态患儿的研究中，发现 74% 的癫痫持续状态患儿首发热性惊厥。热性惊厥多为全面性发作（65%），多数持续时间 < 1 小时。

早期对儿童热性惊厥性癫痫持续状态的研究结果普遍较差，有显著的发病率和病死率。然而，三项以人群为基础的大规模热性惊厥研究提出了更为乐观的前景，研究的 2740 名儿童中没有死亡。热性癫痫持续状态的危险因素包括神经系统异常、新生儿癫痫史和癫痫家族史。

（二）双胞胎癫痫持续状态

几项基于人群的研究探讨了双胞胎癫痫的发生，发现遗传因素在癫痫和热性惊厥的发生中发挥作用。弗吉尼亚州双胞胎登记处对 8681 对双胞胎的研究发现，13 对同卵双胞胎和 26 对异卵双胞胎中至少有一对有癫痫持续状态的病史。其中在 3 对同卵双胞胎中均有癫痫持续状态的病史；在异卵双胞胎中，没有一对的癫痫持续状态是一致的。同卵双胞胎癫痫持续状态的发生频率是登记双胞胎的 90 多倍。计算出的同卵双胞胎癫痫持续状态的一致率明显高于异卵双胞胎，这表明遗传因素参与决定癫痫持续状态的风险。

（三）老年人癫痫持续状态

1. 癫痫持续状态的发病率

癫痫持续状态在老年人群中是一个重要的神经系统问题，里士满研究表明，老年人癫痫持续状态的发病率为每年 86/10 万，几乎是普通人群的两倍。在德国的一项研究中，老年人癫痫持续状态的发病率增幅较大 ——60 岁以上老年人癫痫持续状态的发病率为 54.5/10 万，而在 18～59 岁的成年人中，癫痫持续状态的发病率为 4.2/10 万。将老年人群进一步细分为 60～69 岁、70～79 岁和 ≥80 岁的年龄组时，每个亚组的发病率超过 80/10 万，其中 70～79 岁亚组的发病率最高，每年每 10 万人中有 100 例。75 岁以上的老年人中近 0.4% 会有癫痫持续状态的发作。

2. 老年人癫痫持续状态的病因分析

尽管老年人癫痫持续状态的病因多种多样，但大多数病例与急性或远期卒中有关。在里士满的研究中，老年人癫痫持续状态最常见的病因：卒中 21%，远期症状 21%，低抗癫痫药物水平 21%，缺氧 17%，代谢 14%，酒精相关 11%，肿瘤 10%，非中枢神经系统感染 6%，缺氧 6%，出血 5%，中枢神经系统感染 5%，创伤 1%，特发性 1%，其他 1%。明尼苏达州罗切斯特市的研究表明，阿尔茨海默病是老年人癫痫持续状态的另一个常见原因。远期症状类别中的大多数病例都有卒中病史。将远期症状性卒中与急性卒中同时考虑时，发现卒中是 61% 的癫痫持续状态老年患者的病因。

其他研究证实，脑血管疾病是老年人癫痫持续状态的主要原因。在德国，36% 的癫痫持续状态患者与远期卒中相关，14% 的患者与急性卒中相关。加利福尼亚州的研究发现，与老年人惊厥性癫痫持续状态相关的最常见情况是卒中或脑损伤的晚期效应。癫痫持续状态影响了相当一部分卒中幸存者。在平均 4 年的随访中，9% 的缺血性卒中患者发生了癫痫持续状态。

3. 老年人癫痫持续状态的病死率

老年人卒中风险的增加、代谢异常和进行性疾病会增加癫痫持续状态的发病率和病死率。癫痫持续状态老年患者（60 岁及以上）的病死率为 38%。高龄老人（80 岁以上）的病死率约为 50%。病因是一个主要的决定因素。老年缺氧患者中癫痫持续状态的病死率几乎为 100%，而代谢紊乱、全身感染、中枢神经系统感染、出血、肿瘤、缺氧、卒中和头部创伤的病死率均至少为 30%。低抗癫痫药物水平、酒精戒断和特发性病因的病死率均低于 6%。远期有症状病例（主要是有卒中病史）的病死率为 14%。

4. 老年人癫痫发作类型

老年人癫痫发作类型以部分性发作为主，其次为全面性发作（45%）。全面性癫痫病死率最高（49%），部分性癫痫病死率为 30%，继发性全面性癫痫病死率为 36%。大多数老年患者（56%）没有癫痫持续状态的病史，但那些有癫痫发作病史的患者病死率显著较低，为 25%。

非惊厥性癫痫持续状态是老年癫痫持续状态的一种常见表现，诊断可能具有挑战性。一项小型前瞻性研究对因卒中、缺氧、头部外伤、肿瘤、低钠血症、电休克疗法和癫痫等而发生非惊厥性癫痫持续状态的老年患者进行了研究。结果表明，老年非惊厥性癫痫持续状态患者的预后较年轻患者差。结果的差异归因于老年人潜在病因的严重

程度，以及医院获得性感染（发生在 7 名患者中，并导致 3 人死亡）。一项对 25 例非惊厥性癫痫持续状态老年危重患者（不包括缺氧缺血性脑病患者）的研究发现，患者的病死率为 52%。死亡与就诊时出现的严重危及生命的医疗问题数量相关。

十八、重症监护室中的癫痫持续状态

重症监护室的癫痫持续状态患者分为两类：一类是因癫痫持续状态而转到重症监护室或住进重症监护室的患者；另一类是因严重的内科或外科疾病而被诊断为癫痫持续状态的患者。后者在诊断上出现挑战，即尽管严重的代谢、神经系统或全身问题使这些患者容易患上癫痫持续状态，但除非获得 EEG，否则非惊厥性癫痫持续状态可能仍未得到诊断。在昏迷或精神状态改变的危重患者中，连续 EEG 监测发现非惊厥性癫痫持续状态的比例占 8% ～ 30%，非惊厥性癫痫发作的比例更高（见第 23 章 "癫痫持续状态的连续 EEG 监测"）。非惊厥性癫痫持续状态在脑炎、颅脑损伤（traumatic brain injury，TBI）和缺氧缺血性脑病患者中的发生率最高，这强调了对精神状态改变或昏迷的重症监护室患者进行 EEG 监测的重要性。

即使在那些由于明显的全面性惊厥发作而很容易被诊断为癫痫持续状态的患者中，获得 EEG 也是很重要的。在临床癫痫发作活动停止后，非惊厥性癫痫持续状态和癫痫发作经常继续。一项研究发现，在临床上停止癫痫发作的患者中，14% 的患者仍存在 EEG 上的异常放电，34% 的患者反复发作，其中超过 2/3 的患者为非惊厥性发作。在一项对全面性脑电癫痫持续状态患者的研究中，40% 的患者被诊断为临床癫痫持续状态，并被认为已经停止抽搐。

十九、结论

流行病学数据表明，癫痫持续状态是一种相对常见的神经系统急症。常发生在生命的两个极端阶段 —— 幼儿时以发热或感染为最常见的病因，在老年人中癫痫持续状态最常与急性或远期卒中相关。儿童发生癫痫持续状态后死亡的风险很低，老年人的病死率显著上升。癫痫持续状态后病死率的

独立决定因素是年龄、癫痫发作持续时间和病因。

以人群为基础的研究和最近对大型国家数据集的分析都提供了宝贵的见解，但必须根据所使用的定义和方法考虑其结果。随着时间的推移，癫痫持续状态的发病率不断上升，病死率相对稳定，这可能反映了对更短癫痫持续时间定义的有效应用，以及通过连续 EEG 监测提高了对癫痫持续状态的识别能力。从这些研究中获得的信息使我们能够更准确地评估不同人群中癫痫持续状态患病和存活的风险。

（译者：孙　磊　审校：王　群）

第 3 章·参考文献

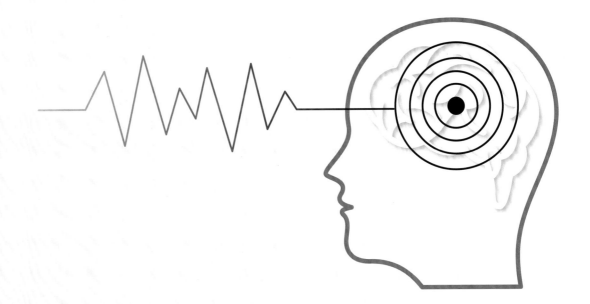

第4章

心因性非癫痫发作的持续状态

Benjamin Tolchin
Barbara A. Dworetzky

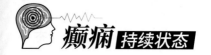

一、引言

心因性非癫痫发作 (psychogenic nonepileptic seizures, PNES) 是由心理因素引起的涉及不自主运动、意识改变或两者兼有的发作性事件，不伴有癫痫相关的 EEG 改变。心因性非癫痫发作可能与大多数形式的癫痫发作相似，临床上难以鉴别。心因性非癫痫发作构成了最大的一组功能性神经症状障碍，在大多数病例中不受患者意识控制。它们被认为是由患者难以识别、理解和处理高压力及其他心理功能紊乱的情绪问题所致的。少见的病例记录显示，一些人为了获得"患者角色"或一些次要利益（残疾、法律和解等）而有意识地产生心因性非癫痫发作，在极少数情况下，心因性非癫痫发作是人为性疾病或诈病的一种形式，其在许多发达国家和发展中国家的种族和文化中均有类似的描述。

心因性非癫痫发作及其引发的残疾所需要的医疗费用是巨大的。心因性非癫痫发作的残疾评级与癫痫一样严重。心因性非癫痫发作患者具有经济和社会依赖性，经常就诊于急诊科和住院，并产生较高的医疗费用。在 5～10 年随访时，高达 75% 的患者继续发作并伴有残疾。心因性非癫痫发作与一定程度上的过早死亡相关，部分由自杀倾向增加引起，小部分是医源性的。

心因性非癫痫发作的持续状态 (nonepileptic psychogenic status epilepticus, NEPS) 是指心因性非癫痫发作的发作时间延长。相同疾病的其他历史术语包括"假性癫痫长时间发作""假性癫痫持续状态"。不同癫痫专家和各项研究间所认为的构成心因性非癫痫发作的持续状态所需的心因性非癫痫发作准确持续时间有所不同，但在一项对癫痫专家的调查中，大多数人认为阈值为持续时间 > 20 min。心因性非癫痫发作的持续状态易被误认为癫痫持续状态，因此，在心因性非癫痫发作患者中，心因性非癫痫发作的持续状态患者更有可能就诊于急诊科、接受药物治疗、接受气管插管以保护气道，以及发生医源性并发症和死亡事件。

二、流行病学

神经科医师经常遇到功能性神经障碍，如心因性非癫痫发作——在所有新门诊转诊患者中的诊断比例超过 5%。在癫痫监测单元 (epilepsy monitoring units, EMU) 收治的患者中，24%～39% 确诊为心因性非癫痫发作。心因性非癫痫发作的总发病率约每年 4/10 万，总患病率高达 33/10 万，约为癫痫的 5%。心因性非癫痫发作患者合并癫痫发作的比例曾被认为高达 50%，现认为这一比例很可能只有 10% 左右。最近的研究报道显示，需要视频脑电图 (video-EEG, vEEG) 监测到典型发作方可确诊。

根据患者家属和癫痫监测单位的评估，18%～23% 的心因性非癫痫发作患者发生心因性非癫痫发作的持续状态。在一项研究中，78% 的心因性非癫痫发作患者报告其一生中至少有一次长时间发作 (30 min)，但该结果与家庭和癫痫监测单位的报告显著不同，可能反映了患者自我报告的认识偏差。然而，心因性非癫痫发作的持续时间往往长于癫痫发作：大多数癫痫发作持续时间 < 2 min，而大多数心因性非癫痫发作的发作持续时间 > 2 min。

三、心因性非癫痫发作的持续状态与间歇性心因性非癫痫发作的区分特征

心因性非癫痫发作的持续状态患者和持续时间 < 20 min 的非长时间心因性非癫痫发作患者的特征鉴别是一个热门的研究领域。患者有时被确诊为间歇性心因性非癫痫发作。迄今为止，有 4 项研究试图区分心因性非癫痫发作的持续状态患者与间歇性心因性非癫痫发作患者的人口统计学、临床特征或人格特征，但结果并不一致。令研究者惊讶的是，没有发现心因性非癫痫发作的持续状态患者有更频繁或更严重的虐待史、头部创伤、精神并发症、躯体化或分离倾向或其他人格异常。一项研究发现，心因性非癫痫发作的持续状态患者平均比间歇性心因性非癫痫发作患者更年轻，并且倾向于获得更高的测定自我伤害倾向的人格量表评分，但这些发现没有在其他研究中得到验证。另一项研究显示，心因性非癫痫发作的持续状态患者在症状出现后能更快确诊，但该结果也未得到验证，因而仍存争议。一项观察症状学的

研究发现，心因性非癫痫发作的持续状态患者的症状学比间歇性心因性非癫痫发作患者更多样（如更可能包括惊厥），但这一发现也没有得到后续学者的验证，可能是由于心因性非癫痫发作的持续状态涉及时间更长，从而使得目击者可以更详细地描述症状。现有的研究有限，因为它们都是回顾性或小型单中心研究，大型多中心前瞻性研究也许能够区分心因性非癫痫发作的持续状态与间歇性心因性非癫痫发作的显著特征。迄今为止为数不多的研究的初步结论是，心因性非癫痫发作的持续状态不是一个独特的实体，而是心因性非癫痫发作连续统一体中相对常见的表现。

研究普遍关注心因性非癫痫发作，而除了上面引用的 4 项研究，专门关注心因性非癫痫发作的持续状态的研究相对较少。心因性非癫痫发作的持续状态患者通常就诊于急诊科、入住重症监护室，一旦明确未患癫痫持续状态，通常就会出院。在癫痫监测单位择期入院期间发生的心因性非癫痫发作的持续状态不太常见，因此很难前瞻性地招募和随访这些患者，所以现有的许多关于诊断、治疗和预后的研究都是在心因性非癫痫发作患者中进行的。这被认为适用于心因性非癫痫发作的持续状态患者的亚群，因为心因性非癫痫发作的持续状态和间歇性心因性非癫痫发作患者的临床和人格特征似乎相似。尽管如此，本综述中的许多发现尚未在心因性非癫痫发作的持续状态患者亚群中得到独立证实。

四、心因性非癫痫发作的持续状态与癫痫持续状态的特征鉴别

对临床医师而言，遇到可能的心因性非癫痫发作的持续状态患者，最直接的问题是与癫痫持续状态进行医学上的鉴别诊断。主治医师必须首先考虑其患癫痫持续状态的可能性。怀疑癫痫持续状态可能触发预先制定的癫痫持续状态管理方案，使得在急诊科或重症监护室环境中做出准确的诊断变得更加困难，因此最好在患者到急诊室就诊之前就做出癫痫持续状态和心因性非癫痫发作的持续状态的疾病诊断。临床病史、症状学和 vEEG 结果（如可以获得）有助于二者的鉴别诊断。即使无法获得 vEEG 结果，临床医师在启用癫痫持续状态的潜在医源性致病药物方案之前，也应始终考虑急诊环境中心因性非癫痫发作的持续状态的可能性。在这种情况下，临床医师可能需要做以临床病史和症状学为依据的贝叶斯概率分析。

1. 人口统计学和临床病史

在可能出现癫痫持续状态的患者中，有几个临床特征可能更加支持心因性而非癫痫性病因的诊断。虽然尚未发现年龄的一致性差异，但心因性非癫痫发作患者中的女性更多（约 75%），更可能有性虐待、身体虐待或情感虐待史（约 80%，其中约一半为性虐待）和精神病并发症（约 70%）。值得注意的是，一项心因性非癫痫发作的持续状态儿童患者的小型研究发现，精神病并发症的发生率同样较高，但未发现药物滥用史。相反，这项研究发现此类患者常具有急性压力源，包括学校的变化、父母离婚、父母失业等，这也在儿科心因性非癫痫发作的文献中报告过，并表明儿童心因性非癫痫发作的持续状态和成年人的心因性非癫痫发作的潜在机制不同。

几项研究显示，心因性非癫痫发作患者的发病频率高于癫痫发作患者。考虑到心因性癫痫发作的发生频率更高且持续时间更长，对既往诊断为癫痫且表现为明显的复发性癫痫持续状态的患者应仔细评估心因性非癫痫发作的持续状态的可能。一项小型单中心研究表明，结合每周至少 2 次的发作频率、至少 2 种抗癫痫药物无效及 2 次常规 EEG 的病史，对心因性发作的阳性预测值为 85%；另一项小型研究表明，有纤维肌痛或慢性疼痛综合征的既往史，对心因性癫痫发作的阳性预测值为 75%。

重要的是，以上讨论的临床特征均不能排除癫痫发作及明确确诊心因性非癫痫发作或心因性非癫痫发作的持续状态。事实上，癫痫患者的药物滥用率和精神病并发症均高于一般人群。尽管如此，在缺乏明确 EEG 数据作为辅助诊断的前提下，这些因素可能会提高或降低心因性非癫痫发作和心因性非癫痫发作的持续状态的测试前概率，它们是调整临床初步诊断的基础。

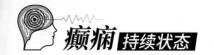
虽然有精神创伤史（如严重的躯体疾病，或者身体、情感、性虐待）可能有助于支持对心因性非癫痫发作或心因性非癫痫发作的持续状态的诊断，但确定心理应激源不是诊断的必要条件。既往版本的《精神障碍诊断与统计手册》（diagnostic and statistical manual of mental disorders，DSM）要求鉴别诊断转换障碍的心理应激源，但当前的DSM-5已删除了诊断所有功能性神经症状障碍（包括心因性非癫痫发作）的要求。这种变化与人们认识到通常在诊断时无法证实相关心理因素的存在，仅在广泛心理治疗期间才显现出来，并且未能证实这些因素会造成诊断或治疗的延迟有关。

从心因性非癫痫发作和心因性非癫痫发作的持续状态患者中获得关于心理应激源的信息可能尤其困难。他们的述情障碍量表（无法识别或特别是口头表达自己的情绪）评分较高，情绪觉察量表评分较低，即使与其他精神病患者相比也是如此。同样，他们的回避行为指标评分高于匹配的癫痫患者，这表明他们更倾向于避免不愉快的想法和内部刺激。这些发现与我们的经验完全一致，即无论其生活环境压力有多大，大多数心因性非癫痫发作患者均否认自己身处于高压环境。如上所述，与仅有心因性非癫痫发作的儿童患者相似，心因性非癫痫发作的持续状态儿童患者更容易承认急性生活变化的心理应激源，而且不太可能有虐待史。

2. 症状学

发作事件的症状学也可以为临床医师对心因性而非癫痫病因的概率估计提供信息。有几个重要的知识点：首先，仅根据由神经科医师录像和亲眼看见的发作事件症状学，即可将67%～80%的病例准确归类为心因性或癫痫性病因；其次，强有力的证据表明，发作事件症状学的目击者报告并不可靠，其提供的信息通常是不准确的，特别是关于区分癫痫发作和心因性发作的特征；最后，额叶癫痫通常表现出许多典型的与心因性非癫痫发作类似的症状特征，包括骨盆前后甩动、角弓反张姿势、下肢蹬车动作和异常步态运动。额叶起源的局灶性认知障碍发作通常非常短暂，因而不难与心因性非癫痫发作的持续状态鉴别，

但很容易被误认作间歇性心因性非癫痫发作。额叶癫痫可通过发作期睁眼、由EEG证实的睡眠中发作、持续时间短暂、强直性姿势和刻板症状与心因性非癫痫发作相鉴别。

与心因性癫痫发作一致的相关症状特征包括持续时间较长，如运动成分持续时间超过2 min的惊厥性癫痫发作。心因性癫痫发作被认为并非从EEG证实的睡眠中开始，而是经常从"假睡"中开始，在无法获得EEG的情况下，目击者很容易将其误认为是真正的睡眠。肢体不同步运动和骨盆推力也始终与心因性非癫痫发作相关，而非癫痫发作——当额叶癫痫被排除在外时。重要的是，即使是骨盆推力在心因性癫痫中也很罕见，对心因性非癫痫发作的敏感性较差，但特异性良好。患者头部、身体左右摇摆和发作性哭闹也被证明对诊断心因性癫痫发作具有良好的特异性和一般敏感性。心因性癫痫发作期间的发声可出现在任何时间，并且发声可能是复杂且有情感内容的，而全面性癫痫发作中的发声（发作性哭声）通常发生在发作时，发声单调且没什么感情。

发作期闭眼与心因性非癫痫发作而非癫痫发作密切相关，具有良好的灵敏度和特异性。对发作期无反应事件的完整回忆对心因性非癫痫发作也具有良好的灵敏度和特异度。癫痫发作期间的全面性强直-阵挛活动通常在发作过程中频率逐渐下降，而振幅增加；相反，心因性非癫痫发作的惊厥活动具有波动过程，振幅可变，频率通常不变。与心因性发作相比，发作后意识模糊对癫痫发作具有良好的灵敏度和特异度。尿失禁和受伤虽然通常与癫痫发作相关，但尚未显示可一致性区分癫痫和心因性发作。

仅表现为反应性下降而无运动症状的发作（有时描述为"晕厥"或"紧张性"事件）占心因性非癫痫发作的很大一部分，在获得EEG之前，长期发作可能很难与非惊厥性癫痫持续状态相鉴别，此类事件通常可以通过其持续时间延长与心源性晕厥区分开来。对刺激的反应、睁眼抵抗和自我保护动作（例如，当患者的手落到面部上方时）可能提示心因性。然而，值得关注的是，许多心因性非癫痫发作的持续状态患者甚至对伤害性

刺激也可能完全无反应，不应使用疼痛刺激来诊断或"打断"紧张性心因性非癫痫发作的持续状态。相反，通过 EEG 可以很容易做出明确的诊断（表 4.1）。

表 4.1 心因性非癫痫发作的持续状态与局灶性认知障碍或全面性惊厥性持续状态的发作特征

发作特征	心因性非癫痫发作的持续状态	癫痫持续状态
起始	逐渐从清醒状态或"假睡"中起始	突然从清醒状态或 EEG 证实的睡眠中起始
运动	非同步、骨盆推力、左右摇摆、发作期间时好时坏	自动症（局灶性认知障碍发作）；同步节律性运动，发作停止前频率减慢、振幅增加
眼	眼睛闭合或扑动	睁眼，或阵挛性眨眼或眼球震颤
发声	发作性哭闹、复杂发声伴情感内容	重复性简单言语（局灶性认知障碍发作）；初始发作性呼噜声（全面性惊厥发作）
反应性	时好时坏	突然消失，逐渐恢复
回忆	保留事件的一些记忆	对事件完全不能回忆
发作后意识模糊	罕见	常见

3. EEG

国际抗癫痫联盟非癫痫性发作工作小组仅根据发作事件的症状学和非癫痫性发作间期的 EEG 确立了"可能""很可能"心因性非癫痫发作的标准。"临床确诊"心因性非癫痫发作的诊断需要由具有癫痫诊断经验的临床医师对典型事件进行可视化（亲眼看见或视频观看），并单独采集无癫痫样异常的典型事件的非 vEEG。"确诊"的心因性非癫痫发作或心因性非癫痫发作的持续状态的诊断需要 vEEG，由经验丰富的神经生理学家解读，具有高度的诊断确定性。金标准是结合心因性非癫痫发作一致的临床病史和症状，vEEG 捕获所有典型发作和无发作期 EEG 改变，并且在发作前、发作时和发作后具有正常的清醒期 EEG 节律。在该事件期间，EEG 可能被伪影遮盖（表 4.2）。

使用 EEG 诊断心因性非癫痫发作和心因性非癫痫发作的持续状态有如下注意事项。头皮 EEG 对额叶癫痫和无认知异常的局灶性癫痫发作的癫痫样活动的敏感性较差（20% ～ 70%）。为此，对临床上类似过度运动性额叶癫痫发作和单纯部分性癫痫发作的事件须提高警惕，即使 vEEG 未显示癫痫样改变，也必须认真考虑癫痫病因。然而，如前所述，额叶癫痫发作通常非常短暂，因此在评价潜在癫痫持续状态时很少考虑该诊断。可能发生单纯部分性癫痫持续状态（例如，部分性癫痫持续状态伴有持续不自主局灶性运动症状，而不伴意识改变），通常无 EEG 异常，但任何意识损害的进展应与 EEG 异常相关。据估计，在 > 95% 的局灶性认知障碍癫痫发作中，头皮 EEG 能够提示发作或发作后的诊断特征。

表 4.2 心因性非癫痫发作的持续状态和全面性惊厥性癫痫持续状态的发作特征

发作特征	心因性非癫痫发作的持续状态	癫痫持续状态
发作间期	正常或无明显癫痫样放电	常见癫痫样放电
发作期	正常；被伪迹掩盖	惊厥症状期间被伪迹掩盖，发作期进行节律性 θ/δ 活动
发作后期	正常；清醒	异常：局灶性减慢（局灶性认知障碍发作）；全面性减慢（全面性惊厥发作）
发作后恢复	快速，可变	逐渐，可变

在评估癫痫持续状态与心因性非癫痫发作的持续状态患者时，重要的是要避免过度解读正常变异（如 wicket 节律、思睡期节律性中颞区 θ 暴发、成年人亚临床节律性癫痫样放电）、睡眠期枕区一过性正相尖波和非特异性 EEG 异常（如非局灶性减慢）。非特异性 EEG 异常在心因性非癫痫发作和癫痫中均很常见，对非特异性结果的过度解释是患者被误诊为癫痫的最常见原因之一。相反，应识别特定的癫痫样 EEG 变化（发作间期棘波 / 多棘波、尖慢波；发作节律性和演变；发作

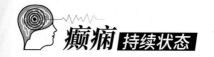

后局灶性或全面性减慢），以对癫痫发作做出明确解释。

4. 其他检测方式

尽管不是确诊心因性非癫痫发作或心因性非癫痫发作的持续状态所必需的，其他检测方式可能有助于区分心因性非癫痫发作的持续状态和癫痫持续状态，尤其是在缺乏 EEG 的情况下。催乳素水平升高对癫痫发作具有高度特异性（96%），在全面性惊厥发作中的敏感性最佳（60%），在局灶性发作（伴意识障碍）中敏感性降低（46%），在不伴意识障碍的局灶性发作中敏感性骤降。因此，美国神经病学学会（American Academy of Neurology，AAN）将催乳素水平作为全面性惊厥或局灶性伴意识障碍癫痫发作与心因性非癫痫发作鉴别的有效辅助指标。美国神经病学学会建议应在癫痫发作后 10～20 min 抽血，并与基线非发作期催乳素水平进行比较，若其水平至少为正常水平的 2 倍，则提示癫痫发作。需注意，催乳素的半衰期较短，在癫痫持续状态期间其释放可能下降，在癫痫发作后过长时间抽血会导致假阴性。使用多巴胺激动剂也可引起假阴性结果，而多巴胺拮抗剂（如婴儿吸吮所致的乳房刺激）可引起假阳性结果。晕厥事件也可能升高催乳素水平。

血清肌酸激酶（creatine kinase，CK）也可用于区分惊厥性癫痫持续状态和心因性非癫痫发作的持续状态，但其研究不如催乳素广泛。惊厥性癫痫持续状态患者的肌酸激酶水平通常远高于正常范围，而心因性非癫痫发作的持续状态患者保持在正常范围内。癫痫发作后 3 小时肌酸激酶水平才开始升高，并在癫痫发作停止后约 36 小时维持高水平。血清皮质醇、地塞米松抑制试验、白细胞计数、神经元特异性烯醇化酶（neuron-specific enolase，NSE）和脑源性神经营养因子在心因性非癫痫发作的持续状态和癫痫持续状态之间没有可靠差异。

结构神经成像在临床区分癫痫和非癫痫发作方面用处极小。大多数癫痫患者的 MRI 正常，而相当数量的心因性非癫痫发作患者偶发 MRI 异常。功能神经影像学研究暗示了群体水平的连接差异，但这类技术尚未被证明能有效区分基于临床的个

体水平患者。

对明尼苏达州多相人格调查表（minnesota multiphasic personality inventory，MMPI） 和 MMPI-2 等人格测量指标的研究表明，心因性非癫痫发作患者和癫痫发作患者的人格特征存在一些差异，但未能识别出单一的心因性非癫痫发作人格特征，也不能表现出良好的敏感度和特异度。鉴于这种评估耗时长且需要患者的广泛合作，比起心因性非癫痫发作的持续状态与癫痫持续状态的初步诊断，它们可能更有助于指导治疗和研究。

五、癫痫持续状态除心因性非癫痫发作的持续状态以外的鉴别诊断

在评价可能的癫痫持续状态或心因性非癫痫发作的持续状态病例时，应排除类似癫痫持续状态的其他非癫痫疾病。这些疾病可以细分为涉及异常运动的疾病（因此酷似惊厥性或局灶运动性癫痫持续状态）和仅涉及应答性受损的疾病（因此酷似非惊厥性癫痫持续状态）。重要的是，这些疾病在重症监护室的重症患者或麻醉后监测治疗室（post-anesthesia care unit，PACU）的术后患者中比在急诊科新就诊的患者中更常见，而心因性非癫痫发作的持续状态患者常表现为急性起病，故而更常通过急诊科就诊。然而，癫痫持续状态的"非心因性非癫痫发作的持续状态"类似疾病可能出现在任何地方，当考虑癫痫持续状态和心因性非癫痫发作的持续状态诊断时，必须考虑这些疾病。

1. 全面性惊厥性癫痫持续状态或局灶运动性癫痫持续状态的其他类似疾病

在意识保留的情况下，癫痫持续状态的"非心因性非癫痫发作的持续状态"类似疾病通常在临床上很容易与惊厥性或局灶运动性癫痫持续状态相鉴别。在麻醉后监测治疗室和重症监护室常见的反应迟钝或昏迷患者中，鉴别变得困难。在意识改变的情况下，vEEG 具有高灵敏度，通常可以借此排除癫痫病因（表 4.3）。

震颤，无论是生理性的还是获得性的，都可长时间存在，因而酷似全身惊厥性或局灶运动性癫痫持续状态。震颤倾向于随压力和特定姿势加

重，可随睡眠消失，通常有家族史。夹带效应和注意力分散可能提示心因性病因。同样，寒战可酷似昏迷患者的阵挛性癫痫持续状态。体温变化可以是诊断的线索，但昏迷患者可能需要 EEG 才能明确诊断。

表 4.3　其他类似惊厥性或局灶运动性癫痫持续状态的症状

序号	症状
1	震颤
2	肌张力障碍
3	强直 / 姿势性
4	破伤风
5	肌肉痉挛
6	阵挛
7	肌阵挛

肌张力障碍——由持续肌肉收缩引起的固定性异常姿势——可由多种药物引起，包括多巴胺阻滞剂〔尤其是高效价典型精神安定药，如氟哌啶醇和氟奋乃静；也包括非典型精神安定药，如利培酮和促动力药（如甲氧氯普胺）〕、噻加宾和其他药物。动眼神经危象是一种肌张力障碍，表现为强迫眼偏斜和眼球运动障碍，持续 20 ～ 30 min，通常与意识丧失无关。

去皮质和去大脑强直或姿势可由缺氧缺血性损伤导致，可酷似长时间强直发作。

破伤风，或由破伤风梭菌释放的毒素引起的持续性肌强直，可以是全身性或局部性的，典型表现是起始于面肌"锁定"，随后是轴向强直，进展为角弓反张姿势。

随意运动可导致反复的"反射性痉挛"。低钙血症或过度换气引起的手足搐搦通常只引起手远端肌肉短暂收缩，很少会导致类似局灶性肌张力障碍性癫痫持续状态的长时间手足痉挛。

持续性阵挛可由脑或脊髓损伤引起，可因无意间姿势或肢体位置的改变而触发或加重。与患者护理操作的时间相关性可以提供线索，但 EEG 可能是必要的，以明确排除昏迷患者的阵挛性癫痫持续状态。

肌阵挛癫痫持续状态和长时间的非癫痫性肌阵挛均发生在由心脏或呼吸停止引起的缺氧缺血

性损伤中，通常需要 EEG 来鉴别两者。

2. 非惊厥性癫痫持续状态的其他类似疾病

需要与非惊厥性癫痫持续状态进行鉴别诊断的疾病非常多，这在很大程度上是因为住院患者患脑病的潜在原因众多。幸运的是，非惊厥性癫痫持续状态通常可通过 24 小时 vEEG 监测加以鉴别。除心因性非癫痫发作的持续状态外，以下疾病应被视为替代诊断（表 4.4）。

表 4.4　其他类似非惊厥性癫痫持续状态的症状

序号	症状
1	中毒性代谢性脑病
2	脓毒症性脑病
3	代谢性脑病（肝性脑病、尿毒症、韦尼克脑病、高碳酸血症性呼吸衰竭、缺氧缺血性脑病、低钠血症、高钠血症、高钙血症、低钙血症、低血糖、高渗性高血糖、糖尿病酮症酸中毒）
4	中毒性脑病 / 药物作用（苯二氮䓬类、巴比妥类、抗胆碱能药物、抗组胺药、阿片类药物、精神安定剂、5- 羟色胺选择性重摄取抑制剂或其他抗抑郁药、解痉药、止吐药、干扰素、市售药物、酒精）
5	脑炎
6	闭锁状态
7	运动不能性缄默症
8	重度帕金森综合征
9	僵人综合征
10	精神病和行为发作（畸张症、自我刺激）
11	克莱恩 - 莱文综合征

中毒性代谢性脑病是非惊厥性癫痫持续状态最常见的鉴别诊断。在各种病因所致的脑病中，EEG 可表现为弥漫性慢波，更严重时可表现为全面性节律性 δ 活动和广泛性节律性三相波，但对局灶性或明显的癫痫样放电应提高警惕。神经影像学检查不应显示新的局灶性异常。

脓毒症性脑病是成年人急性中毒性代谢性脑病的最常见原因，一般认为是由炎性细胞因子、单胺类神经递质减少和血 - 脑屏障通透性改变引起。

代谢性病因包括肝性脑病、尿毒症、韦尼克脑病（由硫胺素缺乏导致的中央灰质功能障碍）、高碳酸血症性呼吸衰竭、低钠血症、高钠血症、低钙血症、高钙血症、低血糖、高渗性高血糖或糖尿病酮症酸中毒。

中毒性脑病可能由各种药物中毒所致，包括苯二氮䓬类、巴比妥类、抗胆碱能药、抗组胺药、阿片类药物、精神安定剂、5-羟色胺选择性重摄取抑制剂或其他抗抑郁药、解痉药、止吐药、干扰素、市售药物（可卡因、麦角酰二乙胺、苯环己哌啶、亚甲二氧甲基苯丙胺、美施康定、赛洛西宾），以及最常见的酒精中毒。

脑炎可表现为癫痫发作和行为改变，很容易被误认为是非惊厥性癫痫持续状态。接下来举两个例子。单纯疱疹病毒性脑炎由病毒感染所致，最常累及额颞叶结构，表现为发热、头痛、局灶性神经功能缺陷（包括上视野缺损、失语或轻偏瘫）及局灶性或全身性发作。即使在没有癫痫发作的情况下，患者也可能表现为糊涂、无法形成记忆、复杂自动症及行为不当。EEG 可表现为额颞叶尖波或单侧周期性放电，MRI 可表现为额颞叶出血病变。副肿瘤性和自身免疫性边缘叶脑炎也可能引起类似非惊厥性癫痫持续状态的癫痫发作和行为改变，包括记忆形成问题、情绪不稳定、人格改变、抑郁和焦虑。

闭锁综合征是指意识保留的四肢瘫痪和构音障碍，系脑干的运动纤维受损所致。常与脑桥中央髓鞘溶解症相关，但实际上最常由脑桥基底部梗死或出血引起。患者可能仅能完成睁眼、闭眼、眼球垂直运动或这些运动组合的动作。脑血管病患者的 EEG 可能完全正常，也可能仅显示非特异性广泛性慢波或局灶性、多灶性慢波。

运动不能性缄默症是一种患者觉醒但由于极度虚脱或缺乏动力而无法对外界刺激做出反应的疾病，最常由内侧额叶病变引起，如前交通动脉瘤破裂、双侧丘脑卒中或双额叶肿瘤，药物也是另一种可能的病因。神经影像学显示局灶性病变是诊断的关键。

严重的帕金森综合征可导致患者因极度肌强直和运动迟缓而出现畸张症，但可对左旋多巴有阳性反应。

僵人综合征也可由严重僵直而引起明显的无应答，与自主神经不稳定有关，60% 的患者有抗谷氨酸脱羧酶抗体。

除心因性非癫痫发作的持续状态外，其他精神行为发作可能表现为反应性降低的长时间发作，类似于非惊厥性癫痫持续状态。畸张症发生在潜在的严重精神疾病背景下，表现为不动和缄默症，通常伴有消极反应（抵抗医师的指令或移动患者的动作）、蜡样屈曲、摆姿势、模仿言语（重复他人的言语）和模仿动作（重复他人的动作），对苯二氮䓬类药物有良好反应。幼儿或智力障碍人群的自我刺激行为可表现为长时间的摇摆、旋转或咀嚼动作，并表现出一脸茫然。

克莱恩－莱文综合征是一种罕见的睡眠障碍，主要影响青少年男性，表现为与意识模糊、脱离现实、强迫性进食和性欲亢进相关的重度发作性睡眠过度，发作持续数天至数周，呈周期性发作（间隔数周或数月）。

六、心因性非癫痫发作的持续状态的治疗

一旦明确诊断心因性非癫痫发作的持续状态并排除癫痫发作，治疗的第一步是告知患者诊断，及时做出并提供诊断对患者的长期预后，以及减少重复和不必要的医疗资源的使用非常重要。这是神经科医师的关键任务之一，必须以支持性和非评判性的方式进行，以利于下一阶段的心理治疗。这可能会降低患者重复就诊于其他急诊科的可能性。

正式验证的心因性非癫痫发作诊断方案是可用的。关键是要认识到发作事件是真实且致残的，给出一个确定诊断，要解释这是一种常见、公认的病症，剖析其心理原因（压力、强烈的情感），指明其并非癫痫且抗癫痫药物无效而心理治疗有效，建议转诊至行为健康专家，并向患者解释症状可在一定时间内改善且可能完全消退。我们还发现，与更常见的对极端压力的反应进行比较是有帮助的，如心动过速、出汗和惊恐发作。

如果可能，行为健康专家应参与心因性非癫痫发作的持续状态患者的早期评价并向患者告知诊断。这有助于评估常见的精神病并发症及自杀或类自杀（即自杀"动作"不太可能导致死亡，如割伤），并有助于向患者呈现一个统一团队，从而减少其被神经科或精神科医师遗弃的感觉。心因性非癫痫发作患者对心理治疗的依从性始终较差，一项研究表明，当转诊发生在单一系统内而

非转诊至外部心理健康专家时，依从性显著改善。早期引入行为健康专家可以让他们将心因性非癫痫发作的持续状态的发作作为一个可教育的时刻，激励未来的心理治疗。如果精神科医师在告知诊断前不能参与，应在之后尽快参与。在转诊的神经科医师和行为健康专家（还有初级保健医师）之间就诊断及其依据进行积极公开的沟通至关重要。

如果完全排除了癫痫发作，则另一个重要的早期干预是停用所有抗癫痫药物，但已证实对患者有精神药理学益处的药物除外。一项在新诊断的心因性非癫痫发作患者中进行的即刻与延迟停用抗癫痫药物的随机对照试验显示，即刻停用抗癫痫药物组结局改善，后续癫痫样事件减少，急救药物的使用减少，并可改善控制源（"心理控制源"是指个体认为自己可以控制的影响他们自身的事件）。在 vEEG 监测中停用抗癫痫药物，也有助于临床团队评价患者在无药物治疗的情况下出现的新发发作间期癫痫样异常或癫痫发作。我们建议允许新诊断的心因性非癫痫发作的持续状态患者在诊断后住院至少 1 天，以提供停药和患者接受诊断的时间，并促进神经科医师与精神科医师的联系，这些医师将对其进行门诊随访。

少数心因性非癫痫发作患者的症状可能会消失，在告知诊断后无须干预，13% ~ 16% 的患者在 6 ~ 12 个月的随访中无发作，但大多数患者需要进一步治疗。研究最多的治疗方式是基于认知行为疗法的心理治疗，两项探索性随机对照试验均显示其可降低发作频率并改善患者的生活质量。其他治疗方式，如心理动力学人际关系疗法，已在观察性研究中显示有效。精神药理学药物（如 5-羟色胺选择性重摄取抑制剂或精神安定剂）可能适用于治疗精神病共病，但迄今为止尚未证实可直接有效治疗心因性非癫痫发作。而且尚无专门针对心因性非癫痫发作的持续状态治疗的研究。

诊断完成后，神经科医师在心因性非癫痫发作和心因性非癫痫发作的持续状态治疗中的角色仍存争议。在对美国 4 级癫痫中心的癫痫专家进行的调查中，少数人主张不进行神经科随访，而只转诊至行为健康专家处就诊，大多数专家建议进行神经科门诊随访。我们的建议是，神经科门诊随访应持续至停用抗癫痫药物，并直至有一名能够提供功能性神经症状障碍治疗的心理健康专家，以及一个初级保健医师能够评估，并在必要时，适当地转诊。在这一点上，神经科门诊医师可以根据需要跟进，当患者出现新的类似癫痫症状或其他明显的神经症状时，经过行为健康专家和初级保健医师评估后，可将患者转诊回来。心因性非癫痫发作诊断的公开沟通和神经科医师的持续关注有助于消除其他临床医师的疑虑，减少不必要的额外检查和评估。心因性非癫痫发作合并癫痫发作患者可能需要继续使用抗癫痫药物和终身神经科门诊随访。

七、心因性非癫痫发作的持续状态的预后

从历史上看，75% 的心因性非癫痫发作患者在诊断后 5 ~ 10 年随访时，仍出现类癫痫发作和相关残疾。停用所有抗癫痫药物 4 年后，40% 的患者再次服用此类药物。疾病持续时间被认为是预后指标，病程越短（尤其是 < 1 年），预后越好。

心因性非癫痫发作和心因性非癫痫发作的持续状态普遍较差的长期结局可能在未来几年得到改善，因为从症状出现到诊断的时间逐渐缩短，并且基于认知行为疗法的心理治疗使用愈发广泛。提高临床医师对心因性非癫痫发作和心因性非癫痫发作的持续状态的认识也可能是有益的。然而，有效治疗仍有许多障碍，其中包括提供诊断的神经科医师和提供治疗的精神健康专家之间沟通不畅、治疗功能性神经症状障碍的行为健康临床医师数量不足、认为患者故意"假装"发作而产生诊断偏倚，以及患者不依从治疗。心因性非癫痫发作和心因性非癫痫发作的持续状态患者在诊断后，转诊至心理治疗和处方给定心理治疗方案期间反复表现出较高的脱落率（50% 及以上）。有两种策略似乎能提高患者的依从性，第一种是将患者转诊到统一卫生系统内的治疗机构，第二种是让患者的家人或密友参与诊断和治疗过程。

八、未来展望

心因性非癫痫发作的持续状态患者亚群的前瞻性研究是困难和罕见的。关于心因性非癫痫发

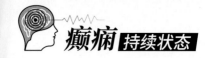
作的诊断、治疗和预后的数据通常被认为同样适用于心因性非癫痫发作的持续状态，因为研究未能确定二者病史、精神病史或人格特征的一致差异。我们有理由担心，心因性非癫痫发作的持续状态患者（更多通过急诊科而不是癫痫监测单位就诊）相比其他心因性非癫痫发作患者可能有更差的治疗依从性、治疗反应和长期预后。迫切需要对心因性非癫痫发作的持续状态患者进行前瞻性研究，评价其对心理治疗的反应和远期疗效。这类研究可能指导有针对性的强化干预，甚至可能包括对预后特别差的患者进行住院或部分住院精神治疗。

需要研究的其他领域包括：①将心因性非癫痫发作的持续状态患者从急诊科转入神经科和行为健康专家处的纵向护理；②评估心因性非癫痫发作的持续状态诊断时的最佳住院时间；③培训课程，使医学生和住院医师熟悉心因性非癫痫发作的持续状态和其他功能性神经障碍疾病；④干预措施，改善心因性非癫痫发作的持续状态患者不依从治疗的常见问题。动机性面谈（motivational interviewing，MI）是一种"以人为中心的咨询方式"，最初用于减少高风险饮酒，此后成功用于各种治疗目的，如促进肥胖患者减重和增加人类免疫缺陷病毒感染患者对抗反转录病毒治疗的依从性。我们机构目前正在进行一项动机性面谈的随机试验，以提高心因性非癫痫发作和心因性非癫痫发作的持续状态患者的治疗依从性。

（译者：孙越乾　审校：王　群）

第 4 章 · 参考文献

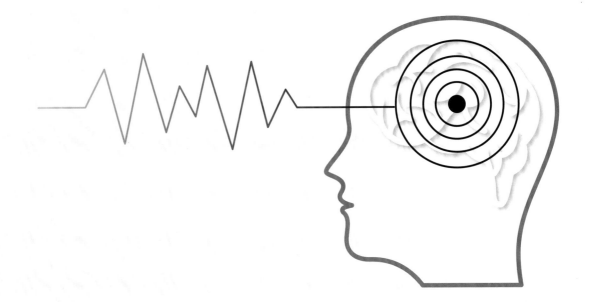

第 5 章
周期性放电模式

Jonah Grossman
Brandon Foreman

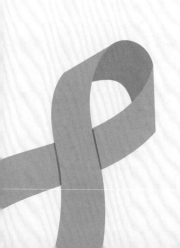

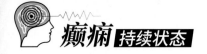
一、引言

随着医院和重症监护室中 C-EEG 的普及，周期性和节律性 EEG 模式也被更广泛地认识。这些模式最初是在 60 多年前被定义，并被认为与以下疾病有关：缺血性卒中、脑炎、缺氧后皮质损伤、多器官衰竭、药物中毒和麻醉停药。周期性或节律性的临床意义因病因不同而异，目前尚未发现与某一统一的病理生理学过程相关。周期性和节律性放电通常见于 EEG 记录时出现意识障碍或其他与非惊厥性癫痫发作有关的临床症状，如凝视、周期性或节律性眨眼、缄默、面部抽搐、自动症、扑翼样震颤或细微的肌阵挛运动。在其中一些情况下，周期性或节律性放电更多地被认为属于发作期 – 发作间期连续体（ictal-interictal continuum，IIC）中更接近发作期的波形。尽管如此，对节律性或周期性放电的临床管理仍然没有定论，这主要是由于很难确定每位患者的波形在该谱系中的具体位置。

二、术语

2012 年，美国临床神经生理学会（American Clinical Neurophysiology Society，ACNS）发布更新版本的长程 EEG 监测的标准术语。本章主要讨论其中描述波形"位置"和"形态"的两个主要术语。主要术语 1 将异常波形"位置"描述为单侧性、全面性、双侧独立性或多灶性；主要术语 2 将波形"形态"描述为节律性、周期性或者棘波。周期性放电被定义为波形形态相对一致，以相对一定的间隔规律性重复出现的波形（图 5.1a）。节律性放电的定义是无间隔、重复出现的相对一致的波形（图 5.1b）。一项对该美国临床神经生理学会标准化术语的可信性研究显示，对主要术语 1 和 2 的认同和读图一致性（inter-rater reliability）分别为 91.3%（κ = 0.89）和 85.2%（κ = 0.8）。许多曾出现在文献中的术语，如"周期性单侧癫痫样放电（periodic lateralized epileptiform discharges，PLEDs）"已不再被使用，更重要的是，为了减少解读和书写报告中的理解偏差，如"癫痫样"这样的词语应尽量避免使用。基于同样目的，"发作样"主要用来描述由于确定的癫痫发作病理生理过程而产生的临床事件或 EEG 放电波形，无论是否表现出惊厥性。表 5.1 将日常使用的术语和日后更推荐的、标准化的术语进行对比。

三、周期性放电：病理生理学

周期性放电被认为是"同步化点燃"异常的皮层神经元，神经元静息电位恢复时间延长，类似于癫痫样放电时特征性的去极化漂移现象。在一个海马 CA3 区域的模型中，兴奋性突触后电位在可兴奋的不应期后的状态下，通过突触后神经元去极化诱导神经元暴发，而如果兴奋性突触后电位的数量足够多，该过程甚至可以在不应期内发生。减少对神经元间柱状耦合的抑制作用而导致过度兴奋的过程，可能是频繁去极化，并表现为周期性、锁相的超定位爆发。相反地，抑制性成分的增加也可以使连续发作性活动表现出周期性。在皮质切片模型中，放电间的沉默期是放电介导下细胞外钾离子聚集，从而导致的碱化及细胞内

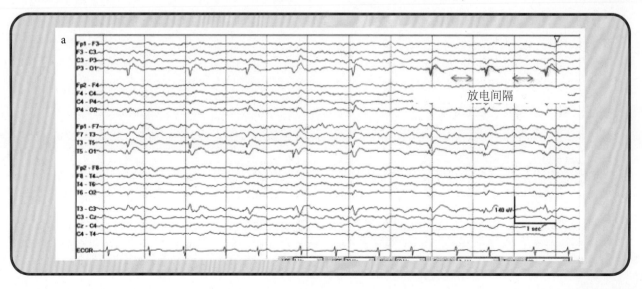

放电间隔

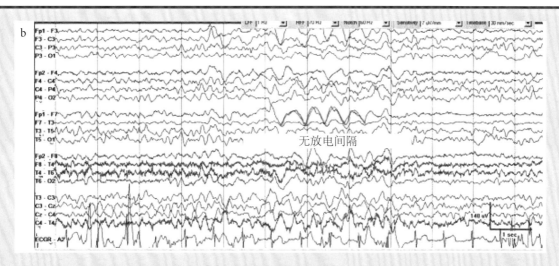

图中标注：无放电间隔

EEG 的显示方式为双极纵向导联。滤波的设置和比例如图所示。a. 左颞顶叶单侧周期性放电频率为 0.5 ~ 1 Hz。注意波形为规律放电，以及相似的形态和可测量的放电间隔。b. 额叶为著的全面性节律性 δ 活动，放电频率为 2 Hz，放电时间非常短（＜ 10 s）。再次注意，形态相似的节律性波形重复发放。

图 5.1　周期性和节律性波形示例

表 5.1　周期性和节律性放电的术语更新

常用术语	ACNS 标准化术语
PLEDs	LPDs
PLEDs+	LPDs+，+F 表示叠加快活动 /+R 表示叠加节律性放电
GPEDs	GPDs
三相波	伴有三相形态的 GPDs
BIPLEDs	BIPDs
额叶为著的间歇性节律性 δ 活动	额叶为著的全面性节律性 δ 活动
刺激诱发的节律性、周期性或发作性放电，伴有局灶节律性 δ 活动	刺激诱发的单侧节律性 δ 活动

资料来源：引自 Hirsch 等 [4]。

注：PLEDs，周期性单侧癫痫样放电；GPDs，全面性周期性放电；LPDs，单侧周期性放电；GPEDs，全面性周期性癫痫样放电；BIPDs，双侧独立周期性放电；BIPLEDs，双侧独立周期性单侧癫痫样放电。

酸化，通过解耦间隙连接抑制同步神经元同步化点燃。有趣的是，如果细胞内酸化被阻止，周期性放电也会被连续的发作性放电代替。最近，发作期放电的空间动力研究发现产生紧张式放电［称为"发作前波"（ictal wavefront）］的小的皮质区域可以触发更大区域皮层与发作期活动不同的同步化、节律性放电，而这种低频的放电会反常地诱发不同步化的神经元暴发活动，从而终止癫痫发作。基于这种原因，头皮 EEG 记录到的周期性放电可能是多病灶或发作前波异常传播的结果，或是某一个特定位点持续性放电导致难治性增加。有证据发现，小的致痫灶产生的发作性放电在头

皮 EEG 上仅仅表现为发作间期、周期性或节律性放电（图 5.2）。

周期性或节律性放电在某些情况下可能并非发作性放电，而是神经元死亡的表现或皮质 – 皮质下解剖结构的分离，这二者都导致皮层的异常同步化振荡，从而引发皮层高兴奋性。动物研究表明，虽然将兴奋性物质作用于完好的皮质中会产生不规则的节律性暴发，但丘脑切除模型的皮质会发生更规律的节律性暴发。另外，在刺激低灌注皮层时，可观察到接近规律的周期性暴发，放电间隔可见放电抑制。一项病例对照研究发现，影像学证据显示白质的改变和皮层下结构萎缩（皮

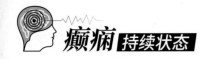

层保留）与脑病和全面性周期性三相波放电相关。然而，解剖学研究发现周期性放电可出现在离病变部位较远的地方，甚至是完好的皮层中。在全面性惊厥性癫痫持续状态后，在电压衰减后的背景下可见周期性放电。其他研究也发现周期性放电代表了紧张式放电后的"疲劳期"。在动物模型中，在大脑中动脉闭塞后的缺血半暗带区域记录到周期性放电。在脑梗死的对侧半球，可以记录到节律性活动，这提示周期性和节律性放电反映

了兴奋-抑制平衡中更为广泛的改变。无论是周期性放电反映异常的发作期活动，还是皮质抑制性和兴奋性输入的改变，皮层功能障碍仍然是共同特征。正如"发作期-发作间期连续体"的概念中对周期性和节律性放电的描述，皮层的直接损伤，如缺氧或更为广泛的代谢异常（如急性肝衰竭），可能造成类似的 EEG 波形，因此周期性放电和节律性放电是否被认为是发作性放电取决于其各种复杂的潜在病因。

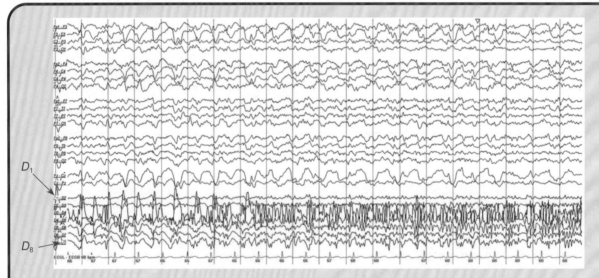

44 岁男性患者，呼吸停止，心脏停搏，昏迷伴肌阵挛性抽搐运动。放置有创性皮层电极进行多模态神经监测。表面或头皮 EEG 以双极纵向导联显示（黑色波形），深部电极记录以双极导联显示（蓝色波形），D1 代表最深的接触，D8 代表最浅表的接触。深部电极记录到发作型-α 模式的演变，并扩散到相邻的电极中，而头皮 EEG 反映了 1～1.5 Hz 的全面性节律性 δ 活动。低频滤波设置为 1 Hz，高频滤波（high-frequency filter，HFF）设置为 70 Hz，头皮记录的灵敏度设置为 7 μV/mm，深部电极记录设置为 15 μV/mm。

图 5.2　局灶性癫痫发作患者头皮 EEG 记录到全面性节律性 δ 活动

四、周期性放电：监测癫痫样放电的指征

周期性和有节律的放电都与清晰、明确的癫痫发作的发展高度相关。一项回顾性研究连续纳入 625 例住院患者，均接受＞18 小时的连续 EEG 监测，10%（60/625）的患者在前 30 min 出现周期性放电，而其中 27%（16/60）的患者在随后某个时间点出现癫痫发作。在 570 名接受连续 EEG 监测的患者中，对于单侧周期性放电，需接受＞24 小时的连续监测才能发现与癫痫发作明确相关（OR=3.1）。而在一项全面性周期性放电的病例对照研究中，与未发现全面性周期性放电的对照组相比，只有接受连续监测＞48 小时后发现了全面

性周期性放电的患者出现癫痫发作。目前，神经重症监护学会（Neurocritical Care Society，NCS）的指南推荐昏迷患者接受＞48 小时的连续 EEG 监测，以除外非惊厥性癫痫持续状态。一项 2010 年的调查发现，大多数成年人和儿童神经科医师会对发现周期性放电的患者给予＞24 小时的长程 EEG 监测（40% 为 24 小时，29% 为 48 小时，15% 为 72 小时）。我们建议资源充足的医院，对所有新发现周期性或节律性放电的患者给予至少 48 小时的连续 EEG 监测；对于无法进行连续 EEG 监测的医院，我们建议其对出现周期性和节律性放电，且存在间断或持续出现神经科查体异常的患者进

行反复多次的 EEG 评估。

五、单侧周期性放电：发病率及与癫痫发作的相关性

局灶性或者多灶性周期性放电被称为单侧周期性放电、双侧独立周期性放电或者多灶性周期性放电。单侧周期性放电最初用于描述反复出现的、单侧的、棘波或者尖慢波，随后是一个持续 0.3 ～ 2.0s 的慢波，重复频率为 0.2 ～ 3.0Hz。单侧周期性放电可以是局灶性或者在单侧半球扩散，有时可以累及对侧半球相应区域（程度相对更轻）。在多数情况下，单侧周期性放电和双侧独立周期性放电在前额叶中央区电压最高。单侧周期性放电在不同患者中区别是很大的，包括周期（0.5 ～ 4.0 s）、形态（如双相波、三相波、多棘波或尖波）、电压（50 ～ 300 微伏）和持续时间（60 ～ 1000 ms）。尽管单侧周期性放电会持续数月至数年，但在每次的监测过程中通常不会全程出现。在大部分情况下，单侧周期性放电会在临床症状出现后 9 ～ 16 天内（区间为 1 ～ 31 天）消失，即便考虑原发病为进行性神经系统疾病（如进展性颅内肿瘤），其自然的演变进程为频率逐渐降低、放电时间延长并逐渐向阵发性 δ、θ 慢波演变。

记录显示，在常规 EEG 监测中，单侧周期性放电的出现率为 0.4% ～ 1.0%，而在长程 EEG 监测中的出现率为 6% ～ 22%。临床上，单侧周期性放电的出现通常伴随着局灶性神经功能缺损和意识障碍。单侧周期性放电作为特征性的 EEG 表现，与多种局灶性癫痫有关。如局灶性癫痫持续状态、局灶性感觉 - 运动癫痫，以及复杂部分性癫痫。更多情况下，单侧周期性放电与急性和亚急性局灶性神经系统疾病有关，通常累及皮质，可以产生与单侧周期性放电不符的临床症状。表 5.2 列出了与单侧周期性放电有关的病因。最常导致单侧周期性放电产生的病因是缺血性脑血管病。有趣的是，1/10 的患者有着代谢相关的病因，这意味着代谢异常可能降低单侧周期性放电产生的门槛，正如癫痫发作对于癫痫患者的易感性更高。利用 C-EEG 进行的相关研究发现大约 1/4 的患者有隐匿的或者进展性脑部疾病。其中某些与特定的疾病特征有关：单侧周期性放电见于大概 13% 的脑出血患者，尤其是当出血位置靠近皮层（< 1 mm），以及当出血量 > 60 cc 的出血事件发生 24 ～ 72 小时时，而在中线移位后 3 ～ 7 天内少见。单侧周期性放电还见于约 20% 的蛛网膜下腔出血（subarachnoid hemorrhage，SAH）。对于可疑的单纯疱疹病毒性脑炎患者，症状出现后 24 ～ 48 小时，单侧周期性放电在单纯疱疹病毒 PCR 阳性的患者中出现率为 90%，而在 PCR 阴性的患者中出现率为 30%，48 h 后，EEG 的敏感性逐渐下降。对于重症神经系统疾病患者（如脑外伤或者蛛网膜下腔出血），即便进行了 C-EEG 监测，周期性放电的发生率也可能被低估，头皮 EEG 有时会遗漏某些只有在皮层上直接记录才能发现的局灶性周期性放电，例如，在颅脑损伤的患者队列中，38.2%（13/34）的患者在皮层 EEG 上出现周期性放电，而其中 8/13 的异常放电在头皮 EEG 上未被监测到。

单侧周期性放电与癫痫发作密切相关，在单侧周期性放电患者中，癫痫发作的发生率为 49% ～ 90%，但考虑到通常 EEG 监测的启动是在出现疑似的癫痫发作之后，由于纳入的患者癫痫发作风险较高，这可能增加了队列中单侧周期性放电的检出率。在较新的 C-EEG 研究中，27% ～ 49% 的患者在 C-EEG 中监测到单侧周期性放电后出现癫痫发作。EEG 上出现"附加"特征（在单侧周期性放电上叠加更快频率或节律性波形）时，癫痫发作风险增加。单侧周期性放电 + 在所有单侧周期性放电中占比达 17% ～ 60%，而且单侧周期性放电 + 和 BIPDs+ 分别与 85% 和 100% 案例中的癫痫发作有关。

表 5.2　单侧周期性放电的病因

分类	病因
脑血管病	缺血性梗死（动脉闭塞、分水岭梗死、整体缺氧缺血性损伤、新生儿脑病、镰状细胞病） 脑出血（急性期或既往的） 静脉性梗死 蛛网膜下腔出血（急性期或既往的） 结节性动脉炎 动静脉畸形 动脉瘤 颈动脉内膜切除术、颈动脉支架植入术 可逆性后部白质脑综合征 线粒体脑肌病伴高乳酸血症和卒中样发作

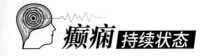

续表

分类	病因
占位性病变、肿瘤	肿瘤（原发性、转移性） 脓肿 囊性病变 癌性脑膜炎
感染、炎症、免疫	病毒性脑炎（EB 病毒、乙型流感、巨细胞病毒、流行性乙型脑炎） 坏死性脑炎（单纯疱疹病毒） 细菌性脑膜炎 细菌性脑炎 贝赫切特综合征 副肿瘤性脑炎 多发性硬化症 神经梅毒 Rasmussen 脑炎 结核瘤，结核性脑膜炎或血管炎 疫苗接种后脑脊髓炎 脑软化症 抗 NMDAR、抗 Hu、VGKC 复合物 /LGI-1 抗体脑炎 中枢神经系统弓形虫病 急性播散性脑脊髓炎
外伤	头部外伤（急性期或既往的）、挫伤 硬膜下血肿 开颅术后
系统性疾病	电解质紊乱（低 / 高血糖、低 / 高钙血症、低 / 高钠血症、低 / 高钾血症、低镁血症） 酒精中毒 / 酒精相关癫痫 酒精 / 苯二氮䓬类药物戒断 高血压脑病、子痫 抗利尿激素分泌异常综合征 SIRS、脓毒症、发热或酸中毒 深低温 肝性脑病 甲状腺功能减退 非酮症高渗状态 脑病合并内脏脂肪变性综合征 医源性（即氨茶碱）
癫痫	皮质发育不良 结节性硬化症 发作后 电休克治疗后 慢性同侧围产期出血合并脑性瘫痪 脑白质营养不良 特发性癫痫
偏头痛	有先兆性偏头痛 家族性偏瘫型偏头痛
退行性变	克罗伊茨费尔特 - 雅各布病

注：Hu：又称抗 ANNA-1（antineuronal nuclear antibodies 1）抗体；LGI-1：富亮氨酸胶质瘤失活蛋白 1；NMDAR：N- 甲基天冬氨酸受体；SIRS：全身性炎症反应综合征；VGKC：电压门控钾通道。

1. 单侧周期性放电：预后

单侧周期性放电的出现与发病率和病死率增加有关。在各种病因导致的单侧周期性放电中，总

病死率为 27% ～ 52%。在两项独立的研究中，在因癫痫持续状态接受治疗的患者中，单侧周期性放电明确与死亡或者预后不良相关，同时单侧周期性放电的出现将促进癫痫持续状态转为难治性。蛛网膜下腔出血发生后，在校正了年龄和疾病严重程度后，单侧周期性放电的出现使不良预后的概率增加了 18.8 倍；而在脑出血后，不良预后的概率增加了 11.9 倍。一些研究认为，导致单侧周期性放电出现的急性病因是决定预后不良的关键因素。而一项病例对照研究纳入 37 名出现单侧周期性放电而无急性颅脑损伤的患者，结果发现，与年龄、病因相匹配的对照组相比，单侧周期性放电是功能下降的独立危险因素。另一项病例对照研究发现单侧周期性放电、双侧独立周期性放电、全面性周期性放电均与死亡和残疾独立相关，同时相关的还有年龄、肝功能损伤，其中放电的负荷与病死率升高存在剂量效应。然而，放电持续时间的长短不能预测重症病房患者当下疾病的严重程度（遵嘱、植物人状态或者死亡），即使周期性放电持续 5 天以上。

2. 单侧周期性放电：诊断方法

目前为止的所有案例，都仍缺乏证据支持单侧周期性放电具有潜在的临床危害性而需加强干预，因此，对单侧周期性放电的管理需要一种特别的方式，以便对患者进行分层。癫痫发作，无论是惊厥性还是非惊厥性，对大脑和身体的损伤都是确凿无疑的，而首先需要明确的一点是，一个单侧周期性放电波形是否代表了发作期脑电活动。非惊厥性癫痫发作基于 EEG 的推荐定义，包括周期性放电频率 > 2.5 Hz。单侧周期性放电伴随临床癫痫发作，如对侧手抽搐，无论放电频率如何，都是毫无疑问的发作期脑电活动。有趣的是，当单侧周期性放电出现在运动皮层附近时，更易出现临床症状，这表明尽管缺乏明确的临床相关性，但更广泛或来自功能区的单侧周期性放电更可能是发作性的，一些研究的结论也支持了这一点，这些研究发现单侧周期性放电与 [18]F- 氟代脱氧葡萄糖（[18]F-fluorode-oxyglucose，[18]F-FDG）的高代谢、单光子发射计算机断层成像（single-photon emission computerized tomography，SPECT）的高灌注和癫痫患者发作期出现的生理变化相关，例

如，在接受局灶性癫痫持续状态检查的患者中，有 3 名患者的高代谢区与单侧周期性放电出现的区域一致，其他确定高灌注区域的方法包括敏感性加权或动脉自旋标记 MRI 序列。脑外伤后，皮层和头皮 EEG 记录到的周期性放电已被证实通过增加能量需求而产生代谢危机，导致脑微透析中乳酸与丙酮酸比值的增加。在某些人群中，如创伤、局灶性血管狭窄或深度巴比妥昏迷，如果不仔细比较患者的治疗前和治疗后成像，高代谢或高灌注是难以解释和不能令人相信的。

充血和供需不匹配均可能导致与癫痫持续状态相关的 MRI 改变。不同于动脉缺血，MRI 上的发作性改变与血管分布区域并不匹配，而是可能影响海马体、齿状回和丘脑枕核之间的网络结构。在一项对 69 例癫痫持续状态患者的研究中，19 例患者的皮质或丘脑区域弥散受限，他们均有反复癫痫发作和单侧周期性放电出现。当 MRI 的改变出现在单侧周期性放电发生的区域，可能提示单侧周期性放电代表一种发作期波形（图 5.3），然而很多癫痫发作并不会导致 MRI 上弥散受限的出现，其他情况下弥散受限可能仅局限于丘脑。有些研究注意到 MRI 变化会持续几天到数月，特别是在癫痫持续状态后，一些 T_2 信号变化仍然持续。

一些间接证明单侧周期性放电的发作期特性的证据，包括单侧周期性放电在抗癫痫药物断药后出现，并且在使用抗癫痫药物的情况下，单侧周期性放电可以被预防或消除。我们发起了一项名为抗癫痫药物治疗的临床试验（trial of anti-seizure drug therapy，TOAST），作为评估单侧周期性放电和其他周期性或节律性波形时的重要诊断步骤。表 5.3 概述了一种评估单侧周期性放电和其他周期性、节律性放电模式的方式，当这些波形不符合非惊厥性癫痫持续状态的诊断标准（前面提到过）时，且缺乏辅助标记物，如 MRI、^{18}F- 氟代脱氧葡萄糖、SPECT 改变来评价损伤性的发作期波形。我们建议足量使用非镇静类抗癫痫药物（如左乙拉西坦）以治疗明确的癫痫发作，不选用苯二氮䓬类药物，因为有呼吸抑制的风险，尤其是在老年人中。在正确监测心肺功能的情况下进行 TOAST 是安全的。

3. 单侧周期性放电：管理

在一项对 105 名神经科医师的访问中，设想在一个嗜睡患者处于非惊厥性癫痫持续状态终止后的第二天，EEG 上出现单侧周期性放电，15% 的医师会增加一种新的抗癫痫药物，10% 会增加现有的抗癫痫药物剂量，而 85% 不会做任何药物改变。尽管已是 13 年前的研究，该结果仍然强调了一直以来对单侧周期性放电处理中的平衡考量。许多对单侧周期性放电的管理是依据其外观表现的不同，例如，周期性放电叠加在一个相对平坦的背景上，可能代表癫痫性脑病而不是持续的发作活动，这反映了潜在脑损伤的严重程度，或许无须更积极的治疗；另一方面，周期性放电上叠加快活动（单侧周期性放电 +）与癫痫发作高度相关，可能需要更积极的治疗（图 5.3）。尽管单侧周期性放电或双侧独立周期性放电的出现可能含有很多信息，但目前在"附加"特征和脑电图背景描述方面的读图一致性尚不足，因此无法给出实际建议。对单侧周期性放电的管理需要依赖积极的诊断方法，正如上文所提到的，当周期性放电不明显，并且没有确定的证据表明持续的神经元功能障碍时，那么对单侧周期性放电的管理取决于 TOAST 的结果，详见表 5.3。如果使用足量的非镇静类抗癫痫药物或苯二氮䓬类药物后有明显的临床改善，应继续使用维持剂量的抗癫痫药物，并通过 C-EEG 监测发作性周期性放电是否复发。如果有证据表明存在持续的神经元损伤，并且该波形在初始治疗后没有缓解，则可以考虑增加抗癫痫药物。在一项回顾性病例对照研究中，7/23（30%）的单侧周期性放电患者使用抗癫痫药物后有临床和 EEG 上的改善（安定或氯硝西泮，加或不加苯妥英），有趣的是，这 7 名患者的放电形式均为单侧周期性放电 +。在某些情况下，针对全面性惊厥性癫痫持续状态而使用"麻醉"药物可能是必要的。

通常，尽管缺乏明显的临床改善，但背景 EEG 有所改善。在等待临床症状改善的 24～48 小时中仍应该继续使用维持剂量的抗癫痫药物。有些人认为使用抗癫痫药物后 EEG 恢复正常背景（如后头部 α 优势节律或睡眠纺锤）是判断是否为发作期波形的标准，但实际上金标准仍是临床症

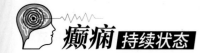

表5.3 开展抗癫痫药物治疗试验的步骤

步骤	内容
1	识别不符合癫痫或癫痫持续状态的公认定义的周期性或节律性模式，并证实没有可信的神经元受损证据（例如，MRI上新出现弥散受限，正位于异常模式出现区域；影像学血流研究中新的高灌注区）
2	在给药前充分监测血压、心跳和外周血氧饱和度
3	在连续的vEEG记录和存在周期性或节律性放电的情况下，进行神经系统检查，特别记录（在EEG记录上）： 唤醒水平； 任何局灶性神经功能缺陷； 在神经系统查体中EEG对刺激的反应
4	执行以下其中之一，并记录（EEG记录）： 劳拉西泮 1～2 mg； 咪达唑仑 2～5 mg； 左乙拉西坦 30 mg/kg； 拉考沙胺 200 mg
5	用苯二氮䓬类药物治疗后，监测5～10 min； 抗癫痫药物输注结束后继续监测15 min
6	回顾EEG和重复的神经系统检查，记录与以前报道相同的结果以进行比较
7	如果周期性或节律性模式没有变化，也没有临床变化，则重复步骤4～7
8	解释： 阳性反应： 背景周期性或节律性放电有所改善，改善至频率＜0.5 Hz或持续时间＜10 s，以及觉醒水平或局灶性神经功能缺损的临床改善，或恢复先前缺失的正常背景EEG特征，包括后头部优势节律、睡眠纺锤波 不确定的反应： 背景周期性或节律性放电有所改善，改善至频率＜0.5 Hz或持续时间＜10 s，以及没有明显的临床改善，或觉醒水平下降 无反应： 背景周期性或节律性放电无改善，以及觉醒水平下降，也可能出现呼吸抑制或心血管系统不稳定的症状（如低血压或心律失常）

状的改善。如果TOAST评估后的结果是不确定或者"阴性"，那么对该波形无须特殊治疗，但记录并发症和观察该波形的演变是需要的，这对于全面性周期性放电尤其重要，下文将具体讨论。

我们需要明确目前尚未有对TOAST的可靠性、灵敏性和特异性的研究。一些发作性放电（如在难治性癫痫持续状态时出现的波形），可能无法被单一种类药物抑制，或许需要更强力的治疗方式以达到无癫痫发作。相反，抗癫痫药物也可以抑制非发作性放电，如后文提到的全面性周期性三相波。最后，单侧周期性放电出现频率的下降甚至消失，取决于病因的严重程度，因此这是放电的自然进程的反映，而非对抗癫痫药物的反应。

考虑到与癫痫发作的密切相关，当在C-EEG记录中看到单侧周期性放电时，我们建议常规预防性使用抗癫痫药物。尽管对抗癫痫药物的选择经常存在争议，但理想的药物应覆盖局灶性和全身性癫痫发作，且具有最小的药物相互作用和相对快速的滴定。苯妥英曾用于获得性脑外伤后预防急性期癫痫发作，但也有人使用左乙拉西坦后同样有此作用，并且副作用更小。根据患者情况的不同，有时也使用丙戊酸和拉考沙胺。

在24例出现单侧周期性放电的患者中，15例成年人中有11例后来发展为癫痫。在病例对照队列中，48.1%的单侧周期性放电患者发生癫痫，而对照组为15.7%，但在多因素分析中，未存在独立相关性。虽然一些人提出基于长期风险，应当治疗单侧周期性放电患者，但另一些人主张如果没有明确的癫痫发作记录，则在住院期间应逐渐减量抗癫痫药物。大多数单侧周期性放电患者有急性期发作的病因，而预防获得性脑损伤后急性期癫痫发作并没有显示出后续癫痫发生率的降低，因此，我们认为只需短期（7天或住院期间）的抗癫痫药物治疗就可以预防疾病急性期的癫痫发作。另一方面，表现出临床癫痫发作或明确EEG上发作性放电时，癫痫发作的风险在上升，因此需要更长期的治疗，我们建议一个3～6个月的治疗周期，在减药前需咨询神经科医师或癫痫专科医师。

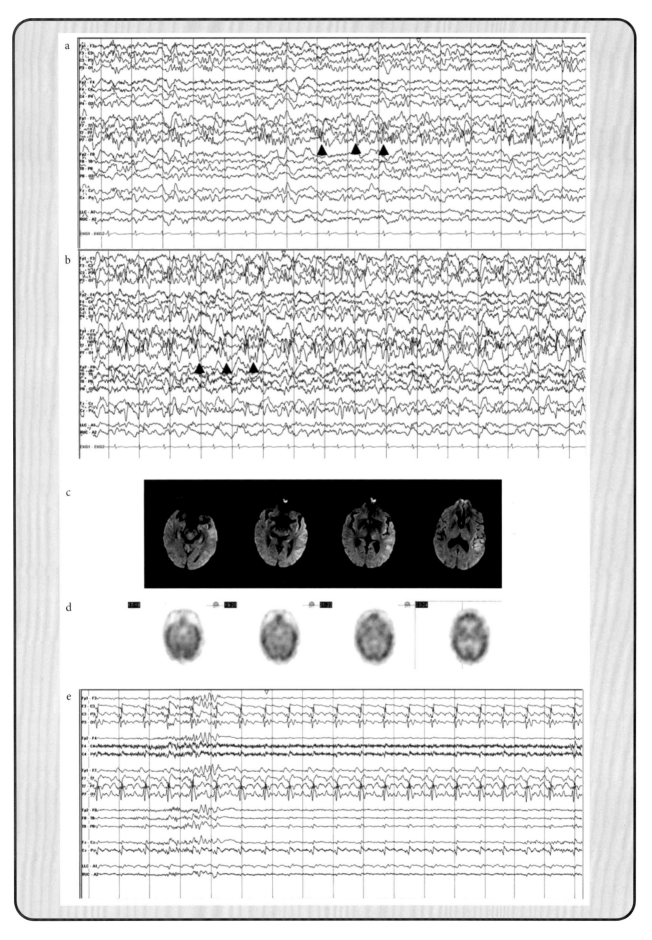

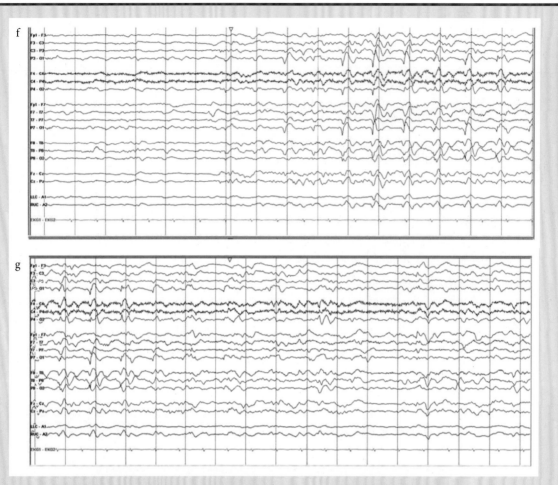

为单侧周期性放电，与影像学相关的例子。72岁女性，患有2年的进行性帕金森病、抑郁症和幻觉，并伴有精神病和畸张症。入院时，她出现继发性全面性癫痫发作。连续EEG监测如图显示。a.接近连续的1.0～1.5 Hz单侧周期性放电，叠加快活动和节律性放电（黑箭头）。b.精神状态被描述为迟钝，其在48小时内开始服用多种抗癫痫药物，在此期间，放电电压更高、更有规律。c. MRI弥散加权序列显示左侧颞叶和顶叶皮质弥散受限。d. SPECT显示同一区域有高灌注。被插管并被带到神经重症监护室，在那里开始持续输注咪达唑仑。e.在开始输注咪达唑仑时，之前看到的单侧周期性放电突然开始以非常规律的1.5 Hz频率发放，在P3处最明显。f. g.停用咪达唑仑，在接下来的几天里，以1 Hz频率刺激诱导的节律性、周期性或发作性放电出现在同一区域（刺激见于垂直的红线处）。这些波形持续了5～10 s，在这过程中没有添加额外的抗癫痫药物。发现低滴度的电压门控钾通道抗体，在接受了一个疗程的类固醇和利妥昔单抗后逐渐醒来。EEG导联方式为双极纵连，高频滤波为70 Hz，低频滤波为1 Hz，敏感度为7 μV/mm。

图 5.3　单侧周期性放电

六、双侧独立周期性放电（BIPDs）

双侧独立周期性放电与单侧周期性放电同时期被发现，但是相关研究却比较少，部分原因是较少被记录到。据报道，约0.1%接受常规或门诊EEG的患者被记录到双侧独立周期性放电，而在C-EEG的记录中占1%～5%。表5.4列出了与双侧独立周期性放电相关的病因。单侧周期性放电与局灶性癫痫发作有更强的相关性（尽管有时与双侧独立周期性放电同时存在），而双侧独立周期性放电则与全身性癫痫发作更为相关。双侧独立周期性放电总是与癫痫发作相关。临床上，双侧独立周期性放电很少见于局灶性神经功能缺损，更多见于昏迷，这可能是由于双侧皮质受累。虽然传统认为双侧独立周期性放电与较高病死率相关（大多数队列的数据为52%～61%），但迄今为止还没有专门的病例对照研究来证实这二者独立相关。双侧独立周期性放电患者的高病死率可能反映了潜在病因的严重程度，但对一个队列进行平均 18 个月的随访期中，超过 20% 的双侧独立周期性放电患者可独自生活，同时有记录到双侧半球卒中后可存在相对较为良性的双侧独立周期性放电。蛛网膜下腔出血和脑出血后，当对疾病严重程度进行矫正后，发现双侧独立周期性放电并不是预后不良的独立危险因素，不同于单侧周期性放电。

表 5.4　双侧独立周期性放电相关的病因

分类	病因
脑血管病	缺氧缺血性脑病 双侧半球脑梗死 颅内血管炎 镰状红细胞病 淀粉样脑血管病
感染、炎症、神经退行性病变、自身免疫	单纯疱疹病毒性脑炎 细菌性脑膜炎（流感嗜血杆菌、肺炎克雷伯菌） 其他病毒性脑炎（腺病毒性脑炎）
系统性疾病	肝性脑病 酒精相关癫痫发作
变性病	克 – 雅氏病

七、全面性周期性放电

全面性周期性放电是一种双侧半球同步周期性放电，有时同时伴随单侧周期性放电（21.5% *vs.* 10%，对照组已匹配年龄、病因、意识水平等因素），伴随双侧独立周期性放电的概率为 10.5% *vs.* 1.5%。临床上，92% 全面性周期性放电的出现与嗜睡和昏迷有关。部分特定疾病过程中记录到全面性周期性放电的同时也出现肌阵挛，如克罗伊茨费尔特 – 雅各布病或缺氧缺血性损伤，其他导致全面性周期性放电的病因见表 5.5。全面性周期性放电被分为不同的类别（"三相波"作为最常见的一类，在后面将被单独讨论）。先前的研究发现，周期性短间隔弥漫性放电每 0.5 ～ 4.0s 发生一次，而周期性长间隔弥漫性放电每 4 ～ 30s 发生一次，后者是多相波。标准化的美国临床神经生理学会术语将多相放电视为 > 4 个时相的暴发，周期性长间隔弥漫性放电现在被归类为暴发抑制模式，如果背景活动被保留，则是连续的高振幅暴发。周期性长间隔弥漫性放电与亚急性硬化性全

脑炎密切相关，这是一种目前罕见的进行性退行性麻疹后脑炎。周期性长间隔弥漫性放电也在氯胺酮或苯环利定中毒患者中被发现。虽然缺氧与 EEG 上的暴发抑制明显相关，但"暴发模式一致的暴发 – 抑制波形"是严重弥漫性缺氧后出现的一种规则的、复发的多相暴发模式，可能被认为是周期性长间隔弥漫性放电中的一类。一项对 101 例心脏停搏后自主循环恢复的患者进行的回顾性盲法研究发现，其中 20 例患者存在这种模式，所有患者的 6 个月后神经系统预后都较差（CPC 3-6），而 28 例预后不良患者中有 10 例具有更典型的抑制 – 暴发模式。本章将重点介绍短间隔的全面性周期性放电。

全面性周期性放电所表现出的周期性的病理生理学机制可能与上述一般的周期性放电一致。计算机模型表明，皮质中间神经元的谷氨酸能信号选择性丢失导致了一种类似于全面性周期性放电的弥漫性和周期性模式。动物实验发现神经元间兴奋性谷氨酸能突触比缺氧损伤后的抑制性 γ 氨基丁酸（γ-aminobutyric acid，GABA）能神经元更容易发生缺血性损伤。动物实验和神经元细胞培养研究进一步证明，缺氧的突触后皮质神经元，继续产生自己的动作电位，无论是自发的还是对谷氨酸盐的反应，而不是突触前刺激。对退行性脑疾病患者的组织学研究表明，受损的皮质和皮质下灰质之间存在脑网络，这可能同样改变皮质抑制和兴奋之间的平衡。尽管如此，全面性周期性放电的分布至少表明，弥漫性皮质同步化是由完整的丘脑 – 皮层网络介导的。癫痫发作放电，无论是局灶性还是广泛性来源，通过类似丘脑 – 皮层网络传播可能表现为全面性周期性放电，例如，一个病例报告描述了刺激双侧丘脑中央核，立即中止发作期全面性周期性放电。

全面性周期性放电在常规 EEG 记录中出现的概率为 0.06%，在需要 C-EEG 监测的住院患者中的患病率为 4.5% ～ 5.5%。全面性周期性放电与 EEG 上癫痫发作及癫痫持续状态高度相关，一项研究报告了 26.5% 的全面性周期性放电患者出现非惊厥性癫痫发作，而在年龄、病因和意识状态匹配的对照组中，这一比例仅为 7.5%，无论全面性周

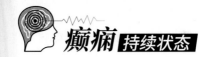

期性放电与单侧周期性放电或双侧独立周期性放电是否同时发生。虽然大部分全面性周期性放电患者的癫痫发作是全面性的，但仍有 46.4% 表现为局灶性癫痫发作。预测哪些模式与癫痫发作更具有相关性在临床中是一项挑战。在一项对 25 例全面性周期性放电患者的研究中（不包括暴发抑制或连续性全面性周期三相波），癫痫持续状态患者的放电和放电间期振幅更高（110 μV *vs.*80 μV，34 μV *vs.*17 μV），放电持续时间更长（0.5 s *vs.*0.3 s）。与其他周期性放电的情况类似，叠加快节律和尖波增加了全面性周期性放电与癫痫发作的独立相关性。

全面性周期性放电与 41% ~ 64% 的院内病死率相关（即使排除致命性的神经退行性病变，如克罗伊茨费尔特 - 雅各布病或亚急性硬化性全脑炎），但与年龄、病因和意识状态匹配的对照组相比，全面性周期性放电的存在并不是结果的独立危险因素。其他研究发现，在癫痫持续状态、蛛网膜下腔出血或缺血性脑卒中后，全面性周期性放电似乎并不成为不良预后的独立危险因素。近 1/5 的全面性周期性放电患者在经过短期和长期康复过程后可以恢复独立生活能力。排除心脏停搏后幸存的患者，全面性周期性放电的存在可能与住院死亡有关，但这尚未被证实。一项研究发现，出院时存活的全面性周期性放电患者明显年龄更小（平均年龄 51 岁 *vs.*68 岁），在 EEG 监测时意识水平更好，以及全面性周期性放电间隔中波幅更高（33 μV *vs.*18 μV）。叠加快节律（GPD+）的存在和背景反应性的缺失似乎增加了与不良预后的独立相关性，然而该结果在用于临床决策之前需进一步证实。

表 5.5　全面性周期性放电的病因

分类	全面性周期性放电的病因	具有三相形态的全面性周期性放电的病因
脑血管病	缺氧缺血性脑病 急性缺血性卒中 蛛网膜下腔出血 脑室内出血 脑出血	缺氧缺血性脑病 脑桥缺血性卒中 皮质下动脉硬化性脑病 小脑血肿
占位性病变、肿瘤	急性脑积水 中枢神经系统肿瘤	脑积水 中线间脑结构（胶质瘤、颅咽管瘤） 脑膜癌病 多灶性脑淋巴瘤
感染、炎症、免疫	脓毒症 疱疹性脑炎 亚急性硬化性全脑炎	脓毒症 疱疹脑炎 神经性疏螺旋体病 NMDAR 脑炎 VGKC 脑炎 类固醇反应性脑病伴抗甲状腺抗体，或桥本脑病
外伤	硬膜下血肿 颅脑损伤	
系统性疾病	肝性脑病 尿毒症或肾衰竭 低钠血症 低血糖 甲状腺功能减退	肝功能不全／高氨血症 尿毒症或肾衰竭 高钠血症／低钠血症 低血糖 甲状腺功能亢进／甲状腺功能减退／甲状腺炎 高钙血症 缺氧／通气过度 高渗（如高血糖） 艾迪生病
癫痫	癫痫性脑病 发作后状态 伦诺克斯 - 加斯托综合征	
退行性变	克罗伊茨费尔特 - 雅各布病 阿尔茨海默病 戈谢病	克罗伊茨费尔特 - 雅各布病 阿尔茨海默病 双侧基底节钙化

分类	全面性周期性放电的病因	具有三相形态的全面性周期性放电的病因
中毒	停用巴比安类药物、苯二氮䓬类药物或丙泊酚 苯环利定（PCP）或氯胺酮 锂 巴氯芬 左旋多巴 异环磷酰胺 头孢吡肟和其他头孢菌素 透析相关脑病	萘普生 巴氯芬 头孢吡肟和其他头孢菌素

注：NMDAR：N- 甲基 -D- 天冬氨酸受体；VGKC：电压门控钾通道。

1. 具有三相形态的全面性周期性放电

具有三相形态的全面性周期性放电最初被称作"三相波"，作为全面性周期性放电的其中一个类型，最早被发现于肝性脑病。"三相"是指第一个时相为负，随后是正向主波，通常最后还有一个负向波。具有三相形态的全面性周期性放电表现为"钝尖"复合波，典型表现为相位滞后，即分布于头皮 EEG 的时间性离散，并随不同状态或刺激而调整。在肝性脑病中，由于额叶释放症状、上运动神经元体征的出现及豆状核和齿状核的病理改变，全面性周期性放电的产生常被认为是丘脑 - 皮层连接的异常。虽然传统上与代谢性脑病有关，但具有三相形态的全面性周期性放电在各种病因中均有记录（表 5.5）。

美国临床神经生理学会标准化术语使用"三相形态"作为对更普适的全面性周期性放电的限定。术语"全面性""周期性"的使用几乎没有争议，读图一致性（inter-rater agreement，IRA）κ =0.81。一项多位重症病房 EEG 专家参与的盲法研究显示，针对"三相形态"的 IRA 较低（κ =0.33），尽管这些专家通常将特定的全面性周期性放电波形命名为"三相"，典型表现为以第二相、第三相为主，或相位滞后。在意识状态匹配下的脑病患者的病例对照系列中，尽管癫痫发作患者被明确排除在该队列之外，具有三相形态的全面性周期性放电患者更有可能出现肝功能不全、呼吸道感染或具有酒精滥用史。在盲法下，读图者认为具有"三相形态"的 EEG 实际上较少来自中毒代谢性脑病患者。一般来说，在缺乏进一步的临床信息的情况下，出现"三相波"并不是推测病因为中毒代谢性脑病的可靠指标。

结论是，在临床实践中区分全面性周期性放电可能与癫痫或中毒代谢性脑病（而非癫痫）相关是困难的。在某些病例中，具有三相形态的全面性周期性放电被描述为一种明确的发作期波形。临床上，在脑病的发病过程中逐渐出现的症状，如扑翼样震颤，而非突然的意识状态下降，伴随局灶性神经系统体征，这提示中毒代谢性病因，但由于全面性周期性放电是双半球受累，因此可能仅有昏迷表现，伴或不伴与非惊厥性癫痫发作有关的非特异性表现，如扑翼样震颤。在事后分析中，与癫痫发作无关的全面性周期性放电表现出较低的频率（1.8 Hz *vs.* 2.4 Hz）、更长时间的第一相和第二相滞后、更少的额外峰值成分、背景慢波更明显和更依赖于刺激诱发。被认为具有三相形态的全面性周期性放电来自有着明确癫痫发作患者的可能性（25%）与来自 EEG 上无三相形态的患者相同（26%）。在没有获得进一步临床信息的情况下，不建议仅基于 EEG 来区分全面性周期性放电的亚型。

2. 全面性周期性三相波：诊断方式和管理

全面性周期性放电相关诊断的第一步是确定它们是否代表一种发作期波形。如果全面性周期性放电的 EEG 特征（如放电频率 > 2.5 Hz，或频率、形态、位置有明显演变）无法满足非惊厥性癫痫发作或癫痫持续状态定义的标准，其与临床症状的关系应当被确定，例如，在心脏停搏后，肌阵挛活动可能与全面性周期性放电一起发生。当具有锁时关系时，全面性周期性放电应该被认为是发作性的；但当肌阵挛在这种情况下出现时，它的出现时间通常不同于全面性周期性放电。其他发作相关的临床和影像学因素（昏迷、MRI 上皮质区域的弥散受限）在心脏停搏后易与缺血性损

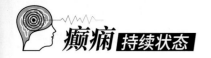
伤混淆。一些人提出，基于心脏停搏后的潜在病理生理学机制，对心脏停搏后全面性周期性放电的治疗可能是无效的。在一项纳入 47 例 EEG 示癫痫持续状态患者的研究中，包括连续性 > 0.5 Hz 的全面性周期性放电，那些预后良好的患者相对更少使用抗癫痫药物治疗 —— 至少不会更常使用。这可能反映了临床中对 EEG 波形解释的偏差，或者至少当背景不连续或放电不能终止时，治疗心脏停搏后出现的全面性周期性放电是无效的。一项多中心临床研究正基于这种特定的临床情景下开展。

在某些情况下，可以确定全面性周期性放电的明确原因或诱因（如暴发性肝衰竭，或肾衰竭患者开始使用头孢吡肟），并在可能的情况下予以纠正。正因为全面性周期性放电与癫痫发作有明显的联系，我们建议在大多数情况下进行 TOAST，并至少在疾病的急性期进行一个短疗程（7 天）抗癫痫药物治疗（图 5.4）。在唯一一项评估 TOAST 反应性的研究中，对 64 例具有三相形态的全面性周期性放电患者进行了评估，53 例中有 10 例（19%）对苯二氮䓬类药物有明显反应（总是立即反应），而 19/45（42%）对非镇静性抗癫痫药物有反应，虽然其中大多数反应延迟 > 2 小时出现。

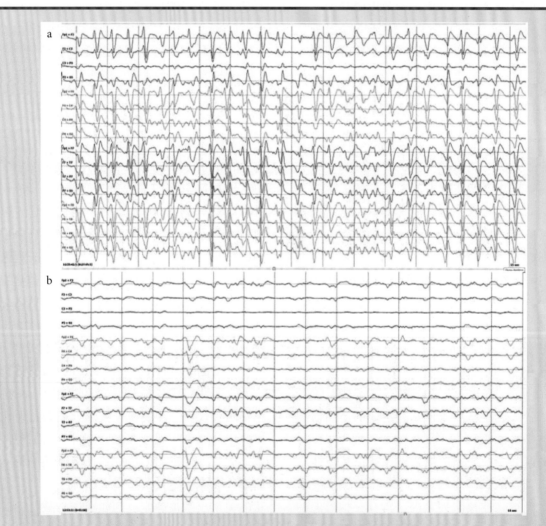

62 岁男性终末期肾病患者，因脓毒症入院，需要持续静脉血液透析和使用包括头孢吡肟在内的广谱抗生素治疗。患者没有使用镇静剂，但处于昏迷状态。a. 大量的 2 Hz 的全面性周期性放电与三相形态叠加在一个缓慢和紊乱的背景上。b. 在共使用 4 mg 咪达唑仑后，未观察到明显的临床变化，但 EEG 显示更不规律，放电频率较慢。这被认为是一项抗癫痫药物治疗的非结论性试验。开始使用左乙拉西坦，停用头孢吡肟。在接下来的几天里，患者的精神状态随着持续透析而逐渐改善，提示这是由头孢吡肟引起的脑病。EEG 导联方式为双极纵连；高频滤波为 70 Hz，低频滤波为 1 Hz；敏感度为 7 μV/mm。

图 5.4　抗癫痫药物治疗非惊厥性试验伴随全面性周期性放电

3. 全面性周期性放电：与克罗伊茨费尔特－雅各布病的关系

全面性周期性放电几乎在该波形被发现之初就与朊蛋白病联系在一起。全面性周期性放电见于 60%～70% 的散发性和医源性克罗伊茨费尔特－雅各布病（Creutzfeldt-Jakob disease，CJD），以及 10% 以下的遗传性 CJD（如致命性家族性失眠症或格斯特曼综合征）。全面性周期性放电在变异型或牛海绵状脑病相关的 CJD 中尚未被描述。在症状出现约 12 周后开始出现频率为 1 Hz 的周期性尖波，在第 15 周时放电达高峰，但早在第二周就已经有所显现。电活动通常在额叶区域最明显，但也可能局限于枕叶皮层，如 Heidenhain 变异型 CJD。早期的记录可能显示出明显的不对称，甚至类似于单侧周期性放电，但逐渐变成对称。朊蛋白病中的全面性周期性放电通常表现为三相形态，它们似乎在睡眠期消失，在刺激（不像大多数单侧周期性放电）和镇静药物作用下减弱。在医源性 CJD 中，放电更局限于感染部位。癫痫发作并不常见，即使在发病率最高的患者中，占比也 < 15%。肌阵挛经常被观察到，但肌阵挛性抽搐与全面性周期性放电并无锁时关系。

在典型的临床综合征的背景下，全面性周期性放电对于 CJD 有 64%～66% 的敏感性，74%～91% 的特异性，是世界卫生组织对 CJD 临床诊断标准的一部分。然而，全面性周期性放电也见于其他快速进展性痴呆。有病例报告电压门控钾通道抗体脑炎和抗甲状腺抗体阳性的类固醇反应性脑病（原名桥本脑病）类似于 CJD，因此合理的做法是将此类全面性周期性放电一视同仁，即可看作一个线索，但不是用以区分可治疗或不可治疗病因的确切标志。

八、节律性 δ 活动

节律性 δ 活动可为单侧的或全面的，通常指颞区间歇性节律性 δ 活动。单侧节律性波形包括最初在癫痫患者中出现的放电模式。颞区间歇性节律性 δ 活动已被认为与同侧颞叶癫痫相关，是一种明确的癫痫样放电。枕区间歇性节律性 δ 活动，虽然不是癫痫的特异性表现，但与原发性全面性癫痫密

切相关，在儿童和年轻人中更为常见。最近，偏侧性节律性 δ 活动作为重症监护 EEG 监测中的一种重要模式，得到进一步研究。在一项对 558 例接受 C-EEG 监测的患者的研究中，偏侧性节律性 δ 活动的发生率为 4.7%，主要见于急性或隐匿性脑损伤患者。与单侧周期性放电一样，多数都伴随局灶性神经系统体征，并且单侧周期性放电与偏侧性节律性 δ 活动在某一患者中共存的概率高于局灶性神经功能减退的患者。与单侧周期性放电不同的是，偏侧性节律性 δ 活动与其他形式的节律性 δ 活动间断出现，持续时间不大于 1 min，而不是连续发放的周期性放电。偏侧性节律性 δ 活动与急性期癫痫发作高度相关，在 63% 的偏侧性节律性 δ 活动患者中有癫痫发作的报道，几乎都是非惊厥性。

全面性节律性 δ 活动被描述为双侧的、同步的节律性放电，通常以额叶为主。0.1%～1% 的常规 EEG 检查和 6%～17% 的住院 EEG 中发现了以额叶为主的全面性节律性 δ 活动。全面性节律性 δ 活动的特异性不如偏侧性节律性 δ 活动，表 5.6 列出了曾报道的病因。以额叶为主的全面性节律性 δ 活动最初被认为是深中线或后窝病变的特异性改变，事实上在 11%～17% 的后颅窝病变时可见。然而，在一项病例对照研究中，幕上和侧面结构病变使以额叶为主的全面性节律性 δ 活动发生的概率增加了近 5 倍。如果 EEG 背景异常，以额叶为主的全面性节律性 δ 活动可能在代谢性脑病中短暂出现。在临床中，75% 的以额叶为主的全面性节律性 δ 活动的患者可正常唤醒，1/3 的患者神经系统检查正常，尽管脑病在以额叶为主的全面性节律性 δ 活动的患者中出现率达 63%。不同于双侧独立周期性放电和全面性周期性放电，昏迷并不是全面性节律性 δ 活动患者常见的临床表现。

癫痫发作很少与全面性节律性 δ 活动相关，与对照组相比，癫痫样放电的出现也少得多。有报道称全面性节律性 δ 活动在癫痫发作后出现，但不被认为是癫痫发作后持续的放电模式，除了边缘系统癫痫持续状态，它可能表现为较长时间的高振幅节律性 δ 活动。多灶性结构异常理论上可以产生全面性节律性 δ 活动，就像局灶性病变产生偏侧性节律性 δ 活动一样。同样，深部致痫

灶放电传播可能经过连接边缘叶和前额叶网络的背内侧丘脑，表现出全面性节律性δ活动。对于偏侧性节律性δ活动和全面性节律性δ活动，在意识水平下降的情况下，放电持续＞10s，则需要进一步评估，包括TOAST，以确定节律性放电是否为发作性放电（图5.5）。我们不推荐抗癫痫药物作为全面性节律性δ活动患者的预防措施，但这对于急性脑损伤中发生偏侧性节律性δ活动的患者可能是合理的选择。

表5.6　节律性δ活动的病因

分类	病因
脑血管病	缺血性卒中 脑出血（深） 蛛网膜下腔出血 动静脉畸形 缺氧 静脉血栓形成 颈动脉闭塞 通气过度

分类	病因
占位性病变、肿瘤	后颅窝/第三脑室肿瘤 导水管狭窄和脑积水 皮质性肿瘤 颅内压升高
感染、炎症、免疫	脑水肿 脑脓肿 脑炎 进行性多灶性白质脑病 可逆性后部脑病 系统性红斑狼疮
外伤	硬膜下血肿 颅脑损伤 内侧额叶切除术
系统性疾病	代谢性脑病 肾衰竭
癫痫	局灶性和症状性全面性癫痫 发作后
偏头痛	基底动脉型偏头痛
退行性变	路易体病 进行性核上性麻痹 皮质基底节变性 克罗伊茨费尔特－雅各布病

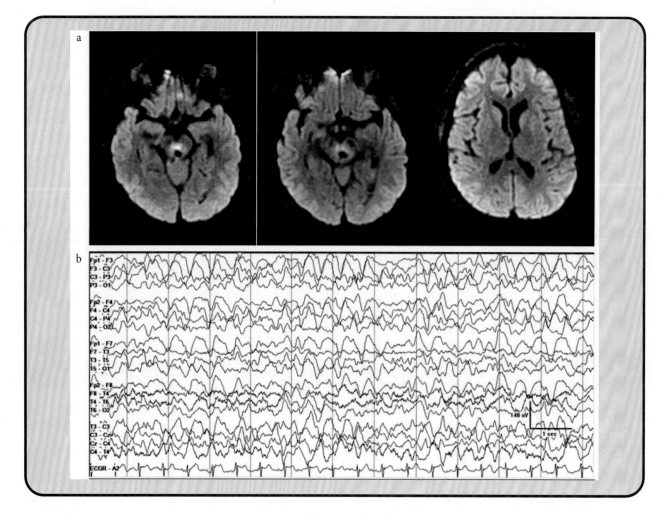

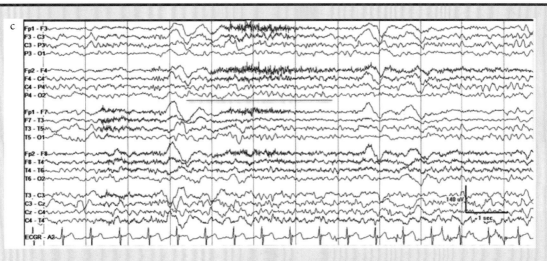

　　54 岁女性患者，第四脑室出血，血栓延伸到导水管。在脑室外引流和枕下血凝块清除后，逐渐能够遵嘱。术后一周，患者遵循的动作不清晰，并出现粗大、不规则的扑翼样震颤。a. 磁共振弥漫加权序列显示以中脑为中心的血肿周围梗死区域，伴有残留的导水管凝块（暗），但没有幕上梗死和脑积水。b. 初始记录显示持续高波幅、以额叶为主的全面性节律性 δ 活动，演变至 2.5 Hz，有时嵌入尖锐轮廓的波形。c. 给予 2 mg 劳拉西泮，此时患者更迅速地执行命令，背景 EEG 显示 7.5 Hz 的后头部优势节律（下划线），与轻度弥漫性背景慢波相一致。开始使用左乙拉西坦后，节律性 δ 活动在接下来的几天中逐渐减弱。这被认为是对抗癫痫药物试验的积极反应，这些放电被认为是潜在的发作。EEG 导联方式为双极纵连；高频滤波为 70 Hz，低频滤波为 1 Hz；敏感度为 7 μV/mm。

图 5.5　全面性节律性 δ 活动和抗癫痫药物治疗试验

九、刺激诱发的节律性、周期性或发作性放电

　　刺激诱发的周期性或发作性放电是一种异常的节律性或周期性 EEG 模式，在警觉性刺激下产生。诱发周期性或发作性放电所需的刺激可以是微小的（如呼吸机警报或病房外的声音），但在大多数情况下需要伤害性刺激，如气管内吸痰，随着视频 C-EEG 监测已成为许多重症单元的标配，该现象也得到更多的认识。接受 C-EEG 的患者中10% ～ 20% 发现该波形，并与多种严重的脑损伤相关，包括蛛网膜下腔出血、脑出血、缺血性卒中、低钠血症、颅脑损伤，特别是缺氧后脑病与周期性或发作性放电独立相关。临床上，周期性或发作性放电患者多处于昏迷状态，而周期性或发作性放电在损伤后会延迟发生，例如，心脏停搏后，周期性或发作性放电在平均 139 小时后出现，在神经重症监护室，长时程周期性放电（持续超过 5 天）会增加周期性或发作性放电的风险。在一项 416 名接受 C-EEG 监测的队列中的 43 名周期性或发作性放电患者的研究中，刺激诱发的放电平均持续了

60s。周期性或发作性放电在 60% 的病例中表现为周期性放电，在 40% 的病例中是节律性的。一旦纳入年龄和病因（特别是缺氧）因素，周期性或发作性放电的出现与死亡没有独立的关联。

　　周期性或发作性放电与院内癫痫发作相关，据报道，28% ～ 52% 出现周期性或发作性放电的患者出现癫痫发作。根据频率、位置或形态上的演变，10% ～ 50% 的放电被认为是发作性放电。关于发作性周期性或发作性放电的性质存在一些争论：两项研究表明，与发作间期 SPECT 相比，2 名周期性或发作性放电患者在"发作"期缺乏高灌注，但其他 3 名患者有显著的混杂因素。3 例患者近期均有明确的非惊厥性癫痫持续状态，1 例患有慢性同侧颈动脉疾病，血管成像达峰时间缩短，这可能干扰了血流动力学研究结果。由于周期性或发作性放电与 EEG 癫痫发作之间的关联，我们考虑对周期性或发作性周期性或发作性放电的患者进行预防性抗癫痫药物治疗。除非有令人信服的额外临床信息，否则在监测过程中不对刺激诱导的额部占优势的全面性节律性 δ 活动进行抗癫痫药物预防。在急性脑损伤的情况下，当周期性

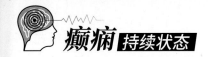

或发作性放电发生时，除非有明确的信息说明其对潜在的脑损伤和预后的影响，目前合理的做法是避免刺激。

十、结论

随着医院和重症监护室连续 EEG 监测的广泛应用，周期性和节律性模式出现的频率越来越高。标准化的命名法为描述这些异常模式的常见方式。在大多数情况下，周期性和节律性放电并不表明一个特定的潜在病因，而是多种病理过程的共同表达，尤其是独立影响预后的单侧周期性放电。有越来越多的证据表明周期性放电会加剧潜在的急性脑损伤。单侧周期性放电、全面性周期性放电、偏侧性节律性 δ 活动和周期性或发作性放电在 C-EEG 监测中与 EEG 癫痫发作高度相关。当存在临床相关性、持续的神经元损伤的证据或对抗癫痫药物的积极反应，则需要将任何周期性或节律性模式均视为潜在的发作期放电。

（译者：秦晓筱　审校：王　群）

第 5 章·参考文献

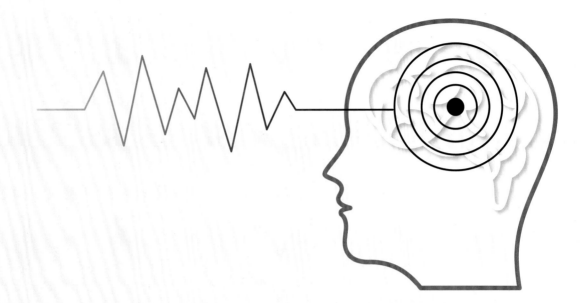

第6章

癫痫持续成像

Jonathan C. Edwards, Diana M. Gomez-Hassan
Leonardo Bonilha

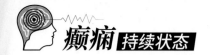

一、癫痫持续状态影像学的实际思考

获得全面性惊厥性癫痫持续状态期间的影像学表现十分困难，甚至是难以实现的，因此大多数报道的影像来自全面性惊厥性癫痫持续状态后或非惊厥性癫痫持续状态期间的影像。许多情况下，在诊断癫痫持续状态时，CT 是唯一已经获得的影像。一旦确诊癫痫持续状态，即符合基于全面性惊厥性癫痫持续状态的临床表现、非惊厥性癫痫持续状态的 EEG，或以上两者兼有，尽快终止癫痫发作便成了重点。通常必须等到患者稳定并且癫痫持续状态已经成功控制才能进一步进行其他模态的影像学检查。接受癫痫持续状态治疗的患者可能存在血流动力学不稳定，需要机械通气和密切监测，这为获得详细的或者多模态的影像带来了进一步的挑战。

关于癫痫持续状态期间神经影像的文献有限，尚没有大型对照系列研究。现代成像设备包括了危重症患者的 CT、MRI、正电子发射断层成像（positron emission tomography，PET）和 SPECT。

大多数带有外接监护仪、导管，以及包括通气设备在内的装置的重症监护患者都可以安全地进行 CT 或 SPECT 研究。患者头部或头部附近的某些医疗设备可能会导致 CT 图像上的条纹伪影或 SPECT 图像的缺陷，需要患者重摆体位以避免这些伪影。如果需要对比剂增强成像，必须评估患者对静脉注射对比剂的潜在反应。尽管对比剂造成的严重反应并不常见，但如果出现，则可能会危及生命。这些研究进行过程中必须有医师在场，以便处理任何可能的不良反应。

对于 MRI，需要专业人员验证患者能够安全地进行研究。使用有创的血压监测设备、起搏器导线和输液泵的患者可能无法进行 MRI 研究。金属植入物、设备、刺激器是 MRI 的禁忌证，除非特别说明为 MRI 兼容。对于重症监护患者，非铁磁性支持设备，包括呼吸机、静脉导管、插管和监测仪必须经过 MRI 兼容性检测。除了 MRI 技术人员外，还需要经过充分培训的重症护理和麻醉人员。虽然耗时，但他们的存在对患者的安全至关重要。尽管大多数大学或三级医疗中心都有经

过培训的工作人员和 MRI 兼容的设备及配件，但某些中心可能无法对重症患者进行 MRI 检查，从而限制了其在癫痫持续状态中的广泛应用。

二、计算机断层扫描

CT 是筛查出血或占位等颅内病变的重要诊断工具，特别是在急性疾病中。但它对脑实质的细节评估是不理想的。正处于癫痫持续状态的患者可以很容易地通过非增强或增强的头部 CT 进行筛查，但这些研究的获益很低，尤其是在长期癫痫患者中。

CT 的主要优点在于可在大多数机构中应用，扫描所需时间短。最先进的 64 排螺旋 CT 仪可以在不到 10s 的时间内进行全头部的检查，但需要额外的时间给患者摆体位，并在 CT 之前获得适当的定位图像。整个过程可能需要 10 ~ 15 min。增强 CT 成像通常需要额外增加 10 ~ 15 min 来进行对比剂注射及正确显影的过程。CT 的另一个优点是骨结构、手术夹和脑出血在 CT 上的显像效果优于 MRI。事实上，带有颅内和颅外电极的癫痫患者经常用 CT 成像评估导联的位置。最后，头部的 CT 比 MRI 更便宜。

CT 检查具有辐射性，但这一缺点可以通过使用多层高速扫描仪来使辐射暴露最小化。与 MRI 相比，CT 最大的缺点是它在检测癫痫发作和癫痫患者的脑实质异常方面的敏感性较低。

总的来说，CT 检测癫痫患者任何异常的敏感性在 30% ~ 40%。虽然迄今为止尚没有进行系统的评估，但在癫痫持续状态中 CT 的敏感性和特异性可能较低。CT 可能在识别癫痫持续状态患者的急性或较大的结构异常方面发挥作用，但它在评估更细微的皮质畸形或实质异常方面的诊断作用有限。

非惊厥性癫痫持续状态患者的 CT 表现通常是非特异性的。在癫痫持续状态的急性期已检测到一过性的变化。Bauer 等报道了一例癫痫持续状态持续 2 天的患者，右侧额皮质肿胀（脑沟变窄，右额叶低密度），随后被 MRI 证实这些变化在癫痫发作停止后恢复。然而，在我们中心的另一个病例中，对已知左额脓肿患者（曾接受过内科和手

术治疗）的 CT 显示患者在非惊厥性癫痫持续状态时没有新的变化。CT 上可见之前的脓肿造成左侧

额叶区域轻微的实质变形（图 6.1），但没有明显的与非惊厥性癫痫持续状态相关的其他变化。

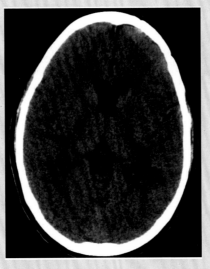

患者既往有全鼻窦炎、左额脑炎和脑脓肿病史，手术治疗 4 个月后出现非惊厥性癫痫持续状态。

图 6.1　一名 16 岁女孩的 CT

三、MRI

　　MRI 是评估癫痫患者的必要工具，但在癫痫持续状态中的应用可能比较有限。MRI 技术的设备、场强和软件正在不断优化，以获得更好的分辨率。与其他成像相比，MRI 提供了更高的大脑结构分辨率。MRI 并不是利用辐射，而是利用射频脉冲和磁场暂时改变原子的自旋，并生成图像。虽然没有电离辐射是一个优势，但磁场对于使用体内起搏器导线、刺激器或其他铁磁植入物的患者可能是危险的。MRI 虽然已经被广泛应用，但高场强扫描仪、特定的扫描序列和图像采集方案可能仅在多学科合作的癫痫中心是可用的。

　　MRI 的潜在局限性中，常规的脑部检查可能需要 30 ～ 60 min，而高分辨率癫痫专门序列的 MRI 可能需要 60 ～ 90 min。患者保持静止对于获得最大的图像分辨率是至关重要的，即使是细微的运动，包括吞咽或眨眼，也会影响图像质量。通常，一次扫描会获得多个序列，这需要患者更好地配合，包括保持静止。由于这些原因，非惊厥性癫痫持续状态患者可能会进行初步的 MRI 筛查，以评估急性改变，然后进行单独的检查以提高成像的分辨率。着重于癫痫的方案中使用的每

个序列可能需要长达 9 ～ 11 min，而筛查时每个序列所需的时间为 2 ～ 4 min。MRI 兼容的手术夹、线圈、分流器和其他硬件也会扭曲图像。需要为有通气支持需求的患者提供与 MRI 兼容的呼吸机和监测仪。有头皮 EEG 电极的患者（如那些接受连续 EEG 监测的患者）需要加急成像时必须先确定电极是 MRI 兼容的。其他患者应在 EEG 监测之前或之后进行 MRI 检查。

　　虽然大多数标准的 MRI 脑部筛查足以评估大体病理学，但微小的病理改变（目前在癫痫患者中被更多地发现）只在高分辨率 MRI 检查中显示，包括 3D-T_1 薄层扰相梯度回波序列，能够理想地评估皮质形态和灰白质交界面。

　　MRI 图像的精细分辨率和多维性在评估癫痫发作患者时具有显著优势。肿瘤、感染或炎性病变可引起痫性发作和癫痫，并且在 MRI 上很容易发现，周围水肿和占位效应的程度也很容易发现。发育或结构性疾病最容易通过 MRI 进行检测，包括大的结构畸形，如脑裂畸形和无脑回畸形，以及更细微的灰质异位和皮质畸形（尽管在癫痫持续状态发作期间也许无法看到细微的灰质异位和皮质畸形）。MRI 的许多优势在癫痫持续状态中无

法体现，因为耗时的扫描会延误临床上的紧急情况——而且通常在全面性惊厥性癫痫持续状态期间完全不能进行扫描。

许多致痫性病变可以通过信号强度的变化检测。液体衰减反转恢复（fluid attented inversion recovery，FLAIR）和 T_2 加权成像提高了检测此类病变的敏感性。一些急性损伤会导致水在大脑中的扩散受限，最易通过弥散加权成像（diffusion-weighted imaging，DWI）序列进行检测，因为 DWI 提供了在局部环境中脑的显微结构和水的扩散系数。其中一些发现在具有非惊厥性癫痫持续状态表现的海马硬化患者中很明显（图 6.2）。

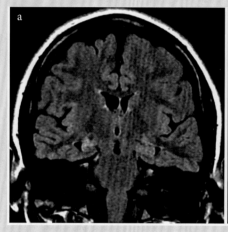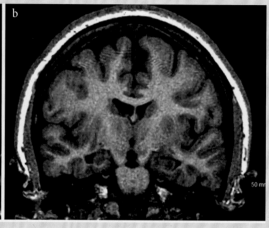

既往有癫痫发作史，表现为非惊厥性癫痫持续状态。a. 冠状位 FLAIR，加权图像显示右侧海马的高信号。b. 冠状面扰相梯度回波显示右侧前海马萎缩。

图 6.2　一名 18 岁女性的 MRI 扫描

随着 MRI 成为一种更易使用的诊断工具，现在多项回顾性研究发现了与惊厥性癫痫持续状态相关的局灶性和全脑异常，常见的包括 DWI 信号受限，T_1 加权像低信号，有时也包括对比剂注射后信号增强。通常为检测增强病变，至少需要进行一个增强过后的序列检测。目前评估非惊厥性癫痫持续状态中 MRI 变化的研究相对较少，但影像学表现通常与惊厥性癫痫持续状态相似。Bauer 等报道了一名非惊厥性癫痫持续状态发作持续 5 天的患者右额叶 T_1 加权像的异常信号和水肿。在 3 例精神运动性癫痫持续状态患者中，Lansberg 等发现了可逆的皮质 DWI 和 FLAIR 异常，与在卒中患者中见到的类似，但不符合血管分布。信号异常恢复后，在相同位置出现了萎缩。相似的，Chu 等报道了一名 52 岁的非惊厥性癫痫持续状态患者，MRI 显示全脑明显的皮质 DWI 高信号，并伴有相应位置表观弥散系数（apparent diffusion coefficient，ADC）下降。

Kawai 等描述了一例低血糖昏迷伴局灶性运动性癫痫持续状态患者，MRI 显示右侧半球广泛分布的多发高信号。PET 提示明显的葡萄糖高代谢。癫痫发作停止后，高信号消失，其中一些区域出现萎缩。在长期随访的 MRI 扫描中发现的多数海马萎缩是长期惊厥性癫痫持续状态，而不是非惊厥性癫痫持续状态的结果，并且通常出现于儿童群体，常由热性癫痫持续状态和其他原因造成的癫痫持续状态所致。

据报道，多达 30% 的患者出现短暂的围发作期 MRI 异常。在一个病例系列中，MRI 异常（主要是 T_2、FLAIR 和 DWI 高信号）在皮质、皮质下以及许多区域上有显著差异。在长期随访中（平均 30 个月），63% 的患者有持续的 MRI 异常，包括局灶性萎缩和皮质层状坏死，但其中一些异常可能与癫痫持续状态的潜在原因有关。在另一个报道中，69 例患者中有 19 例（28%）出现局灶性或全面性癫痫持续状态，这 19 例患者几乎总是惊厥性的，有着围发作期 DWI 弥散受限，通常位于皮质，大多数伴有额外的丘脑 DWI 弥散受限。

所有出现 DWI 弥散受限的患者在 EEG 上都有周期性的偏侧癫痫样放电，并有剧烈而反复的癫痫发作。

在一些患者中，皮质（伴有或不伴有皮质下）T_2 和 FLAIR 高信号可能在癫痫发作得到控制后消失。局灶运动性癫痫持续状态患者的 DWI 改变通常会消失。在其他患者中，也可能会发生不可逆的脑损伤。T_2、FLAIR 低信号和弥散受限的急性信号改变可能消失，但脑软化或皮质层状坏死可出现在其他患者中。预测这些由癫痫发作引起的病变的演变仍然是很困难的。

四、正电子发射断层成像

PET 通常在发作间期状态下利用 2- 脱氧 -2-(18F) 氟 -D- 葡萄糖来显示致痫区域的低代谢活性。PET 没有 MR 的解剖分辨率，但由于它是一项功能性代谢检查，因此在检测潜在的致痫区域方面可能更加敏感。此外，进行 PET 检查可以同时记录 EEG，提高了潜在的诊断能力。不过，PET 的可用性非常有限，而且非常昂贵。PET 扫描大约需要 1 个小时才能完成，包括给药、摄取及扫描时间。PET 扫描通常与呼吸机兼容，但必须有经过培训的人员在场，在检查过程中监测神经系统和其他医疗状况的稳定性。

病例报道中描述的非惊厥性癫痫持续状态期间的 ^{18}F- 氟代脱氧葡萄糖正电子发射断层成像（^{18}F-fluorode-oxyglucose-positron emission tomography，^{18}F-FDG-PET）变化并不一致。大多数关于癫痫持续状态期间 PET 的报道都是局灶性癫痫持续状态，并显示为局部高代谢。有一项报道提示局灶性、区域性或多区域高代谢，这可能对应脑电发作活动的位置。对一名有认知缺陷的患者，Van Paesschen 等人在 PET 扫描上发现了顶叶的高代谢，支持局灶性非惊厥性癫痫持续状态的诊断，而附近的额叶低代谢对应于 EEG 上的局灶性慢波，与其他临床缺陷密切相关。在其他报道中，由于破坏性病变，非惊厥性癫痫持续状态病例可见局灶性低代谢。Handforth 等人发现一名 EEG 出现单侧周期性放电，局灶性惊厥的患者随后出现 PET 上的高代谢区域，这被认为是正在进行的局灶性非惊厥性癫痫持续状态的证据。由于缺乏系统的研究，PET 在非惊厥性癫痫持续状态的诊断或治疗中的作用尚未明确。

五、单光子发射计算机断层扫描

SPECT 是一种评估脑部血供的成像方法。通过静脉注射一种放射性示踪剂，通常为 ^{99}Tc-ECD，然后使用双头闪烁照相机和高分辨率准直器进行检测。通过获得发作期和发作间期的图像，从发作期图像中减去发作间期图像以识别发作期高灌注区域。示踪剂注射后可以在 15 ～ 30 min 获得检查图像，但如果有需要，可以延迟至数小时。SPECT 时间通常为 15 ～ 25 min，并且需要与呼吸机兼容。患者可以同步获取 EEG 数据，但鉴于目前应用的操作流程，在 SPECT 图像上存在出现电极衰减伪影的风险。SPECT 与 MRI 的结合对癫痫灶的定位很有帮助。与 PET 一样，SPECT 发作性成像本身对患者没有风险，但有经验的人员必须在癫痫持续状态的情况下监测患者的神经系统和其他医疗状况的稳定性。在实际操作中存在一个主要限制，即放射性同位素必须在发作开始后的几秒内注射。

有几篇已发表的关于发作期 SPECT 在癫痫持续状态中的应用的报道。大多数是独立的病例报道，几乎都描述了惊厥性癫痫持续状态中 SPECT 的变化。在纳入多个患者的 3 个独立研究中，SPECT 显示出非惊厥性癫痫持续状态的局灶性或区域性灌注增加。

Tatum 等报道了 7 例确诊为局灶性癫痫持续状态的患者的情况，他们在癫痫持续状态期间进行 SPECT，有 6 例显示出局灶性高灌注；另一名患者在检查扫描前 24 小时停止癫痫发作，显示为局灶性低灌注。另外 6 例临床疑诊为非惊厥性癫痫持续状态但后来否定原诊断的患者，SPECT 检查没有显示局灶性改变。

Kutluay 等评估了 3 例非惊厥性癫痫持续状态患者发作期 SPECT 的诊断和定位价值。所有患者都进行了发作期扫描，在减去发作间期图像后，所有患者均显示出非常局灶的脑灌注增加（图 6.3）。

Thomas 等回顾了 5 例额叶起源的非惊厥性癫

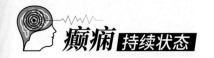
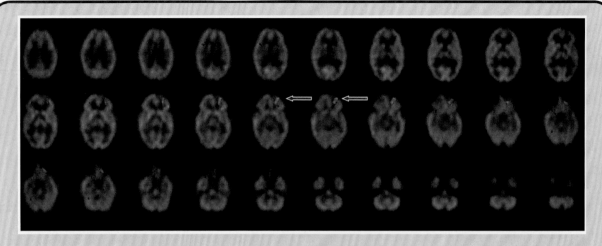

　　患者表现为局灶性非惊厥状态，有轻度行为改变，但无运动表现。图像显示左额叶有明显的局灶性高灌注（箭头）。

图 6.3　17 岁女童的发作期 SPECT
（资料来源：经许可使用，来自 Kutluay 等[23]。）

痫持续状态患者的发作期 SPECT。非惊厥性癫痫持续状态是由几种不同的病因引起的。在癫痫发作后 10s 内进行注射，10 min 后用苯二氮䓬类药物治疗。在癫痫持续状态终止后 45 ～ 60 min 进行 SPECT。所有 5 例患者均显示局部高灌注，因此 SPECT 被认为对癫痫发作的定位非常有帮助。

（译者：秦晓筱　审校：王　群）

第 6 章·参考文献

第二部分
惊厥性癫痫持续状态

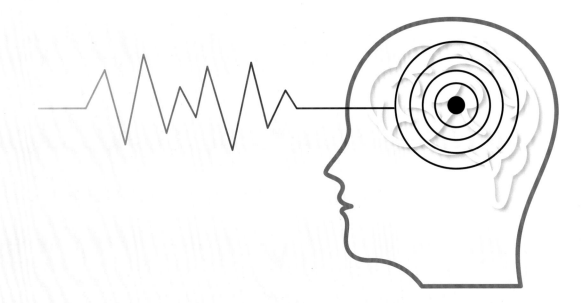

第7章

成年人全面性惊厥性癫痫持续状态的病因、临床表现和并发症

Raoul Sutter, Tolga D. Dittrich
Peter W. Kaplan

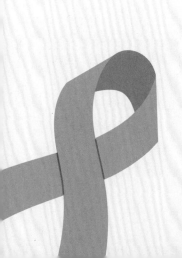

一、流行病学和社会经济影响

全面性惊厥性癫痫持续状态是一种常见的、危及生命的神经系统急症，是各年龄组常见的癫痫状态，年发病率为 0.6‰ ~ 4.1‰。全面性惊厥性癫痫持续状态的发病率在婴儿及老年群体（> 60 岁）中呈现两个高峰（另见第 3 章"癫痫持续状态的流行病学"）。

通常情况下，癫痫持续状态，尤其是难治性全面性惊厥性癫痫持续状态，具有较高的发病率及病死率，往往需要进行昂贵的神经重症监护，同时兼顾神经系统疾病及全身并发症的治疗。癫痫持续状态发作类型被认为是其主要的预后预测因素，仅次于病因，昏迷状态中发生的非惊厥性癫痫持续状态病死率最高，其次是全面性惊厥性癫痫持续状态。在不同研究中，与全面性惊厥性癫痫持续状态相关的病死率从 3% ~ 40% 不等。一项关于癫痫持续状态发作时临床特征对预后预测价值的研究，将不同类型的癫痫持续状态（第 1 组：单纯部分性、复杂部分性或失神发作持续状态；第 2 组：全面性惊厥性癫痫持续状态；第 3 组：昏迷中发生的非惊厥性癫痫持续状态）、年龄、癫痫发作史和意识水平，纳入癫痫持续状态预后评分系统、癫痫持续状态严重程度评分。该模型预测死亡的敏感性达 100%，特异性为 64%。在对评分系统的首次验证中，发现昏迷中发生的非惊厥性癫痫持续状态和全面性惊厥性癫痫持续状态是与病死率显著相关的癫痫持续状态类型。

一项研究系统性评估了癫痫持续状态相关医疗费用，美国单次住院平均总费用为 18 834 美元，德国为 8347 欧元，平均住院时间分别为 13 天和 14 天。在美国，平均每年用于癫痫持续状态治疗的医疗支出达 40 亿美元，在德国为 8300 万欧元，其中急性中枢神经系统病因所致的癫痫持续状态占所有支出的主要部分。最近一项关于癫痫持续状态治疗支出费用的研究表明，对一线抗癫痫药物耐药和机械通气是治疗费用的主要决定因素。

二、临床表现及 EEG 表现

全面性惊厥性癫痫持续状态的特征是全身强直 - 阵挛性发作持续超过 5 min，或反复发作，发作间期意识未恢复到基线水平。通常，不论是局灶性还是全身性，每次抽搐发作都以肌肉强直、僵硬为起始表现，之后受累肌肉阵挛抽搐，随着时间的推移，振幅增加，频率降低。初始强直期和阵挛期的平均持续时间约为 90 s，但随着全面性惊厥性癫痫持续状态的发展，每次发作持续的时间会缩短。虽然全面性惊厥性癫痫持续状态可先于部分性癫痫发作或部分性癫痫持续状态，且其惊厥的频率和强度通常随时间降低，但全身性阵挛运动代表了全面性惊厥性癫痫持续状态的临床特征。全面性惊厥性癫痫持续状态的其他临床特征还包括意识障碍（昏迷、嗜睡、意识模糊），患者在发作后可能伴有局灶性神经功能缺损，即"Todd 麻痹"，是指患者在癫痫发作后，可能出现持续数小时至数天的短暂瘫痪。

最初的全身性强直和阵挛运动被称为"显性"癫痫持续状态。在全面性惊厥性癫痫持续状态后期，可能存在临床电分离，即 EEG 上存在持续的电活动，但几乎没有可观察到的临床症状，这被称为"微小发作癫痫持续状态"。在全面性惊厥性癫痫持续状态转化为微小发作癫痫持续状态后（癫痫发作的临床症状，如四肢或面部肌肉轻微抽搐，或眼球颤动等不明显），患者可能会出现昏迷，而不伴其他癫痫发作症状。Treiman 及其同事首次将微小发作癫痫持续状态描述为一种具有细微临床体征及连续或近似连续（通常为双侧）癫痫 EEG 模式的综合征，随后定义扩展到包括单次惊厥演变为微小发作癫痫持续状态，而不是惊厥性癫痫持续状态。尽管微小发作癫痫持续状态有时会有部分性发作的成分在，但其周期性放电通常会演变为双侧，即使起始异常放电是单侧的。

为了诊断持续存在的"微小发作持续状态"（经常被忽略），建议对癫痫发作后出现意识水平持续改变且无法解释的患者，或者在初始抗癫痫治疗后意识水平没有（或不完全）恢复至基线水平的患者进行 EEG 监测。EEG 也有助于进一步区分起病时全身性发作的全面性惊厥性癫痫持续状态和部分性继发全面性的癫痫持续状态。

在 C-EEG 监测普及之前，为了帮助更好地理解未经治疗的全面性惊厥性癫痫持续状态不同阶段的 EEG 演变，Treiman 及其同事对其五种 EEG 模式的演变进行了描述（表 7.1）。这种演变模式强调了 C-EEG 在全面性惊厥性癫痫持续状态管理中的重要性。然而，其他研究中并没有发现这种 EEG 演变模式。此外，特别是在癫痫监测单元中，EEG 有助于识别心因性癫痫发作或假性癫痫持续状态患者的非癫痫样放电。

表 7.1　在全面性惊厥性癫痫持续状态过程中，经常以可预测的顺序出现 5 种可识别的 EEG 模式

EEG 模式	EEG 模式的定义
离散的癫痫样发作	局灶性低电压快活动，沿中线分布，波幅逐渐增加、频率逐渐降低。强直期可见广泛分布的肌电伪迹，当发作转向阵挛期时，可见周期性的肌电伪迹。在最后一次阵挛性抽搐结束时，低压缓慢活动出现并持续到下一次离散性癫痫发作
将癫痫发作与 EEG 节律的波幅和频率的起伏合并	有节律性但常不对称的尖波或棘波反复出现，随后频率减慢，波幅起伏。不像离散癫痫发作模式一样突然出现低电压。节律的形成与全面性癫痫发作相关。局灶性间歇性强直和（或）阵挛性惊厥活动更常见
持续的发作活动	相对恒定但常不对称的节律性尖波或棘波放电。这种放电要么与连续的全面性阵挛发作有关，要么只与细小不易察觉的阵挛运动有关。该期间很少出现弥漫性、连续性、节律性慢波
持续发作活动总夹杂着低电压的"平坦期"	持续发作活动中被描述的持续发作放电会被短暂（$0.5 \sim 8s$）的全面性分布低电压发作打断。虽然癫痫样放电有时是不对称的，但"平坦期"的低电压通常是广泛性分布的。这种 EEG 模式可能与明显或细小不易察觉的局灶性阵挛运动有关，也可能完全没有运动症状
抑制背景下的周期性放电	在相对平坦的背景下重复出现双侧、（有时）不对称、高波幅、单一形态的尖锐波形。一般很少在发作初期出现该模式，部分接受治疗的患者在症状完全被控制之前可以出现该 EEG 模式

资料来源：引自 Treiman 等 [27]。

三、病因学

全面性惊厥性癫痫持续状态的病因存在多种可能，高达 1/3 的患者病因无法明确。尽管如此，多种病因已被研究证实可导致全面性惊厥性癫痫持续状态出现。病因被认为是影响预后最重要的因素（见第 10 章）。癫痫持续状态病因学的临床影响研究面临若干挑战，尤其是在早期研究中，癫痫和急性癫痫发作的定义缺乏一致性。此外，国际抗癫痫联盟发布的癫痫发作和癫痫综合征的病因分类，在各研究中没有被使用或使用不规范。因此，癫痫持续状态和全面性惊厥性癫痫持续状态的危险因素、病因和预后分析差异出现了混淆，流行病学信息常被误报。随后，国际抗癫痫联盟流行病学委员会制定了癫痫流行病学研究指南，根据潜在病因，将癫痫持续状态分为急性症状性、远期症状性、进行性症状性、特发性或隐源性。

一般来说，全面性惊厥性癫痫持续状态病因主要可以划分为两大部分：基于已知癫痫发作的病因；继发于脑血管疾病、退行性疾病或代谢性、缺氧或感染性疾病（一般来说发作频率逐渐降低）。在对全面性惊厥性癫痫持续状态的发作频率和预后进行回顾性分析发现，最常见的潜在病因是脑血管疾病及较低的抗癫痫药物血药浓度。

在弗吉尼亚州开展的一项基于人群的癫痫持续状态研究，以及其他与癫痫持续状态相关研究中发现，有缺氧或相关共患病的癫痫持续状态患者病死率最高。有缺血性卒中、肿瘤和颅脑损伤等其他急性疾病的癫痫持续状态患者病死率次之。酒精相关的全面性惊厥性癫痫持续状态病死率较前者更低，既往癫痫患者症状加重发生全面性惊厥性癫痫持续状态的病死率最低。

近期一项包含 126 例全面性惊厥性癫痫持续状态患者的研究发现，59% 的患者存在急性症状病因。难治性全面性惊厥性癫痫持续状态患者中枢神经系统感染比例高于非难治性全面性惊厥性癫痫持续状态患者（44.4% *vs*. 23.5%），这种差异在病毒性脑炎中尤其明显（31% *vs*. 6.2%）。

全面性惊厥性癫痫持续状态不太常见的重要病因还包括：控制不佳的癫痫、中毒（尤其是酒精和药物中毒）、脑肿瘤和颅脑损伤。表 7.2 列出了全面性惊厥性癫痫持续状态的病因与（癫痫患者出现全面性惊厥性癫痫持续状态或非癫痫患者继发于其他病因）预后的关系。

无论何种病因导致皮质产生肌阵挛都可能进一步引起癫痫发作和全面性惊厥性癫痫持续状态。

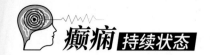

有证据表明，不同的常用抗癫痫药物（如地西泮、劳拉西泮或苯妥英钠）的抗癫痫潜力或有效性可能会有所不同，尤其是在症状性癫痫的治疗中，针对病因的治疗可能是控制癫痫发作的关键。

表 7.2　全面性惊厥性癫痫持续状态的病因（有或无癫痫史）与预后的关系

病因	预后		
	良好	发病率增加	病死率增加
既往癫痫	+++	+	+
急性症状性	+	++	++ +++（缺氧性脑损伤）
远期症状性	++	+	+
进行性神经系统疾病	++	++	+
病因不明	+++	++	+

注：作者对不同预后的初步分级：+ 弱相关；++ 中等相关；+++ 强相关。

（一）既往癫痫史

约 1/6 的癫痫患者在一生中至少会经历一次癫痫持续状态。几乎一半的癫痫持续状态患者既往有过癫痫持续状态发作。综合多项不同研究的成果，40% ～ 70% 癫痫持续状态患者既往有明确的癫痫发作。

全面性惊厥性癫痫持续状态患者超过 2/3 有癫痫病史。既往有癫痫病史的全面性惊厥性癫痫持续状态患者病死率为 6%。成年人很少以癫痫持续状态为癫痫初始表现。值得关注的是，老年癫痫持续状态患者通常无癫痫发作史。

虽然以失神或精神运动性癫痫持续状态形式出现的非惊厥性癫痫持续状态通常发生在既往有癫痫发作的患者中，但全面性惊厥性癫痫持续状态通常与既往癫痫病因病史以外的其他病因相关，如创伤、脑血管病、代谢异常、缺氧或肿瘤等。有趣的是，患有和不患有潜在癫痫疾病的全面性惊厥性癫痫持续状态患者的预后存在差异：在既往有癫痫病史的患者中，80% 以上的患者神经功能预后良好，病死率＜ 10%，而既往无癫痫病史的患者只有不到 60% 能达到较好的功能预后，病死率超过 20%。

在无急性结构性脑损伤的癫痫患者中，有几种不同的情况可能触发全面性惊厥性癫痫持续状态。最常见的包括饮酒或戒酒、并发其他疾病、睡眠不足和抗癫痫发作药物使用不规范。虽然多数癫痫患者的全面性惊厥性癫痫持续状态是由不规范减少或停止抗癫痫发作药物所致，但也应该考虑有其他急性神经系统疾病的可能。脑血管病、中枢神经系统感染或颅脑损伤也可能是癫痫患者全面性惊厥性癫痫持续状态的诱因。

（二）急性远隔神经系统疾病

1. 脑血管病

卒中（缺血性或出血性）是一种罕见但严重的全面性惊厥性癫痫持续状态起因，占所有类型癫痫持续状态的 20%。在全面性惊厥性癫痫持续状态患者中，8% 的患者以急性卒中事件为先兆。在老年人中，血管性疾病更为常见，卒中占癫痫持续状态起因的 50% 以上，是其发病的重要病因。卒中后癫痫持续状态通常根据卒中和癫痫持续状态发作之间的时间进行分类：“早发型”癫痫持续状态在卒中后 7 天内出现；“迟发性”癫痫持续状态在卒中 8 天后出现。卒中后早发型癫痫持续状态患病率为 2% ～ 6%。一项关于卒中后癫痫持续状态的研究发现，缺血性卒中和大脑后动脉相关卒中是晚发型卒中后癫痫持续状态患者最常见的卒中类型。而在早发型卒中后癫痫持续状态患者中，卒中类型无明显的倾向性。在一项纳入 121 例癫痫持续状态患者的研究中，其中 30 例（24.8%）患者为卒中后癫痫持续状态，其中 30% 的癫痫持续状态为全面性惊厥性癫痫持续状态。然而，在早发型癫痫持续状态组，非惊厥性癫痫持续状态比全面性惊厥性癫痫持续状态更常见。另一项研究则显示，癫痫持续状态更常见于残疾评分较高的卒中患者，9% 的卒中后癫痫患者出现癫痫持续状态。在该研究中，癫痫持续状态风险与卒中类型或原因、损伤灶大小或是否累及皮质不相关。在一项使用美国全国住院患者为研究样本，为期 8 年的研究中，共纳入 718 531 名急性缺血性卒中住院患者，其中 1415 名（0.2%）患者出现全面性惊厥性癫痫持续状态。在 102 763 例颅内出血的住院患者中，266 例（0.3%）出现全面性惊厥性癫痫持续状态。出现全面性惊厥性癫痫持续状态的急性缺血性卒中或颅内出血患者的住院病死率明显升高。

相较于蛛网膜下腔出血，脑出血与较高的早发癫痫发作风险显著相关。约 20% 脑出血患者会出现脑出血相关癫痫持续状态。皮质受累和缺血性梗死出血性转化是早期癫痫发作的预测因素。癫痫持续状态是急性卒中后一种致命的并发症，但卒中后早期癫痫发作与病死率的增加没有明显相关性。一项分析卒中相关癫痫持续状态类型的研究表明，非惊厥性癫痫持续状态是早发组的主要癫痫持续状态类型，在晚发型癫痫持续状态中也较为常见，这一发现强调了临床意识检查和 EEG 监测在意识水平改变的卒中患者中的重要性，尤其是在卒中早期，即使患者没有出现惊厥发作。

2. 脑肿瘤

多种类型的脑肿瘤也可以引起癫痫持续状态，不同类型脑肿瘤引起癫痫持续状态的发病率不同。关于脑肿瘤相关全面性惊厥性癫痫持续状态发病率与患病率的数据很少，大多数据来自于肿瘤类型和肿瘤位置相关的研究队列。对恶性胶质瘤相关数据进行回顾，发现肿瘤相关癫痫持续状态通常为难治性，但在发作类型上往往不是全面性惊厥性癫痫持续状态。相较于全面性惊厥性癫痫持续状态，原发性脑肿瘤更容易引起局灶性癫痫持续状态。而一项大型流行病学研究则发现肿瘤相关全面性惊厥性癫痫持续状态约占全面性惊厥性癫痫持续状态的 2%。另一项大型流行病学调查发现，脑肿瘤与 7% 的癫痫持续状态有关。与其他病因癫痫患者相比，脑肿瘤相关癫痫患者发生肿瘤相关癫痫持续状态的风险更低。位于额叶的肿瘤较其他部位肿瘤更易引起癫痫持续状态。与其他更容易在早期引起癫痫发作的疾病不同，脑肿瘤相关癫痫发作往往出现较晚。癫痫发作在恶性胶质瘤中较为常见，20% ～ 40% 的恶性胶质瘤伴有癫痫发作，而出现癫痫发作的患者继发癫痫持续状态的风险明显增加。

3. 颅脑外伤

颅脑外伤占所有类型癫痫持续状态病因的 26%，包括远期和近期颅脑外伤。病因为颅脑外伤的全面性惊厥性癫痫持续状态，占所有全面性惊厥性癫痫持续状态的 10%。颅脑外伤后癫痫发作的风险与颅脑外伤严重程度和外伤时间相关。重度颅脑外伤几年后出现的癫痫发作也可能与颅脑外伤相关，但几项研究的结果表明，伴短暂意识障碍和创伤后遗忘的轻度颅脑外伤（不伴严重创伤、颅内血肿或颅骨骨折）不会增加创伤后癫痫发作的风险。

多项研究探究了颅脑外伤后进行预防性治疗的有效性。有证据表明，ASMs 可以有效地减少脑外伤后早期癫痫发作，但不影响病死率。此外，预防性服用 ASMs 也无法预防外伤后晚期癫痫发作和癫痫持续状态的发展。早期、积极的抗癫痫发作治疗是否可以改善颅脑外伤患者的长期预后，这需要更多研究来进一步探索验证。

4. 代谢紊乱

急性代谢紊乱占所有癫痫持续状态病因的 11.5%，该病因引起癫痫持续状态的病死率约为 30%。急性代谢紊乱是 4% ～ 26% 癫痫持续状态的潜在病因，病死率达 25%。有急性代谢紊乱的全面性惊厥性癫痫持续状态患者有更大的可能性需要进行机械通气，需要机械通气患者的病死率为 7.43%，而不需要机械通气患者病死率为 2.22%。

（三）系统性疾病

1. 感染和炎症

脑膜炎和脑炎是相对少见的引起全面性惊厥性癫痫持续状态的病因。在两个以人群为基础的大型研究中，原发性中枢神经系统感染通常分别占癫痫持续状态的 0.6% 和 3%。在一项以全面性惊厥性癫痫持续状态患者为研究对象的研究中，脑炎和脑膜炎是 3% 患者的潜在病因。在全面性惊厥性癫痫持续状态患者中，诊断中枢神经系统感染具有挑战性，因为患者可能存在与潜在感染无关

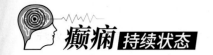

的血液和脑脊液（cerebrospinal fluid，CSF）中的白细胞异常升高。外周血白细胞升高通常是由癫痫持续状态所致白细胞失活引起的。

神经元损伤和进一步促进癫痫发作的机制，与通过释放细胞因子介导的对病原体的免疫反应密切相关。目前现有的临床研究和实验室研究揭示了几种癫痫持续状态与炎症之间相互作用的机制。由癫痫持续状态、中枢神经系统感染引起的全身或局部炎症，或持续癫痫发作导致的神经递质谷氨酸累积的细胞毒性效应，可能反过来促进癫痫持续状态的发生、发展。长期癫痫发作引起的全身炎症反应表现为血清细胞因子水平升高、循环免疫细胞和血 - 脑屏障的破坏，这些改变与感染并不相关。血 - 脑屏障的改变增加了其对离子和蛋白的通透性，促进炎症细胞迁移，进一步导致癫痫反复发作。此外，促进神经胶质细胞或内皮细胞释放神经活性因子（如谷氨酸、一氧化氮、神经营养素），以及激活神经元受体的细胞因子可能对神经元活动有调节作用。

2. 感染性脑炎

关于全面性惊厥性癫痫持续状态与感染性脑炎相关性的数据很少。在一项纳入 236 例全面性惊厥性癫痫持续状态患者的研究中，7% 的患者同时诊断为脑炎或脑膜炎。其他相关研究的样本量非常有限，因此感染性脑炎相关的全面性惊厥性癫痫持续状态，其临床特征尚缺乏有力的数据证明。在另一项关于难治性全面性惊厥性癫痫持续状态预后的研究中，发现病毒性脑炎在难治性癫痫持续状态中较非难治性癫痫持续状态更常见，这也验证了相关全面性惊厥性癫痫持续状态治疗的研究发现，即病毒性脑炎与难治性癫痫相关。

3. 自身免疫性脑炎

随着近年来研究者对抗体介导的自身免疫性脑炎兴趣的不断增加，目前有许多研究关注免疫介导的癫痫持续状态，但关于全面性惊厥性癫痫持续状态与成年人自身免疫性脑炎相关的数据很少。多发性硬化症（multiple sclerosis，MS）患者的癫痫发作频率高于一般人群。部分性癫痫可能与皮质下局灶或多灶的脱髓鞘病变相关。相比之下，多发性硬化症相关的全面性惊厥性癫痫持续状态少见，约占全面性惊厥性癫痫持续状态的1%。对 268 例多发性硬化症患者资料进行回顾，20 例癫痫患者中一例出现全面性惊厥性癫痫持续状态。在另一项更大样本的研究中，共纳入超过 5000 例多发性硬化症患者，其中 1% 患者出现癫痫发作，但没有出现全面性惊厥性癫痫持续状态的报道。虽然局灶性运动性癫痫持续状态可能是多发性硬化症严重并发症之一，但全面性惊厥性癫痫持续状态在多发性硬化症中很少见。

另一种可治疗的自身免疫性脑炎——抗 γ - 氨基丁酸 A 型（GABA-A）受体脑炎，有时也可能伴有难治性全面性惊厥性癫痫持续状态。一项研究对 140 例合并癫痫发作或癫痫持续状态的脑炎患者进行血清和脑脊液样本分析，发现高滴度的血清和脑脊液 GABA-A 受体抗体不仅与更严重的脑炎相关，而且与难治性全面性惊厥性癫痫持续状态相关，突触 GABA-A 受体的减少是其可能的机制。加强对这种疾病的认识是非常重要的，因为这是一种可治疗的疾病，并且常见于 GABA 能神经元功能异常或其他自身免疫疾病（另见第 8 章"癫痫持续状态的少见病因"）。

4. 中毒

酒精中毒在全面性惊厥性癫痫持续状态病因中最为常见。这种直接作用通过乙醇影响谷氨酸水平，增加谷氨酸与 N- 甲基 -D- 天冬氨酸受体（N methyl D aspartate receptor，NMDAR）的结合来实现。长期滥用酒精可致 GABAR 内的适应性改变，并进一步导致抑制。同型半胱氨酸水平在饮酒期间升高，在突然戒酒时会进一步升高，可能引起酒精戒断性癫痫发作。此外，酒精通过肝酶诱导作用干扰 ASMs 的代谢，加快部分 ASMs 的代谢。一项大规模基于人群的研究认为，酒精与 13% 患者的癫痫持续状态相关，而在另一项基于人群的全面性惊厥性癫痫持续状态研究中，超过 8% 的患者报告了慢性酒精滥用史。在一项纳入 249 例全面性惊厥性癫痫持续状态患者的研究中，酒精滥用在 11% 的患者中是唯一可识别的癫痫持续状态触发因素。大多数酒精相关性全面性惊厥性癫痫持续状态患者的神经功能可以完全恢复，不会出现新的神经功能缺损。苯二氮䓬类药物是针对酒精戒断性癫痫发作最有效的一级、二级预防或抗癫痫药物。

部分处方药物（如茶碱、异烟肼、阿米替林、硫利达嗪、喷他佐辛、锂、巴氯芬等）过量服用后可导致癫痫持续状态，但目前尚缺乏大型研究的数据。可卡因、安非他明和海洛因等毒品也是导致癫痫持续状态的罕见原因。癫痫发作不仅可能与慢性药物依赖有关，也可能与首次摄入有关。相比于非惊厥性癫痫持续状态，全面性惊厥性癫痫持续状态与中毒相关的数据很少。

四、触发因素

1. 潜在触发因素的范围

全面性惊厥性癫痫持续状态的致病因素和触发因素的区分往往存在困难。例如，急性卒中是严重事件，其特征是与其他病因的患者相比，此类患者预后较差，并且不论患者既往是否有癫痫病史，都可能引起癫痫持续状态。相反，酒精戒断或急性颅脑外伤等病因更容易在既往有癫痫病史的患者中引起癫痫持续状态。对这些事件进行观察时，要能够区分触发因素和病因。在没有易感性的情况下，本身不会引起癫痫持续状态的事件可能会被认为是癫痫的"触发因素"。有时癫痫持续状态的发生不仅与一种急性触发因素相关。通过观察发现癫痫持续状态患者较普通人群，既往有癫痫的概率明显更大，这表明癫痫是伴随癫痫持续状态的一个触发因素。此外，触发因素的类型随年龄而变化，儿童更容易伴有感染和发热。

2. 癫痫患者的触发因素

在癫痫患者群体中，触发风险包括 ASMs 治疗浓度水平低、突然停用 ASMs 或治疗剂量不足、饮酒、急性危重病和发热。然而，仍有 1/3 的患者触发因素不明。

五、急性神经系统和全身并发症

全面性惊厥性癫痫持续状态患者的急性期临床表现和并发症可分为神经系统性或全身性。全面性惊厥性癫痫持续状态的许多神经系统临床表现是由发作期或发作后脑功能障碍引起的，或者是癫痫发作及其相关的神经炎症期间神经胶质和

神经元的细胞毒性损伤的直接结果。同时，临床医师还应该考虑到其他原因，包括结构性改变、感染、中枢神经系统代谢紊乱等。

急性全身并发症频繁，可能对全面性惊厥性癫痫持续状态的病程和预后产生严重影响。在病理生理学上，大多数急性全身并发症最终是由持续性全身性惊厥所引起的。强烈的肌肉收缩可致体温升高、血清钾离子水平升高，呼吸肌功能障碍引起缺氧、呼吸性酸中毒，如果持续时间进一步延长，可致氧消耗增加、代谢性酸中毒和腺苷三磷酸急剧下降。此外，随着肌肉分解增加，血清中肌酸激酶和肌红蛋白浓度可能急剧增加，导致急性肾衰竭。血浆儿茶酚胺浓度显著升高可致骨骼肌细胞衰变和心功能不全，包括应激性心肌病。潜在致命的并发症往往是全身性的，尤其是代谢、呼吸和心脏受累相关的。图 7.1 显示了可能的急性神经系统和全身并发症及其复杂的、通常是双向的、自我维持的相互作用。由于其相互作用的复杂性，不仅难以确定对全面性惊厥性癫痫持续状态的病程和预后影响最大的并发症，而且难以将潜在病因引起的并发症与全面性惊厥性癫痫持续状态的直接影响区分开。

（一）急性神经系统性临床表现

1. 急性脑病

抽搐、急性脑功能障碍是全面性惊厥性癫痫持续状态的主要表现。神经递质和脑代谢稳态在急性期的短暂紊乱可能导致急性神经元损伤，这是癫痫持续状态相关急性发作和发作后脑功能障碍的主要病理机制（即发作后脑病，见图 7.1）。时间较长的全面性惊厥性癫痫持续状态患者的急性神经元损伤主要是因为兴奋性神经递质（如谷氨酸和天冬氨酸）浓度增加所致的细胞毒性引起的。此外，癫痫发生和神经元的过度兴奋可能通过星形胶质细胞和小胶质细胞的激活、增生，致神经元结构改变改而增加。此外，潜在的病理改变，如缺血性卒中、缺氧和感染等可能进一步促进神经胶质细胞的活化。动物研究提供的证据表明，神经胶质细胞的激活伴随着细胞因子释放的增加，如肿瘤坏死因子 -α（tumor-necrosis factor-α,

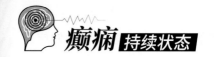

TNF-α) 和白介素，这些都与神经元损伤有关。此外，星形胶质细胞在维持血－脑屏障中起重要作用，因为它们与内皮细胞及其紧密连接密切相关。星形胶质细胞介导的血管生成增加，增加细胞因子的释放，血－脑屏障的通透性增加，这可能损害血－脑屏障的正常功能。这种机制可能与血－脑屏障损伤的另一个因素，内皮细胞表面谷氨酸受体亚型的激活是平行的。全面性惊厥性癫痫持续状态期间，动脉收缩压会先升高，发作期后血－脑屏障受损，动脉收缩压显著下降，致脑部循环紊乱。脑灌注减少，不能满足同期大脑代谢需求，进一步导致血－脑屏障受损。越来越多的证据表明，中枢神经系统中的神经元、神经胶质细胞和内皮细胞本身能够释放细胞因子，从而可能进一步导致炎症反应，促使癫痫发作。

癫痫持续状态相关的脑损伤和随后的急性脑病已被证实，至少部分与中枢神经系统炎症相关，但癫痫发作本身会对神经元造成损伤的程度仍不明确。

除了癫痫发作引起的脑部炎症外，全面性惊厥性癫痫持续状态期间的全身性缺氧也在癫痫发作相关脑损伤中起重要促进作用（图 7.1）。药物诱导的癫痫持续状态动物模型研究表明，全身性缺氧不仅是癫痫发作相关缺血性脑损伤的唯一原因，而且是促进因素，同时还伴神经元代谢增加和神经元代谢紊乱。Meldrum 及其同事将麻醉后人工通气的狒狒与未麻醉的狒狒进行对比研究为此提供了证据，在癫痫发作持续时间相同的情况下，研究者观察到未麻醉狒狒的神经元损伤更为严重，这表明在长时间的癫痫发作和全面性惊厥性癫痫持续状态期间，呼吸管理和肌肉活动减少可能会减少神经元损伤，从而减少癫痫发作相关急性脑病。

2. 急性局灶性神经功能缺损 —— 区分结构和非结构病变起源

长时间癫痫发作相关的脑损伤模式及其潜在机制已经在动物模型中进行了较多的研究。神经元坏死可以出现在包括新皮层、海马、基底神经节和小脑在内的多个脑区。在儿童和成年人全面性惊厥性癫痫持续状态后也观察到发生在新皮层、

海马、丘脑和小脑的类似的神经元损伤模式，相关神经元在全面性惊厥性癫痫持续状态后短期内出现坏死。在一项病例对照研究中，DeGiorgio 及其同事对不同组 5 个海马区的神经元丢失进行了比较，发现神经元丢失在全面性惊厥性癫痫持续状态病例中最为严重，而在年龄匹配的正常健康组、缺氧／缺血组、既往癫痫发作史组及酗酒组中，神经元丢失较少，表明全面性惊厥性癫痫持续状态对人类神经元细胞丢失有直接影响。

区分由结构或非结构原因引起的急性局灶性神经功能缺损在发作后早期具有挑战性。在许多情况下，尚不清楚急性神经功能缺损在多大程度上可归因于癫痫持续状态本身或潜在的结构性病变。这种情况在动物模型中尤其明显，因为用于诱导癫痫持续状态的物质也可以同时引起脑损伤和神经功能缺损。对于短暂性发作后有局灶性神经功能缺损的患者，区分 Todd 麻痹与潜在结构性脑损伤所致的持续神经功能缺损，也同样具有挑战性。通常，发作后昏迷和神经功能缺损症状在发作后几分钟到几小时内会得到改善，但神经功能的恢复可能需要更长的时间（数天）。密切的临床观察和适当的影像检查在协助正确诊断和治疗中至关重要。另外，在全面性惊厥性癫痫持续状态期间发生骨折而引起的运动障碍可以模仿 Todd 麻痹的表现，在影像学检查未见损伤但持续存在肢体无力的患者中应该怀疑存在此类情况。

（二）急性系统性临床表现

1. 缺氧

全身性缺氧在癫痫持续状态患者中经常发生，主要是由于通气障碍和反复发作期间增加的氧需求，以及全面性惊厥性癫痫持续状态发作时强烈肌肉收缩引起的。缺氧会显著影响脑代谢紊乱和随后的脑损伤，通常是因为癫痫发作所涉及脑区的氧供和需求不匹配。在全面性惊厥性癫痫持续状态期间，氧供无法满足癫痫发作脑区的能量代谢需求。全面性惊厥性癫痫持续状态发作后 30 ~ 60 min，敏感的脑区就可能出现缺氧性神经元损伤。在这个敏感的阶段，脑氧合的急性衰竭抑制神经元 Na^+-K^+ 泵，导致细胞完整性丧失，兴

奋性毒性谷氨酸释放（图 7.1），进而过度刺激 GABAR。这种过度刺激进一步增加了由第二信使介导的细胞钙损伤和线粒体呼吸链损伤。在该阶段，损伤的严重程度取决于呼吸或循环失调的持续时间和（或）程度、体温和血糖水平。谷氨酸介导的神经兴奋增加，同时 GABA 介导的神经抑制降低，可能进一步促进癫痫的发生和神经元细胞的死亡。

2. 酸中毒

酸中毒在全面性惊厥性癫痫持续状态患者中较为常见。它由两个特别相关的组成部分组成：第一，与乳酸堆积有关的代谢性酸中毒；第二，由呼吸紊乱引起的呼吸性酸中毒（图 7.1）。对进行机械通气的全面性惊厥性癫痫持续状态患者（没有明显的代谢紊乱）进行动脉血气分析表明，大部分患者的动脉血 pH 值低于正常。血清 PCO_2 水平提示同时存在呼吸性和代谢性酸中毒，这意味着通气障碍和肌肉痉挛释放的乳酸进入血流是酸中毒的重要介质。然而，在这项研究中，酸中毒与发病率或病死率增加无关。除了通气障碍和急性代谢性紊乱（由肌肉收缩引起）外，可能还有其他因素导致全面性惊厥性癫痫持续状态期间出现酸中毒，如药物（如阿司匹林引起的水杨酸中毒）、中毒（如乙二醇或甲醇），或未识别的潜在的代谢紊乱（如糖尿病酮症酸中毒、尿毒症酸中毒、严重脱水或氧气运输障碍引起的贫血）。

3. 心脏疾病相关并发症

癫痫持续状态的早期或晚期可出现几种血流动力学改变。作为释放应激介质（如肾上腺素和去甲肾上腺素）影响的早期改变之一，心率增快、平均动脉压上升，外周血管阻力增加，可能导致心排血量降低（图 7.1）。以心排血量减少和动脉血压降低为特征的心室功能受损可能由缺氧、癫痫发作时间延长和酸中毒共同引起。随着儿茶酚胺的过度释放，患者可能出现心律失常，甚至可能出现全面性惊厥性癫痫持续状态相关的猝死。

在全面性惊厥性癫痫持续状态期间，血压趋于进一步下降，在某些情况下可以导致严重的低血压。灵长类动物的实验研究表明，主动脉压在

全面性惊厥性癫痫持续状态起始后的 45 min 内会出现明显下降。由于上述改变的存在，即使脑血流量有增加，但可能仍不能满足代谢需求。

患者可能会出现治疗相关的并发症。尽管在难治性全面性惊厥性癫痫持续状态中麻醉相关药物发挥作用的基本原理已经明确，但仍有一些需要注意的地方。麻醉药物可能导致心脏和循环功能障碍，包括苯巴比妥和戊巴比妥的心脏毒性、硫喷妥钠引起的严重低血压，或异丙酚输注综合征引起的心力衰竭，以及肝毒性、代谢性酸中毒和横纹肌溶解。最近几项对癫痫持续状态患者开展的研究将焦点集中在麻醉药物治疗难治性癫痫持续状态的安全性问题上。三项研究均提示在排除临床混杂因素后，麻醉药物的使用与增加的并发症发生率和病死率相关，但这几项研究纳入的研究对象包括所有类型的癫痫持续状态，因此麻醉药物在全面性惊厥性癫痫持续状态患者治疗中的安全性尚不完全明确。这些发现强调了对使用麻醉药物患者进行详细的临床评估的重要性。高并发症发生率及病死率的相关危险因素包括大剂量丙泊酚的使用［＞ 5 mg/（kg·h）］、镇静时长超过 48 小时、呼吸道感染、儿茶酚胺输注，以及较高的血清皮质类固醇和儿茶酚胺浓度水平。

4. 呼吸系统疾病并发症

呼吸障碍是全面性惊厥性癫痫持续状态常见的危及生命的并发症（图 7.1）。全面性惊厥性癫痫持续状态患者呼吸功能恶化可能与以下 3 个主要原因相关：持续的肌肉收缩影响正常的呼吸活动；用于治疗全面性惊厥性癫痫持续状态的药物往往具有呼吸抑制作用，包括苯二氮䓬类药物和麻醉药物；全面性惊厥性癫痫持续状态期间保护性气道反射受损所致的误吸和呼吸道感染。

气道和呼吸管理通常从一套避免呼吸系统并发症的简单保护措施开始。插管前，应抬高上半身，头转向一侧，避免误吸。确保气道通畅（通过口腔或鼻咽气道装置）以避免呼吸功能不全或呼吸暂停的情况。通过给氧或迅速插管维持充分的通气和氧合。对于重症监护室的全面性惊厥性癫痫持续状态患者，正确、及时的气道管理和机械通气应有密切、跨学科的管理。

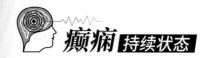
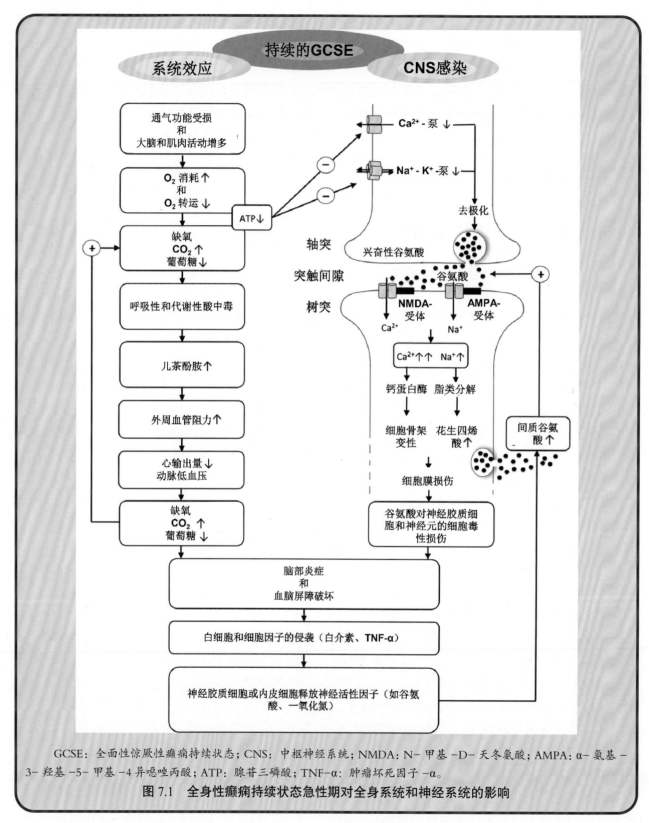

GCSE：全面性惊厥性癫痫持续状态；CNS：中枢神经系统；NMDA：N-甲基-D-天冬氨酸；AMPA：α-氨基-3-羟基-5-甲基-4异噁唑丙酸；ATP：腺苷三磷酸；TNF-α：肿瘤坏死因子-α。

图 7.1　全身性癫痫持续状态急性期对全身系统和神经系统的影响

5. 横纹肌溶解和急性肾衰竭

持续时间延长的全面性惊厥性癫痫持续状态患者，可出现横纹肌溶解，导致肌红蛋白尿和急性肾衰竭。随着神经重症监护的发展和神经肌肉阻滞剂的使用，该种并发症近年来发生率有所下降，但仍有可能出现，通常与高热相关。急性肾衰竭是由于长时间抽搐导致肌肉活动增加，随后出现横纹肌溶解造成的，肌酶（如肌酸激酶）异常和肌红蛋白尿验证了这一点。由心排血量减少和动脉血压降低引起的代谢和血流动力学改变也可导致营养供应不足、急性肾小管坏死和肾功能受损。如上文所述，全面性惊厥性癫痫持续状态治疗中，异丙酚的广泛、长期使用可引起横纹肌溶解、代谢性酸中毒和肾衰竭。

6. 感染性并发症和炎症

炎性和免疫因素及其在癫痫持续状态发病中的影响已成为研究的热点。癫痫持续状态期间感染与预后之间的因果关系有待进一步验证，但确定的是，感染在癫痫持续状态患者中是常见的，且通常是严重的并发症，与难治性癫痫持续状态、更长的重症监护室住院时间和更高的病死率相关。在一项对重症监护室患者感染相关影响的研究中，23% 的癫痫持续状态患者被诊断合并感染，其中94% 为呼吸道感染。与未合并感染患者相比，合并感染患者病死率更高、重症监护室住院时间更长、发展为难治性癫痫持续状态的比例更高。这一结论在另一项以轻症癫痫持续状态患者为研究对象的研究中得到了证实。这些研究均纳入了所有类型的癫痫持续状态患者进行分析，尚缺乏感染对全面性惊厥性癫痫持续状态疾病进展及预后影响的数据。

即使没有感染，癫痫发作也可引起全身炎症反应，表现为癫痫持续状态期间细胞因子（白细胞介素 -1β、白细胞介素 -2、白细胞介素 -6 和 TNF-α）水平的变化、循环免疫细胞（中性粒细胞、淋巴细胞和自然杀伤细胞）的增加和血－脑屏障破坏。研究分析了癫痫持续状态发病时血清 C 反应蛋白（C -reactive protein，CRP）、降钙素原（procalcitonin，PCT）和白细胞（white blood cell，WBC）水平在感染诊断中的可靠性。发现单一白细胞水平和 C 反应蛋白诊断的可靠性较低，但它们随时间的动态变化与感染发生相关。

中枢神经系统感染的鉴别诊断是复杂的。癫痫持续状态发作可伴轻度的脑脊液细胞增多，可被误诊为中枢神经系统感染。一项研究探究了降钙素原对癫痫持续状态期间是否存在感染及感染因素对预后的预测。该研究未发现癫痫持续状态期间的降钙素原水平具有预测价值，但其与不良

预后独立相关。此外，全身炎症反应可能影响癫痫发作活动，从而影响癫痫持续状态的疾病进展。炎症和癫痫发作之间的协同增效作用在使用某些抗生素时可能会增强，包括青霉素、第四代头孢菌素、亚胺培南和环丙沙星，在合并有肾功能障碍、脑损伤和既往癫痫史的患者中尤其明显。尽管如此，目前这些相互作用的证据是有限的，需要更多的前瞻性研究进一步验证在某些特定临床场景中（包括全面性惊厥性癫痫持续状态），抗生素本身或者潜在感染（释放促炎细胞因子）在癫痫持续发作中发挥了更重要的作用。

在难治性癫痫持续状态患者中，用于镇静的静脉麻醉药物，包括咪达唑仑、异丙酚和巴比妥类，其在各种类型癫痫持续状态治疗中潜在的不良反应也受到关注并被讨论。接受静脉麻醉的癫痫持续状态患者相较于未接受静脉麻醉的癫痫持续状态患者，在排除混杂因素干扰后，死亡风险更高，更容易频繁地出现严重的、需要血管加压药物纠正的低血压（16% vs. 1.9%），感染比例更高（43% vs. 11%）。这些结论是在同时纳入多种类型癫痫持续状态的患者中总结的，但可能也适用于全面性惊厥性癫痫持续状态。目前已有的随机试验对这些不良反应缺乏强有力的证据，未能改变麻醉药物治疗难治性癫痫持续状态的现行建议。

7. 高热

高热是一种可治疗的癫痫持续状态后遗症，可伴随心律失常、缺氧和酸中毒。在全面性惊厥性癫痫持续状态期间，许多患者由于长时间的肌肉运动而出现核心温度升高。高热本身所致的脑损伤可能超出其对脑代谢的影响。在癫痫持续状态大鼠模型动物研究中，即使癫痫发作时 EEG 表现相似，伴高热的大鼠在 24 小时后可以观察到更为严重的海马损伤。但目前尚缺乏高热对全面性惊厥性癫痫持续状态成年人预后影响的数据。

8. 身体伤害

像全面性惊厥性癫痫持续状态这样的事件可能会导致严重的身体伤害。了解损伤的发生率、类型和模式是精准管理和预防损伤的关键，也可以帮助临床医师识别全面性惊厥性癫痫持续状态

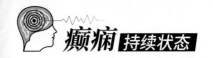

患者的常见损伤，特别是在不能主动表述不适或疼痛的患者中。全面性惊厥性癫痫持续状态患者损伤相关的报道很少，但有已经报道的与惊厥发作相关的损伤，其与全面性惊厥性癫痫持续状态患者的损伤相似。在 vEEG 监测单元中进行 EEG 监测的患者中，有约 10% 的患者在监测过程中发生严重不良事件，包括癫痫发作相关的摔倒、外伤和骨折。头部损伤是最常见的癫痫发作相关损伤，出现在 50% 因癫痫发作受伤而入院的患者中。

全面性惊厥性癫痫持续状态期间强烈的肌肉收缩可能会导致骨折，尤其是股骨近端和肱骨近端，以及后脱位骨折（尤其是肩部）和胸椎压缩性骨折。一项研究纳入出现至少 1 次癫痫发作的患者，进行随访，发现 6% 的患者在 1 年后被诊断为骨折。癫痫发作相关骨折发生最可靠的预测因素包括癫痫发作严重程度、癫痫发作持续时间、既往进行性脊柱侧弯，以及药物相关不良反应，如长期使用酶诱导药物对骨密度的影响。

（译者：余婷婷　审校：王　群）

第 7 章·参考文献

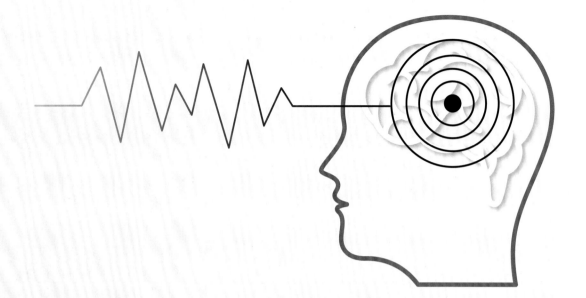

第8章

癫痫持续状态的
少见病因

Nicolas Gaspard

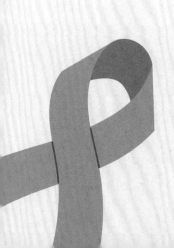

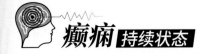

一、引言

癫痫持续状态的病因通常比较明确。大部分神经科医师一致认为癫痫持续状态的常见病因包括抗癫痫药物治疗依从性差或突然撤药、酒精戒断、急性或远期卒中、脑肿瘤、中毒及代谢相关性疾病。这些常见病因在表 8.1 进行了总结。

表 8.1　癫痫持续状态的常见病因

序号	癫痫持续状态的常见病因
1	卒中，包括出血
2	较低的抗癫痫药物浓度
3	酒精戒断
4	药物戒断（苯二氮䓬类、巴比妥类）
5	缺氧性脑损伤
6	代谢性疾病
7	感染（细菌性脑膜炎、疱疹性脑炎、脑脓肿）
8	脑外伤
9	脑肿瘤
10	远期脑损伤
11	高热惊厥（儿童）

然而，对于极少数的病例，临床医师无法根据从病史和初步检查中获得的信息明确癫痫持续状态的病因。在这种情况下，涉及既往健康的成年人或儿童时，需要一系列典型的诊断性检查才能明确诊断。

明确癫痫持续状态的病因有以下两个主要目的：治疗和预后。癫痫持续状态的临床管理在神经系统疾病中并不常见，因为癫痫持续状态最关键的初始治疗在于及时地控制发作症状，然后才是明确病因和针对病因的治疗。迅速中止全面性惊厥性癫痫持续状态和非惊厥性癫痫持续状态与良好的预后密切相关。然而，一旦癫痫发作得到及时的控制，尽管进行了抗癫痫的强化治疗，癫痫发作仍会持续存在，这时更重要的是对其潜在的病因进行治疗。在一些特定的病因中，如病毒性脑炎或自身免疫性脑炎，早期诊断和治疗延迟会导致癫痫持续状态的不良预后。而且，只有对癫痫持续状态的病因进行治疗，才有可能真正实现对癫痫发作的控制。越来越多的研究表明病因

是独立的癫痫持续状态预后因素之一。事实上，与急性严重的神经系统引起的癫痫持续状态相比，可逆的系统性病因（急性中毒或戒断）导致的癫痫持续状态和不良预后（长期残障或慢性癫痫）的相关性较小。在某些情况下，癫痫持续状态可能是慢性神经系统疾病的前驱症状，具有长期的治疗和预后意义，如新发的癫痫持续状态可能是线粒体疾病的首发症状。即使没有特异的治疗手段，一旦明确病因诊断，也可以为饱受折磨的患者及家属提供早期咨询和支持。

任何波及大脑皮层的神经系统疾病均有可能导致癫痫发作和癫痫持续状态。事实上，关于癫痫持续状态的少见病因，目前已经报道了超过 180 种。这些病因大致可以分为以下 4 类。

炎症和自身免疫性脑炎。

罕见的传染性脑炎。

遗传和先天性疾病。

中毒、药物及医源性疾病。

由于不可能总结每一个单独的病因，我们将重点关注癫痫持续状态作为其首发或早期症状，且容易误诊或漏诊的临床疾病。另外，我们将简要提及那些容易明确癫痫持续状态病因的疾病，但一些特别的癫痫持续状态相关综合征也将在本章中讨论。

最后，少数难治性癫痫持续状态的识别是至关重要的，发作通常在发热相关疾病之前，尽管进行了详细的检查，仍无法确定病因。目前已经用几个缩略词对这类患者进行了描述，包括成年人新发难治性癫痫持续状态和儿童发热疾病相关癫痫综合征（febrile illness-related epilepsy syndrome, FIRES）。我们将讨论这些疾病及其可能的病因，并且将以为这些疑难病例提供一种临床实用的诊疗手段来结束本章。

二、炎症和自身免疫性脑炎

这一类别包含很多疾病（表 8.2），其中一些是最近才被认识到是癫痫持续状态的病因。在最近所有的脑炎病例中，自身免疫和炎症性病因占 8% ～ 22%。而在癫痫持续状态的病因中，炎症性

病因仅占 2.5%，但在难治性癫痫持续状态患者中，这个比例可能更高。

表 8.2　癫痫持续状态的自身免疫和炎症性病因

病因	分型
副肿瘤相关脑炎	抗 Hu
	抗 Ma2/Ta
	抗 Ri
	抗 CV2/CRMP-5
	抗 Amphyphisin
	血清抗体阴性
自身免疫性脑炎	抗 GABAR
	抗 VGKC 复合物（特别是 LGI1）
	抗 GABA-A 受体
	抗 GABA-B 受体
	抗 AMPA 受体
	抗甘氨酸受体
	抗 GAD
拉斯马森综合征	
多发性硬化症，ADEM	
自身免疫性甲状腺炎相关激素反应性脑病	
原发性 CNS 血管炎	
系统性自身免疫病	噬血细胞综合征 / 嗜血细胞性淋巴组织细胞增多症
	系统性红斑狼疮
	干燥综合征（抗 -Ro/SSA）
	血栓性血小板减少性紫癜
	白塞综合征
	乳糜泻

注：NMDA：N- 甲基 -D- 天冬氨酸；VGKC：电压门控钾通道；LGI$_1$：富亮氨酸胶质瘤失活 -1；GABA：γ- 氨基丁酸；AMPA：α- 氨基 -3- 羟基 -5- 甲基 -4 异噁唑丙酸；GAD：谷氨酸脱羧酶；ADEM：急性播散性脑脊髓炎；CNS：中枢神经系统。

1. 副肿瘤相关边缘系统脑炎

副肿瘤相关边缘系统脑炎的临床表现主要包括认知障碍，特别是记忆力下降、行为改变、癫痫发作、睡眠障碍。病理学检查和脑部 MRI 均表现为边缘结构的炎性改变，特别是颞叶内侧。由于边缘结构容易受累，癫痫发作类型更容易表现为复杂部分性发作，但也可演变为全面性发作。

中枢和周围神经系统受累症状，比如广泛脑脊髓炎、小脑变性和感觉性神经元病相对频繁，特别是对于抗 Hu 抗体相关的弥漫性脑脊髓炎综合征。下丘脑功能障碍是 Ma2/Ta 抗体和卵巢癌相关脑炎的常见表现。癫痫持续状态作为副肿瘤相关脑炎的首发和主要表现，是相对少见的，但仍有报道，主要与抗 Hu 抗体相关。

脑脊液分析几乎总是异常的，表现为蛋白升高和白细胞数增多。通过血清中检测出许多已知抗体中的某一种来进行诊断（表 8.2）。抗体主要识别肿瘤和神经元细胞内抗原，并不具有直接的致病作用，主要是作为生物标记物的意义。神经系统受累也主要归因于细胞介导的免疫反应。在多达一半的病例中，副肿瘤相关边缘系统脑炎早于癌症的诊断。它的出现应该促使彻底和重复的肿瘤筛查，最常见的是小细胞肺癌（表 8.2），隐匿性恶性肿瘤的筛查指南已经出版。全身 ^{18}F-FDG-PET 在显示恶性肿瘤方面优于 CT。PET/CT 阴性也不能排除潜在的肿瘤，建议在 6 个月后重复进行 PET/CT 检查，然后每 6 个月筛查一次，直到 4 年后仍未发现肿瘤，即可排除潜在肿瘤。血清阴性的副肿瘤相关边缘系统脑炎也会存在，并且可能会导致癫痫持续状态。这是否应该对所有的隐源性癫痫持续状态患者进行全面的恶性肿瘤筛查仍然是不清楚的。

副肿瘤相关边缘系统脑炎通常对免疫治疗不敏感。对潜在的肿瘤进行有效治疗可改善部分患者的神经系统症状。

2. γ 氨基丁酸受体抗体相关脑炎

尽管该疾病在 10 年前已有描述，在数年后才确定责任抗体，GABAR 抗体相关脑炎已成为目前最常见的神经元表面抗原抗体相关脑炎类型。在最近的一项加州脑炎项目出版物中，它比单纯疱疹、水痘带状疱疹、西尼罗河病毒脑炎的发病率高 4 ～ 5 倍，且与肠道病毒脑炎发病率基本一致。大多数患者为年轻女性，但该综合征可发生在任何年龄。前驱非特异性发热症状比较常见，几周后伴随行为改变、近记忆力下降、妄想和幻觉。癫痫发作和癫痫持续状态大多也发生在这个阶段，最常见的发作类型为全面强直 - 阵挛性发作，但

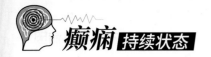
也有部分报道复杂部分性发作。男性患者在发作时往往比女性患者更频繁，具体原因不明。癫痫持续状态可能是难治的。然后患者进入到严重的紧张阶段，在此阶段运动不能和焦虑不安交替出现。在这个阶段，大多数患者会表现为典型的口面部运动障碍、自主神经不稳定和通气不足，通常需要长时间的呼吸机支持。

EEG 在该综合征的诊断中占据中心位置。在大多数情况下，它表现为连续的全面性 δ 活动，通常是节律性和周期性的。在多达 50% 的病例中，EEG 表现为一种特殊的疾病特异性模式，即具有叠加 β 或 γ 活动的广义节律性 δ 活动，称为"极度 δ 刷"，因为它们与新生儿的 δ 刷相似。一些人认为这种模式代表癫痫持续状态，但作者认为这值得怀疑，因为它们没有一致的临床表现，并且对抗癫痫发作治疗通常无效。

少数患者可能表现为非惊厥性癫痫持续状态，在紧张期出现异常的全身性阵发性快活动或强直性癫痫持续状态（图 8.1）。90% 以上的患者表现为脑脊液异常，大部分表现为轻度的淋巴细胞增多。抗体并不总是在血清中出现，也应该在脑脊液中寻找。部分患者的脑部 MRI 可表现为 T₂/FLAIR 高信号，累及近皮层，颞叶内侧，基底节或脑干。约 50% 的女性患者患有畸胎瘤。盆腔 MRI 比 CT 和超声更加敏感，但肿瘤可能会比较小而被漏诊。治疗方面包括肿瘤切除和免疫治疗（相关内容见第 17 章）。

3. 电压门控钾通道复合物抗体相关脑炎

一直以来，人们通常认为电压门控钾通道复合物抗体作用靶点为钾通道，而现在认为其靶点通常是膜上的其他蛋白成分，主要包括富亮氨酸胶质瘤失活 1 蛋白（leucine-rich glioma-inactivated 1，LGI₁）和接触蛋白相关蛋白 -2（contactin-associated protein-2，CASPR2），而不是通道本身。LGI₁ 抗体与典型的边缘系统脑炎病程相关，而 CASPR2 抗体更多见于神经性肌强直和 Morvan 综合征。低滴度的抗体可以在各种不相关的非自身免疫性疾病和周围神经过度兴奋的患者中见到，而在明确的边缘系统脑炎中可以看到高滴度的抗体。这种类型的脑炎更多见于男性，并且主要发生在 40 岁之后。癫痫发作见于 80% 的患者，可

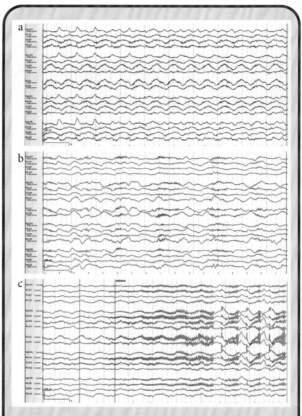

a. 在大部分记录期间，EEG 表现为典型的极度 δ 刷模式，其特征为连续的节律性 δ 活动上叠加低电压 β 活动；b. 偶尔会出现短暂的、全面性的周期性快节律活动，几乎不伴 δ 活动；c. 患者还可表现为频繁的、短暂的全身性强直发作，EEG 模式通常难以和肌电伪差鉴别，并且患者短暂麻痹以更好的观察发作期放电。EEG 设置低频滤波：1 Hz；高频滤波：70 Hz；陷波滤波：关闭。

图 8.1　一例 19 岁女性抗 GABAR 脑炎患者的连续记录 10 s 的 EEG 节选

以是复杂部分性发作或者继发全面性发作。发作性自主神经表现如竖毛发作也有报道。低钠血症（< 130 mEq/L）见于 30% ~ 60% 的患者，与抗利尿激素分泌异常综合征有关，临床上遇到低钠血症应注意对该病的鉴别诊断。

面臂肌张力障碍发作作为一种特殊的癫痫发作类型，在部分抗 LGI₁ 脑炎中被描述。这些癫痫发作频繁，每天多达数百次，特征是手臂和面部出现短暂的强直收缩，有时在一侧出现，更多的是在两侧交替出现。面臂肌张力障碍发作期间的 EEG 模式各不相同，但最常见的是弥漫性慢波衰减或暴发。面臂肌张力障碍发作通常在边缘系统

脑炎之前出现，并且对抗癫痫药物无效。相比之下，免疫治疗是有效的，且可能会避免认知损害的发生发展。精神运动性癫痫持续状态可能也很少发生。

脑脊液分析通常是正常的。50% 的脑部 MRI 表现为异常，通常表现为颞叶内侧和基底节的高信号。大部分 VGKC 复合物抗体不伴肿瘤，但存在罕见的肿瘤病例，主要与小细胞肺癌和胸腺瘤相关。激素、静脉注射丙种球蛋白或血浆置换治疗是有效的，大部分患者预后较好。临床改善通常反映血清中抗体滴度的降低。

有未明确的抗 VGKC 复合物抗体的儿童也报告了颞叶癫痫持续状态病例，并且在一例抗 CASPR2 抗体脑炎患者中报道了肌阵挛癫痫持续状态。

4. 其他神经元表面抗体相关脑炎

最近已经描述了几种具有针对神经元表面抗原抗体的自身免疫性脑炎综合征，相比抗 GABAR 脑炎和 VGKC 复合物抗体相关脑炎更少见，但有些也可引起癫痫持续状态。

边缘系统脑炎相关抗体：GABA-B 受体，AMPA 受体和甘氨酸受体。抗体作用于 GABA-B 受体 R_1 亚基的患者表现为典型的边缘系统脑炎，即癫痫发作和精神运动性癫痫持续状态。该抗体可能在患者血清中检测不到，而仅在脑脊液中出现。一半的病例与肿瘤相关，主要是小细胞肺癌。在副肿瘤相关的病例中 1/3 ～ 1/2 发现了副肿瘤相关抗体，而在非副肿瘤相关的病例中，通常伴其他自身免疫性疾病（包括 1 型糖尿病、特发性血小板减少症和甲状腺炎）或自身抗体〔谷氨酸脱羧酶 65（glutamic acid decarboxylase 65，GAD65）、甲状腺过氧化物酶（thyroid peroxidase，TPO）、甲状腺球蛋白（thyroglobulin，TG）〕。大多数患者对免疫治疗和肿瘤切除部分有效，甚至完全康复。

已在患者的血清或脑脊液中检测到抗体作用于 AMPA 受体的 GluR1 或 GluR2 亚基，表现为边缘系统脑炎和精神症状，多见于中年女性。与其他神经元表面抗原抗体相似，AMPA 受体抗体可能在血清中检测不到而仅出现在脑脊液中。患者可能伴发肿瘤，大部分表现为小细胞肺癌。患者对治疗（免疫治疗伴或不伴肿瘤切除）有效，但大

多数患者出现复发，即使在肿瘤切除后。

甘氨酸受体抗体主要与"僵人综合征"、合并强直和肌阵挛的进行性脑脊髓炎有关，但也有少数伴癫痫发作和癫痫持续状态的边缘系统脑炎被报道。很少伴发肿瘤。

脑炎和难治性癫痫持续状态相关抗体：GABA-A 受体抗体。在典型的边缘系统脑炎或难治性癫痫持续状态伴多发、局灶的 MRI 皮层异常患者中，可检测到高滴度的抗体作用于 GABA-A 受体上的 $α_1$、$β_3$ 和 $γ_2$ 亚基。与 GABA-B 受体抗体脑炎相似，很多患者伴有其他自身免疫性疾病（比如 1 型糖尿病、特发性血小板减少症、甲状腺炎、乳糜泻）、自身抗体（谷氨酸脱羧酶 65、甲状腺过氧化物酶、甲状腺球蛋白、肌内膜、VGKC 复合物、GABAR），或两者均有。一半的患者对免疫治疗部分有效。

5. 谷氨酸脱羧酶 65 抗体相关脑炎

在患有僵人综合征或者小脑共济失调伴 1 型糖尿病的患者中发现了谷氨酸脱羧酶 65 抗体浓度升高。它们同样以较低的滴度，存在于大多数患有 1 型糖尿病且无神经系统综合征的患者中。谷氨酸脱羧酶 65 是一种神经细胞内蛋白，自身抗体的致病作用尚存在争议，特别是因为神经系统的表现如此多变。然而，谷氨酸脱羧酶 65 抗体相关脑炎或癫痫的病例已有很多报道，多见于年轻女性，慢性脑炎病程。已有报道颞叶起源的精神运动性癫痫持续状态。在一小部分儿童患者中描述了伴自主神经功能障碍的全面性惊厥性癫痫持续状态的严重病例。这些患者与抗 GABA-A 受体抗体相关综合征重叠。通常，发现血清中的高抗体滴度时，也能检测到鞘内合成升高。大多数病例与癌症无关，但少数患者可能患有小细胞肺癌。

6. 急性播散性脑脊髓炎和多发性硬化症引起的癫痫持续状态

与同龄人相比，多发性硬化症患者的癫痫发作风险更高，这可能是由于皮层脱髓鞘和炎症引起的。局灶性癫痫持续状态是可能的，但很少见。

急性播散性脑脊髓炎（acute disseminated encephalomyelitis，ADEM）的癫痫发作更为常见，尤其是在严重病例中，可见于 2/3 的患者。持续部

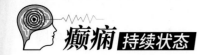

分性癫痫和非惊厥性癫痫持续状态是罕见的表现。

7. 自身免疫性甲状腺炎相关激素反应性脑病

自身免疫性甲状腺炎相关激素反应性脑病 (steroid-responsive encephalopathy associated with autoimmune thyroiditis, SREAT), 过去称为桥本脑病。表现为亚急性脑病（比如快速起病的痴呆、谵妄和意识改变）、运动障碍（如肌阵挛、共济失调和震颤），以及卒中样发作的各种组合。癫痫发作发生在多达 2/3 的病例中。一些患者患有甲状腺功能减退或甲状腺功能亢进，并且都检测到高滴度的甲状腺过氧化物酶和甲状腺球蛋白抗体。患者对激素治疗有效。一些与高滴度甲状腺抗体相关的孤立性全面性惊厥性癫痫持续状态和非惊厥性癫痫持续状态病例被报道。它们代表自身免疫性甲状腺炎相关激素反应性脑病的一个亚型还是一个单独的疾病实体尚不清楚，特别当神经元表面抗原抗体在一些甲状腺抗体阳性的患者中被发现。

8. 继发于系统性炎症疾病的癫痫持续状态

全身性炎症导致癫痫发作和癫痫持续状态的机制是多重的，且总体上知之甚少。

癫痫发作发生在约 15% 的系统性红斑狼疮患者，且是其主要诊断标准的一部分。癫痫发作通常发生在 SLE 起病时，并且往往伴随疾病发作。全面性惊厥性癫痫持续状态、非惊厥性癫痫持续状态和精神运动性癫痫持续状态均有报道。具有抗磷脂抗体和卒中的患者风险较高，但脑缺血不是癫痫发作的唯一原因。一些抗核抗体阳性的患者也伴有神经元表面抗原抗体。可逆性后部白质脑病综合征 (posterior reversible encephalopathy syndrome, PRES) 经常导致癫痫发作和癫痫持续状态，逐渐被认为是 SLE 和其他系统性自身免疫病的并发症。与癫痫持续状态相关的其他系统性炎性疾病总结见表 8.2。

三、少见感染

癫痫发作常并发于中枢神经系统感染，且癫痫持续状态是其预后不良的独立危险因素。然而，脑炎经常被认为是癫痫持续状态的常见病因，但仅 1/4 ～ 1/3 的病例确定了感染源。1 型单纯疱疹病毒、水痘带状疱疹病毒和肠道病毒是最常见的病原体。除此之外，还有一系列可引起脑炎和癫痫持续状态的罕见病毒、细菌、寄生虫和真菌（表 8.3）。

表 8.3　癫痫持续状态的少见感染性病因

分类	病原体
非典型细菌	巴尔通体属
	梅毒螺旋体
	伯纳特氏立克次体
	肺炎支原体
	恙虫病东方体属（恙虫病）
	志贺菌属
	鹦鹉热衣原体
	查菲埃立克体 / 嗜吞噬细胞无形体
	立克次体
	钩端螺旋体
病毒	疱疹病毒 巨细胞病毒 爱泼斯坦 – 巴尔病毒 人类疱疹病毒 -6
	虫媒病毒 黄病毒（蜱传复合体 / 日本、西尼罗河、圣路易斯、墨累山谷） 布尼亚病毒（加利福尼亚、拉克罗斯、托斯卡尼、詹姆斯敦峡谷、裂谷热） 囊膜病毒 呼肠孤病毒（科罗拉多壁虱热）
	流感病毒 A
	流感病毒 B
	微小病毒 B_{19}
	人类免疫缺陷病毒
	麻疹病毒
	风疹病毒
	腮腺炎病毒（腮腺炎）
	亨德拉病毒
	多形瘤病毒
寄生虫	肺吸虫
	囊虫
	恶性疟原虫
	弓形虫
	棘阿米巴原虫
	巴拉姆希阿米巴原虫
	浣熊贝利斯蛔虫
真菌	副球孢子菌
	毛霉菌
	犁头霉
	隐球菌
	组织胞浆菌

注：此表仅列出了与癫痫持续状态相关的病原体。此表之外的病原体相关脑炎也可能导致癫痫持续状态。

当然，并不是所有引起脑炎的病原体都与癫痫持续状态有关，但这可能部分是由于大多数病例对癫痫发作的描述有限，并且对连续 EEG 监测的使用差异较大。此处列出的感染病原体列表不可能面面俱到，当怀疑脑炎时，建议进行全面筛查。首先，不建议盲目地对随机筛查进行排序，相反，推荐根据宿主和环境因素、临床表现、最初的血液和脑脊液分析结果及脑部 MRI 进行综合诊断（表 8.4）。

表 8.4　癫痫持续状态的病因诊断线索

诊断线索	病因
免疫治疗和状态	
免疫缺陷（获得性免疫缺陷综合征，免疫抑制药物）	巨细胞病毒、人类疱疹病毒 -6、水痘 – 带状疱疹病毒、人类免疫缺陷病毒、西尼罗河病毒、肺结核支原体、新型隐球菌、荚膜组织胞浆菌、刚地弓形虫
免疫抑制剂和化疗药	PRES、药物中毒
物质滥用	
酒精	戒断、亚急性酒精中毒性脑病伴癫痫发作
注射药物	药物中毒、获得性免疫缺陷综合征及相关感染
摄食	
未灭菌的牛奶	蜱媒病毒、伯纳特氏立克次体
阳桃	阳桃中毒、草酸
中毒物质的职业暴露	与毒物相关
地理因素（居住地和旅行史）	
非洲	西尼罗河病毒
澳大利亚	墨累山谷脑炎病毒、流行性乙型脑炎病毒、亨德拉病毒
中美洲和南美洲	东方马脑炎病毒、西方马脑炎病毒、委内瑞拉马脑炎病毒、圣路易斯脑炎病毒、立克次体
欧洲	西尼罗河病毒、蜱媒病毒、查菲埃立克体 / 嗜吞噬细胞无形体
印度、尼泊尔	流行性乙型脑炎病毒
中东	西尼罗河病毒
俄罗斯	蜱媒病毒
东南亚、中国、环太平洋地区	流行性乙型脑炎、蜱媒病毒、尼帕病毒
季节因素	
夏末 / 初秋	虫媒病毒、肠道病毒
冬季	流感病毒
动物暴露	
猫	巴尔通体、刚地弓形虫

续表

诊断线索	病因
马	东方马脑炎病毒、西方马脑炎病毒、委内瑞拉马脑炎病毒、亨德拉病毒
浣熊	浣熊贝利斯蛔虫
啮齿类动物	巴尔通体、东方马脑炎病毒、西方马脑炎病毒、蜱媒病毒、波瓦萨病毒，扎克罗斯病毒
绵羊和山羊	伯纳特氏立克次体
猪	乙型脑炎病毒、尼帕病毒
昆虫暴露，包括感染区旅行史	
蚊子	东方马脑炎病毒、西方马脑炎病毒、委内瑞拉马脑炎病毒、圣路易斯脑炎病毒、墨累山谷病毒、乙型脑炎病毒、西尼罗河病毒、扎克罗斯病毒
蜱	蜱媒病毒、波瓦萨病毒、立克次体、查菲埃立克体 / 嗜吞噬细胞无形体
前驱症状	
明显的行为或精神症状	抗 NMDA 受体脑炎
明显的记忆力问题	边缘系统脑炎、抗 VGKC 复合物脑炎
呼吸道症状	NORSE/FIRES、ADEM、肺炎支原体
胃肠道症状	NORSE/FIRES、ADEM
一般检查	
发热	感染或炎症性脑炎
皮疹	巨细胞病毒、水痘 – 带状疱疹病毒、人类疱疹病毒 -6、西尼罗河病毒、肠道病毒、立克次体、肺炎支原体、查菲埃立克体 / 嗜吞噬细胞无形体
皮损病变	巴尔通体
局部淋巴结肿大	巴尔通体、肺结核支原体
全身淋巴结肿大	人类免疫缺陷病毒、爱泼斯坦 – 巴尔病毒、巨细胞病毒、西尼罗河病毒、梅毒螺旋体、刚地弓形虫
视网膜炎	巨细胞病毒、西尼罗河病毒、巴尔通体
腮腺炎	流行性腮腺炎
肝炎	伯纳特氏立克次体
呼吸道发现	巨细胞病毒、委内瑞拉马脑炎病毒、尼帕病毒、亨德拉病毒、流感病毒、腺病毒、肺炎支原体、伯纳特氏立克次体、肺结核支原体、荚膜组织胞浆菌
神经系统检查	
急性下运动神经元综合征	乙型脑炎病毒、西尼罗河病毒、蜱媒病毒、肠道病毒（血清型 71、柯萨奇病毒）

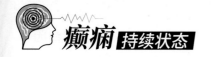
续表

诊断线索	病因
急性帕金森病	乙型脑炎病毒、圣路易斯脑炎病毒、西尼罗河病毒、尼帕病毒、刚地弓形虫
明显的口－舌肌张力障碍	抗 NMDA 受体脑炎
面－臂肌张力障碍	抗 VGKC 复合体（LGI1）脑炎
共济失调	爱泼斯坦－巴尔病毒、线粒体病
EEG	
极度 δ 刷	抗 NMDA 受体脑炎
极度纺锤	肺炎支原体
顶枕癫痫样放电和癫痫发作	线粒体病、PRES
MRI	
明显的颞叶内侧受累	副肿瘤和自身免疫边缘系统脑炎、抗 VGKC 复合物脑炎
基底节	圣路易斯脑炎病毒、拉克罗斯病毒、墨累山谷病毒
PRES 影像	PRES
卒中样影像	POLG1、MELAS
脑脊液	
正常的蛋白水平和细胞数	遗传性疾病
乳酸升高	线粒体病
嗜酸性粒细胞	寄生虫性脑炎
血和血清	
肝脏测试升高	线粒体病（POLG1）、立克次体、巨细胞病毒

注：PRES：可逆性后部白质脑病综合征；NORSE：新发难治性癫痫持续状态；FIRES：发热疾病相关癫痫综合征；ADEM：急性播散性脑脊髓炎；POLG1：线粒体聚合酶 γ 催化亚基 1；MELAS：线粒体脑肌病伴高乳酸血症和卒中样发作；NMDA：N-甲基 -D- 天冬氨酸；VGKC：电压门控钾离子通道；LGI1：富亮氨酸胶质瘤失活 1 蛋白。

（一）非典型细菌

1. 猫爪热

巴尔通体（或更加罕见的五日热巴尔通体）引起猫爪热，又称局限性淋巴结炎。它主要发生在儿童，表现为猫抓伤或咬伤邻近部位的局部淋巴结病变。接触部位经常可以看到剥脱性斑疹或丘疹样皮肤病变。大多数患者还会出现全身症状，如发热、乏力和肌痛。1% ～ 2% 的病例会出现严重的脑膜脑炎，且常伴全面性惊厥性癫痫持续状态。猫爪热的治疗包括抗癫痫药物和抗生素（儿童使用阿奇霉素和利福平，成年人使用多西环素和利福平）。

2. 肺炎支原体

目前已有报道严重的肺炎支原体脑炎可导致难治性癫痫持续状态。大多数病例发生在儿童和年轻人，发病前有发热的上呼吸道疾病。诊断主要依靠血清学，而很少或几乎没有报道可以通过培养或 PCR 直接鉴定脑脊液中的病原体，提示大量病例是在感染后引起的免疫反应导致的。在两例患有肺炎支原体脑炎的儿童中报道了一种特殊的短暂极度纺锤波 EEG 模式。

（二）罕见病毒

1. 巨细胞病毒

巨细胞病毒（cytomegalovirus，CMV）脑脊髓炎更容易发生在免疫功能低下的患者，特别是那些患有获得性免疫缺陷综合征或移植后接受免疫移植药物的患者，这通常由于患者 CD4 细胞数较低引起潜伏病毒的再激活。巨细胞病毒在免疫功能正常的患者中累及神经系统的情况很少见，但是是继胃肠道疾病后第二常见的感染表现。患者可出现以下症状或体征的混合表现：脊髓炎、脑炎、脑膜炎或神经根病变。中枢神经系统以外的受累表现也很常见，包括肝炎、结肠炎、肺炎和视网膜炎。脑脊液异常是非特异和可变的。通常不存在脑脊液细胞数增多或仅轻度出现，主要由淋巴细胞和单核细胞组成。脑脊液蛋白水平升高也相对少见。脑部 MRI 可能正常，但有时也表现为白质的弥漫或斑片状 T_2/FLAIR 高信号。另外，若同时也能看到脑室炎的影像表现，则可能能明确诊断。

2. 爱泼斯坦－巴尔病毒

爱泼斯坦－巴尔病毒感染的神经系统并发症并不常见。在免疫功能低下的患者中，它通常与原发性 CNS 淋巴瘤密切相关。而在免疫功能正常的患者中，它与多种神经系统表现有关，包括小脑炎、急性播散性脑脊髓炎、脑脊髓神经根炎、格林巴利综合征和贝尔麻痹。与 HSV_1 和巨细胞病毒感染的情况相反，爱泼斯坦－巴尔病毒相关神经系统并发症的可能机制涉及感染后的免疫过程。儿童和年轻成年人初次感染爱泼斯坦－巴尔病毒相关脑炎可表现为癫痫发作，通常缺乏传染性单核细胞增多症的表现。孤立的难治性癫痫持续状态也有报道。

3. 人类疱疹病毒 -6

急性人类疱疹病毒 -6（human herpes virus-6，HHV-6）感染会导致儿童出现玫瑰疹，且与热性惊厥相关。已知该病毒可以整合到人类 DNA 中，在整个生命周期中可以在身体组织和体液中检测到，包括无症状个体。它已在大多数的内侧颞叶硬化手术标本中被检测到。

同种异体造血干细胞移植后，人类疱疹病毒 -6 再激活与发热、皮疹和急性边缘性脑炎相关〔称为移植后急性边缘性脑炎（post-transplant acute limbic encephalitis, PALE）〕。脐带血移植后发生率较高。与非感染边缘系统脑炎一样，颞叶癫痫发作很常见，并可进展为癫痫持续状态。

4. 虫媒病毒

随着新毒株的出现和已知病原体的扩展，虫媒病毒感染已经是全球脑炎的一个重要的原因。发热、头痛、心神不安、肌痛、呕吐和恶心常先于神经系统症状出现，并在接触后数日内发生。并且还可能出现脑膜炎、脑脊髓炎的多种症状和体征。癫痫发作有时可以演变为癫痫持续状态，这种情况几乎在所有的虫媒病毒脑炎中均可见到。帕金森病在登革热、乙型脑炎病毒、西尼罗河病毒、东方马脑炎病毒和西方马脑炎病毒感染中很常见。急性下运动神经元综合征常见于登革热、乙型脑炎病毒、西尼罗河病毒和蜱媒病毒感染。实验室和影像学检查可能是非特异或正常的，尤其是在疾病的早期阶段。脑脊液检查结果包括淋巴细胞增多，且伴有轻度蛋白升高。脑脊液葡萄糖通常是正常的，但也可看到低水平的葡萄糖。大多数虫媒病毒都可以进行快速血清或脑脊液抗体检测。脑部 MRI 在早期或轻度的病例中表现为正常。某些病毒具有空间特异性，如流行性乙型脑炎容易累及基底节、脑干及脊髓。基底节也可能与圣路易斯、拉克罗斯和墨累山谷病毒脑炎有关。EEG 常表现为一些非特异的异常模式，比如在西尼罗河病毒脑炎中有报道过三相波。

癫痫持续状态的其他少见感染性病因，包括寄生虫和真菌，总结在表 8.3。

四、癫痫持续状态的遗传和先天性病因

癫痫是许多遗传和先天性神经系统疾病的共同特征（表 8.5）。最近的一项系统综述确定了 120 多个与癫痫持续状态相关的突变基因。这些突变大多数会导致罕见的综合征，主要发生在新生儿、婴儿及儿童。癫痫发作和癫痫持续状态只是其中的一个症状，该综合征还包括畸形、皮肤异常、发育异常、器官衰竭、脑畸形等。大多数疾病可以细分为遗传代谢病，包括线粒体病、皮质发育畸形、神经皮肤综合征和癫痫性脑病。癫痫发作通常是一种非特异的表现，当癫痫持续状态出现时通常需要鉴别诊断。下面讨论的病例主要涉及癫痫持续状态可能是遗传性疾病的初始或唯一表现，这一特异的临床表现，使它们更易于诊断。

表 8.5　癫痫持续状态的遗传和先天性病因

	天使综合征
	4p 部分单体综合征
染色体异常	环形染色体 -20，17，14
	脆性 X 染色体综合征
	X- 连锁智力迟钝综合征
	氨基酸代谢障碍
	· 2- 羟基戊二酸尿症
	· D- 甘油酸血症
	· 赖氨酸尿性蛋白不耐受
	· 枫糖尿症
	· 磷酸丝氨酸氨基转移酶缺陷症
	· 3- 磷酸甘油酸脱氢酶缺陷症
	· 3- 甲基巴豆酰辅酶 A 羧化酶缺乏症
	· 高脯胺酸血症
遗传代谢病	柠檬酸代谢障碍（柠檬酸循环）
	· 富马酸尿症
	铜代谢障碍
	· 肝豆状核变性
	· 门克斯病
	肌酸代谢障碍
	· 胍基乙酸甲基转移酶缺陷
	胞质蛋白合成障碍
	· 胞质谷氨酸 -tRNA 合成酶障碍

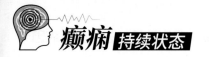
续表

遗传代谢病	脂肪酸代谢障碍
	·联合性氧化磷酸化缺乏症
	·肉碱棕榈酰基转移酶 II 缺乏症
	·3-羟酰基辅酶 A 脱氢酶缺乏症
	脑叶酸转移障碍
	·叶酸转移蛋白缺乏症
	GABA 代谢障碍
	·GABA 转氨酶缺乏症
	·琥珀酸半醛脱氢酶缺陷病
	甘氨酸代谢障碍
	·D-甘油酸血症/非酮症高甘氨酸血症
	葡萄糖转运障碍
	·葡萄糖转运体 1 缺陷综合征
	糖基化障碍
	·天冬酰胺连锁糖基化缺陷症
	脂质储存障碍
	·戈谢病 3 型
	·GM2 神经节苷脂贮积症（Tay-Sachs）
	·GM2 神经节苷脂贮积症（Sandhoff）
	·异染性脑白质营养不良
	·肾上腺脑白质营养不良
	·过氧化物酶体生物发生障碍
	·脑肝肾综合征
	·植烷酸贮积症
	嘌呤和嘧啶代谢障碍
	·腺苷酸琥珀酸裂解酶缺乏症
	·β-脲基丙酸酶缺乏症
	·维生素反应性疾病
	·吡哆醇依赖性癫痫
	·5-磷酸吡哆醛依赖性癫痫
	·亚叶酸依赖性癫痫
	·钴胺素 C/D 缺乏症
	·生物素酶缺乏症/多发性羧化酶缺乏症
	尿素循环障碍
	·鸟氨酸氨甲酰基转移酶缺乏症
	·瓜氨酸血症 II 型
	血红素代谢障碍
	·急性卟啉病
	其他
	·Aicardi-Goutières 综合征 6 型
	·亚历山大病
	·GM3 合成酶缺乏症
	·钼辅酶缺乏症

续表

遗传代谢病	·黏多糖贮积症 II 型（亨特综合征）
	·1-磷脂酰肌醇 -4, 5-二磷酸 -磷酸二酯酶 β1 缺陷症
	·非酮症高甘氨酸血症
	·丙酮酸羧化酶缺乏症
进行性肌阵挛性癫痫	Unverricht-Lundborg 病
	拉福拉（Lafora）病
	进行性肌阵挛癫痫 3-7 型
	MERRF
	唾液酸沉积症 1 型
	唾液酸沉积症 2 型
	神经元蜡样质脂褐质沉积症 2 型
	神经元蜡样质脂褐质沉积症 3 型
	神经元蜡样质脂褐质沉积症 6 型（库夫斯病）
婴幼儿癫痫性脑病和严重癫痫综合征	婴儿严重肌阵挛癫痫
	伦诺克斯-加斯托综合征
	婴儿癫痫伴游走性局灶性发作
	早期婴儿癫痫性脑病（大田原综合征）
	婴儿痉挛症
儿童良性局灶性癫痫	Panayiotopoulos 综合征
特发性全面性癫痫综合征	癫痫伴幻觉缺失
皮质发育障碍	局灶性皮质发育不良
	脑裂畸形
	灰质异位
	多小脑回
	半侧巨脑症
	无脑回畸形
神经皮肤综合征	斯德奇-韦伯综合征
	结节性硬化
	伊藤色素减少症
	神经皮肤黑色素细胞增多症
线粒体病	Alpers-Huttenlocher / POLG1 综合征
	MELAS
	MERFF
	IOSCA
其他	CADASIL
	Wolfram 综合征
	雷特综合征
	PMSE 综合征
	Robinow 综合征
	歌舞伎综合征

续表

其他	科凯恩综合征
	皱皮综合征
	家族性神经丝氨酸蛋白酶抑制剂包涵体脑病

注：以粗体表示癫痫持续状态为主要表现或唯一症状的综合征。GABA：γ-氨基丁酸；POLG1：线粒体聚合酶 γ 催化亚基 1；MELAS：线粒体脑肌病伴高乳酸血症和卒中样发作；MERRF：肌阵挛性癫痫伴破碎红纤维综合征；IOSCA：婴儿起病脊髓小脑性共济失调；CADASIL：伴皮质下梗死和白质脑病的常染色体显性遗传性脑动脉病；PMSE：羊水过多 - 巨脑 - 症状性癫痫综合征。

1. 线粒体病

癫痫发生在 20% ～ 50% 的线粒体疾病患者中，通常是该病的早期表现。该病的基因突变位点的患病率各不相同，具体如下：$m.8344A > G$ 点突变患病率最高（> 90%），常作为 MERFF 的一部分；$m.3243A > G$ 突变为 35%；$POLG1$ 突变为 25%；以及少见的 $m.12147G > A$，$m.8993T > G$ 和隐性 $TRIT1$ 突变。其他的突变包括线粒体 DNA 缺失，很少引起癫痫，据报道发生率 < 10%。癫痫风险在这些疾病的不同尚不清楚，可能与皮层中间神经元的优势性或局灶性能量衰竭的发生有关，如卒中样发作。

该病可表现为多种癫痫发作类型，且同一患者可表现为几种不同的癫痫发作类型。然而 $m.8344A > G$ 点突变患者通常表现为肌阵挛癫痫发作（但很少出现癫痫持续状态），但其他基因型中最常见的癫痫发作是局灶性发作，伴或不伴继发全面性发作。

目前，已在 $m.3243A > G$ 和 $m.12147A > G$ 突变的患者中报道了癫痫持续状态，所有的病例均为线粒体脑肌病伴高乳酸血症和卒中样发作。通常累及儿童和年轻人，但越来越多的成年人晚期起病的患者被报道。$POLG1$ 基因中的 $A467T$ 和 $W748S$ 突变容易引起青少年或成年人早期起病的 Alpers-Huttenlocher 肝脑综合征。枕叶癫痫是大多数病例的主要症状，通常与偏头痛样头痛同时发生或发作后不久出现。患者会出现局灶运动继发全面发作，肌阵挛发作（myoclonic seizure，MS）和持续部分性癫痫。眼球震颤、共济失调、神经病变和眼外肌麻痹是反复无常的特征。也可能出现卒中样发作。肝脏受累程度不一，但可导致暴发性肝衰竭和坏死，有时因使用丙戊酸钠而诱发。脑脊液中的乳酸有时会升高，但并不总是如此。

线粒体疾病伴发的癫痫持续状态需要及时治疗。应该识别和治疗潜在的诱因，包括感染、脱水或代谢紊乱。并发症（心肌病，肠梗阻）也是需要考虑的，特别是对于危重患者。应避免使用丙戊酸钠，特别是对于可能携带 $POLG$ 基因突变的患者，这主要是因为其潜在的暴发性肝毒性。口服 L- 精氨酸补充剂可减轻线粒体脑肌病伴高乳酸血症和卒中样发作的程度和频率，因此，鉴于这两种并发症之间的联系，这用来控制癫痫持续状态也有可能被证明是有效的。

2. 20 号环形染色体综合征

20 号环形染色体综合征是一种罕见的染色体异常，特点是 20 号染色体的双臂融合形成环状染色体。它与癫痫发作和精神发育迟滞有关。参与融合的 20 号染色体的 q13.33 区域包括两个与其他癫痫综合征相关的基因：烟碱型乙酰胆碱受体 α-4 亚基，与常染色体显性遗传夜间额叶癫痫相关；电压门控钾通道 KQT 亚家族成员 2，与良性家族性新生儿惊厥有关。环形染色体这一区域的微缺失可能会导致癫痫。

当然，并不是所有的患者均表现为癫痫，但癫痫是该综合征的最常见表现。癫痫发作常发生于儿童。多种癫痫发作类型通常发生在同一个患者。包括复杂部分性发作，通常来源于额叶，强直发作和全面性强直 - 阵挛性发作。额叶癫痫发作可在夜间发生，表现为类似觉醒、恐惧或幻觉的伸展和转动等微妙表现，可能被误诊为噩梦或其他睡眠障碍。

该综合征最具特征性的发作类型是长时间发作的非惊厥性癫痫持续状态，类似于非典型失神发作持续状态。在此期间，儿童表现为困惑、意识水平下降、凝视，有时伴惊恐。这些发作特征可能难以识别，可持续数小时甚至数天，可能以强直 - 阵挛性发作结束。发作期 EEG 表现为特定的模式，即全面性的纺锤样的、不规则的棘慢复合波或者 2 ～ 4 Hz 的高波幅慢波，以额叶为主。发作间期 EEG 表现为全面的棘慢波放电或节律性

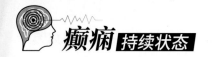
θ活动，同样以额叶为主。

大多数受影响的儿童也有一定程度的智力障碍和行为异常。尽管这些问题可能在癫痫发作之前或之后出现，但在癫痫发作后往往会恶化。与大多数其他的染色体疾病不同，先天性畸形很少见，但可能出现生长缓慢、身材矮小、小头畸形及面部特征的细微异常。

20号环形染色体异常并不存在于病患所有的细胞，可能仅局限于5%的细胞。比较基因组杂交（comparative genomic hybridization，CGH）无法检测环形染色体，因此应要求检测至少50个细胞的核型进行分析以正确筛选染色体嵌合体。治疗上需要对症治疗，但癫痫发作通常是难治性的。

3. 晚发型神经元蜡样质脂褐质沉积症

神经元蜡样质脂褐质沉积症是一类神经退行性溶酶体贮积症，其特征是进行性认知减退、癫痫、共济失调和视力丧失，这是由于脂褐质在组织（包括皮层和视网膜）细胞内积累引起的。目前，已有报道了至少10种不同的变异体，并且也根据发病年龄（婴儿期、晚期婴儿期、少年和成年人）进行分类，同时也确定了相关的几个致病基因。癫痫类型表现为皮层肌阵挛和全面强直－阵挛性发作。癫痫持续状态并不常见，但罕见的迟发性蜡样脂褐质病（库夫斯病）最初可表现为孤立的持续性部分癫痫。确诊是通过皮肤活检的电子显微镜研究（尽管在成年人起病的病例中可能为阴性），最终需要通过基因检测确诊。治疗上主要为对症和支持治疗。

4. 卟啉病

卟啉病是一类由血红素生物合成途径缺陷引起的遗传代谢病。根据主要的临床表现可分为急性和非急性卟啉病。急性卟啉病的特征是急性、严重的腹痛发作和神经系统症状，如周围神经病变和精神障碍。急性发作是由多种因素导致的，包括药物、酒精、感染、外科手术、怀孕和热量摄入减少。癫痫发作占10%～20%。最常见的发作类型是复杂部分性发作和强直－阵挛性发作。癫痫持续状态很少见，但已在少数的病例中被报道过。所有患者均为成年人，癫痫持续状态是所有患者最初表现的一部分。已有报道了惊厥、非惊厥、精神运动性癫痫持续状态和持续性部分癫痫。癫痫发作和癫痫持续状态在急性卟啉病发作中的病理机制尚不清楚。一些假说认为是由于5-氨基酮戊酸的直接神经毒性作用，但在某些情况下卟啉病相关的癫痫持续状态已表现出可逆的T2/FLAIR异常，与可逆性后部白质脑病综合征类似，这是另一种已知的急性卟啉病并发症。通过在发作期间证明尿胆色素原排泄增加并最终通过基因检测确认来进行诊断。治疗上为对症治疗，可能具有挑战性，因为大多数抗癫痫药物（包括丙戊酸钠、苯巴比妥、苯妥英钠、扑米酮、卡马西平、氯硝西泮、乙琥胺、拉莫三嗪、非尔氨脂、噻加宾和托吡酯）可能会加重急性卟啉病的发作。左乙拉西坦、加巴喷丁和丙泊酚似乎是更安全的选择。

5. 其他先天性遗传代谢病

其他先天性遗传代谢病在新生儿和婴儿可能表现为明显或孤立的癫痫持续状态，包括生物素酶缺乏症、亚叶酸依赖性癫痫、吡哆醇依赖性癫痫、吡哆醛5'磷酸盐依赖性癫痫、钴胺素C/D缺乏症、3-甲基巴豆酰辅酶A缺乏症。识别这些疾病是很重要的，尤其是对于儿童患者，至少部分患者可以通过补充维生素和改善饮食受益。

6. 皮质发育畸形

皮质发育畸形，包括局灶性皮层发育不良和脑裂畸形，是难治性癫痫的常见病因。有时可表现为丛集性癫痫发作或癫痫持续状态。在一项研究中，它们是儿童新发癫痫持续状态的第三大常见原因。目前已经报道了几例皮层发育不良在不完全切除术后出现了癫痫持续状态。

五、药物诱发的癫痫持续状态

尽管似乎有很多药物可能导致癫痫发作和癫痫持续状态，但无论是治疗剂量，还是由于意外或故意超量（表8.6），药物诱发的癫痫持续状态仅占不到5%。对于大多数被指控的物质来说，因果关系很难建立，因为通常存在一些混杂因素（如既往癫痫，或其他神经系统疾病、伴随的器官衰竭、电解质失衡），并且可用的信息主要来自病例报告或小样本病例，最近对该主题进行了审查和讨论。

表 8.6 癫痫持续状态的药源性、毒素源性及医源性病因

分类	病因
抗癫痫药物	噻加宾
	氨己烯酸
	钠离子通道阻断剂（卡马西平、苯妥英钠、拉莫三嗪等）
	普瑞巴林
	丙戊酸钠
抗生素	头孢菌素类
	碳青霉烯类
	异烟肼
	喹诺酮类
	甲氟喹、氯喹
抗抑郁药物	安非他酮
	三环类抗抑郁药，特别是阿莫沙平
	选择性 5- 羟色胺再摄取抑制剂
	碳酸锂
抗精神病药物	神经阻滞剂恶性综合征
化疗药物	联合化疗
	铂剂
	阿糖胞苷
	吉西他滨
	伊立替康
	干扰素 α
	白细胞介素 -2
	人源性单克隆抗体
	贝伐珠单抗
	易普利姆玛
	利妥昔单抗
	英利昔单抗
	酪氨酸激酶抑制剂
	伊马替尼
	帕唑帕尼
	索拉非尼
	舒尼替尼
	粒细胞 – 巨噬细胞集落刺激因子
	异环磷酰胺
免疫抑制和免疫调节药物	环孢霉素
	他克莫司
	西罗莫司
	静脉内注射丙种球蛋白
	抗 TNF-α（依那西普）
	抗淋巴细胞球蛋白
	大剂量激素

续表

分类	病因
其他药物	林旦
	苄氯菊酯
	氟马西尼
	4- 氨基吡啶（达伐吡啶）
	柳氮磺吡啶
	茶碱
	抗组胺药物
	阿片类（吗啡、曲马多）
互补的非传统医学	琉璃苣油
	苦楝油
娱乐性药物	酒精和 SESA
	可卡因
	安非他命
	摇头丸
	麦角氨酸
	合成大麻类（"趣味"）
	闻胶水和汽油
环境毒素	铅
	铝
	阳桃（草酸、阳桃毒素）
	有机磷酸酯类、有机氯类和拟除虫菊酯类
	生物毒素类（蝎毒素、类毒素、雪卡毒素、软骨藻酸）
	氰化物
医源性	放疗（SMART 综合征）
	电休克治疗
	癫痫手术
	颅内电极植入
	颞叶切除术
	局灶性皮质发育不良的部分切除术
	颈动脉血管重建术（血管成形术、支架植入术、动脉内膜切除术）
	脑过度灌注综合征
	造影剂增强 CT、血管造影术、脑血管造影术

注：TNF：肿瘤坏死因子；SMART：放射治疗后卒中样偏头痛；SESA：慢性酒精中毒伴癫痫发作的亚急性脑病。

1. 抗癫痫药物

旨在预防癫痫发作的药物可能会导致癫痫发作，甚至会导致癫痫持续状态，这似乎是自相矛盾的。此外，在接受癫痫治疗的患者中，癫痫持续状态的发生很容易归因于潜在的疾病，而不是治疗的药物。但是，已有足够的证据表明抗癫痫药物可能会导致癫痫持续状态。特别是对于特

发性全面性癫痫的患者，钠离子通道阻断剂（主要包括苯妥英钠、卡马西平、奥卡西平和拉莫三嗪）、GABA 能药物（噻加宾和氨己烯酸）能够诱发或加剧失神发作持续状态及肌阵挛癫痫持续状态。对于癫痫患者和既往没有癫痫病史的个体，目前很少用的噻加宾能够加重癫痫持续状态。噻加宾诱导的癫痫持续状态表现为肌阵挛伴意识改变。EEG 显示为持续的尖慢波、棘波和多棘波放电。具体的机制尚不清楚，可能包括皮层中间神经元的强直抑制和丘脑－皮质振荡网络的增强。临床管理包括停用噻加宾，使用苯二氮䓬类药物，必要时更换另一种抗癫痫药物。少数研究报道普瑞巴林可能增加老年人患慢性肾衰竭的风险，也可能与使用丙戊酸钠有关。

2. 抗生素

头孢菌素通过抑制 GABA-A 受体介导氯离子电流发挥神经毒性和促惊厥的作用，并引起脑病、肌阵挛、癫痫发作和非惊厥性癫痫持续状态。很多受影响的患者是肾功能受损的老年人或危重患者。EEG 表现为全面的周期性或棘慢波放电。当毒性发生时，有必要及时停用有问题的抗生素。血液透析或血液过滤可以快速去除血液循环的药物。如果癫痫持续状态没有改善，可能需要短期的抗癫痫发作治疗。

服用 A 组抗结核药物和抗疟疾药物（氯喹）的患者可能会发生癫痫发作和精神错乱，但很少发生癫痫持续状态，这可能是由于类似的 GABA-A 拮抗作用。

异烟肼可通过消耗吡哆醇引起癫痫持续状态，吡哆醇是谷氨酸脱羧酶的辅助因子，是 GABA 合成中的限速酶。大多数病例是由儿童意外摄入药物所致的。吡哆醇替代疗法是有效的。

3. 化疗和免疫治疗

癫痫发作和癫痫持续状态是许多化疗和免疫治疗药物的罕见并发症。在大多数情况下，它们是在可逆性后部白质脑病综合征的基础上发展而来的。

相反，异环磷酰胺毒性具有不同的机制和临床表现，表现为进行性脑病，伴有意识模糊、谵妄和肌阵挛。多达 2/3 的病例存在 EEG 异常，其中一些病例具有清晰的非惊厥性癫痫持续状态 EEG，包括对静脉注射苯二氮䓬类药物的反应。脑部 MRI 大多数表现为正常。其毒性机制包括肝脏脂肪酸氧化破坏和氯乙醛主要代谢物的直接神经毒性作用。除了停药外，亚甲蓝治疗效果显著，可快速逆转脑病，其作用是短暂的，需要每 4 个小时重复给药一次。

六、毒素相关的癫痫持续状态

1. 酒精和慢性酒精中毒伴癫痫发作的亚急性脑病

酒精可能是最常见的与癫痫发作和癫痫持续状态相关的有毒物质，通常发生在长期滥用酒精或酗酒一段时间后的戒断情况下。癫痫发作通常发生在最后一次饮酒后 48 小时内，并且有 20% ～ 40% 的患者发展为癫痫持续状态。鉴于长期滥用酒精的高发生率，酒精戒断性癫痫持续状态可能占所有癫痫持续状态患者的 10% ～ 15%。癫痫持续状态主要为全面性惊厥性，通常对苯二氮䓬类药物反应良好。

慢性酒精中毒伴癫痫发作的亚急性脑病（subacute encephalopathy with seizures in chronic alcoholism，SESA）与上述这种典型的酒精戒断性癫痫持续状态不同。SESA 受影响的主要是长期滥用酒精者，表现为进行性精神错乱、局灶性癫痫发作和局灶性神经功能缺损。SESA 的首发症状与酒精中毒或戒断之间没有明确的关系。脑病的原因尚未阐明，但一些作者认为这可能与频繁的癫痫发作或非惊厥性癫痫持续状态有关，这至少已在 50% 的病例中得到证实。局灶性神经系统体征包括偏瘫、忽视或偏盲。它们通常是短暂的，可能对应发作后的现象。EEG 的表现包括局灶性散发性癫痫样放电、局灶性慢波、单侧周期性放电、局灶性发作和癫痫持续状态。颞叶和颞叶外的癫痫发作均已经被记录。脑部 MRI 通常表现为短暂的 T_2/FLAIR/DWI 皮层高信号，可能是围发作期和慢性血管的变化。脑脊液分析是正常的。治疗上以对症治疗为主，对抗癫痫药物反应良好。

2. 阳桃中毒

阳桃包含几种有毒物质，包括阳桃毒素和草

酸。它的摄入可能会导致谵妄和癫痫持续状态，尤其是在慢性肾衰竭患者。脑部 MRI 可能表现为可逆性后部白质脑病综合征或皮层 T_2/FLAIR/DWI 高信号，可能与强烈的发作期活动有关。具体的机制尚不清楚，可能包括直接激动 NMDA 和 AMPA 受体活性，或急性和慢性肾衰竭导致可逆性后部白质脑病综合征。治疗为对症支持治疗。

七、可逆性后部白质脑病综合征

可逆性后部白质脑病综合征是一种可逆的皮质下血管源性脑水肿疾病。目前认为是由内皮损伤和血 - 脑屏障功能障碍引起的。常见的病因包括急性肾衰竭、高血压危象、休克、化疗和免疫抑制药物、自身免疫性疾病、镰状细胞病和子痫。典型的表现是癫痫、亚急性脑病、头痛和视力障碍。脑部 MRI-T_2/FLAIR 序列比非增强 CT 更敏感，并且表现为双侧血管源性水肿，通常发生在顶枕、额上沟、分水岭区域的皮质下白质。皮层、基底节、丘脑、脑干和小脑受累也较常见。少数病例也可出现小范围的弥散受限和颅内出血。高达 75% 的患者出现全面性强直 - 阵挛性发作，但全面性惊厥性癫痫持续状态很少见，仅见于 5%～10% 的病例。复杂部分性和单纯电记录癫痫持续状态也常发生，通常起源于后头部，但其发病率尚未得到系统性的研究。EEG 记录通常显示双侧的枕部慢波、癫痫样放电或周期性放电和癫痫发作。

可逆性后部白质脑病综合征伴癫痫发作和癫痫持续状态的治疗管理包括抗癫痫药物和对潜在的病因治疗，包括消除病原体和严格控制血压。

八、不明原因的新发难治性癫痫持续状态

在超过 15% 的病例中，癫痫持续状态的病因尚不清楚。最近的研究已经引起了人们对儿童和成年人起源不明的新发难治性癫痫持续状态综合征的关注，通常先于轻度发热性疾病。这些综合征有多种名称，包括成年人新发难治性癫痫持续状态、发热疾病相关癫痫综合征、学龄儿童重症癫痫性脑病（devastating epileptic encephalopathy in school-aged children，DESC）、学龄儿童急性脑炎伴难治性重复部分性癫痫发作（acute encephalitis

with refractory repetitive partial seizures，AERRPS）、婴儿特发性偏身惊厥 - 偏瘫和癫痫综合征（idiopathic hemiconvulsion hemiplegia and epilepsy，IHHE）。大多数作者认为，这些综合征属于与炎症介导的癫痫持续状态相同的急性脑病谱系疾病。它们的特征是在其他方面健康的个体中，出现突然而频繁的癫痫发作和癫痫持续状态，通常是双侧或多灶的。在大多数情况下，癫痫发作之前会出现具有胃肠道、上呼吸道或流感样症状的非特异性发热性疾病。脑脊液分析和 MRI 通常提示脑炎相关改变（如轻度淋巴细胞增多、蛋白质水平升高，以及新皮质或颞叶内侧结构的 T_2/FLAIR 高信号），但尽管进行了广泛调查，尚未发现致病突变、病毒或抗体。这些综合征的病因尚不清楚，但 AERRPS 儿童脑脊液中细胞因子水平升高和脑活检表现为炎症浸润，这暗示其可能与鞘内过量合成的炎症分子有关，也可能是病毒感染诱发。这一假设得到了实验证据的支持，动物实验表明细胞因子是癫痫发作的强大触发因素。癫痫持续状态通常是明显难治的且可持续数周，病死率很高，大多数幸存者发展为耐药性癫痫。虽然长期认知障碍很常见，但有些患者会完全康复。抗癫痫药物和麻醉剂的治疗通常是令人失望的，但免疫疗法和生酮饮食可能是有效的治疗方法。

九、癫痫持续状态少见病因的管理方法

据报道，近 200 种不同的疾病会导致癫痫持续状态，并且高达 50% 的疾病可能需要抗癫痫药物以外的特殊治疗。了解这些情况对于确保适当的检查和治疗至关重要。

然而，由于可能的病因多种多样，对于不熟悉癫痫持续状态的临床医师来说，寻找潜在的病因可能是较难的过程，尤其是急性发生的情况和在三级医疗机构之外。因此，标准化的系统方法是必要的，并且已被证明在实践中表现良好。

详细的病史和神经系统检查仍然是正确诊断的不可替代的一步。他们应该专注于识别特定的风险因素、前驱症状和提示特定病因的相关临床体征（见表 8.4）。

所有没有明确病因的患者都应进行脑部 MRI

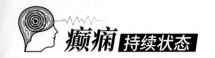

和脑脊液分析。脑部 MRI 提高了大量病例的诊断准确性，因为可逆性后部白质脑病综合征、体积小的肿瘤和脑脓肿在 CT 图像上容易被忽视。在弥散加权和 T_2/FLAIR 图像上，频繁或长时间的癫痫发作可导致非特异性围发作期变化，涉及大脑皮层、后丘脑、海马或胼胝体。这些不应被误认为是脑炎的证据。

脑脊液分析对炎症和感染性疾病的诊断至关重要。轻中度细胞增多症或轻度升高的蛋白质水平并不一定意味着感染性的病因诊断，因为这可能是由肿瘤性或自身免疫性脑炎，甚至是癫痫持续状态本身所致的。几种自身免疫性脑炎只能通过识别脑脊液中的致病抗体诊断。人们逐渐认识到各种自身免疫性疾病与癫痫持续状态之间的关联，尤其是难治性癫痫持续状态，以及在一些患者中观察到对各种免疫抑制治疗的有效反应，应将这些自身免疫性疾病的诊断作为不明原因癫痫持续状态的优先诊断。

十、总结

癫痫持续状态的少见原因很多，包括广泛的炎症和自身免疫性疾病、少见感染、罕见的遗传和先天性疾病，以及几种毒性和医源性疾病。尤其是自身免疫性脑炎逐渐被认为是癫痫持续状态的重要病因，并且可以从免疫治疗中受益。同样，感染和先天性代谢疾病需要除控制癫痫发作之外的特殊治疗。结构化的详细病史和体格检查、脑脊液分析和脑部 MRI 是指导管理和进一步优先检查的基础。尽管我们的意识不断提高，还可以进行广泛的测试，但在相当大比例的患者中，癫痫持续状态的病因仍然未知。这些隐源性癫痫持续状态，在成年人中称为新发难治性癫痫持续状态，在儿童中称为发热疾病相关癫痫综合征，通常难以完全控制发作，所以这仍然是目前临床主要的挑战。需要进一步的研究来了解这些隐源性癫痫持续状态的病因。当怀疑存在炎症机制时，一些患者可能会从免疫疗法中受益。

（译者：刘　霄　审校：王　群）

第 8 章 · 参考文献

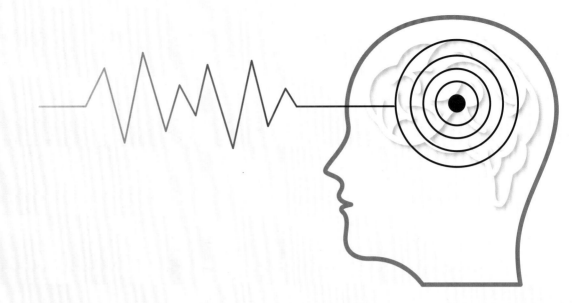

第 9 章

全面性惊厥性癫痫持续状态的临床预后

Vincent Alvarez
Andrea O. Rossetti

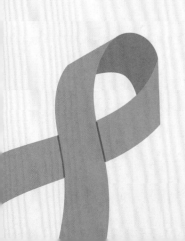

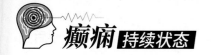

一、引言

癫痫持续状态是卒中后第二常见的潜在致命性神经系统急症，年发病率（10～40）/10万人；这一数据在过去几年有所增加，可能与对癫痫持续状态认识的加深和诊断标准的明确有关。及时、有效的治疗对癫痫持续状态患者来说是至关重要的，但不同患者的癫痫持续状态存在异质性，精准地明确癫痫持续状态的预后因素，不仅可以为照料者或家属提供护理指导，还有助于制定个体化的治疗策略，最大化治疗疗效，最小化副作用风险。本章重点介绍原发性和继发性全面性惊厥性癫痫持续状态（全面性惊厥性癫痫持续状态），即患者在发作时出现全身性强直-阵挛和意识水平下降（昏迷、嗜睡、意识模糊），至少在发作初期出现如上表现。全面性惊厥性癫痫持续状态在需要紧急救治的癫痫持续状态中约占半数。除了癫痫发作类型外，还有许多其他因素也对病死率和功能预后产生了影响，如人口统计资料、意识障碍、癫痫持续状态持续时间、潜在病因、治疗等。在简要概述了癫痫持续状态的结局之后，本章将对这些预测因素进行讨论。最后，我们讨论如何将这些因素纳入预后评分，以及它们在日常实践中如何提供帮助。

二、神经元损伤的病理生理：微观和宏观的视角

癫痫持续状态是神经元网络中自我维持的癫痫活动的临床表现。最初，蛋白质磷酸化、离子通道和神经递质的调节发挥作用。随后，受体转运和神经肽调节可能会产生适应不良的变化。40多年前，通过在狒狒体内注射二甲苯建立了癫痫持续状态动物模型，证明癫痫持续状态可诱导神经元缺血改变，特别是在大脑皮层、海马、小脑和基底神经节。在麻醉和人工通气的动物身上重复进行该实验，以实现控制全身并发症的作用，从而显示癫痫发作本身的影响。研究发现，与未麻醉的狒狒相比，这些控制组动物的神经元损伤要轻一些，但涉及的大脑区域模式是相似的。25年前发表的一篇系统性综述提出了神经元损伤的提示：谷氨酸诱导钙流入神经元、导致神经元线

粒体功能障碍、激活蛋白酶和脂肪酶、谷氨酸受体活性进一步增加，形成恶性循环。

近年来，有研究表明癫痫持续状态也可诱导神经元程序性死亡。同时也强调了神经胶质细胞在神经元损伤中发挥的作用。

这些动物模型还强调了全身系统水平的变化：体温（2～5℃）和收缩压迅速升高，同时大脑和动脉的PCO_2升高，动静脉pH值下降。虽然目前还没有人类癫痫持续状态的实验模型进一步验证，酸中毒、低氧血症、高血糖、白细胞增多和高热均可导致癫痫持续状态后神经元损伤和预后不良。在一项小队列癫痫持续状态患者的研究中报道了血清神经元特异性烯醇化酶水平的升高，癫痫持续状态水平的升高在非惊厥性癫痫持续状态中也可以观察到，表明癫痫发作本身可诱发神经元死亡。199例热性癫痫持续状态患儿中有22例的MRI报告中描述了海马异常。对于长时间癫痫持续状态的成年人，MRI弥散加权相往往可以观察到异常改变，有时还可以看到脑萎缩、层状坏死或内侧颞叶硬化。图9.1展示的是创伤性脑挫伤导致长时间癫痫持续状态后严重脑萎缩的例子。相反，一项纳入20例患者与20名对照者的研究发现，在全面性惊厥性癫痫持续状态（中位持续时间为105 min）后1年随访时的MRI体积无改变。这表明，至少在宏观水平上，癫痫持续状态并不一定会导致神经元损伤和脑萎缩，并且其他尚未确定的因素也可能在其中发挥作用（另见第10章"全面性惊厥性癫痫持续状态的神经病理学研究"和第25章"非惊厥性癫痫持续状态的后果：实验和临床证据"）。

三、全面性惊厥性癫痫持续状态后的病死率

（一）病死率

病死率是最常被研究的临床结局指标。几个不同的观察队列、基于人群的研究，或基于出院数据库的研究提供了有关癫痫持续状态后病死率的相关数据。最受关注的是短期病死率，如出院时或1个月后的病死率。然而，由于研究设计和纳入标准的差异，各研究报道的病死率范围有所不同，从3%～9%到19%～39%不等。引用的四

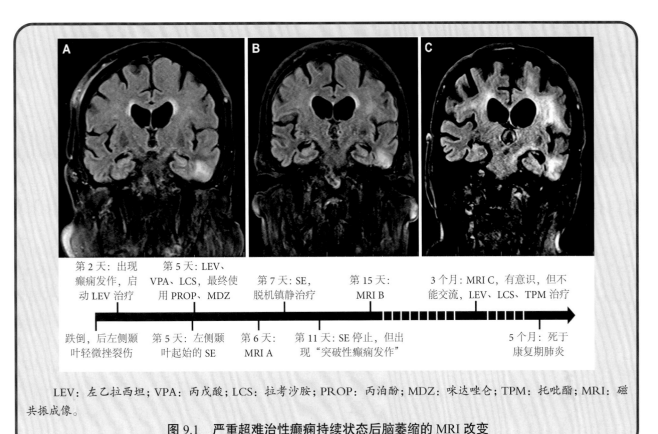

第 2 天：出现癫痫发作，启动 LEV 治疗

第 5 天：LEV、VPA、LCS，最终使用 PROP、MDZ

第 7 天：SE，脱机镇静治疗

第 15 天：MRI B

3 个月：MRI C，有意识，但不能交流，LEV、LCS、TPM 治疗

跌倒，后左侧颞叶轻微挫裂伤

第 5 天：左侧颞叶起始的 SE

第 6 天：MRI A

第 11 天：SE 停止，但出现"突破性癫痫发作"

5 个月：死于康复期肺炎

LEV：左乙拉西坦；VPA：丙戊酸；LCS：拉考沙胺；PROP：丙泊酚；MDZ：咪达唑仑；TPM：托吡酯；MRI：磁共振成像。

图 9.1　严重超难治性癫痫持续状态后脑萎缩的 MRI 改变

项研究存在差异，前两项研究基于全国出院数据库，另外两项分别为单中心前瞻性研究和基于人群的前瞻性研究。另一个值得关注的点是研究是否纳入儿童。儿童的病死率通常低于成年人，这可能与病因的不同以及儿童并发症相对更少相关。例如，一项在瑞士开展的包括儿童在内的基于人群的评估报告病死率为 8%，而在两项实验设计相似但仅包括成年人的研究中报道病死率为 9% ～ 37%。同时需要注意，某些研究还纳入了缺氧后肌阵挛癫痫持续状态的患者，这可能会大大提高病死率，因为大多数缺氧后肌阵挛癫痫持续状态的患者最终都会死亡。例如，DeLorenzo 等的研究纳入了缺氧性脑损伤患者，该研究报告病死率为 22%，而最近一项多中心前瞻性队列研究（不包括缺氧后病例）报告的病死率为 12%。表 9.1 提供了不同研究中病死率的相关数据。一般认为成年人全面性惊厥性癫痫持续状态后短期病死率为 10% ～ 15%。

很少有研究涉及癫痫持续状态的长期影响及长期病死率。一项在明尼苏达州罗切斯特开展的基于人群的调查报告称，癫痫持续状态后 30 天存活的患者中超过 40% 在 10 年随访时死亡，相较于无癫痫持续状态的匹配人群，其病死率增加了 3 倍。该研究纳入了所有类型的癫痫持续状态患者，其中 47% 为全面性惊厥性癫痫持续状态。另一项主要包括全面性惊厥性癫痫持续状态（76.4%）的研究报告 12 年病死率为 20%，但该研究仅获得了 32% 患者的随访资料，研究并未报告获得随访资料患者中全面性惊厥性癫痫持续状态的占比，这提示全面性惊厥性癫痫持续状态患者的病死率可能被低估。

表 9.1　不同研究癫痫持续状态后短期病死率

作者	发表年份	研究设计	儿童	缺氧	病死率（%）
DeLorenzo 等	1996	前瞻性，基于人群（美国，弗吉尼亚州）	是	是	22
Logroscino 等	1997	回顾性，基于人群（美国，明尼苏达州，罗切斯特）	是	是	19
Coeytaux 等	2000	前瞻性，基于人群（瑞士，讲法语区域）	是	否	7.6

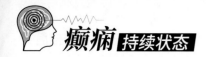

续表

作者	发表年份	研究设计	儿童	缺氧	病死率（%）
Knake 等	2001	前瞻性，基于人群（德国，黑森）	否	是	9.3
Wu 等	2002	基于全州出院数据库（美国，加利福尼亚州）	是	是	10.7
Vignatelli 等	2003	前瞻性，基于人群（意大利，博洛尼亚）	否	是	37
Alvarez 等	2014	前瞻性多中心医院队列（美国，马萨诸塞州和瑞士洛桑）	否	否	12.8
Dham 等	2014	全国出院数据库（美国）	是	是	9.2

（二）病死率相关因子

癫痫持续状态患者的病死率可能在很大程度上取决于人口学特征、癫痫持续状态类型、病因，以及不同的治疗方法。

1. 患者

一些人口学因素，如性别似乎对病死率没有明显影响，但种族可能对病死率产生影响。一项研究发现，与高加索人相比，非白人人种癫痫持续状态的比例更高（23 人 /10 万人 *vs.* 71 人 /10 万人），尤其是在幼龄人和老年人中这一现象更明显。然而，高加索人种的病死率更高（31% *vs.* 17%）。在一些研究中，年龄增加与病死率相关，1 ～ 19 岁年龄组的病死率为 1%，而老年组（> 65 岁）的病死率上升至 47%；矫正混淆因素后，65 岁以上年龄组病死率比值比（odds ratio, *OR*）为 5.4。值得关注的是，年龄增加不仅与较高的死亡风险相关，而且与更高的癫痫持续状态发病率相关，这可能与结构性脑损伤（卒中、肿瘤等）的负担增加有关。

此外，随着患者年龄增加，患并发症的可能性增大，并发症的种类也可能增多，但目前只有少数研究涉及这一主题。美国一项基于出院数据库的研究显示，有较多并发症患者的预后更差，但该研究也存在局限性，包括其回顾性的研究设计和依据疾病编码进行的诊断。在欧洲开展的一项前瞻性研究发现，当其他重要因素都被考虑在内时，使用 Charlson 共病指数进行量化的并发症对癫痫持续状态病死率的影响很小。

2. 癫痫发作

癫痫发作症候学是一个重要影响因素。在癫痫发作对 ASMs 反应较好、未出现癫痫持续状态的情况下，患者通常预后较好，但在昏迷期间出现的非惊厥性癫痫持续状态患者中，报告的病死率高达 67%。全面性惊厥性癫痫持续状态的病死率介于两者之间。美国一项基于人群的针对成年患者的研究报告病死率为 27%；土耳其一项回顾性医院队列研究报告病死率为 21%；马萨诸塞州和瑞士联合开展的一项前瞻性医院队列研究亚组分析中报告病死率为 10.1%；法国西部的一项前瞻性队列研究报告病死率为 9%；而基于美国医院出院数据库的研究报告中，病死率低至 3.5%。即使是某一特定类型的癫痫发作或癫痫持续状态，在不同研究中报告的病死率也可存在很大差异。综合目前已有的研究，一般认为全面性惊厥性癫痫持续状态的病死率为 10% ～ 15%。

癫痫持续状态持续时间对病死率的影响在不同研究中显示出互相矛盾的结果。一项研究指出 1 小时的癫痫持续状态持续时间阈值与不良预后显著相关，而另一项研究则表明，当病因学、意识状态（是否昏迷）、癫痫持续状态类型等重要因素被矫正后，癫痫持续状态持续时间只要不超过 10 小时对不良预后几乎没有预测作用。这提示癫痫持续状态持续时间对预后的影响可能较小。

难治性癫痫持续状态，定义为选用两种适当的药物治疗（苯二氮䓬类药物、非镇静性抗癫痫药物）无效的癫痫持续状态，病死率较高；研究报告难治性癫痫持续状态病死率 16.7% ～ 39%（表 9.2）。超难治性癫痫持续状态，指使用麻醉药物治疗后的 24 小时内仍未控制，或在减量过程中的复发的癫痫持续状态，其预后更差。遗憾的是，关于超难治性癫痫持续状态病死率报道的相关数据较少，主要来源于系列病案报道和包括各种类型癫痫持续状态的小队列研究，这可能与超难治性癫痫持续状态发病率相对较低相关。如表 9.3 所示，即使癫痫持续状态持续时间较长，患者也可能达到相对较好的预后，但其病死率仍然在 30% 左右，并且大多数患者可能会再次发病。

已有几项研究证实意识水平改变对癫痫持续状态死亡风险存在影响。据报道，意识水平每下降一次（从兴奋，到意识模糊，再到昏睡或昏迷），病死率风险增加 3.03 倍。

表 9.2　不同研究难治性癫痫持续状态后短期病死率

作者	发表年份	研究设计	病死率（%）
Holtkamp 等	2005	回顾性队列（83 次癫痫持续状态发作）（德国，柏林）	16.7
Novy 等	2010	前瞻性队列（128 次癫痫持续状态发作）（瑞士，洛桑）	39
Sutter 等	2013	回顾性队列（111 次癫痫持续状态发作）（瑞士，巴塞尔）	38

表 9.3　超难治性癫痫持续状态预后

作者	发表年份	癫痫持续状态持续中位时间及范围	病死率（%）	说明
Holtkamp 等	2005	17 天	14	5/6 生存患者重度残疾
Cooper 等	2005	18 天（7 ～ 67 天）	57	2 名患者可独立生活
Drislane 等	2011	5 天（4 ～ 59 天）	n/a（关注幸存者）	高龄、共患多种疾病、昏迷（而非昏迷时长）与病死率相关
Kibride 等	2013	30.7 天（8 ～ 169）天	33	22% 患者预后良好（mRS 评分 0 ～ 3 分）
Hocker 等	2013	4 天（1 ～ 90）天	37	34 例患者中有 8 例恢复到病前状态

3. EEG

一些研究指出，EEG 背景和睡眠结构与认知保留和脑代谢相关，提示 EEG 可能为预后预测提供线索。目前已发表的文献中有一些相互矛盾的结果。一项研究指出癫痫持续状态后出现的发作性放电，包括暴发 - 抑制及偏侧性周期性放电与较高的病死率相关，但在该研究中，20% 的患者为缺氧后癫痫持续状态。另一项混杂因素未被很好控制的回顾性研究报道，有偏侧性周期性放电患者的病死率增加。近期，一项使用经过验证的 EEG 术语进行的前瞻性研究发现，在校正癫痫持续状态严重程度和病因后，EEG 背景（包括后头部优势节律和睡眠 EEG 结构）是唯一可靠的预后预测因子。值得注意的是，在接受 EEG 监测的病例对照研究中，偏侧性周期性放电与无脑损伤患者病死率增加相关。

4. 病因

人口学因素和临床表现等可能对全面性惊厥性癫痫持续状态病死率产生影响，但最重要的影响因素可能还是潜在病因本身。在两项流行病学研究中，癫痫患者因 ASMs 血药浓度低引起的癫痫持续状态的病死率分别为 4% 和 2%，而中枢神经系统感染引起癫痫持续状态的病死率为 33%，卒中引起癫痫持续状态的病死率为 25%。为了明确其在癫痫持续状态预后预测中的作用，癫痫持续状态病因通常分为急性病因或非急性病因。一些研究报道急性病因癫痫持续状态患者的病死率更高，OR 值范围从 0.4 到 2.2。需要注意的是，在矫正混淆因素后，有研究报道其对预后的预测作用减少。这可能是由于"急性"病因拥有显著异质性，包括药物不依从和戒酒，还包括如卒中、出血、急性颅内感染、脑外伤等在内的急性脑损伤。为了克服这个问题，有学者提出根据"潜在致命"病因进行分类，包括急性大血管缺血性卒中、急性脑出血、急性中枢神经系统感染、严重的全身感染、恶性颅内肿瘤、获得性免疫缺陷综合征相关神经系统并发症、需要透析的慢性肾功能不全、全身性血管炎、代谢紊乱或急性中毒引起的昏迷（未引起癫痫持续状态）、子痫和颅内肿瘤手术。在这种分类下，病因对癫痫持续状态预后的预测作用显著增加，不同研究中 OR 值分别被报道为 11.7、6.9 和 5。

病因是癫痫持续状态预后预测中一个重要预测因子，且 42% 的癫痫持续状态患者除 ASMs 治疗外，还需要针对潜在病因的治疗，识别癫痫持续状态的病因是癫痫持续状态急性期管理的主要

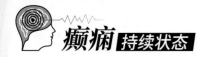

目标之一。

5. 治疗

有证据表明，诊疗指南在临床实践中实际的遵照度较差。虽然适当的一线治疗可以及时中断癫痫持续状态，但其对病死率的影响仍不清楚。一项研究总结了癫痫持续状态后死亡和癫痫持续状态后存活患者的特点，发现死亡组患者中"治疗不当"的比例高于存活组（45% *vs.* 22%）。在意大利一项将非教学医院和教学医院进行比较的研究中，研究者发现更好的医疗管理与更好的临床预后（*OR*：21.09）密切相关。而加拿大的一项队列研究则报道，有或没有得到"适当"治疗的患者之间预后无明显差异。也有研究报道遵照指南推荐的治疗（治疗药物顺序和剂量偏离不超过指南推荐的 ±30%）对病死率也没有显著的影响。虽然据我们所知，这是目前唯一一项将所有已知预测因子（人口学特征、病因、癫痫持续状态严重程度、并发症和治疗是否适当）纳入统计模型的研究，但应该承认"治疗偏差"的定义是至关重要的，并且在各研究中可能存在较大的差异。

当使用二线ASMs仍无法控制癫痫发作时，建议使用麻醉药物诱导昏迷，但目前支持该治疗的证据很少，且该治疗可能存在严重的副作用。一些观察队列研究对这种治疗方式提出了质疑。其中一项对巴尔的摩入住重症监护室的126例癫痫持续状态患者进行的回顾性研究，指出在调整年龄、新发癫痫持续状态和病因后，麻醉药物的使用与病死率升高（*OR*：8.65）相关。另一项纳入瑞士巴塞尔入住重症监护室的171例癫痫持续状态患者的前瞻性队列研究发现，使用麻醉药物患者的相对死亡风险升高至2.9倍。值得注意的是，癫痫持续状态持续时间、癫痫持续状态严重程度、非麻醉性ASMs药物的使用、医疗条件和病因同时被纳入分析。在瑞士洛桑开展的一项纳入467名患者的前瞻性队列研究中，诱导昏迷与较差的预后相关（病死率的 *RR* 为9.10）；与全面性惊厥性癫痫持续状态或昏迷时出现的非惊厥性癫痫持续状态相比，诱导昏迷对不良预后的作用在局灶性癫痫持续状态中尤其显著。人口学特征、病因、意识

水平、癫痫持续状态严重程度、治疗潜伏期和并发症在该研究也被纳入分析。然而，另一项纳入新发难治性癫痫持续状态患者的研究在调整了癫痫持续状态严重程度、并发症和癫痫持续状态持续时间后，并未得到类似的结论。目前仍难以区分治疗指征与插管和诱导昏迷副作用之间的混淆。因为，前瞻性研究的开展是非常困难的。

（三）为什么患者在全面性惊厥性癫痫持续状态后死亡

虽然所有的研究都报告了癫痫持续状态后的病死率，却没有关于死亡原因的信息。一项研究试图解决这些细节问题，该研究基于一个单一中心10年内管理的920名癫痫持续状态患者。绝大多数患者（78.8%）为全面性惊厥性癫痫持续状态。在120例死亡病例中，65.8%仅归因于基础疾病；只有14例死亡病例的死亡不能用基础病因解释。在该亚组中，死亡与昏迷或治疗并发症相关。

四、全面性惊厥性癫痫持续状态患者的功能预后

相较于病死率，研究者对全面性惊厥性癫痫持续状态患者功能预后的关注较少。目前已有研究对不同功能预后进行了探究。

1. 认知量表研究

迄今为止，只有两项研究在癫痫持续状态之前和之后都获得了有据可查的认知测评结果。这两项研究均为癫痫队列研究。在第一项研究中，与9名无癫痫持续状态的对照组患者相比，9名成年癫痫持续状态患者（4名为全面性惊厥性癫痫持续状态）只报告了轻微的认知受损。第二项研究未能证明15名患者在癫痫持续状态前后的认知测量有任何变化，也未能证明在同一时期癫痫持续状态患者与40名匹配的无癫痫持续状态癫痫患者之间的认知差异。需要关注的是，大多数患者都有继发性全身强直－阵挛性发作，癫痫持续状态的中位持续时间为240 min。

2. 整体功能量表

一些研究使用更基本的量表评估癫痫持续状态功能预后，如格拉斯哥预后评分。一项来自法

国的多中心前瞻性队列研究对 177 名全面性惊厥性癫痫持续状态患者进行随访，发现 18.8% 的患者在 3 个月随访时死亡；3 个月仍存活患者中约半数有严重的功能障碍；42.5% 预后良好，格拉斯哥预后评分为 5 分（即患者能够重返工作岗位或学校）。较长的癫痫发作时间、脑损伤和难治性癫痫持续状态与预后不良密切相关。一项单中心回顾性研究对 83 例癫痫持续状态患者进行评估，发现在 69 名存活患者中，16 人（23%）在出院时的格拉斯哥预后评分与入院时相比至少恶化了 1 分。多重逻辑回归后，与功能恶化相关的因素，包括急性症状性癫痫发作和住院时长。最后，一项研究使用改良 Rankin 评分（modified Rankin scale，mRS）评估难治性癫痫持续状态后的功能预后：在 63 例癫痫持续状态发作中，76.2% 的患者出现了不良的功能结局（mRS 4 ～ 6 分），只有 8 人（12%）恢复了病前状态。值得注意的是，少数患者在出院后几个月功能才有所改善。药物引起的昏迷时间、需要干预的心律失常和肺部感染与不良预后相关。

3. 新发癫痫持续状态后患上癫痫的风险

新发癫痫持续状态后另一个值得关注的预后是癫痫患病的风险。在控制了年龄、性别和病因等因素后，与最初的短暂急性症状性发作相比，癫痫持续状态患者之后出现非诱发癫痫发作风险升高至 3.3 倍，但大多数（41%）的癫痫持续状态为局灶性发作，仅 23% 患者存在全面性惊厥性癫痫持续状态，因此全面性惊厥性癫痫持续状态对之后癫痫发作风险的作用仍不明确。最近，一项前瞻性队列研究纳入 89 例新发癫痫持续状态患者，在中位时间为 10 个月的随访中，58.7% 的患者出现过非诱发性的癫痫发作。多因素分析的结果提示癫痫风险与癫痫持续状态持续超过 24 小时相关，其 OR 为 3.8。这与先前的发现一致，即难治性癫痫持续状态后继发癫痫风险比非难治性癫痫持续状态更高。

4. 恢复病前基线

一些研究中评估的功能预后是"恢复病前基线"，即患者出院时的功能状态与癫痫持续状态发作前相同。然而，这种预后观测相对主观，准确

度不高，因为往往难以证明患者已经完全恢复。一项研究对 27 名因酗酒而导致癫痫持续状态的患者进行观察随访，大多数患者（81.5%）在出院时回到基线水平。还有人指出，潜在的致命病因素在恢复到病前基线患者中（34.3%）较没有恢复到病前基线的患者（72.1%）更少见。这两项研究再次强调了病因在患者能否恢复至病前基线中可能起到了重要的作用。我们的研究小组也表明，年龄的增加、更严重的癫痫持续状态及并发症，降低了患者恢复至病前基线的可能性，反之，二线抗癫痫治疗的选择和是否遵照指南治疗都不影响这一结果。EEG 也可以提供一些信息：正常的非快速眼动睡眠 II 期睡眠模式（如 K 复合波和睡眠纺锤波）与更好的预后相关，OR 值为 2.6。

5. 观点

需要注意的是，相较于病死率，功能预后受到的关注较少。病死率主要受病因、人口学特征和癫痫发作类型等"不可修改"的因素的影响，关于全身性麻醉治疗的利弊尚存争议。因此，在未来的癫痫持续状态研究中应考虑更为详细的神经心理学评估量表、改良 Rankin 量表，或类似于"恢复以前的工作状态"和"以前的驾驶能力"这样简单的结果。

五、预后预测模型

基于上面讨论的已知的预测因子和预测模型，一些作者提出了评分系统，用于帮助医疗工作者在临床实践中指导诊疗决策。

1. 癫痫持续状态严重程度评分

第一个发表的此类评分是癫痫持续状态严重程度评分。该评分包括 4 个变量（表 9.4）：年龄（< 65 岁 =0；≥ 65 岁 =2 分）；癫痫发作类型（特发性 / 遗传性癫痫的简单部分性发作、复杂部分性发作、失神发作和肌阵挛发作 =0；全面性惊厥性癫痫持续状态 =1；昏迷期间出现的非惊厥性癫痫持续状态 =2）；治疗前的意识水平（清醒、嗜睡或意识模糊 =0；昏睡或昏迷 =1）；既往癫痫史（是 =0；否 =1），总分为 0 到 6 分。值得注意的是，"既往癫痫史"虽然比较粗略，但却是临床易于使用的"病因替代指标"。大多数癫痫持续状态后生

存的患者（97%）和3%癫痫持续状态后死亡患者癫痫持续状态严重程度评分良好（0～2分）；61%癫痫持续状态后生存的患者和39%癫痫持续状态后死亡患者得分为3～6分。癫痫持续状态严重程度评分对病死率的预测具有很好的阴性预测值（0.97），两项独立的研究验证了其对预后预测的准确性。癫痫持续状态严重程度评分是一种经过验证、临床易于使用的评分体系，基于床旁可得的临床变量即可进行评分，可用于临床研究，根据癫痫持续状态的严重程度对患者进行分层。

表 9.4　癫痫持续状态严重程度评分，0～2分提示预后良好

项目	特点	癫痫持续状态严重程度评分
知觉	警觉、嗜睡/朦胧	0
	无知觉或昏迷	1
最严重的癫痫发作类型	简单部分性发作，复杂部分行发作，失神，肌阵挛 [a]	0
	全面性发作	1
	昏迷中出现的非惊厥性癫痫持续状态	2
年龄	＜65岁	0
	≥65岁	2
既往癫痫发作	是	0
	否或不明	1
总分		0～6

资料来源：Rossetti 等[79]经许可后，改编于 Rossetti 等[32]。
注：[a]合并遗传性（特发性）全面性癫痫。

2. 基于流行病学癫痫持续状态病死率评分

基于流行病学的癫痫持续状态病死率评分（epidemiology-based mortality score in status epilepticus，EMSE）于近期发表。根据文献中可得的流行病学数据，作者制定了一个包括病因、年龄、并发症、EEG、癫痫持续状态持续时间和意识水平的评分（表9.5）。根据其对病死率的影响大小，每个变量被赋予一定的权重（0～65）。一项研究纳入92例患者，评估后发现 EMSE 较 STESS 评分在预测死亡或良好预后方面表现更优。但进行 EMSE 评分需要知道病因（往往在初期很难确定）和 EEG 数据等一些在早期不易获得的数据，影响其在床旁广泛使用，但其在临床研究中或许可以提供更多有价值的数据，协助患者分级。

表 9.5　基于流行病学癫痫持续状态病死率评分

评价项目	细化指标	得分	
病因	CNS 异常	2	
	减停药物，依从性差	2	
	多发性硬化症	5	
	脑血管病远期，脑损伤	7	
	脑积水	8	
	酗酒	10	
	药物过量	11	
	头部创伤	12	
	隐源性	12	
	脑肿瘤	16	
	代谢：钠失衡	17	
	代谢紊乱	22	
	急性脑血管病	26	
	CNS 感染，急性期	33	
	缺氧	65	
	选择病因 →　=		
年龄（岁）	21～30	1	
	31～40	2	
	41～50	3	
	51～60	4	
	61～70	5	
	71～80	6	
	＞80	7	
	选择年龄层 →　=		
共患疾病	心肌梗死、充血性心力衰竭、周围血管病、脑血管病、痴呆、慢性肺部疾病、结缔组织病、溃疡、轻度肝病、糖尿病	10	
	偏瘫、中－重度肾脏疾病、伴有靶器官损害的糖尿病、肿瘤（包括白血病和淋巴瘤）	20	+
	中重度肝病	30	
	转移瘤、获得性免疫缺陷综合征	60	
	添加共病情况 →　=		
EEG	暴发－抑制（自发性）	60	
	发作后放电	60	
	周期性偏侧性癫痫样放电	40	+
	全面性周期性癫痫样放电	40	
	无以上放电	0	
	选择一种放电特征 →　=		
总分	将四项评分相加 →　=		

六、总结

癫痫持续状态是一种异质性疾病，即使仅关注全面性惊厥性癫痫持续状态也是如此。总体而言，全面性惊厥性癫痫持续状态后的病死率为 10%～15%，难治性全面性惊厥性癫痫持续状态的病死率甚至更高。病因是预后预测中最有力的指标，因此寻找癫痫发作病因应与终止癫痫发作一样处在优先级。其他因素，如年龄、意识水平、EEG 表现以及癫痫持续状态持续时间等，可以在难治性或超难治性全面性惊厥性癫痫持续状态病例的诊疗中协助方案的制定。

在临床实践中实施预后评分（STESS 和 EMSE）的最佳方法尚未确定，但在治疗策略决策时早期进行预后预测是合理的。例如，患有肿瘤性脑膜炎等严重病因的患者即使及时进行积极治疗，可能也难以获益，但或许可以降低副作用。最近发表的一项研究试图平衡积极治疗癫痫持续状态的风险与获益，并将这些预后预测因素纳入分析。临床管理的最终目标是为每个患者量身定制治疗措施，不仅考虑当前的临床表现，还考虑并发症、病因、患者及家属的治疗意愿等。全面性惊厥性癫痫持续状态的治疗仍然是一门有待继续探索的课题，临床研究人员的作用是为其治疗和管理提供有效的依据。

（译者：余婷婷　审校：王　群）

第 9 章·参考文献

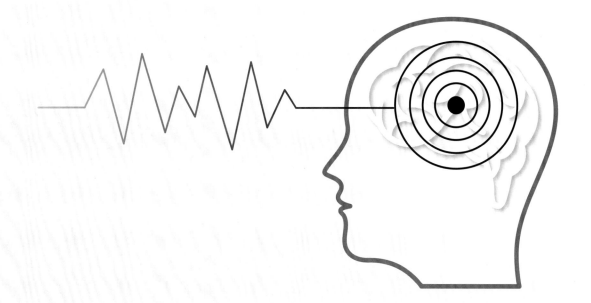

第10章

全面性惊厥性癫痫持续状态的神经病理学研究

Nathan B. Fountain
Suchitra Joshi

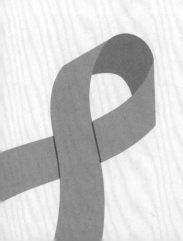

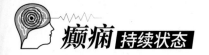
一、引言

癫痫持续状态的神经病理学已得到充分证实。本章将根据对人类病例和实验诱导癫痫持续状态的观察，综述与全面性惊厥性癫痫持续状态相关细胞损伤的组织病理学和病理生理学。我们将讨论目前被认为会导致细胞死亡的机制。本章集中讨论人类全面性惊厥性癫痫持续状态，但也会强调动物研究实验结果的互补性。

全面性惊厥性癫痫持续状态引起的神经元损伤可导致急性和慢性神经系统后遗症，而死亡通常是由全面性惊厥性癫痫持续状态的全身效应引起的。神经元损伤会导致癫痫和脑病等慢性神经系统并发症，本文将对此进行讨论。导致死亡的全身性生理变化将不在此讨论，因为它们仅与神经元损伤间接相关，这在其他章节有所涵盖（参见第9章"全面性惊厥性癫痫持续状态的临床预后"）。

二、神经元损伤的临床证据

全面性惊厥性癫痫持续状态所致神经元损伤的临床证据表现为随后发展的神经系统症状，如脑病和癫痫。约40%的患者在癫痫持续状态后发生癫痫，部分患者出现局灶性神经功能缺损，还有神经元损伤的替代或间接标志物，包括影像学和生化标志物。

1. 神经功能缺损是神经元损伤的证据

全面性惊厥性癫痫持续状态后特定神经功能缺损的发生率极低。Dodrill和Wilensky对9例癫痫持续状态患者和匹配的癫痫患者进行的一项前瞻性研究，发现在进行的4项精神能力测试中有3项呈下降趋势。很少有关于全面性惊厥性癫痫持续状态后局灶性神经损伤的报道，但这并不奇怪，因为全面性惊厥性癫痫持续状态的细胞损伤模式不太可能影响运动系统，如下所述。Aicardi和Chevrie报道称，9%～11%的儿童在全面性惊厥性癫痫持续状态后出现局灶性体征，但这些体征几乎完全归因于全面性惊厥性癫痫持续状态的主要病因，而不是全面性惊厥性癫痫持续状态本身。

2. 癫痫持续状态的致痫性

全面性惊厥性癫痫持续状态可引起癫痫，也可能是其他原因引起的癫痫患者出现癫痫发作。全面性惊厥性癫痫持续状态的致痫潜力早已被广泛认知。全面性惊厥性癫痫持续状态后癫痫的发生率是一个相对简单且需要解决的流行病学问题。Hesdorffer等报道称，199例癫痫持续状态患者中，超过15%发展为癫痫，另有研究发现，约20%的癫痫患者出现全面性惊厥性癫痫持续状态发作。确定有多大比例的癫痫直接源于癫痫状态，而不是潜在病因，这是一个更大的难题。在另一项研究中，Hesdorffer等发现，癫痫持续状态后发生癫痫的风险是单一急性症状性癫痫发作后的3.3倍。在10年的随访中，41%的急性症状性癫痫持续状态患者患有癫痫，相比之下，在单一急性症状性癫痫发作后，这一比例为13%。通过将急性症状性癫痫发作作为比较组，这项回顾性流行病学研究尽可能地控制病因和严重程度。下文回顾的数据表明，至少有一些患者在癫痫持续状态后由于内侧颞叶硬化而发展为颞叶癫痫。因此，有足够的临床证据表明，在某些情况下，全面性惊厥性癫痫持续状态会导致颞叶癫痫，这为全面性惊厥性癫痫持续状态导致神经元损伤提供了间接证据。

3. 神经元损伤的影像学证据

全面性惊厥性癫痫持续状态期间或之后的影像学改变很好地替代了神经病理学的改变，否则需要检查组织。在全面性惊厥性癫痫持续状态期间或之后的急性变化已在个别病例和小病例系列中有所报道。在全面性惊厥性癫痫持续状态和部分癫痫持续状态后，急性水肿的MRI变化早已被认识，进行性的海马区萎缩也已被证实。Nohria等在全面性惊厥性癫痫持续状态反复发作期间和之后对一名先前正常的32个月大的儿童进行了一系列MRI检查，该儿童随后出现复杂的部分性癫痫。他们发现T_2信号急性增强，海马增大，提示水肿，随后发展为单侧海马体积缩小和T_2信号增强，提示海马硬化。Tien和Felsberg报道了一系列的5例患者，其中2例为全面性惊厥性癫痫持续状态，3例为非惊厥性癫痫持续状态，所有患者均有海马水肿的急性改变。随后，全面性惊厥性癫痫持续状态患者出现双侧海马萎缩，两名可接受随访的非惊厥性癫痫持续状态患者出现单侧海马区萎缩。其他病例报道和病例系列证实了这些结论。

急性海马水肿的 MRI 证据是一致的，但进行性海马萎缩不是一个普遍特征。Salmenpera 等对 9 例全面性惊厥性癫痫持续状态患者和 1 例非惊厥性癫痫持续状态患者在癫痫持续状态后 3 周、6 个月和 1 年进行了前瞻性容量 MRI 研究，并与年龄和性别匹配的对照组进行了比较。这项研究没有发现萎缩的证据。癫痫持续状态的平均持续时间只有 1 h 44 min，仅有 1 例患者持续状态超过 2 h。因此，状态的持续时间或严重程度可能不足以导致可检测到的损害。Henry 等报道了两个非惊厥性癫痫持续状态后立即出现典型急性 MRI 改变的病例，一名患者在 9 周后 MRI 检查正常，另一名患者患有星形细胞瘤。

4. 神经元损伤的生化证据

有生化证据表明癫痫持续状态过程中存在神经元损伤。神经元特异性烯醇化酶是神经元损伤过程中释放的一种细胞内酶。DeGiorgio 及其同事报道称，癫痫持续状态后患者脑脊液和血液中神经元特异性烯醇化酶水平持续升高。为了分析哪种类型的癫痫持续状态损伤最严重，该小组报道了最严重的精神运动性癫痫持续状态和"亚临床"癫痫持续状态升高。所有类型的癫痫持续状态中神经元特异性烯醇化酶水平都很高，所以知道一个组中神经元特异性烯醇化酶水平较高的生物意义，无论如何都是很难的。神经元特异性烯醇化酶的升高意味着神经元损伤，但尚不清楚它是否是神经元死亡的标志物。该小组报道了单次癫痫发作后神经元特异性烯醇化酶水平的升高，但几乎没有证据表明每次癫痫发作时都有可测量数量的神经元死亡。因此，它可能只是神经元损伤的一个标志物。

三、神经病理学特征和分布

1. 海马组织病理学

全面性惊厥性癫痫持续状态导致了明显的区域特异性细胞丢失。从历史上看，直到 20 世纪 50 年代，全面性惊厥性癫痫持续状态和颞叶癫痫的联系才引起人们对癫痫持续状态神经病理学的

兴趣。Meyer 等在 1955 年描述了一例全面性惊厥性癫痫持续状态后的神经病理学改变；1964 年，Norman 报道了 11 名儿童的研究结果。Corsellis 和 Bruton 的开创性报道描述了全面性惊厥性癫痫持续状态死亡患者尸检病例中细胞丢失的位置，该报道在今天仍有意义，并且不太可能被取代（尽管他们的报道缺乏量化），因为大型尸检现在并不常见。

Corsellis 和 Bruton 报道了 20 例癫痫持续状态期间死亡患者的尸检结果，这些结果取自 290 例患者的大脑。样本包括 8 名儿童（6 名无癫痫）和 12 名成年人（均有癫痫）。最一致和受影响最严重的区域是海马区，有明显水肿和细胞丢失。随后的研究发现海马 CA1 区、CA3 区和齿状回存在细胞丢失和急性反应性胶质增生。小脑浦肯野细胞丢失和急性反应性胶质增生很常见，但并不总是存在或严重。这种组织学变化可能是癫痫患者常见小脑萎缩的基础。丘脑损伤的一致性更差，可能只在特定的核团或病灶内有损伤。偶尔，纹状体可能也会受到影响。大脑皮层的细胞丢失不一致，有时呈斑片状分布，尤其是在中间层。当检查其他区域时，屏状核中也有细胞丢失的报道。很少有证据表明癫痫持续状态会导致其他部位的损伤。

Corsellis 和 Bruton 在其中两名婴儿和八名成年人中没有发现可归因于癫痫持续状态的大脑病理。可以推断，成年神经元对状态诱导的损伤不太敏感。然而，在实验模型中，幼鼠比成年鼠具有更严重的癫痫持续状态，但其组织病理损害更轻。同样值得注意的是，两名没有急性神经元损伤的儿童和所有成年人一样，都有癫痫史。然而，一种更简明的解释是，癫痫患者在诱发组织学上可识别的损伤之前，死于癫痫持续状态的全身效应。无论解释如何，该结果表明，并非所有癫痫持续状态都会导致急性神经元损伤。

人类全面性惊厥性癫痫持续状态的尸检结果与缺氧、低血压、感染、全身性疾病及死后变化有关。Fujikawa 等报道了 3 例在医院中死于局灶性运动状态的患者，没有其他明显的影响因素。他们在海马、杏仁核、背内侧丘脑、小脑浦肯野细胞，以及梨状皮质和内嗅皮质中发现神经元丢失

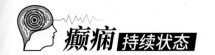

和胶质增生。由于这些患者仅具有局灶性运动状态，因此不太可能出现显著的全身生理变化，但很难排除急性终末期缺氧或其他问题。DeGiorgio 等对 5 名死于全面性惊厥性癫痫持续状态的患者的局部细胞丢失进行了定量比较，并与年龄、缺氧、癫痫和酗酒相匹配的"正常"对照和癫痫对照进行了比较。在死于全面性惊厥性癫痫持续状态的患者中，CA1、CA3 和前丘脑的神经元密度不成比例地降低。这是人类全面性惊厥性癫痫持续状态通过癫痫机制导致区域特异性细胞损伤的最确凿证据，与系统性或脑代谢损伤无关。

2. 海马外损伤

有一些关于癫痫持续状态后更广泛的皮质损伤的报道，但每个病例都伴有缺氧或其他系统性问题。Knopman 等报道了一名持续部分性癫痫的女性患者的皮质坏死，无海马受累，但她也有多种医学问题，包括导致缺氧性损害的慢性阻塞性肺疾病和肺炎。Soffer 等报道了一例类似的病例，在缺氧、高热和酸中毒情况下，出现局灶性状态并伴皮质损伤。这些病例有不对称损害，受累较重的大脑半球是癫痫发作的起始点。这表明正在进行的癫痫发作活动加重了细胞损伤，最终是由全身状况引起的，而不是主要由癫痫持续状态引起的。

四、非惊厥性癫痫持续状态

非惊厥性癫痫持续状态在本书其他部分有详细论述。非惊厥性癫痫持续状态作为一个临床实体受到了广泛关注，但其病理生理学却一直被忽视。这并不奇怪，因为它的定义本身就是有争议的。将全面性惊厥性癫痫持续状态的病理生理学概括为非惊厥性癫痫持续状态可能是合理的，但临床和动物实验表明，二者神经元的病理生理学是不同的。特别的是，全面性惊厥性癫痫持续状态是基于重复的过度兴奋激活的兴奋性毒性，如下所述。一方面，失神发作是通过增强反复抑制调节的，因此不会激活过度的兴奋，部分非惊厥性癫痫持续状态患者可能与全面性惊厥性癫痫持续状态患者相似，其激活的兴奋性毒性会导致细胞损伤；另一方面，部分非惊厥性癫痫持续状态

患者可能有类似于失神的癫痫发作，因此不会引起神经元损伤。

临床观察表明，上述两个假设都是正确的，因为一些患者似乎受到了神经元损伤，而其他患者则没有。尽管有确凿的影像学证据表明人类全面性惊厥性癫痫持续状态存在局灶性海马神经元损伤，但有关非惊厥性癫痫持续状态的数据仍不太清楚。如上所述，有许多关于非惊厥性癫痫持续状态引起急性海马水肿的病例报道，但很少有关于人类非惊厥性癫痫持续状态长期结局的集中报道，也没有关于神经病理学的数据。我们发现，23% ~ 46% 的患者在非惊厥性癫痫持续状态后发生癫痫，作为神经元损伤的证据，但其他脑部疾病的存在，以及非惊厥性癫痫持续状态可能是癫痫患者未被发现的癫痫发作表现，而我们可能混淆了这一点。另外，也有较早的报道缺乏长期的发病率统计。如上所述，神经元损伤最明显的证据是在一些非惊厥性癫痫持续状态患者中出现神经元特异性烯醇化酶升高，但尚不清楚这种程度的"损伤"是否会导致神经元死亡。

总体而言，非惊厥性癫痫持续状态的临床意义仍然存在争议，部分原因是非惊厥性癫痫持续状态的分类和归类很复杂。我们发现 100 例非惊厥性癫痫持续状态患者的总病死率为 18%。病死率取决于病因，而不是传统认为的，缺失和复杂的部分癫痫持续状态或 EEG 表现分类。因此，尚不清楚非惊厥性癫痫持续状态是否会导致神经元损伤，或在何种情况下会导致神经元损伤。

五、癫痫持续状态动物模型

人类发现的临床相关性是无可争议的，但在全面性惊厥性癫痫持续状态实验动物模型中增加的控制程度提供了对神经病理学特定方面的见解。最常用的动物模型包括全身性给予化学惊厥药，如有或无锂预处理的毛果芸香碱、红藻氨酸、局灶性钴损伤后的同型半胱氨酸和有机磷酸酯，但也可使用其他药物，如荷包牡丹碱、戊四氮（pentylenetetrazol, PTZ）、NMDA、氟乙基和烯丙基甘氨酸来诱导癫痫持续状态（表 10.1）。除全身给药外，向海马或杏仁核输注化学惊厥药也

可产生全面性惊厥性癫痫持续状态。毛果芸香碱和红藻氨酸全面性惊厥性癫痫持续状态模型不仅复制了人类全面性惊厥性癫痫持续状态的临床和EEG特征，而且大多数动物在癫痫持续状态后也出现反复的自发性癫痫发作。因此，这些模型为研究癫痫发生机制提供了可能。

表 10.1　癫痫持续状态的化学惊厥模型

全身性或脑室内	大脑内
NMDA	杏仁核中的红藻氨酸
quisqualate	杏仁核二丁基 cAMP
红藻氨酸	皮层叶酸
软骨藻酸	皮层青霉素
戊四氮	皮层荷包牡丹碱
荷包牡丹碱	皮质印防己毒素
烯丙基甘氨酸	钴损伤 + 同型半胱氨酸
毛果芸香碱±锂	
甲氟磷酸异己酯	
六氟二乙酯	

注：NMDA：N-甲基-D-天冬氨酸；cAMP：环磷酸腺苷

化学惊厥模型的缺点是这些药物本身是有毒的，因此很难区分它们的影响和癫痫发作的影响。此外，一些药物如荷包牡丹碱、印防己毒素、青霉素、红藻氨酸和NMDA作用于神经递质受体，这使得它们不适合用于旨在了解癫痫持续状态期间神经递质受体可塑性变化的研究，也不适用于测试调节抑制性或兴奋性神经传递的新治疗策略。

建立了癫痫持续状态的电刺激模型，可以克服化学惊厥药相关的局限性。Lothman等建立了癫痫持续状态的电刺激模型，在该模型中，对海马体的持续电刺激会触发局限于边缘系统的自我维持性癫痫发作。电点燃杏仁核或刺激穿支通路也可产生癫痫持续状态。这种刺激模式触发神经退化和癫痫的发展，与在癫痫持续状态的毛果芸香碱或红藻氨酸模型中观察到的相似。

六、癫痫持续状态的神经传递改变

兴奋性和抑制性神经传递之间的平衡维持了神经元放电速率，这种稳态的破坏与癫痫发作有关。GABA-A受体介导脑内大部分抑制性神经传递，而离子型谷氨酸受体亚型包括NMDA、AMPA和红藻氨酸是兴奋性神经传递的主要成分。海马在癫痫发作的产生和维持中起重要作用，是受癫痫持续状态影响的主要结构。因此，在全面性惊厥性癫痫持续状态动物模型中的研究致力于了解癫痫持续状态过程中，海马齿状回颗粒细胞（dentate granule cells，DGCs）和CA1锥体神经元的神经递质改变。

1. 抑制性神经传递受损

DGCs受到高度抑制，其内在兴奋性为远低于海马CA1锥体神经元。DGCs被认为可以限制兴奋性活动向海马神经元扩散，但DGCs的抑制受损可能会导致癫痫发作扩散至海马。在癫痫持续状态动物模型中，DGCs的GABA能抑制作用减弱，突触电流的频率降低，并且它们的幅度也较小。此外，癫痫持续状态动物CA1锥体神经元的GABA能抑制作用也会减弱。内嗅皮层为海马提供大量输入。因此，这些改变可能使来自内嗅皮层的活动扩散到海马，并遵循维持癫痫发作活动的折返环路。

生化研究发现含有γ_2亚基的GABAR表面表达减少，这些受体聚集在癫痫持续状态动物海马的突触。苯二氮䓬类（癫痫持续状态的常用一线治疗药物）耐药性的产生是一个重大的临床问题，在癫痫持续状态动物模型中也存在同样的问题。苯二氮䓬类药物通过含γ_2亚基的GABAR发挥作用。因此，含有功能γ_2亚基的GABAR表达减少，有助于解释地西泮终止癫痫持续状态的疗效出现迅速下降的原因。

GABAR经常在细胞膜和细胞内池之间运输。在癫痫持续状态细胞培养模型中，在缺乏镁离子或含有高细胞外钾和NMDA的培养液中孵育可以诱导重复动作电位放电。在这些体系中，含γ_2亚基的GABAR的表面表达降低与这些受体的加速内化有关。与动物实验相似，在癫痫持续状态的细胞培养模型中，阻断蛋白磷酸酶的活性足以防止突触GABAR的功能性下调。因此，防止破坏表面膜受体稳定的机制可能为恢复GABA能抑制提供靶点。

2. 增强兴奋性谷氨酸能神经传递

伴随着抑制性神经传递的减少，由NMDA和AMPA受体介导的海马主要神经元的兴奋性神经

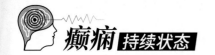

传递在全面性惊厥性癫痫持续状态期间得到增强。在癫痫持续状态期间，含 GluA2 亚单位的 AMPA 受体被内化，这可能参与了与细胞死亡和癫痫发生相关的细胞信号的激活和钙内流。在全面性惊厥性癫痫持续状态过程中，GABAR 介导的兴奋性神经传递也被增强。全面性惊厥性癫痫持续状态动物 DGC 记录到的突触 GABAR 介导的电流较大，并改变了衰变的动力学。全面性惊厥性癫痫持续状态动物海马区 NR1 和 NR2B 受体亚基的细胞表面表达也增加。

总之，GABAR 从表面膜向细胞内的动态移动与 NMDA 和 AMPA 受体插入表面膜相一致。在正常情况下，维持稳态突触可塑性的机制确保了当网络活动增强时，兴奋性神经传递降低，抑制性神经传递增加，从而恢复靶向放电频率。然而，癫痫持续状态动物模型的研究表明，未能维持内稳态突触可塑性会导致癫痫持续时间延长。如果通过阻断 AMPA 或 GABAR 的兴奋性神经传递，癫痫发作将会终止。NMDA 拮抗剂也能增强地西泮的疗效，NMDA 拮抗剂和地西泮联合用药可有效控制癫痫持续状态。

七、实验性癫痫持续状态的组织病理学

电惊厥和化学惊厥模型的组织病理学研究表明，细胞丢失模式与人类全面性惊厥性癫痫持续状态的相同。持续 30 ～ 60 min 的癫痫持续状态足以引起神经元损伤，损伤程度与癫痫持续时间相关。早期免疫组织化学技术，包括 Nissl 染色和银染，有助于识别癫痫持续状态后大体形态学变化和细胞丢失模式。使用荧光和 TUNEL 染色及凋亡标记蛋白表达的后续研究，为癫痫持续状态引发的细胞死亡提供了更多的见解。

1. 癫痫持续状态后细胞死亡的模式和演变

海马是癫痫持续状态后最易发生细胞死亡的区域。我们在不同的全面性惊厥性癫痫持续状态动物模型中，已经观察到 CA3、CA1 锥体神经元的广泛变性，但 CA2 锥体神经元和 DGCs 则被大部分保留了下来。此外，内嗅皮层的中层也存在细胞丢失。在这些动物模型中，早在癫痫持续状态后 3 ～ 4 天就可以通过 fluoro-jade 染色，在海马

主要神经元中检测到细胞死亡。癫痫持续状态后，在不同持续时间的无癫痫发作潜伏期后出现反复的自发性癫痫发作，可能会导致额外的细胞丢失。

GABA 能中间神经元也易发生神经变性。在癫痫持续状态动物模型中观察到海马门区存在的抑制性中间神经元缺失，特别是那些表达生长抑素的中间神经元。相比之下，小白蛋白或胆囊收缩素阳性的中间神经元得以幸免。这产生了复杂的抑制调节，导致齿状回颗粒细胞抑制输入的净损失。

值得注意的是，幼年动物对癫痫持续状态后的神经退化具有抵抗性。癫痫持续状态后的神经变性与癫痫的发生也有很强的相关性，癫痫持续状态后细胞死亡最少的幼年动物不会发生癫痫。

2. 神经退行性变的机制

有理由认为，全身性因素，如体温升高、大脑氧气和葡萄糖供应不足以应对癫痫持续状态需求的增加时，可能会导致神经退行性变。然而，在癫痫持续状态期间这些参数维持在正常范围内的动物中，仍然能观察到细胞死亡。相反，有足够的证据表明，谷氨酸诱导的兴奋性毒性在细胞死亡中起核心作用。加拿大研究人员报道称，急性神经系统综合征（包括癫痫发作和癫痫持续状态）是由于摄入受软骨藻酸污染的爱德华王子岛贻贝所致。软骨藻酸在结构上与谷氨酸相似，可能会激活谷氨酸介导的兴奋。此外，在实验性癫痫持续状态期间阻断 GABAR 可防止细胞死亡。谷氨酸受体介导的钙超载很可能对线粒体和内质网造成损伤，从而导致细胞死亡。在癫痫持续状态期间血-脑屏障的破坏导致神经胶质细胞的激活和炎症，这似乎也是细胞死亡的原因。

八、总结

根据人类临床、影像和组织学研究及动物实验数据，全面性惊厥性癫痫持续状态诱导的组织病理学损伤是直接的。严重的损伤仅限于海马体的特定区域，而轻度损害发生在皮层。小脑、丘脑和基底神经节的其他损伤由全身生理改变引起。谷氨酸介导的兴奋性毒性机制在坏死性和凋亡性神经元损伤中起重要作用。只要癫痫活动存在，

神经元损伤就会持续，因此对癫痫持续状态治疗后没有立即苏醒的患者，必须进行 EEG 以排除非惊厥性癫痫持续状态，否则他们有潜在的神经元损伤风险。

（译者：孙　磊　审校：王　群）

第 10 章·参考文献

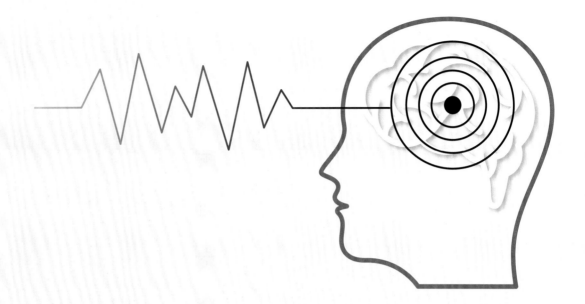

第 11 章
局灶性癫痫持续状态

Lisa Knopf
Bernard S. Chang

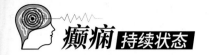

一、引言

局灶性癫痫持续状态是一种伴有可定义的神经缺陷或异常行为的离散持续放电的癫痫障碍。与全面性癫痫持续状态中癫痫放电以广泛同步的方式发生在整个皮层相比，局灶性癫痫持续状态中的放电仅限于单个区域并且不会扩散。与全面性惊厥性癫痫持续状态的文献相比，关于局灶性癫痫持续状态的文献较少，一般仅限于病例报告和病例系列。

EEG 上的局灶性癫痫持续状态可以产生于皮质的任何区域。如果局灶性癫痫持续状态发生在颞叶或边缘系统，它会影响意识并被称为具有认知障碍的局灶性癫痫持续状态（另见第 20 章"非惊厥性癫痫持续状态的临床表现"）。如果它发生在语言功能系统中，可能会导致癫痫性失语症（另见第 21 章"局灶性癫痫持续状态的认知表现"）。如果它发生在枕叶，可能会引起与其他导致视力丧失的疾病相似的症状。如果它发生在参与运动活动的大脑区域，则会发生局灶性运动性癫痫持续状态——通常称之为部分性癫痫持续状态。

与认知和感知方面更细微的变化相比，运动体征更容易被看到和识别，因此可能解释了观察到报告的局灶性癫痫持续状态几乎总是局灶性运动的性质——而局灶性癫痫持续状态几乎成为部分性癫痫持续状态的同义词。

本章主要讨论部分性癫痫持续状态及其流行病学、病因学、发病机制、鉴别诊断、临床表现、EEG、影像学表现和具体的治疗方法。本章简要介绍了其他类型的局灶性癫痫持续状态，其他章中会有详细的介绍。

二、定义

部分性癫痫持续状态的定义为"影响身体局限部位的自发性规则或不规则阵挛性肌肉抽搐，有时会因动作或感觉刺激而加重，持续至少 1 小时，并且以不超过 10 s 的间隔反复出现"。既往从癫痫和运动障碍的角度对其进行了研究。因此，作者可能还需要证明癫痫样的 EEG 异常（理想情况下是与肌肉抽搐的固定时间耦合）或其他检查中的异常，如巨大的躯体感觉诱发电位，以证明肌肉抽搐的皮质起源。

虽然不常用于临床实践，但 Bancaud 分类系统根据潜在的病因将部分性癫痫持续状态分为两组：非进展性（Ⅰ型）和进展性（Ⅱ型），后者最终与神经功能恶化和难治性癫痫发作相关。Ⅱ型部分性癫痫持续状态最常见的原因是拉斯马森综合征，这是一种以大脑皮质的单侧炎症为特征的小儿神经系统疾病。

三、流行病学

部分性癫痫持续状态是一种相对罕见的疾病。Cockerell 等人根据英国 1 年内报告的 36 例病例（其中 10 例为新病例），估计其患病率低于百万分之一。印度一家三级医疗中心对 76 例部分性癫痫持续状态进行了 14 年的回顾性分析，发现该院每年有 5 ～ 6 例部分性癫痫持续状态患者，该转诊中心每年收治 3000 ～ 4000 名住院患者。根据同一项研究，男女比例为 46 ∶ 30，患者平均年龄为（30.2±23.4）岁，中位年龄为 26 岁。

额叶和颞叶边缘系统癫痫持续状态的流行病学在其他章中有介绍（见第 3 章"癫痫持续状态的流行病学"）。发生在非颞叶和非运动系统的局灶性癫痫持续状态报道要少得多，可能是因为其他类型的局灶性癫痫持续状态（如感觉或自主神经）不太容易被识别，而且经常被误诊。

四、病因学

部分性癫痫持续状态的常见病因是由卒中、创伤、感染、转移或原发性肿瘤引起的累及皮质的局灶性病变（通常是感觉运动皮层）。缺氧、代谢性或感染性脑病可在既往有脑局灶性病变的患者中引发部分性癫痫持续状态。

可获得资料的三个最大的部分性癫痫持续状态病例系列患者数量仍然较少：分别为 32 例、40 例和 76 例患者。然而，他们关于部分性癫痫持续状态的病因学的发现是相似的。汇总这三个病例系列的结果提示以下病因：血管性疾病（24% ～ 28%）、脑炎（15% ～ 19%）、肿瘤（5% ～ 16%）、代谢性紊乱（6% ～ 14%）和未知原因（19% ～ 28%）。20 世纪 70 年代的多个病例报告（共 162 例患者）病因分布如下：炎症性疾病（32%）、肿瘤性疾病（19%）、头部创伤（16%）、血管疾病（14%）、其他疾病（3%）和未知原因（16%）。需要注意的是，这些病例报告的概要总结可能有显著的确认偏倚，因为来自常见病因（如卒中）的部分性癫痫持续状态可能比不常见病因（如神经囊尾蚴病）引起的部分性癫痫持续状态更少被关注或报告。

从这三个最大的病例系列来看，部分性癫痫持续状态最常见的原因是血管疾病，包括卒中、颅内出血、脑静脉窦血栓形成和血管炎。作者曾诊治过部分性癫痫持续状态发生在远处血管病变伴急性代谢紊乱的病例，如低钠血症，这表明成年人，特别是老年人，在没有明显的血管病变的情况下，代谢紊乱会被确定为部分性癫痫持续状态的原因，实际上可能有小的隐匿性缺血性病变作为结构性病灶。

感染性或炎症性脑炎占病例的 15% ～ 19%。在儿童中，拉斯马森综合征是部分性癫痫持续状态最常见的原因。与部分性癫痫持续状态相关的感染性脑炎包括单纯疱疹病毒、结核病、梅毒、弓形虫病、神经囊尾蚴病和人类免疫缺陷病毒的进行性多灶性白质脑病。多发性硬化症、炎症性脱髓鞘脑白质病变也是部分性癫痫持续状态的病变之一。

肿瘤占部分性癫痫持续状态病例的 5% ～ 16%。它们最常见的是进行性神经胶质肿瘤，但也包括血管母细胞瘤、脑膜瘤、淋巴瘤、转移性病变或大脑胶质瘤病。

代谢紊乱占另外 6% ～ 14% 的病例，其中最常见的是糖尿病非酮症高血糖症。在既往有局灶性脑损伤的患者中，部分性癫痫持续状态可能是非酮症高血糖的表现特征或后期并发症，它偶尔也是糖尿病的表现特征，但更常见的是慢性糖尿病与中枢神经系统结构性病变并存的结果。与非酮症高血糖相关的低钠血症似乎是导致部分性癫痫持续状态的关键代谢紊乱：部分性癫痫持续状态的存在与低钠血症的严重程度几乎呈线性关系。肝性脑病是另一种已被报道的代谢病因。

在病例报告中，包括抗生素在内的一些药物与部分性癫痫持续状态相关，尽管通常很难确定这些病例中的因果关系。最后，线粒体疾病，如肌阵挛癫痫伴破碎红纤维综合征可表现为部分性癫痫持续状态及一系列其他症状。

在儿童中，部分性癫痫持续状态的病因是不同的。在最近的一个 51 名儿童的病例系列中，52% 的病例是由炎症和免疫介导的疾病引起的，最常见的是拉斯马森综合征，但也有亚急性硬化性全脑炎、中枢神经系统结核、边缘系统脑炎和多发性硬化症。另外 13.8% 是由代谢紊乱引起，包括线粒体紊乱、神经元蜡样质脂褐质沉积症和门克斯病；11.8% 是由于大脑结构异常引起的，如皮质发育畸形（如局灶性皮质发育不良、异位、半脑畸形和大叶前脑全畸形）；7.8% 为隐源性；5.9% 归因于双重病理；最后，2.8% 被认为是术后部分性癫痫持续状态。

五、病理生理学

部分性癫痫持续状态的病理生理学仅部分被了解，并提出了多种机制。在大多数情况下，其起源明确是皮质的运动区，但皮质丘脑环路与癫痫发作的持续存在有关，皮层下也被假定是癫痫发作的起源。此外，有研究试图解释为什么与其他类型的癫痫持续状态相比，部分性癫痫持续状态的持续时间如此长且抗癫痫药物对其无效。

1. 部分性癫痫持续状态启动

最被接受（也是具有最直观逻辑性）的假设是部分性癫痫持续状态是在运动皮质的锥体细胞中产生的。这得到了人类和动物研究中的临床和电生理学证据的支持，在动物研究中，中央新皮质的病变已被证明会产生部分性癫痫持续状态。反向平均，即部分性癫痫持续状态肌肉抽搐前的 EEG 平均值，表明皮质癫痫放电始终发生在肌阵挛抽搐的临床表现之前，潜伏期表明皮质产生的电位沿皮质脊髓束传播。

然而，发生在皮质下病变并保留皮质功能的部分性癫痫持续状态病例表明，皮质下起源的部分性癫痫持续状态也会发生。在这些病例中，癫痫发作的发生器通常被怀疑是在丘脑中，但这一点迄今尚未得到最终的证实。

2. 部分性癫痫持续状态的调制与传播

研究表明，丘脑，特别是丘脑皮质回路，在

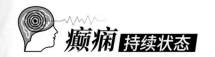
导致某些部分性癫痫持续状态病例持续时间较长方面发挥着重要作用。例如，在一项对猴子运动皮质注射氢氧化铝诱发部分性癫痫持续状态的研究中，在丘脑腹侧后外侧核受损后，部分性癫痫持续状态也随之终止。在一名部分性癫痫持续状态患者中，^{18}F-FDG-PET 显示运动皮质和同侧丘脑的代谢活动增加。MRI 上的同侧丘脑 DWI 高信号病变可在长时间的局灶性癫痫持续状态后出现。这被认为是由于与相关皮质相互联系的丘脑核过度活动所致，并且可能是丘脑在局灶性癫痫演变为局灶性癫痫持续状态中的作用的证据。

也有数据表明，一些基底神经节回路可能参与了部分性癫痫持续状态（和其他形式的局灶性癫痫持续状态）的调节和中断。在一项针对 20 号环状染色体（一种以耐药性精神运动性癫痫持续状态为特征的综合征）的研究中，发现患者在癫痫发作期间纹状体中（^{18}F）氟 -L- 多巴胺摄取减少，这表明多巴胺能活性的缺乏可能使基底神经节无法中断这一特定患者群体的癫痫发作。

3. 部分性癫痫持续状态如何保持局灶性

与其他类型的癫痫发作不同，部分性癫痫持续状态可以持续很长时间（有时长达数年），同时仍能很好地局限于一小群肌肉和一小块皮质区域。这可能是由于新皮层具有强大横向抑制的内在特性，这种特性旨在保持运动反应精确定位。因此，部分性癫痫持续状态可能是皮质组织性的独特表达。

相比之下，颞叶边缘系统与新皮质的几个关联区域保持着连接（作为其在记忆编码中作用的一部分），并且似乎以一种广泛的方式传播兴奋性。这可能解释了为什么边缘起源的癫痫发作似乎不太可能保持精细定位。

六、症状学

部分性癫痫持续状态被定义为发生在身体一侧局限区域几乎连续的、有节律的或半节律的肌肉收缩（肌阵挛抽搐）。与其他形式的癫痫持续状态相比，部分性癫痫持续状态的持续时间明显更长，可持续数小时、数天甚至数年。部分性癫痫持续状态通常保留意识，但常出现发作后的虚弱。

任何肌肉群都可能受累，但远端肌肉组织更容易受到影响，肌阵挛性抽搐可能表现为规则或者不规则的孤立或成簇出现，频率为每秒 1 ～ 2 次。在每次抽搐过程中，患侧的激动肌和拮抗肌通常会同步激活。

部分性癫痫持续状态最常涉及上半身的肌肉。在一项针对 151 名部分性癫痫持续状态患者的研究中，作者发现 16% 的癫痫发作涉及头部。14% 的患者涉及头部和上肢，40% 的患者仅涉及上肢，5% 涉及躯干，14% 涉及下肢，11% 涉及整个下半身。这可能反映了运动皮质的躯体定位组构，与腿部和躯干相比，面部和手臂有更多的运动皮层空间。

部分性癫痫持续状态的肌阵挛抽搐是自发的，但它们也可能因身体活动、精神活动或感觉刺激而恶化。在大多数情况下，它们的振幅可能会降低，但会在睡眠期间继续发生。根据部分性癫痫持续状态的潜在病因和所涉及的皮质范围，在这些患者中可能会看到其他类型的癫痫发作和各种神经功能缺损。有趣的是，部分性癫痫持续状态很少包括其他症状，尽管有时部分性癫痫持续状态可演变成复杂的部分癫痫发作或继发性全面性癫痫发作。因此，意识在绝大多数的部分性癫痫持续状态病例中保持不变，尽管发作期放电可以保持局部化，并且仍然会产生意识的改变。此外，某些运动表现和患者对这些症状的焦虑反应可能会使患者在发作时看起来不是完全清醒。因此，可能很难确定一些部分性癫痫持续状态患者的意识水平，而仔细的病史询问和检查对确定患者意识水平是有帮助的。

除了表现为局灶性运动状态的部分性癫痫持续状态之外，局灶性癫痫持续状态的症状学取决于所涉及的皮质区域，这在其他章中有更详细的介绍。

七、鉴别诊断

在部分性癫痫持续状态的鉴别诊断中，皮质下和节段性（即脊髓）肌阵挛、震颤和其他锥体外系运动障碍，以及肌阵挛性癫痫均应予以考虑。震颤具有特征性的激动肌 - 拮抗肌交替模式，而在部分性癫痫持续状态中激动肌和拮抗肌通常同时激活。其他锥体外系运动障碍，如肌张力障碍、舞蹈症和偏侧投掷症，也可能被误认为是部分性癫痫持续状态。存在于多种疾病中的皮质下和脊髓肌阵挛也可以模拟部分性癫痫持续状态。

有时，仅靠临床观察就足以形成一个强有力的假设。在对患者进行检查时，应该描述以下情况：分布（局灶性、多灶性、节段性或广泛性）、时间分布（连续与间歇性、规则与不规则），以及部分性癫痫持续状态是如何被激活的（自发的、刺激诱导的或由随意运动引起的）。

通常，可能需要辅助神经生理学测试来区分这些疾病。这些测试包括 EEG、肌电图、躯体感觉诱发电位、EEG 瞬变的 jerk 锁定反向平均或肌电图放电的躯体感觉诱发电位，以及对周围神经刺激引起的长潜伏期肌电图反应。

八、EEG 检查

头皮 EEG 在局灶性癫痫持续状态发作期检测发作活动的能力取决于放电皮质区的大小和癫痫放电的偶极方向。小的致痫灶可能在发作性头皮 EEG 记录中被完全忽略。因此，在某些情况下，反向平均法可用于检测部分性癫痫持续状态相关肌阵挛痉挛之前的时间锁定 EEG 事件。立体 EEG 或皮层 EEG 也有助于定位潜在的癫痫病灶。

在头皮 EEG 确实显示异常的情况下，没有单一的病理波可以定义部分性癫痫持续状态。在一项对 32 例患者的研究中，最常见的 EEG 发现是区域性棘波。其他异常包括尖波暴发或棘慢波放电，以及单侧或双侧异常节律。在另一项对 21 名成年人部分性癫痫持续状态患者的研究中，最常见的 EEG 表现是单侧或局部棘波或尖波，其他偏侧异常包括周期性单侧癫痫样放电、阵发性慢波活动和偏侧持续慢活动。4 名患者出现弥漫性、持续缓慢活动，1 名患者有全面性周期性癫痫样放电。在这项研究中，只有 7 名（33%）患者在部分性癫痫持续状态期间出现了与肌阵挛抽搐相关的癫痫样放电。

很少观察到 PLEDs/ 单侧周期性放电与部分性癫痫持续状态的肌阵挛性抽搐有锁时关系。因此，尽管 PLEDs/ 单侧周期性放电通常被认为是一种发作间期现象，但也有一些临床情况（如部分性癫痫持续状态），它们代表一种发作（即癫痫发作）模式。PLEDs/ 单侧周期性放电最常见的癫痫发作类型是影响对侧身体的局灶性运动性癫痫，通常表现为局灶性癫痫持续状态或重复性局灶性运动发作。

在拉斯马森综合征中，EEG 异常的严重程度通常与临床进展程度有关。没有特定的 EEG 异常是拉斯马森综合征特异性的，但从最初正常的 EEG 来看，在发作的几个月内，受影响的半球可以出现高振幅 δ 活动。经常看到癫痫样活动和癫痫发作，但部分性癫痫持续状态（与其他病例一样）并不总是伴随着可识别的发作期头皮 EEG 变化（图 11.1）。25% 的患者在 6 个月内和 62% 的患者在癫痫发病 3～5 年出现了非受累半球的独立的发作间期异常。这些对侧异常可以是认知能力下降的标志，但似乎并不表明双侧疾病本身。

九、放射学检查

用于评估局灶性癫痫持续状态 – 部分性癫痫持续状态患者的神经影像技术正在迅速发展。目前，当标准 MRI 不能显示异常时，高分辨率 MRI 的 FLAIR 序列，是发现一些可能导致局灶性癫痫持续状态的微小发育不良病变的最佳技术。这也适用于线粒体疾病中出现的皮质局限性异常。在怀疑有潜在的病理变化导致血 – 脑屏障破裂的病例中（如肿瘤、感染、活动性脱髓鞘病变），还需要使用钆进行 MRI 增强检查。

值得注意的是，由癫痫发作引起的代谢亢进和血流变化可以在许多 MRI 序列（最显著的是 T_2、FLAIR、DWI-ADC 和钆增强图像）引起短暂的、可逆的变化，易导致误导性的鉴别诊断。

利用 PET 和 SPECT 进行的动态成像正在成为评估局灶性癫痫持续状态 – 部分性癫痫持续状态代谢效应的有用工具，特别是当 MRI 是阴性时。由于在持续性局灶性癫痫患者中获得 SPECT 的技术相对容易，因此该测试在部分性癫痫持续状态的评估中特别有用，当怀疑部分性癫痫持续状态但 EEG 没有显示癫痫变化时，它可以用来显示癫痫性改变。

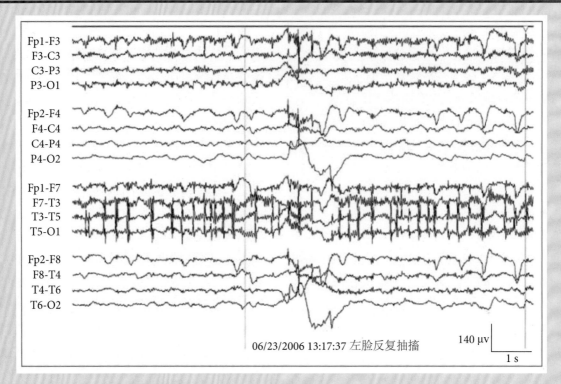

06/23/2006 13:17:37 左脸反复抽搐

140 μv

1 s

左侧面部反复出现肌阵挛性抽搐，左侧 EEG 记录处伴有肌肉伪差。右侧半球有多形性 δ 减慢，中央区为著。此图没有棘波，说明部分性癫痫持续状态的临床 –EEG 相关性较差。

图 11.1 部分性癫痫持续状态
（资料来源：经许可使用，来自 Korff 和 Nordli[28]。）

十、治疗和预后

众所周知，部分性癫痫持续状态具有耐药性。与所有形式的癫痫一样，必须确定潜在病因，并在可能的情况下对潜在疾病进行适当治疗。例如，由于非酮症高血糖和由此产生的低钠血症是部分性癫痫持续状态的常见原因，因此获得完整的代谢检查并治疗潜在的代谢紊乱是至关重要的。对于患有特定自身免疫性疾病（如拉斯马森综合征）的患者，关键在于治疗潜在的疾病过程。

抗癫痫药物是部分性癫痫持续状态初始治疗的主要手段，但其疗效通常有限，并且通常需要多种抗癫痫药物才能达到持续的疗效。一般来说，抗癫痫药物有助于防止部分性癫痫持续状态扩散为复杂的部分性或继发性全面性癫痫发作，但似乎很难显著改变部分性癫痫持续状态的严重程度。与其他类型的癫痫持续状态一样，苯二氮䓬类药物是紧急中断部分性癫痫持续状态最有效的一线药物，但完全抑制通常需要过高的剂量，这可能导致明显的镇静和呼吸抑制。

目前还没有大型或随机试验评估特定抗癫痫药物在部分性癫痫持续状态治疗中的效果。一项对 65 例部分性癫痫持续状态（不包括急性脑卒中或拉斯马森综合征患者）的回顾性多中心研究发现，托吡酯和左乙拉西坦的整体成功率更高。托吡酯在 28 例患者中有 7 例有效，并且具有发育异常病因（4 例皮质发育不良和 1 例动静脉畸形）的患者似乎反应最好。26 名患者接受了左乙拉西坦治疗，其中 8 人成功，5 人患有炎症。包括丙戊酸和拉考沙胺在内的其他抗癫痫药物在个别病例报告中被报道是安全、有效的，但在缺乏临床试验数据的情况下，我们建议根据具体病例和副作用情况选择抗癫痫药物。

所有出现局灶性癫痫持续状态的患者都应仔细评估可能适合治疗性切除手术的潜在病变。目前，关于局灶性癫痫持续状态治疗的外科文献仅限于病例报告和病例系列。大多数患者为部分性癫痫持续状态。最常见的手术是局灶性切除术、脑叶或多脑叶切除术、大脑半球切除术（功能性、解剖性或改良）和胼胝体切开术。其他手术治疗包括多处软脑膜下横切术、植入迷走神经刺激器、低频重复皮层电刺激和丘脑深部脑刺激。

最近收集的 23 例关于局灶性癫痫持续状态手术治疗的病例报告发现，23 例患者中有 18 例实现了无癫痫发作，随访时间为 4 个月至 5 年。少数患者在报告时癫痫发作持续但有所改善，但癫痫发作频率没有恶化。值得注意的是，大多数接受手术的患者较年轻（年龄 8 天至 36 岁），并且有强烈的局灶性癫痫的症状学、影像学或 EEG 证据（或这些证据的组合），通常在惯常癫痫发作的背景下表现为难治性癫痫持续状态。绝大多数患者的病因是局灶性或半球性皮质发育不良。

上述 meta 分析中一个较大的手术病例系列涉及 10 名对高剂量抗癫痫药物难治的局灶性癫痫持续状态儿童，他们接受了各种手术治疗，包括胼胝体切开术、脑叶切除术或解剖和功能性半球切除术。他们的潜在疾病包括皮质发育畸形（$n=6$）、结节性硬化症（$n=1$）、拉斯马森综合征（$n=1$）、产前大动脉梗死（$n=1$）和诊断不明确（$n=1$）。在这项研究中，100% 的患者通过手术停止了癫痫持续状态，没有围手术期死亡，术后功能状态有显著改善。

因此，基于目前有限的文献，惊厥性或非惊厥性的难治性癫痫持续状态患者，如果在症状学、影像学、PET/SPECT 功能成像和 EEG（头皮以及侵入性）之间具有高度的一致性，则表明有类似的单一致痫区（局灶皮质发育不良作为潜在病理），这种患者最有可能从手术中获益。对于 MRI 阴性或难以明确致痫区或两者兼有的患者，应强烈考虑有创 EEG 监测。

不幸的是，由于各种原因，大多数局灶性癫痫持续状态患者不适合手术，例如，当患者其他方面的神经功能正常，当患者为双侧部分性癫痫持续状态，或者是无病灶的情况下，切除运动皮质导致可能的运动障碍是不可接受的。一例"镜像部分性癫痫持续状态"，切除导致部分性癫痫持续状态的局灶性皮质发育不良后，在对侧半球先前未检测到的皮质发育不良区域出现了部分性癫痫持续状态。

幸运的是，治疗局灶性癫痫持续状态的非侵入性技术正在开发中。病例报告和病例系列研究发现重复经颅磁刺激治疗部分性癫痫持续状态是安全且潜在有效的。重复经颅磁刺激是一种用于局灶性皮层刺激的非侵入性方法，在此期间反复产生小的颅内电流，并通过强烈波动的颅外磁场进行治疗。在新皮质癫痫发作病灶上进行的发作间期重复经颅磁刺激已被证明可以降低一些患者的癫痫发作频率，通过未知的机制降低皮质兴奋性。发作期重复经颅磁刺激的研究较少。最大的发作期重复经颅磁刺激病例系列包括 7 名混合病因的部分性癫痫持续状态患者。重复经颅磁刺激使 3 例患者癫痫发作短暂停顿（20 ～ 30 min）；另外 2 名患者持续停顿（＞ 1 天）；还有 2 名患者的癫痫发作没有中断。重复经颅磁刺激没有加重这些患者的癫痫发作，而副作用通常是轻微的（如一过性的头部或肢体疼痛，或在高频重复经颅磁刺激训练时肢体僵硬）。需要更大规模、更多的对照研究观察重复经颅磁刺激对局灶性癫痫持续状态的作用，目前，它是唯一非侵入性、非药物治疗的选择。

（译者：李双双　审校：马　磊）

第 11 章·参考文献

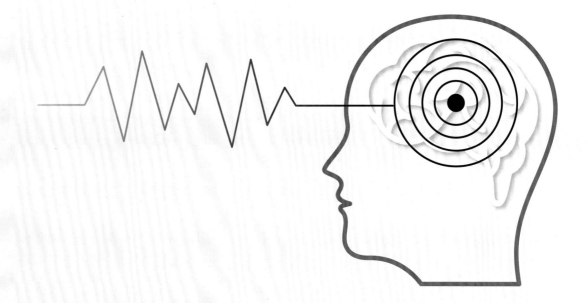

第 12 章
肌阵挛癫痫持续状态

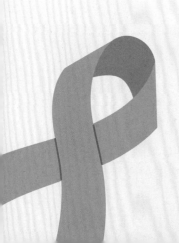

Anna Serafini, Elizabeth E. Gerard
Stephan U. Schuele

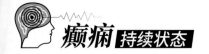

一、定义

肌阵挛的特征是四肢、面部和躯干突然、短暂、电击样地运动，通常不伴意识丧失。肌阵挛发作是由运动皮质的痫性激活引起的，通常伴随着 10 ～ 50 ms 的短时肌电图暴发，同时激活主动性和拮抗性肌肉活动，通常与 EEG 变化相关。肌阵挛癫痫持续状态是一种持续肌阵挛发作超过 30 min 的状态。

二、分类

Gastaut 首次建立了肌阵挛癫痫持续状态病因学分类，区分癫痫患者"真正的"肌阵挛癫痫持续状态和作为其他疾病症状的获得性肌阵挛癫痫持续状态。真正的肌阵挛癫痫持续状态进一步分为原发性肌阵挛癫痫持续状态和继发性肌阵挛癫痫持续状态（表 12.1，图 12.1）。青少年肌阵挛癫痫（juvenile myoclonic epilepsy，JME）是一种典型的原发性肌阵挛癫痫持续状态。继发性肌阵挛癫痫持续状态是为疑似症状性癫痫患者保留的一个术语，可以是全面性癫痫，如肌阵挛 - 失张力癫痫、伦诺克斯 - 加斯托综合征、婴儿严重肌阵挛癫痫、伴肌阵挛失神发作的癫痫，或表现为部分性癫痫持续状态的局灶性癫痫。

根据 Gastaut 的分类系统，获得性或症状性肌阵挛癫痫持续状态是一个术语，用于无癫痫病史的患者的持续性肌阵挛发作，可见于感染性、炎症性、神经退行性、中毒 - 代谢或缺氧缺血性脑病。肌阵挛癫痫持续状态发生在进行性肌阵挛癫痫患者中，被归类为症状性肌阵挛癫痫持续状态。根据本章目的，缺氧性癫痫状态和全面性惊厥发作后"微小"肌阵挛状态的内容在本书的其他部分有介绍（另见第 13 章"缺氧性肌阵挛癫痫持续状

态"和第 17 章"难治性和超难治性癫痫持续状态的治疗"）。

三、病理生理学

根据神经解剖学，肌阵挛可分为皮质、皮质下、脊髓和外周性肌阵挛。癫痫样肌阵挛可以是一种皮质或丘脑皮质现象。

皮质肌阵挛是癫痫冲动激活感觉运动皮质导致肌阵挛发作的结果。感觉运动皮质中的神经元可能是主要的生成器，或者肌阵挛可能是由大脑其他部分传播的异常癫痫输入驱动的。皮质肌阵挛主要影响上肢远端和面部。皮质肌阵挛通常有多灶发生器，如伦诺克斯 - 加斯托综合征或进行性肌阵挛癫痫患者。它可以有一个单一的皮质发生器，但癫痫的激活可能会通过经胼胝体通路或大脑半球内的皮质通路扩散，产生全面性或双侧肌阵挛。在常规头皮记录中，局灶性或多灶性癫痫肌阵挛患者的 EEG 可能没有相关性。肌阵挛的神经生理学相关性可能只能通过使用抽搐锁时 EEG（jerk-locked EEG）或脑磁图（magnetoencephalograhy，MEG）平均或相干分析方法来检测。在抽搐逆向锁时 EEG 平均技术中，EEG 棘波被平均，相对于肌电图起始时间锁定，可以减少非时间锁定的背景 EEG 活动。在肌阵挛发生前 15 ～ 20ms 和 25 ～ 40ms 分别出现在上肢和下肢的正峰电位。棘波位于对侧初级运动皮质附近。皮质反射性肌阵挛被认为是局灶性或多灶性癫痫的一个片段，涉及少数邻近肌肉，它通常是由动作或感觉刺激引起的，涉及感觉运动皮质的过度兴奋。皮质反射肌阵挛可与巨大的躯体感觉诱发电位反应有关。对于起源于局灶性皮质的持续性肌肉抽搐，应用术语部分性癫痫持续状态。

表 12.1　肌阵挛癫痫持续状态的临床和神经生理学特征

Gastaut 分类	原发性肌阵挛癫痫持续状态	继发性肌阵挛癫痫持续状态		症状性肌阵挛癫痫持续状态			
病因学	特发性全面性癫痫	症状性全身性癫痫		症状性局灶性癫痫	神经退行性	中毒 - 代谢性脑病	
示例	青少年肌阵挛癫痫	肌阵挛 - 失张力癫痫	SMEI	部分性癫痫持续状态	进行性肌阵挛癫痫	肾衰竭	银毒性
精神状态	警觉	警觉到昏睡	昏睡	警觉	警觉到昏睡	嗜睡到昏迷	昏迷

续表

EEG 背景	正常	弥漫减慢，杂乱无章；棘慢波	弥漫性减慢，杂乱无章	局部减慢	背景减慢；广泛性棘慢波和局灶性棘波	中度的背景减慢	中度减慢，继而 alpha 昏迷
肌阵挛癫痫持续状态的典型持续时间	数小时	几天到几周	几小时到几天	持久顽固	几小时到几天	多变	多变
肌阵挛的临床特征	同步大振幅上肢	远端肌肉不同步波幅波动（小>大）	两种形式：孤立的肌阵挛癫痫持续状态-三角肌 意识混浊状态-面部和四肢	单侧、节律性、远端、手臂	双侧或多灶性躯干、四肢和面部肌肉	非同步的，振幅多样	*
肌阵挛频率	不规则间隔几秒钟，有时 3～5 次成串抽搐	不规则的间隔，通常几乎是连续的		规则、不同步、约 1 Hz	不规则的间隔，通常几乎是连续的，	不规则的间隔	*
敏感刺激	部分感光	−/+	−	+/− 躯体感觉	+/−，光敏、惊吓、声音	−/+	+/−
EEG 相关性	3～5 Hz 全面性多棘波	2～3 Hz 广泛棘波或多棘慢复合波	快棘慢波	PLEDs/LPDs 或无关联	伴双侧肌阵挛，通常没有多处痉挛	多灶性棘波或慢棘慢波	14～18 Hz 正电中央-额多棘波
时间固定 EEG	+	+/−	+	+ PLEDs（LPD）	+	+/−	*
推定的生理障碍的位置	丘脑皮质	丘脑皮质或皮质	皮质	皮质	皮质	皮质和网状结构	皮质

资料来源：改编自 Gerard 和 Hirsch[3]，经许可使用。

注：PLEDs：周期性单侧癫痫样放电；LPDs：单侧周期性放电；SMEI：婴儿期肌阵挛癫痫；* 无详细描述。

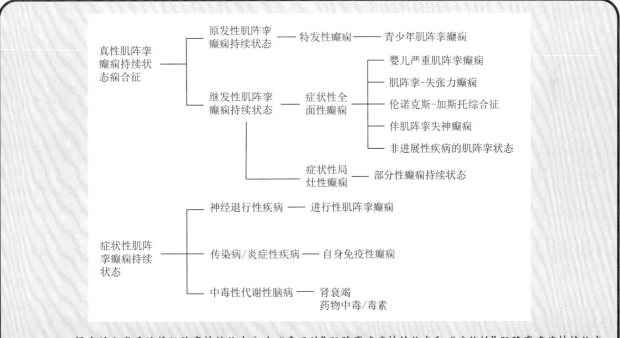

Gastaut 提出的分类系统将肌阵挛持续状态分为"真正的"肌阵挛癫痫持续状态和"症状性"肌阵挛癫痫持续状态，前者发生在癫痫患者身上，后者是另一种疾病过程的结果。真正的肌阵挛癫痫持续状态又分为原发性肌阵挛癫痫持续状态和继发性肌阵挛癫痫持续状态。

图 12.1　肌阵挛癫痫持续状态分类

（资料来源：经许可改编自 Gerard 和 Hirsch[3]。）

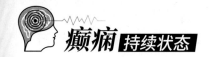

原发性全面性癫痫相关的肌阵挛发作被认为是丘脑皮质肌阵挛的一种形式，它起源于皮质下上升的输入，扩散并同步刺激过度兴奋的皮质。肌肉通常是双侧激活的，由颅神经支配的肌肉按照由头向尾侧顺序激活。肌阵挛通常是自发的、不齐的，主要影响轴肌。肌阵挛的 EEG 总是与全面性棘波或多棘波放电相关。全面性棘波的负峰（持续 30～100 ms）先于抽搐（持续时间 < 100 ms）20～75 ms。与皮质肌阵挛相比，棘波与肌电抽搐的时间锁定关系不那么严格。丘脑皮质肌阵挛可见于青少年肌阵挛性癫痫、良性婴儿肌阵挛癫痫和肌阵挛－失张力癫痫。

网状结构反射性肌阵挛可见于代谢异常的患者，如肾衰竭或缺氧性脑损伤，并可能与皮质肌阵挛有关。在这种情况下，EEG 会显示出广泛性的棘波，最大的棘波位于顶部，通常与抽搐无锁时关联，观察不到巨大的躯体感觉诱发电位。肌阵挛可以是自发的，也可以是刺激诱发的（尽管与刺激的时间关系可能是多变的）。

负性肌阵挛（negative myoclonus，NM）的特征是紧张性肌肉收缩短暂中断 < 500ms，没有前驱肌阵挛的迹象。负性肌阵挛是典型的非癫痫性疾病，如肝性脑病中的扑翼样震颤。在特定情况下，负性肌阵挛可伴癫痫样放电，表现为癫痫性负性肌阵挛（epileptic negative myoclonus，ENM）。Tassinari 发现，肌电静默期的开始与 EEG 棘波的负成分有关，发生在慢波之前。癫痫性负性肌阵挛常见于进行性肌阵挛癫痫患者和睡眠中癫痫性电持续状态，但很少被认为是肌阵挛癫痫持续状态的一种形式。

四、原发性肌阵挛癫痫持续状态

遗传性全面性癫痫

遗传性全面性癫痫是癫痫的一种亚型，具有假定的遗传病因，通常没有结构或解剖异常。

根据相关的癫痫发作类型，遗传性全面性癫痫患者可以分为三种形式的肌阵挛癫痫持续状态：

● 类型 1，也被称为"典型的肌阵挛癫痫持续状态"，见于双侧肌阵挛患者，同时伴有同步 EEG 的广泛性多棘慢波放电，且没有意识障碍。

● 类型 2，定义为在全面强直－阵挛性发作癫痫之前、之后或中断的连续肌阵挛发作。这些患者会在全面强直－阵挛性发作癫痫期间和之后意识受损，但在惊厥前肌阵挛的形成期间不会受损。

● 类型 3，为眼睑肌阵挛抽动，可在伴有不同程度的上肢受累的失神状态的患者中观察到。这些患者的意识中度受损。可以观察到类型 2 和类型 3 的组合，并被称为"非典型肌阵挛癫痫持续状态"。

与遗传性全面性癫痫相关的肌阵挛癫痫持续状态（或真正的原发肌阵挛癫痫持续状态，根据Gastaut）很少见，主要见于青少年肌阵挛性癫痫。青少年肌阵挛性癫痫是遗传性全面性癫痫常见类型之一，以肌阵挛发作、强直－阵挛性发作和失神发作为特征。报告的发病率为每年 3.2/1000。在青少年肌阵挛性癫痫中，肌阵挛是双侧的，重复但节律不齐，主要累及手臂，有时累及躯干和腿部，很少累及面部。较温和的抽动产生更多的远端运动，可以是不对称的，或是基于报告或直接观察的局部运动，也可能两者兼而有之。在肌阵挛癫痫持续状态中，重复的收缩和抑制会产生肌阵挛震颤，使其失去功能并干扰走。意识通常会被保存下来。肌阵挛总是与 EEG 的棘波或多棘慢波放电有关（图 12.2）。在一项评估 1994—1999年接受治疗的青少年肌阵挛性癫痫患者的研究中，作者发现肌阵挛癫痫持续状态的患病率为 1.4%。在不需要 EEG 记录的情况下，基于患者报告的研究报道了更高的患病率。

青少年肌阵挛性癫痫中的肌阵挛癫痫持续状态通常是由抗癫痫药物依从性差、对抗癫痫药物的不当选择、过度饮酒或睡眠不足引发的。使用抗癫痫药物不合理后观察到的肌阵挛癫痫持续状态，通常见于卡马西平、苯妥英、氨己烯酸或奥卡西平等窄谱抗癫痫药物。当青少年肌阵挛性癫痫未被识别或被误认为是局灶性癫痫时，最常发生这种情况。临床上，除了有时轻微和局限性的肌阵挛外，青少年肌阵挛性癫痫的显著不对称特征见于超过 10% 的患者，并被描述为偏侧性肌阵挛或伴明显的头部偏转的全面性惊厥发作。对EEG 表现的误读，如额或额颞的全面性放电成分，全面性癫痫样活动较严重的不对称，或对生理性局灶性一过性尖波的过度解释，可能会延误诊断。青少年肌阵挛性癫痫中的肌阵挛癫痫持续状态通常易于治疗，在给予苯二氮䓬类药物（如劳拉西泮或安定）、丙戊酸或左乙拉西坦后即可缓解。在由不合理使用抗癫痫药物引起的病例中，停止使用可疑药物对于防止复发至关重要。

这种药物诱导的癫痫加重背后的病理生理机制被认为是涉及丘脑皮质网络，特别是增强 GABA 的作用的丘脑腹侧基底核（the ventrobasal complex of the thalamus，VB）。它的活性通常受到 GABA 介导的丘脑网状核活动的抑制。奥卡西平或卡马西平等药物被认为可以增强 VB 核的 GABA-A 传递。丘脑的腹基底核复合体活性的增加不能被网状核的抑制作用充分对抗，从而导致丘脑皮质振荡活动增强，进而引起更显著和持续的尖波放电。

此外，已证明主要作为电压依赖性钠离子通道阻滞剂（如卡马西平和苯妥英）的抗癫痫药物增强了膜的稳定性，导致神经元放电的超同步性增加。尽管拉莫三嗪通常被归类为更广泛的抗癫痫药物并对全面性癫痫有效，但在一些患者中也可能加剧肌阵挛发作。

眼睑肌阵挛（也称为 Jeavons 综合征）是一种光敏性癫痫，儿童期起病，可以持续到成年。癫痫发作包括眼睑的抽动，通常伴眼球的剧烈向上偏斜和头部的后仰。癫痫发作可能是频繁的，通常在一天内多次发作，一般是由在明亮的房间里闭上眼睛引发的。随着年龄的增长，其光敏性趋于下降。眼睑肌阵挛状态，特征是闭眼时长时间的眼睑肌阵挛发作，这在很高比例（72%）的患者中被描述，更常见的是在儿童晚期。发作期 EEG 的特点是伴随眼睑肌阵挛的广泛性多棘波。

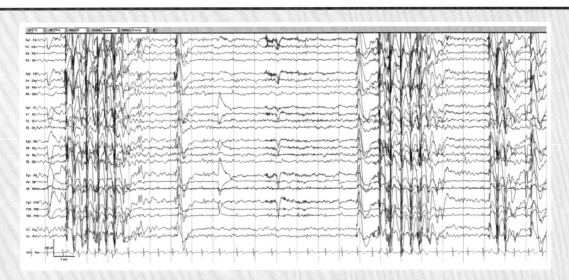

一名 13 岁的少女患有青少年肌阵挛癫痫，在 12 岁时出现频繁的肌阵挛抽搐。其母亲也有肌阵挛和癫痫发作。由于体重增加和肝酶升高，患者无法耐受丙戊酸。拉莫三嗪单药治疗，清晨肌阵挛频率和严重程度的增加，使患者早上无法起床。在选择性 vEEG 监测期间，患者有一群肌肉阵挛发作，每 10 ～ 30 s 重复一次，持续 40 min。样本 EEG 显示昏昏欲睡的背景，频率 3 ～ 4 Hz，双侧额区优势的广泛性多棘波。涉及躯干、手臂和腿的肌阵挛以 3 ～ 4 次抽搐的频率顺序发生，每次多棘慢波持续超过 2 s。

图 12.2　特发性全面性癫痫的肌阵挛持续状态
（资料来源：来自 Gerard 和 Hirsch[3]，经许可使用。）

五、继发性肌阵挛癫痫持续状态

（一）症状性全面性癫痫

1. Dravet 综合征

Dravet 综合征过去被称为婴儿严重肌阵挛癫痫，是一种癫痫性脑病，通常表现为在出生第一年出现持续热性惊厥，随后病程多样，包括不同的发作类型、发育退化和药物难治性发作。大多数病例是由编码电压门控钠通道 Nav1.1 的 SCN1A

基因突变引起的。根据是否与癫痫样 EEG 相关，肌阵挛发作可分为肌阵挛发作和非癫痫肌阵挛。肌阵挛发作在 Dravet 综合征中可以非常严重，涉及轴肌，经常导致儿童摔倒。幅度较大的肌阵挛经常与许多不同步、不规则的远端肌阵挛混合在一起，通常没有明确相关的癫痫样 EEG，很难从多导图上区分非癫痫性肌阵挛。

在 Dravet 综合征中，肌阵挛癫痫持续状态的发生是罕见的，这些患者通常表现为惊厥性癫痫持续状态，其在第一年内发生率可高达 75%。Yakoub 和他的同事报告了 17 名被诊断为 Dravet 综合征的患者中有 3 名发生了肌阵挛癫痫持续状态。在这 3 例患者中，肌阵挛癫痫持续状态分别持续 3 小时、24 小时和 36 小时，发生在 14 个月、4 岁和 5 岁。肌阵挛癫痫持续状态的 EEG 特征为快速高压心律失常的全身性快棘波（3 ~ 5 Hz），伴肌阵挛（主要发生在三角肌），有时伴有紧张性收缩。

Dravet 综合征患者经常出现"闭塞状态"，高达 40% 的患者会出现这种状态，包括意识的波动性改变，体位张力轻微增加，以及波及四肢和面部的零碎、节段性、不规则的低幅度肌阵挛。它可以持续几个小时甚至几天，而且可以被强烈的感觉刺激打断。EEG 的特点是弥漫性慢波混杂着局灶性和弥漫性棘波、尖波、棘 - 慢波，在前部和顶部电压较高，棘波和肌阵挛之间没有对应关系。尽管肌阵挛在这种临床表现中似乎很常见，但鉴于肌阵挛和棘波之间缺乏真正的联系，它通常不被归类为肌阵挛癫痫持续状态，而是一种不典型失神状态。

2. 伦诺克斯 - 加斯托综合征

伦诺克斯 - 加斯托综合征是一种严重的儿童癫痫性脑病，以频繁发作、进行性认知障碍、药物抵抗为特征，典型的 EEG 模式为慢的棘慢波和睡眠多棘波。不同的发作类型可以共存：强直性发作、非典型失神、全面强直 - 阵挛性发作癫痫和肌阵挛发作。肌阵挛出现在 10%~30% 的伦诺克斯 - 加斯托综合征患者中，范围从面部和头部的短暂痉挛到自发产生的大幅度双侧肌阵挛和跌倒。意识通常是完整的，除非癫痫发作丛集。肌阵挛发作与 3 ~ 3.5 Hz 的全面性棘波或棘慢波活动的短暂暴发有关。大多数患者（约 90%）至少有一次或多次癫痫持续状态。癫痫持续状态最常见的形式是失神状态。肌阵挛癫痫持续状态在这组患者中极其罕见，如果出现，则提示肌阵挛 - 失张力癫痫的诊断。一例伦诺克斯 - 加斯托综合征病例报告描述了由于拉莫三嗪治疗引起的肌阵挛癫痫持续状态。

3. 肌阵挛 - 失张力癫痫

肌阵挛 - 失张力癫痫是一种全面性癫痫综合征，以不同的发作类型（肌阵挛、肌阵挛 - 失张力和全面性强直 - 阵挛性发作）为特征，发病年龄为 7 个月至 6 岁。与伦诺克斯 - 加斯托综合征相比，肌阵挛 - 失张力癫痫最初表现为正常发育，通常有更良性的病程，至少有一半的患者会进入缓解状态。在大多数患者中，热性和非热性强直 - 阵挛性发作先于肌阵挛和肌阵挛 - 失张力。36% 的患者出现癫痫持续状态，特征为不典型失神和持续数小时甚至数天的肌阵挛。肌阵挛癫痫持续状态的发作被描述为失去接触、警觉性改变、流口水、言语障碍和反复无常的肌阵挛。肌阵挛主要见于面部、上肢远端、眼睑、口、舌和手指。EEG 的特征是 2 ~ 3 Hz 的棘波活动和不规则的多形性超同步活动（图 12.3）。

肌阵挛癫痫持续状态多发生于预后不良、精神状态恶化加速的肌阵挛 - 失张力癫痫患者。正如为青少年肌阵挛性癫痫所描述的那样，肌阵挛 - 失张力癫痫中的肌阵挛癫痫持续状态病例可由抗癫痫药物引发，特别是卡马西平、氨己烯酸和左乙拉西坦。治疗包括苯二氮䓬类药物、丙戊酸盐或乙琥胺。患者通常对治疗有反应，但肌阵挛癫痫持续状态可能会复发。

4. 肌阵挛失神癫痫

Tassinari 及其同事于 1969 年首次描述了肌阵挛失神癫痫。这种综合征很少见，发病年龄为 2 ~ 12 岁，多见于男孩，其特征是失神发作与节律性肌阵挛抽动有关，大约一半的患者也有全面强直 - 阵挛性发作癫痫。EEG 显示双侧同步对称的 3 Hz 棘慢波放电。在 Tassinari 的病例系列中，36 名患者中只有 1 名出现肌阵挛癫痫持续状态，静脉注射安定后肌阵挛癫痫持续状态中断。

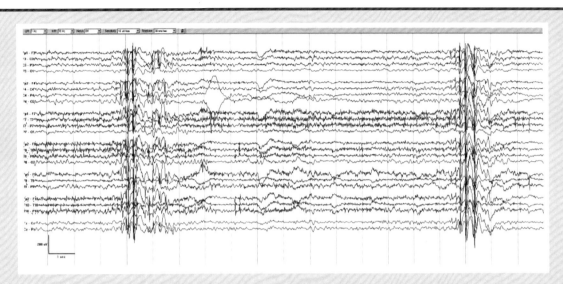

患者为 65 岁女性，自幼有轻度精神发育迟滞和肌阵挛 – 失张力癫痫。多年来，癫痫发作很少发生。在停用左乙拉西坦的情况下，患者出现了频繁的肌阵挛，特征是躯干和颈部突然弯曲，双臂抬高和伸展。在最频繁的时候，这些痉挛每分钟发生 2 次，持续 15 min。这位患者能够在抽搐期间与检查人员交谈和互动。EEG 背景显示轻度弥漫性减慢，伴有 10 Hz 的 alpha 节律和 4 ～ 5 Hz 与肌阵挛相关的双额为著的多棘慢波放电。肌阵挛持续频发（10 ～ 25 次／h）达 24 h，再用左乙拉西坦后明显改善。

图 12.3 肌阵挛 – 失张力癫痫患者的肌阵挛持续状态
（资料来源：来自 Gerard 和 Hirsch[3]，经许可使用。）

5. 非进行性脑病患者的肌阵挛状态

非进行性脑病的肌阵挛状态由 Dalla Bernardina 及其同事于 1980 年首次描述，他们观察了 7 名因严重的产前或新生儿脑损伤而导致脑性瘫痪的儿童，呈现出反复出现的长时间肌阵挛状态。同样的电临床特征随后被其他学者描述。根据电临床特征，可识别三种类型的非进行性脑病。

第一组的特点是几乎连续的抽搐（节律性或无节律）相关的失神发作，短暂的正性肌阵挛失神和催眠惊厥。这个亚组包括：快乐木偶综合征（Angelman syndrome，AS）、普拉德 – 威利综合征和雷特综合征。通常观察不到神经放射学异常。EEG 的特点是高幅度慢波，伴有累及后头部的棘波，与肌电记录上观察到的节律性肌阵挛有关。还可以观察到中央区的亚连续性 θ-δ 活动。这些患者通常难以治疗；苯二氮䓬类药物和促肾上腺皮质激素通常有短暂的效果。丙戊酸、乙琥胺或左乙拉西坦治疗也可观察到改善效果。

第二个亚组的特征是失神状态与负性持续和半节律的肌阵挛，混合着突然的不受控制的持续运动障碍，导致运动过度及姿势异常。患者通常是患有发育性皮质畸形的女性。EEG 的特点是持续缓慢的棘慢波伴持续的节律性抽动，并伴有持久的抑制现象或双侧正性肌阵挛和负性肌阵挛交替出现。这些癫痫发作通常难以治疗。

第三组的临床特征是面部和四肢的节律性肌阵挛。随着疾病的发展，临床表现恶化，出现锥体束征和意向性震颤，以及肌阵挛紧随其后的肌肉抑制。这一亚组的主要特征是进行性神经肌肉恶化。在这些患者中，常见的发现是累及运动区的皮质发育不良。EEG 的特点是在 rolandic 区持续的棘波活动，伴随双侧节律性肌阵挛，随后是显著的抑制期。EEG 表现为一系列亚连续的广泛性棘慢波型阵发，或双侧连续慢波，伴有切迹的 δ 表现，以及相应面部和四肢的节律性肌阵挛。这种活动随时间变化，阵发性发作变成尖锐的 θ 波，在中央区和顶区有非常慢的半节律连续尖波。

这些轻微肌阵挛状态的病例，由于智力迟钝和伴随的持续异常运动，临床上可能无法识别。肌电图多导记录对于识别这些综合征非常有用。

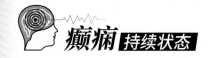

早期识别对于充分治疗，防止神经心理恶化，是很重要的。

（二）症状性局灶性癫痫

部分性癫痫持续状态

部分性癫痫持续状态被定义为影响身体有限部位的不规则肌阵挛或规则阵挛性肌肉抽搐，发生时间至少为 1 h，间隔不超过 10 s。潜在的病因是多种多样的，从单次损伤到进行性疾病，如拉斯马森综合征或其他形式的自身免疫性癫痫、血管炎、非酮症性高血糖症或脑炎。

抽搐在持续时间、频率、强度和分布上都有很大的不同，可以是节律性和非节律性的，通常是自发的，但也可以由躯体感觉刺激触发。阵挛或肌阵挛发作常与其他发作类型同时存在。EEG 通常显示反复的棘波或周期性单侧癫痫样放电，尽管与痉挛的关系可能很复杂，而且没有 EEG 发现并不排除诊断（图 12.4）。根据痉挛持续时间，肌电图有助于区分皮质和皮质下的肌阵挛。皮质肌阵挛持续时间一般 < 100 ms，皮质下肌阵挛持续时间 > 100 ms。肌肉抽动同时涉及激动肌和拮抗肌。

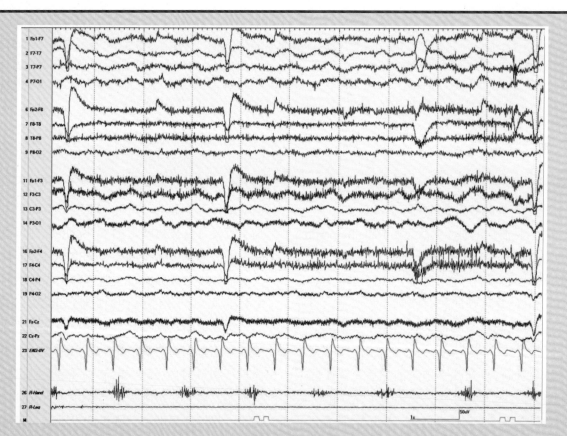

一名 28 岁的右利手女性，表现为神志不清、说话困难和右臂麻木。在入院期间，开始出现右手中指抽动。连续的 vEEG 监测显示左侧大脑半球持续减慢。未见发作间期癫痫样放电。肌电导联放置在右手，表现为 1 Hz 的节律性阵挛和肌阵挛活动，符合部分性癫痫持续状态。患者的脑部成像正常。血清和脑脊液自身免疫检查显示 NMDA 和血清 N 型钙通道抗体。

图 12.4　部分性癫痫持续状态

部分性癫痫持续状态的治疗取决于潜在的原因。左乙拉西坦、丙戊酸钠和苯二氮䓬是常用的抗癫痫药物。尽管有药物治疗，抗癫痫药物往往对部分性癫痫持续状态的持续局灶性抽搐无效，但抗癫痫药物仍适用于防止继发全面性发作。当部分性癫痫持续状态以自身免疫形式出现时，可使用大剂量类固醇、静脉注射免疫球蛋白和血浆置换。当局灶性病变是部分性癫痫持续状态的原因时，手术也是一种治疗选择。如果致痫区域涉及初级运动皮质，则有可能进行多次软膜下横断术。功能性半球切除适用于对免疫治疗无反应的进行性恶化的拉斯马森综合征患者。经颅磁刺激已尝试用于难治性部分性癫痫持续状态患者。

六、症状性肌阵挛癫痫持续状态

频繁、持续的肌阵挛可见于多种非癫痫性病因，包括阿尔茨海默病等神经退行性疾病、亨廷顿病或威尔逊病等运动障碍、克罗伊茨费尔特-雅各布病或亚急性硬化性全脑炎等疾病，或与毒性代谢性脑病相关。某些情况，如克罗伊茨费尔特-雅各布病或亚急性硬化性全脑炎及某些形式的代谢性脑病，可表现出与肌阵挛相关的周期性放电。

肌阵挛出现在 50% ~ 100% 的克罗伊茨费尔特-雅各布病患者中，特别是在疾病的晚期。发病时，肌阵挛是散发性和自发性的。随着病情的发展，肌阵挛会扩散到全身。周期性的正性肌阵挛是最常见的，每 0.5 ~ 2s 复发一次；可在静息和活动时被观察到。肌电暴发通常具有锁时性，具有周期性尖波复合波，不被认为是癫痫皮质激活，而是与促进过度运动有关。

(一) 神经退行性疾病

进行性肌阵挛癫痫

进行性肌阵挛癫痫是一组以肌阵挛、全面性发作、智力低下和共济失调为特征的癫痫综合征。这些症状极其罕见，在专科中心就诊的癫痫患者中占不到 1%。属于遗传性神经退行性疾病，包括神经元蜡样质脂褐质沉积症、齿状核-红核-苍白球-丘脑下部萎缩、戈谢病、肌阵挛癫痫伴碎红纤维综合征、拉福拉病和 Unverricht-Lundborg 病。癫痫是由每种疾病特有的病理过程造成的，如大脑皮层特定层神经毒性物质的堆积。进行性肌阵挛癫痫中的肌阵挛是典型的碎片性和多灶性的，通常由姿势、动作或外部刺激（如光、声音或触摸）诱发。这在面部和四肢远端的肌肉组织中尤为明显。也可能发生双侧肌阵挛，往往累及四肢近端的肌肉。负性肌阵挛也经常出现。在 Unverricht-Lundborg 病中，有明显的光敏反应。反向平均技术已经证明，在这些患者中，EEG 棘波

通常先于肌阵挛发作。此外，经常可以看到巨大的躯体感觉诱发电位，这表明进行性肌阵挛癫痫中的肌阵挛起源于皮质。在这些疾病的早期阶段，癫痫发作通常对抗癫痫药物有反应。随着疾病的发展，肌阵挛逐渐对药物无效，并可看到肌阵挛癫痫持续状态的发作（图 12.5）。

在一项回顾了 9 名进行性肌阵挛癫痫患者自然病史的研究中，癫痫逐渐变为难治性，所有 9 名患者在癫痫发作 3 ~ 19 年后出现癫痫持续状态。在 9 名患者中，有 7 名患者出现了"症状性"肌阵挛癫痫持续状态。其余 2 例为全身强直-阵挛状态。根据临床表现，多为全面性肌阵挛。只有一名患者在清醒时面部、四肢和躯干出现多灶性肌阵挛。作者指出，某些类型的进行性肌阵挛癫痫有发展成某种类型癫痫状态的倾向：肌阵挛癫痫持续状态在婴儿期晚期神经元蜡样质脂褐质沉积症中很常见，而全面性惊厥状态癫痫在齿状核-红核-苍白球-丘脑下部萎缩中很常见，尽管这些发现尚未得到其他研究的证实。

对这些患者的肌阵挛癫痫持续状态的治疗类似于对其他形式的肌阵挛癫痫持续状态的治疗，包括静脉注射苯二氮䓬类药物（安定、劳拉西泮、氯硝西泮和咪达唑仑）、丙戊酸盐和左乙拉西坦。在进行性肌阵挛癫痫患者中，应谨慎使用苯妥英钠和磷苯妥英钠，因为它们可能加重神经症状和增加小脑变性的风险。然而，有报道称苯妥英有良好的反应。也应避免使用钠通道阻滞剂和 GABA 能药物（噻加宾、氨己烯酸），以及加巴喷丁和普瑞巴林，因为它们可能加重肌阵挛和肌阵挛发作。进行性肌阵挛癫痫中的肌阵挛发作通常是由刺激引起的，肌阵挛癫痫持续状态患者应避免较大的噪音和明亮的光线。在与线粒体疾病相关的进行性肌阵挛癫痫中，应避免丙戊酸盐和其他可能干扰线粒体功能的抗癫痫药物。

(二) 毒性代谢

1. 药物所致的肌阵挛癫痫持续状态

药物诱发的肌阵挛癫痫持续状态可发生在有癫痫或无癫痫的患者中。如前所述，在遗传性全面性癫痫患者中，使用窄谱抗癫痫药物（如卡马

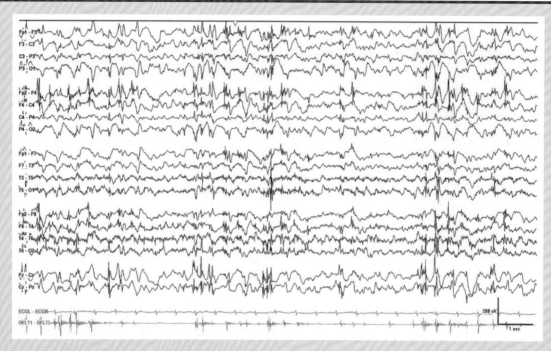

　　一名16岁的青少年患有进行性肌阵挛癫痫，尽管对血液、尿液和脑脊液进行了广泛的检测，包括整个外显子组测序、线粒体基因测试和肌肉活检，但原因尚不清楚。患者的临床病程提示线粒体紊乱，脑脊液乳酸轻度升高，丙戊酸盐静脉注射后肝酶升高，并发展为虚弱、周围神经病变和眼肌麻痹。患者住在家里，有慢性和频繁的肌阵挛发作。患者接受了氯巴占、左乙拉西坦、扑米酮和唑尼沙胺的治疗。

图12.5　进行性肌阵挛癫痫的肌阵挛持续状态

（资料来源：图片由美国伊利诺伊州芝加哥 Lurie 儿童医院，西北大学范伯格医学院医学博士 Alexandra Shaw 提供。）

西平、苯妥英和奥卡西平）会增加肌阵挛癫痫持续状态的风险。在没有癫痫的患者中，一系列不同的药物治疗方案可以引发新的肌阵挛癫痫持续状态（表12.2）。在没有癫痫病史的患者中，普瑞巴林和噻加宾与肌阵挛癫痫持续状态有关。临床上，患者表现为持续不规则的全身性肌阵挛抽动（主要影响上肢），伴有正常或仅轻微的意识障碍。EEG 显示广泛性多棘波复合波，停用（不适当的）药物和给予劳拉西泮后恢复正常。普瑞巴林治疗后发生肌阵挛癫痫持续状态的患者通常有肾功能受损、轻到中度认知障碍或两者兼而有之。据报道，患有肌阵挛癫痫持续状态的患者每天服用150~300 mg 的普瑞巴林。剂量依赖性只在动物模型中被观察到——在动物模型中，较高剂量的普瑞巴林以剂量依赖的方式增加棘波活动。肌阵挛的发病机制尚不清楚。已有研究表明，过度刺激、大剂量的噻加宾（每天120 mg）可使 GABA 能效应从抑制转为兴奋。

表12.2　肌阵挛持续状态的医源性和中毒性病因

病因	癫痫患者	患有或不患有癫痫的患者
抗癫痫药物	卡马西平、加巴喷丁拉莫三嗪、奥卡西平苯妥英钠、噻加宾氨己烯酸	普瑞巴林噻加宾
其他药物\毒素	度洛西汀、帕罗西汀	头孢吡肟奥氮平锂（过量）青霉素放射造影剂（鞘内）胶体银铝（透析综合征）其他重金属

　　头孢菌素类抗生素如头孢吡肟和其他抗生素如碳青霉烯类也与脑病的神经毒性综合征有关，它具有非典型的三相形态和非节律性、刺激敏感型肌阵挛的全面性周期性放电。这最常见于肾功能受损的患者，但是也可能发生在肾功能正常的患者。神经毒性的主要机制似乎涉及 GABA-A 受

体抑制，尽管其他机制也是可能的。节律性三相波是否或在什么时候代表癫痫持续状态仍然存在争议，因为没有其他相关的发作类型，也缺乏明显的异常电信号活动的演变和终止。

2. 肾衰竭

尿毒症背景下的肌阵挛是常见的，通常包括动作相关的肌阵挛。病因通常与潜在的代谢性脑病有关。EEG 显示弥漫性减慢，有或没有三相波。通过透析和肾移植，病情有所改善。在极少数情况下，可以看到肌阵挛发作甚至肌阵挛癫痫持续状态（图 12.6，文后彩图 12.6）。在这些病例中，肌阵挛表现为短的、不规则的、自发的多灶性痉挛，可累及面部。EEG 显示中央区或全面性棘波，这些棘波与肌阵挛发作有或无锁时关系。

癫痫样肌阵挛也可在特定综合征的肾衰竭背景下观察到。肌阵挛 - 肾衰竭是一种特殊的常染色体隐性遗传综合征，可在肾衰竭中观察到。这种综合征独立影响肾脏，局灶性肾小球硬化导致肾衰竭和进行性肌阵挛癫痫或进行性肌阵挛共济失调。发病通常在青少年后期或 20 岁出头。在 1/3 的病例中，神经系统表现可以先于肾脏受累。如果神经系统症状先于肾衰竭，要做出正确的诊断可能是一项挑战。患者可以出现静止性震颤，作为唯一的临床症状。在这些病例中，只有出现更多进行性的肌阵挛症状时，才能做出正确的诊断。观察到涉及延髓、近端和远端肢体肌肉的非随意性、动作激活的肌阵挛，以及非随意性自发肌阵挛和全面性阵挛 - 强直 - 阵挛发作。这种诊断在 SCARB 双等位基因（纯合子或复合杂合子）功能丧失致病变异的个体中得到确认。EEG 可显示棘波和棘慢综合波。尸检显示脑内有神经元外脂褐素积聚，预后通常很差，肾移植通常是必要的。加洛韦 - 莫厄特综合征是一种常染色体隐性遗传疾病，在局灶性节段性肾小球硬化和蛋白尿患儿中观察到小头畸形和小脑共济失调，常见于局灶性肌阵挛和失张力性癫痫。

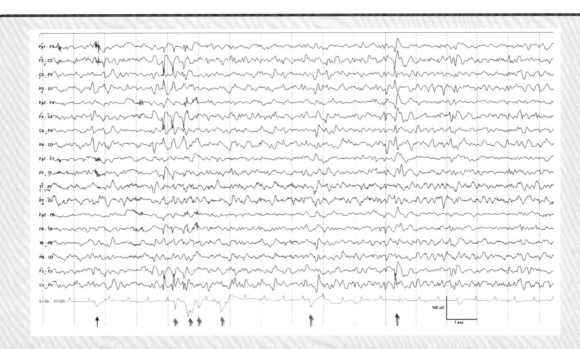

一位 65 岁男性患者有双侧肾移植合并自身免疫性排斥反应的病史。在急性或慢性肾衰竭的情况下，有两次出现精神状态下降和超过 24 h 的频繁肌阵挛。在检查中，有同步和非同步的肌阵挛抽动，主要影响上肢。vEEG 表现为中度弥漫性背景减慢，中央尖波频发。EEG 导联中的运动伪影对应于右肩（黑色箭头）、左臂和肩部（红色箭头）、躯干（绿色箭头）和头部（蓝色箭头）的肌阵挛。一些肌阵挛紧随中央尖波（前三个箭头），但另一些则没有明显的 EEG 关联（后三个箭头）。透析后患者的肌阵挛和精神状态有所改善。

图 12.6　肾衰竭出现的肌阵挛癫痫持续状态

（资料来源：来自 Gerard 和 Hirsch[3]，经许可使用。）

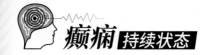

3. 银毒性

银毒性长期以来被认为会导致癫痫发作。最近，银毒性被证明是肌阵挛癫痫持续状态的一个原因。本病例报告详细描述了摄入胶体银饮料后肌阵挛癫痫持续状态的发展，其中肌阵挛癫痫持续状态对不同剂量的劳拉西泮、咪达唑仑、氯硝西泮、丙戊酸钠、苯妥英钠、苯巴比妥和异丙酚无效。在肌阵挛抽搐期间，EEG 显示 14 ～ 18 Hz 的中央额区棘波和多棘波。由于银毒性而发生肌阵挛癫痫持续状态的患者似乎难以治疗，因为银毒性具有潜在的不可逆神经毒性。银蓄积导致癫痫发作的原因尚不清楚。推测银影响神经元细胞体的膜通透性（由于其对神经元细胞膜脂质过氧化的影响），并增加细胞内钙的释放，导致神经元兴奋性增加。尽管螯合疗法能有效去除大量的银，但大脑似乎仍能保留银，尤其是在皮质。

（三）炎症性

自身免疫性肌阵挛癫痫持续状态

非癫痫性肌阵挛可见于多种自身免疫综合征。眼阵挛 – 肌阵挛 – 共济失调综合征是一种自身免疫性疾病，以肌阵挛眼球运动混乱、共济失调和肌阵挛活动为特征。可发生在成年人和儿童。当发生在儿童中时，它是由神经母细胞瘤或神经节神经母细胞瘤引起的副肿瘤综合征的一部分。

拉斯马森综合征是一种进行性癫痫性脑病，常表现为局灶性肌阵挛癫痫持续状态，并与抗 Ri（也称为 Anna-3）抗体相关。一种潜在的自身免疫，T 细胞介导的机制被认为是原因所在。尽管使用类固醇、静脉注射免疫球蛋白或血浆置换治疗，但往往是难治的。为了控制癫痫和防止对侧大脑半球受累，经常需要大脑半球切除。伴有肌阵挛面部抽搐和手臂抽搐的部分性癫痫持续状态是抗 Hu 抗体阳性的副肿瘤性癫痫最常见的症状。NMDA 脑炎患者中也有局灶性肌阵挛癫痫持续状态的描述。

七、肌阵挛癫痫持续状态的诊断

当患者出现肌阵挛癫痫持续状态时，第一步是获得详细的病史。患者的年龄、种族、癫痫病史和近期缺氧损伤史对于区分不同形式的肌阵挛癫痫持续状态都很重要。鉴别诊断的第二步是获得基本的代谢实验室测试，包括尿液和血清毒理学，以及重金属筛查。如果怀疑患有克罗伊茨费尔特 – 雅各布病，脑脊液可以检测蛋白质 14-3-3。高分辨率 MRI 对继发性和疑似症状性肌阵挛癫痫持续状态至关重要。

EEG 通常有助于确定肌阵挛的癫痫病因，并区分不同类型的肌阵挛癫痫持续状态和潜在的癫痫综合征。在复杂的病例中，可以使用神经生理学检查，如同时进行 EEG 和肌电检查的同步反平均技术、躯体感觉诱发电位和长潜伏期肌电反应，以确定肌阵挛的神经解剖起源。这些测试还可以帮助识别心因性肌阵挛。大幅度"巨型"躯体感觉诱发电位是皮质过度兴奋性的反映，通常见于大多数进行性肌阵挛癫痫，但也存在于其他形式的皮质肌阵挛，如阿尔茨海默病。

进行性肌阵挛癫痫代表了一组非常罕见的癫痫综合征。只有少数患者患有肌阵挛癫痫持续状态。一旦确诊，肌阵挛癫痫持续状态通常出现在疾病的后期阶段，但进行性肌阵挛癫痫在发病时可能很难诊断，因为临床特征可能与遗传性全面性癫痫相似。与遗传性全面性癫痫患者相比，进行性肌阵挛癫痫患者对治疗的反应较差，肌阵挛发作随着时间的推移而恶化。随着疾病的发展，进行性神经系统症状，如共济失调和痴呆变得明显。疾病进展过程中，EEG 也显示出渐进性的变化：背景变得缓慢，在疾病末期高度混乱。癫痫样放电（主要表现为高电压棘波或多棘慢波放电）几乎是连续的。完整的病史、发病年龄、病情进展、儿童发育史、提示进行性肌阵挛癫痫的家族史，以及彻底的临床检查是获得诊断的关键，也可能需要进一步的基因检测。遗传模式，特别是显性遗传的，可以帮助区分各种形式的进行性肌阵挛癫痫：大多数进行性肌阵挛癫痫是常染色体隐性遗传，而成年神经元蜡样质脂褐质沉积症（库夫斯病）、齿状核 – 红核 – 苍白球 – 丘脑下部萎缩（常染色体显性）和肌阵挛性癫痫伴破碎红纤维综合征是母系遗传。分子遗传学是鉴定特定类型的进行性肌阵挛癫痫所必需的。

神经生理学研究具有明显的特征。背景放缓

和组织紊乱在持续进行性痴呆的进行性肌阵挛癫痫形式中尤其明显，如拉福拉病和神经元蜡样质脂褐质沉积症。大多数进行性肌阵挛癫痫表现为全身性癫痫样异常，如快速棘慢波、多灶棘慢波或多棘波放电。局灶性枕部棘波在拉福拉病中很常见。其他更具特异性的发现包括涎症的顶部棘波为主的癫痫样异常；涎症和婴幼儿晚期及幼年型神经元蜡样质脂褐质沉积症的非快速眼动睡眠中癫痫样异常的激活；婴幼儿晚期及成年神经元蜡样质脂褐质沉积症对单次闪光的光敏；婴幼儿晚期及幼年型神经元蜡样质脂褐质沉积症的视网膜电波缺失，躯体感觉诱发电位经常表现出巨大的反应。怀疑有拉福拉病时，需进行皮肤活检寻找拉福拉小体（酸性席夫阳性细胞内聚葡糖苷包涵体）。在怀疑为肌阵挛性癫痫伴破碎红纤维综合病的患者中，肌肉活组织检查是可行的，需要寻找破碎红色纤维。眼底镜检查有助于诊断，因为视觉和眼科检查异常，如视神经萎缩和黄斑变性，在除库夫斯病以外的所有神经元蜡样质脂褐质沉积症类型中都能看到。

对于新出现的难治性部分性癫痫持续状态，应怀疑自身免疫性病因，特别是与提示边缘系统脑炎的症状相关的，如病毒前驱史、相关精神症状、既往肿瘤史或影像学上结构异常。这些患者应进行感染、自身免疫和副肿瘤原因的血清学检查。脑脊液应检测传染性（病毒、寄生虫、真菌、梅毒和疏螺旋体）、副肿瘤和自身免疫性病因。脑脊液炎症的证据可能存在，包括系统性自身免疫（抗核抗体或甲状腺过氧化物酶）的血清学标记；蛋白升高，多细胞增生，寡克隆区带升高，脑脊液 IgG 指数升高；脑 PET 上的高代谢区，或 MRI FLAIR/T_2 上的高信号区。NMDA 脑炎患者的 EEG 表现为典型的"极度 δ 刷"模式。

八、预后

肌阵挛癫痫持续状态的预后取决于肌阵挛癫痫持续状态的类型和潜在的疾病。原发性肌阵挛癫痫持续状态通常是可以治疗的，并且静脉注射苯二氮䓬类药物、丙戊酸盐或左乙拉西坦对其有效。停止可能加重肌阵挛癫痫持续状态的抗癫痫药物是很重要的。在青少年肌阵挛性癫痫中，肌阵挛癫痫持续状态的风险随着年龄的增长而降低，因为肌阵挛往往在 30 岁后消失或严重程度减轻。

继发性肌阵挛癫痫持续状态的预后取决于癫痫的类型和肌阵挛状态的持续时间和频率。对于有症状的全身性癫痫，肌阵挛癫痫持续状态往往是难治性的，通常在获得暂时控制后复发。在肌阵挛－失张力癫痫中，早期表现和较长的肌阵挛癫痫持续状态持续时间与痴呆的风险增加有关。部分性癫痫持续状态的预后往往较差，患者可能会出现认知缺陷和慢性神经功能障碍，并伴有虚弱、感觉和视觉丧失以及语言功能障碍。在一项跟踪 32 名部分性癫痫持续状态患者的研究中，15 名患者在 3 年的随访期内死亡。死亡原因是导致部分性癫痫持续状态的疾病，或者疾病的直接并发症。

有症状的肌阵挛癫痫持续状态由于可逆的原因，如尿毒症或药物中毒，预后良好，通常通过清除潜在的毒素解决。在受进行性肌阵挛癫痫影响的患者中，肌阵挛癫痫持续状态在疾病的晚期明显可见，但药物通常对该阶段的患者无效。

（译者：张鹤群　审校：马　磊）

第 12 章 · 参考文献

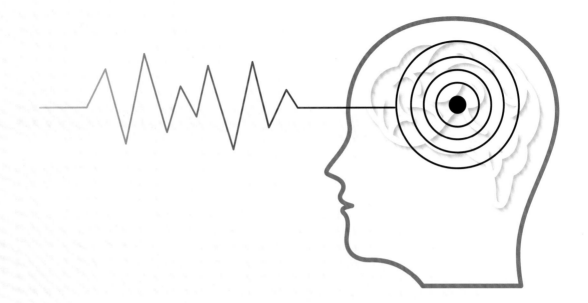

第13章

缺氧性肌阵挛癫痫
持续状态

Gerhard Bauer
Iris Unterberger

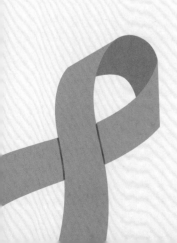

一、术语的使用

缺氧缺血性脑病一词用于心脏受损后的脑损伤，包括心脏停搏、严重低血压、单纯呼吸骤停和中毒，它们有一条因氧化代谢失败而导致神经元最终死亡的共同途径。心脏停搏后的这些情况也称为心脏停搏后综合征。缺血和缺氧通常并存，不同的阶段和病理生理机制已经被描述。

肌阵挛是不自主的、快速的、可见的抽搐——与外周或复杂的多动障碍相区别。肌阵挛包括突然的肌肉收缩（正性肌阵挛）或正在进行的肌肉活动突然停止（负性肌阵挛）。肌阵挛可能起源于大脑皮层、大脑皮层下结构或脊髓，具有一定的临床、病因学和解剖学特征。伴随的癫痫样 EEG 放电提示皮层癫痫性肌阵挛。皮层下肌阵挛被认为是一种释放现象，在头皮表面记录不到棘波。皮层或皮层下起源或两者兼有的持续肌阵挛活动被称为肌阵挛癫痫持续状态。肌阵挛癫痫持续状态被归类为伴或不伴有昏迷的显著癫痫性肌阵挛性抽搐。

二、缺氧缺血性脑病中癫痫发作和神经系统体征的发生率

心脏停搏术后，大多数幸存的患者在重症监护室接受治疗，在重症监护室，使用麻痹剂、镇静剂和肌肉松弛剂可能会掩盖神经系统症状和癫痫发作。心肺复苏后，包括肌阵挛在内的癫痫发作的发生率为 12% ～ 44%。在昏迷的幸存者中，45% 的患者肌阵挛持续超过 30 min，这对应于缺氧性肌阵挛癫痫持续状态。脑干反射消失，部分可见伸肌运动反应。缺氧后肌阵挛的肢体抽搐不同于脑疝昏迷的中脑和延髓受损引起的肢体抽搐，因为它也经常累及面部，可能是轻微的、低幅度的抽搐，但没有特殊姿势，而且通常可以由响亮的声音或鼓掌声触发，有时可能很难与脑疝所见的抽搐区分。

三、缺氧缺血性脑病中运动异常的症状学研究

缺氧损伤后的肌阵挛变化很大，从单次抽搐到缺氧性肌阵挛癫痫持续状态。2/3 的患者肌阵挛是全面性的；1/3 的是多灶性。缺氧后昏迷中的单次抽搐经常由外源性刺激触发，偶尔也由区域特异性刺激触发。缺氧性肌阵挛癫痫持续状态发生在昏迷状态，其特征是肢体、躯干或面部肌肉自发性、周期性重复、轴向和双侧同步抽搐。缺氧性肌阵挛癫痫持续状态在脑循环恢复后的任何时间都会开始。外源性刺激可能会改变内源性抽搐重复率。

除肌阵挛外，心脏停搏术后还可观察到其他一些异常的运动现象。一个不完全分析的现象是肌阵挛性抽搐。Snyder 等将其定义为频繁、有节律、快速、低幅度的肢体和面部运动，在苏醒后即刻较为明显。其机制和预后意义尚不清楚，它与连续的、不规则的面部抽搐（图 13.1，图 13.2）或早期缺氧后肌阵挛抽搐的区别也不清楚。肌阵挛性抽搐与体温过低时的颤抖、癫痫发作时的抽搐（图 13.3）和心源性晕厥期间的抽搐具有一些相似之处。1/3 的患者在伴随缺氧性肌阵挛癫痫持续状态的同时出现全身强直－阵挛性发作。同时也可观察到局灶性运动性癫痫。

缺氧后昏迷患者的紧张性睁眼可能会使医师和家属感到疑惑，因为它错误地暗示了患者可能会觉醒（图 13.4，文后彩图 13.4）。这通常以周期性的重复频率自发发生，可能会受到疼痛刺激的影响。具有锁时关系的全面性癫痫样 EEG 放电和全面性抽搐的同步发生支持皮层癫痫性肌阵挛的解释。肌阵挛也可以局限于下颌开口或腹部肌肉。

肌阵挛必须与皮层下异常姿势僵硬区分开来，这种僵硬通过刺激表现为抽搐样运动。与皮质肌阵挛相比，除了伪差外，姿势没有表现出伴随癫痫样的 EEG 变化（图 13.5）。姿势僵硬被认为是皮层下肌阵挛，即由皮层下结构产生的一种释放现象。EEG 上连续出现的肌肉伪差可能与严重的僵硬有关（图 13.1），且不应与肌阵挛性抽搐相混淆。

Lance-Adams 综合征中的肌阵挛是由于急性哮喘发作或短暂的心脏停搏导致的缺氧性脑损伤，但没有明显不可逆的皮质梗死。Lance-Adams 综合征中的多灶性皮质肌阵挛通常在患者恢复意识后出现。它可以通过抗癫痫药物得到缓解，并且随着时间的推移逐渐缓解。尽管如此，它可能会持续数周到数月，甚至数年。

四、缺氧性肌阵挛癫痫持续状态的脑电图异常

EEG 可在重症监护室内进行检查，对患者无伤害、成本低、可重复检查或连续监测。与间歇性重复标准记录相比，连续 EEG 监测没有显著优势。

缺氧性肌阵挛癫痫持续状态的特征是在严重异常的背景下出现的全面性周期性放电（图 13.1，图 13.2，图 13.3，图 13.4c，图 13.6a，图 13.7，图 13.8）。广义的暴发包括棘波、棘慢波、尖波、慢

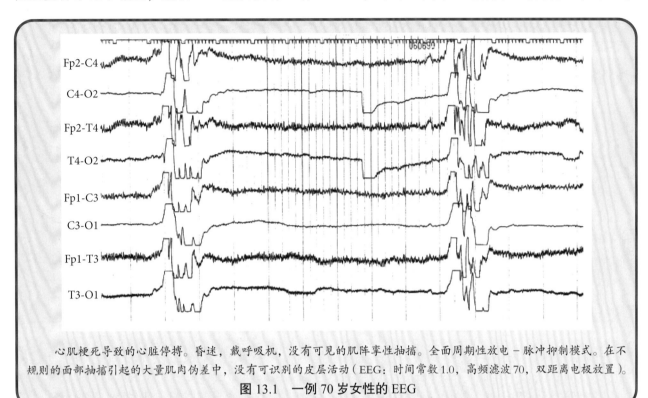

心肌梗死导致的心脏停搏。昏迷，戴呼吸机，没有可见的肌阵挛性抽搐。全面周期性放电－脉冲抑制模式。在不规则的面部抽搐引起的大量肌肉伪差中，没有可识别的皮层活动（EEG：时间常数 1.0，高频滤波 70，双距离电极放置）。

图 13.1　一例 70 岁女性的 EEG

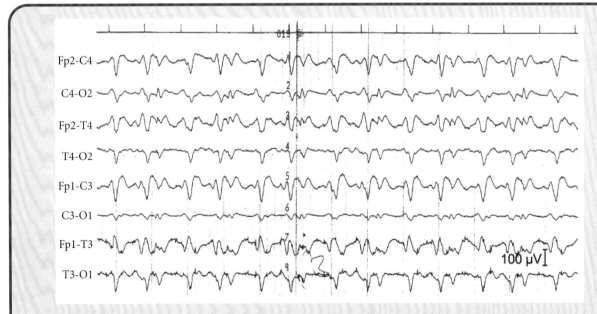

心脏停搏后昏迷。面部抽搐（见肌肉伪差）。1/s 节律性双侧三相波（EEG：时间常数为 0.3，高频滤波为 30）。

图 13.2　一名 67 岁男性患者的 EEG

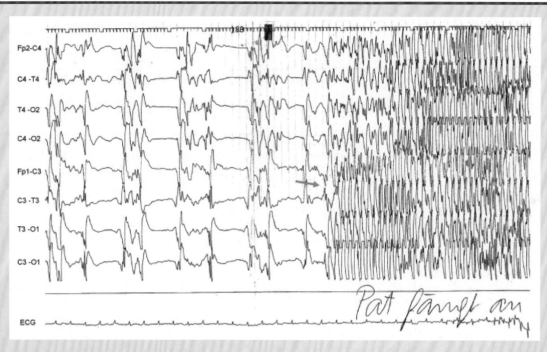

血管梗死和心脏停搏后昏迷，没有明显的抽搐。全面周期性放电－突发抑制模式，间隔较短。全面性癫痫发作模式（"Pat fāngtan"为模式开始）的发展，右侧中央开始（箭头）。临床上归类为"颤抖"癫痫发作（EEG：时间常数为0.3，高频滤波为70）。

图13.3　一名65岁女性的EEG

波活动或这些表现的组合。Hirsch 等人对重症监护 EEG 术语进行了标准化，调查显示，在使用这些术语方面，评估者之间存在大量的共识。全面性周期性放电与抽搐有锁时关系，但在许多情况下，全面性周期性放电发生时没有可见的运动表现。在重症监护室中，可以通过麻痹剂、镇静剂和麻醉剂来抑制抽搐。如果没有表浅肌电图记录，可能会遗漏不明显的细微抽搐。这些昏迷病例通常被称为非惊厥性癫痫持续状态，但全面性周期性放电也可见于晚期非癫痫性昏迷状态，包括因使用镇静抗癫痫药物或手术干预而出现低温的情况。因此，Bauer 和 Trinka 在癫痫分类中将缺氧后昏迷伴全面性周期性放电与非惊厥性癫痫持续状态区分开。

这种典型的 EEG 模式可能仅限于 EEG 监测的选定部分，而波动和转换是选定记录或重复记录的常见情况。全面性和局灶性癫痫发作模式可能会中断 EEG 的周期性（关于 2006 年的综述，见 Kaplan[37]）（图13.3）。通常，癫痫发作模式在临床上是非惊厥或轻微的，因此称为电记录的或亚临床发作。Hirsch 等随后发现周期性单侧癫痫样放电或单侧周期性放电可随着全面性周期性放电而波动，并提示有局部病变，如梗死（图13.6）。

抑制暴发活动代表了一种不同类型的全面性周期性放电。周期性的高电压全面性暴发以准周期的方式与近等电活动交替发生。抑制暴发活动通常包括与缺氧性肌阵挛癫痫持续状态相关的 EEG；昏迷而没有运动性癫痫发作；周期性强直睁眼（见上文）；口腔、眼睛或四肢的细微运动。修饰因素包括间隔的长度、背景活动的类型和暴发的形态 [图13.1，图13.3，图13.6（a）]。与其他形式的全面性周期性放电一样，抑制－暴发活动可能在导致缺氧和缺葡萄糖的各种病因中具有共同的机制。

三相波或具有三相形态的连续 2/s 全面性周期性放电第一次在肝昏迷中被描述，随后在包括心脏停搏后综合征在内的各种脑病中被描述（总结见 Kaplan 和 Bauer[1]）。典型的和非典型的形式已经被描述，但任何类型的诊断意义仍有待确定。在肌阵挛癫痫持续状态、退行性变和海绵状脑病，

以及伦诺克斯 – 加斯托综合征的非典型失神状态中均发现了三相波。缺氧后与三相波相关的临床情况通常被认为是非惊厥性癫痫持续状态，异常的运动活动尚未进行具体分析（图 13.2，图 13.7）。

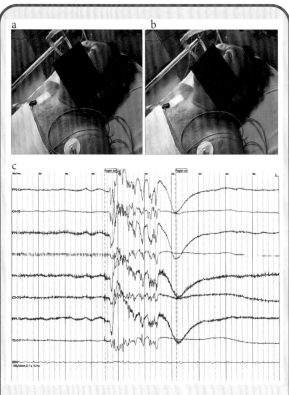

心脏停搏后昏迷。a. 患者闭上眼睛。b. 患者定期睁开眼睛。锁定到睁眼的时间是双侧肌阵挛性抽搐和 EEG 上的全面周期性放电。c. 间隔期内的平坦记录，叠加肌肉伪差。

图 13.4　一名 70 岁男性患者的 EEG
（来自 Unterberger 等[18]，经许可使用）

刺激诱导的节律性、周期性或发作性放电最初是在危重患者中报道的。Alvares 等分析了周期性或发作性放电在心脏停搏后综合征中的作用；105 例患者中有 14 例患有周期性或发作性放电，其中 5 例伴有早期肌阵挛。该模式可位于发作 – 发作间期的某处。

EEG 反应对外源性刺激的重要性已被反复强调。Hirsch 等使用他们的重症监护 EEG 术语细化了反应性的类型，并提出了一个系统的描述。Rossetti 等评估了反应性（无论是否出现癫痫样瞬变），并将无反应性记录与背景 EEG 的可重复性变化区分开。在一项关于缺氧缺血性损伤的回顾性

研究中，Howard 等将反应性与无反应或反应性较差的 EEG 节律以及低电压背景活动区分开。Bauer 等在一项回顾性观察研究中收集了心脏停搏后综合征中几种类型的 EEG 反应性。一些研究表明，觉醒会导致电活动变化，这很难与自发的 EEG 电压衰减区分开来。综上所述，EEG 对外源性刺激的反应是多种多样的，它们的分类和与临床变量的相关性尚未得到系统的研究。

在缺氧性肌阵挛癫痫持续状态中，全面性周期性放电可能与有节奏的 α 或 θ 频率交替出现〔图 13.6b，图 13.8〕。此外，已经观察到从全面性周期性放电到连续的 α/θ 节律的转变（图 13.5）。一个长期存在的争论涉及不同 α 频率对昏迷或闭锁综合征的预后和鉴别诊断的意义。α 频率活动的反应性预测了病因学混合样本中的良好结果。Berkhoff 等人重新研究了缺氧后的 α/（θ）昏迷，并区分了完整和不完整的形式。完整的形式对应于 α 昏迷的原始描述，表示预后不良。

五、诱发电位、生物标志物和神经影像方法

心脏停搏后综合征，在第 1 ～ 3 天或更晚记录的正中神经刺激下，躯体感觉诱发电位 N20 成分双侧缺失可准确预测不良结果，心脏停搏后第 1 ～ 3 天，血清神经元特异性烯醇化酶水平 > 33 μg/L，同样预测不良结果。Little 等总结了这种情况下的

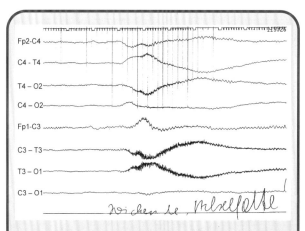

心脏停搏后出现缺氧性肌阵挛癫痫持续状态。停止抽搐后，EEG 上的 α 昏迷。呈去皮质姿势，受刺激时明显（捏住腋窝褶皱）。伪差和振幅增加，无癫痫样放电（EEG：时间常数为 0.3，高频滤波为 70）。

图 13.5　一名 66 岁男性患者的 EEG

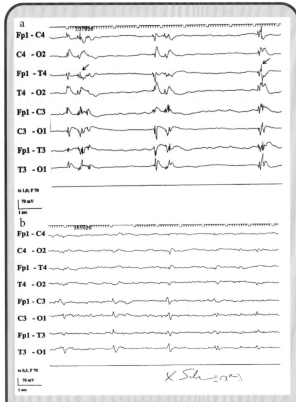

头部外伤，急性症状性癫痫发作，缺氧发作。使用呼吸器，缺氧肌阵挛状态癫痫持续时间锁定为全面性周期性放电，在左半球加重。a. 由抽搐（箭头）造成的肌肉伪差。b. 在 b 侧化周期性放电；疼痛刺激无变化（"Schmerz"为疼痛）。单侧周期性放电之间的 α-θ 频率。

图 13.6 一名 49 岁男性患者的 EEG
（资料来源：经许可使用，来自 Bauer 等[36]。）

神经影像学方法，并指出了它们的优缺点。尽管一些报道神经影像方法提示的预后优于传统检查，但影像方法的价值和可靠性仍没有定论。此外，影像学检查通常需要移动患者，这对在重症监护室中的患者可能比较困难或对其造成伤害。

上述所有方法均已普遍用于心脏停搏后综合征的研究。没有关于临床和 EEG 证实的缺氧性肌阵挛癫痫持续状态的具体数据。

六、治疗措施及预后

本章中的治疗和预后观点一般是指缺氧后的状态。具有周期性癫痫样 EEG 异常的昏迷被认为是一种非惊厥性癫痫持续状态，这些相同的 EEG 放电是缺氧性肌阵挛癫痫持续状态的标志。非惊厥性癫痫持续状态和缺氧性肌阵挛癫痫持续状态的鉴别诊断取决于对运动异常的观察，这些异常运动通常被重症监护室患者使用的神经肌肉阻断剂所掩盖。此外，用于治疗剂量的镇静剂和抗癫痫药物本身也可能会产生周期性的 EEG 变化。

因此，关于缺氧后昏迷的诊断和预后观点取决于概念和观察上的不确定性，并可能受到镇静药物的影响。

大量论文强调了缺氧性肌阵挛癫痫持续状态和全面性周期性放电昏迷的不良预后。除了重症监护室治疗外，还尝试了抗癫痫药物和低温治疗。心脏停搏后的低温研究小组证实了低温对心脏停搏后综合征的治疗作用。在缺氧性肌阵挛癫痫持续状态中，有益的治疗作用还不太明确。缺氧性肌阵挛癫痫持续状态可以发生在低体温前和低体温时，也可以在复温时发生。Wijdicks 等指出，在初级循环停止后的第一天内，出现肌阵挛癫痫持续状态的患者预后较差，对于低温治疗的癫痫持续状态患者也是如此。

然而，有几篇论文报道了早期缺氧后肌阵挛的良好预后，其中这些昏迷状态的病因是呼吸停止。在受试者恢复意识后，被诊断为 Lance-Adams 综合征。在 3 例原发性心脏停搏综合征和肌阵挛状态下经低温治疗后均有良好的神经系统预后。因此，既往预后不良的观点应该被重新审视。

Hofmeijer 和 van Putten 回顾了 EEG 在缺氧后昏迷中的预后和诊断价值。药物诱导的暴发抑制模式被认为与缺氧损伤本身引起的模式不同。"具有相同暴发的暴发抑制"的 EEG 模式是缺氧的特征，结果较差。重复记录的 EEG 变化的演变和背景活动的反应性具有额外的预测价值。抗癫痫药物治疗的疗效尚未得到证实，但静脉注射抗癫痫药物很少能改变缺氧性肌阵挛癫痫持续状态患者的癫痫样 EEG 异常（图 13.7）。一些具有反应性 EEG、完整的脑干功能和一些可识别的背景节律的病例在接受低温治疗时可能有良好的预后。对在低温期间引起的癫痫持续状态进行抗癫痫药物治疗也许是无效的。即使在体温过低的情况下，具有不良预后意义的 EEG 模式仍然如此。

缺氧性肌阵挛癫痫持续状态的诊断验证和记

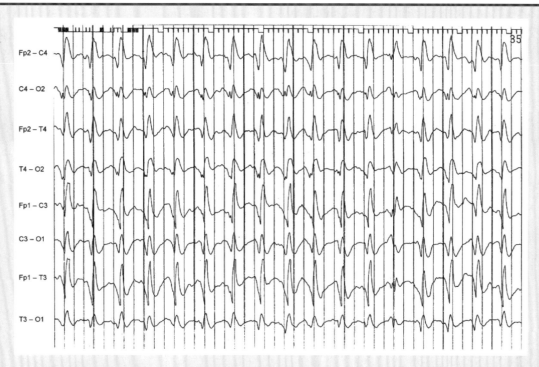

心脏停搏后昏迷。不规则的弥漫性肌阵挛性抽搐。广义 2/s 三相波。注意前面的小棘波，在通道 2 中最能识别。静脉注射苯妥英后没有变化（EEG：时间常数为 0.3，高频滤波为 70）。

图 13.7　一名 60 岁妇女的 EEG

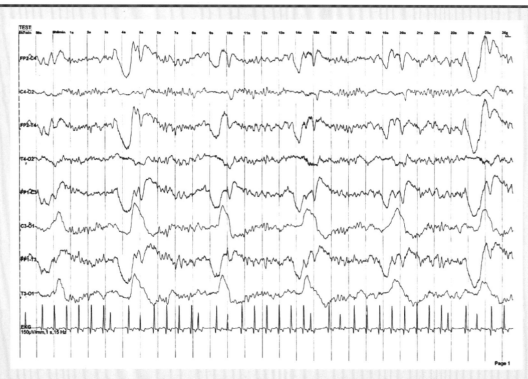

缺氧昏迷，无明显运动异常。周期性慢波（广义周期性放电），中间有无反应的 α-θ 节律（EEG：时间常数为 0.3，高频滤波为 15，7 μV/mm，降低纸速）。

图 13.8　一名 41 岁男性患者的 EEG

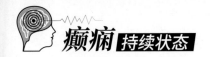

录是至关重要的。缺氧后昏迷中出现的非癫痫性运动异常必须与癫痫性肌阵挛性抽搐相鉴别。在明确诊断为缺氧性肌阵挛癫痫持续状态的情况下，具有明显临床意义的恢复是非常罕见的。在缺氧性肌阵挛癫痫持续状态病例中，死亡、永久性植物人状态（无反应觉醒综合征）或最低意识状态构成了悲剧性结局的三联征。

七、总结

　　除了脑死亡综合征和 EEG 电压极低的昏迷外，缺氧性肌阵挛癫痫持续状态代表了缺氧后昏迷的最晚期阶段。周期性重复的双侧皮层肌阵挛是这种致命情况的一个标志。EEG 中的全面性周期性放电与肌阵挛是时间锁定的，并证实了这种发作类型的癫痫性质。除缺氧性肌阵挛癫痫持续状态外，伴有周期性 EEG 异常的运动异常应进行仔细评估。在可疑的病例中，正中神经躯体感觉诱发电位和影像学方法可以提高诊断和预后的准确性。为了避免主观预后不良的影响，建议能够在可疑的情况下延长观察的时间。可以尝试抗癫痫药物和低温治疗，但对于没有缓解的病例，或在肌阵挛性抽搐、全面性周期性放电或两者兼有的情况下再次出现后，应停止治疗。出现这种不幸的情况需要给予患者亲属或其他亲人心理和精神上的支持。

（译者：李双双　审校：马　磊）

第 13 章·参考文献

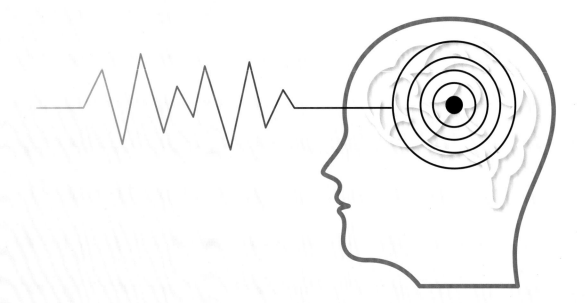

第 14 章

强直、阵挛和失张力癫痫状态

Mary Kurian
Christian M. Korff

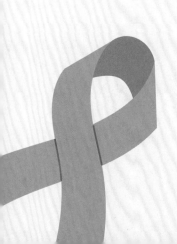

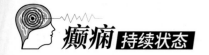

一、引言

国际抗癫痫联盟最近修订癫痫持续状态的定义和分类，如第2章"癫痫持续状态的类型：定义和分类"所述。在该提案中，根据症状学、病因学、EEG和年龄对各种类型的癫痫持续状态进行分类。癫痫持续状态的主要类别可以根据是否存在显著的运动症状和意识损害程度确定。根据发作性运动症状的具体类型和全面性或局灶性的发作进一步细分。惊厥性癫痫持续状态以重复的运动表现为特征，临床症状明显，如强直-阵挛、肌阵挛或阵挛运动及强直姿势。不同临床类型癫痫持续状态的基本EEG特征包括节律性活动、癫痫样放电及常见的演变。癫痫持续状态是动态变化的，如果癫痫活动在治疗失败的情况下持续存在，行为和电表现会随着时间的推移而变化。本章的目的是介绍本书其他地方未涉及的3种特定形式癫痫持续状态各个方面的相关知识：强直性癫痫持续状态、阵挛性癫痫持续状态和失张力癫痫持续状态。

二、强直性癫痫持续状态

1. 临床表现和背景

强直性癫痫持续状态表现为一系列反复频繁强直性癫痫发作，可能持续数天或数周。随着病情进展，包括呼吸抑制在内的自主神经症状可能占主导地位，并导致死亡。有报道强直性癫痫持续状态持续长达5个月之久。

强直性癫痫持续状态的具体病理生理机制尚不清楚。强直性癫痫发作被认为是由于脑干结构、丘脑和额叶皮质受累导致的。强直性癫痫持续状态几乎总是由一系列相对短暂的强直性发作组成，这些发作以不同的间隔重复，导致持续的姿势异常。收缩可能累及面部，中轴、近端肢体肌肉组织，以及四肢的各种组合。可能存在由低幅和非常迅速地收缩组成的振动相位，并被错误地解释为阵挛现象。临床症状可能较轻，仅表现为脊柱旁肌肉的轻度紧张性收缩或眼睛向上偏斜。强直性癫痫发作通常持续不到10 s，但可在一天内多次复发。考虑到可能出现的细微表现和需要考虑的大量鉴别诊断（包括由于代谢条件、对某些药物的反应、胃食道反流或其他类型的癫痫发作，如癫痫痉挛导致的急性肌张力障碍姿势），EEG是诊断强直性癫痫持续状态所必需的。EEG可能表现为广泛的对称性快速活动、非常迅速的棘波、背景抑制或衰减、广泛性电压低减或短暂的低电压广泛性快速活动。强直性癫痫持续状态可能很难用抗癫痫药物终止，在某些情况下，部分药物，如地西泮、劳拉西泮或丙戊酸可能会使强直性癫痫持续状态加重或恶化。

在大多数情况下，强直性癫痫持续状态发生在患有严重神经、认知缺陷或其他新生儿期、儿童期脑病的患者中，例如新生儿期的大田原综合征和年龄较大儿童的伦诺克斯-加斯托综合征。

在没有其他发作类型的情况下，强直性癫痫持续状态在成年人中很少见。据报道，有一例患者出现全面性强直性癫痫持续状态、Creutzfeldt-Jakob病及甲状旁腺功能亢进。意识混乱或无反应可以是某些强直性癫痫持续状态患者唯一的明显症状，诊断较为困难，这种情况较为少见。如后文所述，强直性癫痫持续状态偶可出现在遗传性全面性癫痫患者。

2. 大田原综合征的强直性癫痫持续状态

新生儿癫痫的临床表现往往与其他年龄段不同，这是由突触连接不完全和皮质结构不成熟所致的。发作期运动活动可能更加多样且缺乏协调性，一些癫痫发作类似于老年人癫痫发作的孤立片段。强直性发作是一种常见的新生儿癫痫类型，特别是在早产儿中。通常，患者会出现四肢迅速伸展并伴有呼吸暂停，有时还会出现眼球向上偏斜和伸展肢体的震颤，一些癫痫发作是对刺激敏感的。大田原综合征或早期婴儿癫痫性脑病的特征包括强直性痉挛，发作间期暴发抑制EEG模式，在睡眠和清醒状态下都会持续发生。强直性痉挛由持续1～10 s的强直性前屈组成，可能以长串反复发作的形式出现，从而产生强直性癫痫持续状态。

3. 伦诺克斯-加斯托综合征的强直性癫痫持续状态

伦诺克斯-加斯托综合征的特征难治性、多种全面性发作类型，发作间期EEG表现为棘慢综合波阵发、全面性或多灶性多棘波阵发和缓慢背景。它常与潜在的中枢神经系统缺陷有关。夜间强直性发作是伦诺克斯－加斯托综合征的一个特点。

伦诺克斯－加斯托综合征的强直性发作表现为手臂短暂或持续的收缩，通常伴有眼球翻起、面部、颈部和喉咙肌肉收缩，以及腿部伸展。强直性收缩可能每隔几分钟出现一次，不会回到基线，与强直性癫痫持续状态一致。剧烈而持续的脊柱屈曲可导致椎体塌陷。伦诺克斯－加斯托综合征中单纯的强直性癫痫持续状态在青少年中比在儿童中更常见。它的特点通常是在清醒和睡眠中不连续地出现强直发作，并可混合全面强直－阵挛性发作。患者可能会出现吞咽困难和自主神经功能障碍，并伴有呼吸衰竭、心动过速和体温过高。发作期的 EEG 可能表现出去同步化，但更典型的是在 20 ～ 30 Hz 的低电压快速活动，随着电压的增加逐渐减慢到 10 ～ 20 Hz。其可能存在慢棘综合波的混合放电。昏迷状态与混合的不规则弥漫性、前部棘慢波或多棘波有关。

伦诺克斯－加斯托综合征预后较差。只有极少数患者能控制癫痫发作，通常伴有严重的智力障碍和行为异常。目前尚不确定强直性癫痫持续状态本身是否明显影响伦诺克斯－加斯托综合征的预后。

4. 遗传性全面性癫痫的强直性癫痫持续状态

在遗传性全面性癫痫患者中，强直性癫痫持续状态并不常见。Kobayashi 等报告了 3 名遗传性全面性癫痫患者出现成簇的强直性癫痫发作，但没有描述成簇发作的持续时间和发作期的认知状态。这些患者反复强直性癫痫发作是否有治疗（对抗癫痫药物的反应）或预后意义仍有待探讨。最近，报道了 1 名由丙戊酸诱发的强直性癫痫持续状态的肌阵挛－失张力癫痫儿童。

5. 治疗和预后

强直性癫痫持续状态可能对标准的抗惊厥药物具有耐药性，并且可能致命。目前还没有针对强直性癫痫持续状态的特异治疗方法。除"标准"治疗建议外，还可考虑使用拉考沙胺，包括对青少年使用。据报告，2 名患者单次静脉注射 100 mg 有效，1 名患者需要 2 倍剂量终止癫痫。

三、阵挛性癫痫持续状态

1. 临床表现和背景

阵挛性癫痫持续状态的定义是"长时间重复的、短暂的肌肉收缩，以有节奏的方式发生，并涉及相同的肌肉或迁移到躯体上毗连的肌肉群（杰克逊癫痫发作）"。阵挛性癫痫持续状态在成年人中相对少见，主要发生在婴儿和儿童，常伴有发热。它也可能出现在发育迟缓的患者中，通常是在伦诺克斯－加斯托综合征的背景下。临床表现为重复的节律性阵挛性抽搐，可能是全身的、双侧的、不对称的或无节律性的。EEG 多变，典型表现为双侧高振幅 δ 波暴发，伴有棘波或多棘波，通常与阵挛抽动同步发生。它可能显示出阵发性棘波或募集节律，然后发展为棘慢波。本文介绍了可能观察到阵挛性癫痫持续状态的各种临床情况。

2. 婴儿严重肌阵挛癫痫的阵挛性癫痫持续状态

婴儿严重肌阵挛癫痫是一种严重的婴儿期癫痫综合征，具有独特的电临床表现。惊厥性癫痫持续状态通常是阵挛性和单侧的，发生在 6 个月左右健康、发育正常的婴儿。癫痫发作通常由疾病或接种疫苗引起的发热诱发。婴儿通常有更多的癫痫持续状态发作，并出现多种癫痫发作类型，如肌阵挛、全面强直－阵挛性发作、不典型失神和非惊厥性癫痫持续状态发作。早期发育是正常的，但在第 2 年就会变慢。EEG 最初是正常的，但通常显示广泛性棘慢波和多棘慢波活动，伴多灶放电的演变。影像正常或显示非特异性表现，如全面性萎缩。大多数患者存在智力残疾和进行性癫痫发作。

3. 偏侧惊厥－偏瘫－癫痫综合征的阵挛性癫痫持续状态

偏侧惊厥－偏瘫－癫痫综合征是一种罕见且严重的婴儿期癫痫，包括单侧惊厥性癫痫，随后立即出现短暂或持续的同侧偏瘫，伴有耐药性癫痫。癫痫持续状态可能发生在之前健康的儿童发热期间或之后。偏侧惊厥－偏瘫－癫痫综合征可能在没有任何已知原因的情况下发生，即所谓的

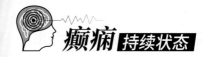

"特发性偏侧惊厥－偏瘫－癫痫综合征"。特发性偏侧惊厥－偏瘫－癫痫综合征开始于婴儿期的单侧阵挛癫痫持续状态，通常发生在发热性疾病的病程中，随后是抽搐同侧的偏瘫。放射学证据是受影响半球的急性细胞毒性水肿，随后是慢性脑萎缩。偏侧惊厥－偏瘫－癫痫综合征的病理生理学机制仍然知之甚少，长期预后不佳，也有死亡病例的报道。

4. 代谢性疾病中的阵挛性癫痫持续状态

阵挛性癫痫持续状态可为各种代谢性疾病的表现，无特异性。例如，一种由编码铜转移 ATP 酶（*ATP7A*）基因变异引起的 X 连锁隐性遗传疾病，门克斯病的癫痫被描述为 3 个阶段：早期局灶性阵挛发作和癫痫持续状态，中间期婴儿痉挛，以及晚期多灶性、肌阵挛和强直性发作。最近报道 1 名 17 个月大的门克斯病婴儿出现部分性癫痫持续状态。

5. 局灶性强直性癫痫持续状态和潜在皮质损害 —— 部分性癫痫持续状态

局灶性运动性癫痫持续状态很容易被识别，因此，阵挛性癫痫持续状态实际上可能是由于任何潜在的损害，如急性卒中、肿瘤、皮质发育不良或结节引起的局灶性阵挛发作。部分性癫痫持续状态是一种持续性癫痫类型，表现为皮质起源的不规则阵挛抽搐，有时因动作或感觉刺激而加重，局限于身体的一个部位，并持续较长时间。人们通常认为部分性癫痫持续状态是局灶性皮质肌阵挛的一种形式，尽管皮质下机制也被提出。它与涉及皮质运动区的固定或进行性损害有关。中枢神经系统的各种炎症性和免疫介导性疾病可能导致部分性癫痫持续状态，包括儿童。最典型的是拉斯马森综合征，不太常见的情况，如亚急性硬化性全脑炎等，应根据情况考虑。

6. 治疗和预后

惊厥性癫痫持续状态的各种"标准"治疗建议也适用于阵挛性癫痫持续状态。此外，拉斯马森综合征背景下的部分性癫痫持续状态可能对各种类固醇治疗方案有反应，包括静脉注射甲泼尼龙和口服泼尼松，以及静脉注射免疫球蛋白。患者往往是药物难治性癫痫，可能需要手术干预。

四、失张力癫痫持续状态

1. 临床表现和背景

失张力癫痫持续状态的定义是以部分或完全失去肌肉张力为特征的长时间或反复发作。临床表现相对较轻微，伴有眼球上跳、轻微抽搐和部分意识障碍。EEG 通常表现为双侧同步的棘波和慢波活动。也可以观察到双侧多棘波，双额快节律同步暴发（图 14.1）。

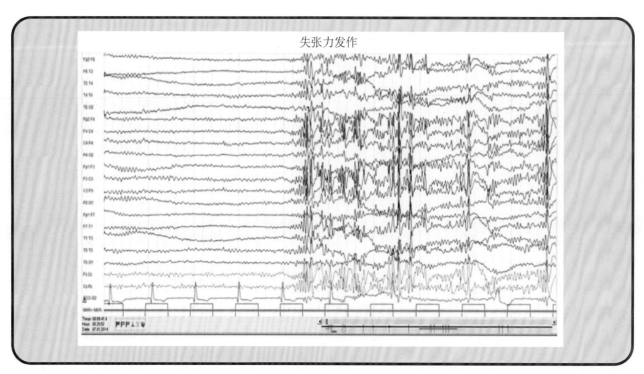

失张力发作

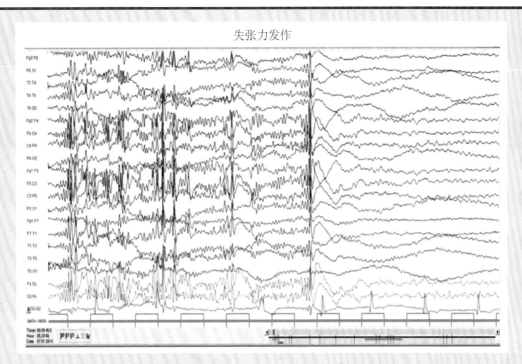

失张力发作

一位 38 岁男性难治性癫痫患者入院接受术前评估，表现为全面强直 – 阵挛性发作和阵发性失张力发作（1 h 内重复多达 60 次）。发作期 EEG（双极导联，70 mV/cm，10 s）表现为双额快节律和双侧多棘波同步暴发。未记录肌电图。

图 14.1　双额快节律和双侧多棘波同步暴发

（资料来源：图片由瑞士日内瓦大学医院神经病学 Serge Vullié Moz 教授提供。）

据报道，伦诺克斯 – 加斯托综合征患者中存在失张力癫痫持续状态，但似乎不如非惊厥或强直性癫痫持续状态常见。它表现为"患者坐姿时反复发作或连续头部下垂，无法保持直立姿势，且发作间期意识模糊"。文献中报道了 2 例不连续癫痫持续状态的患者，其特征是反复出现不对称失张力发作，并伴有弥漫不对称的棘慢波。2 名患者均有局灶性癫痫发作和发作间期 Rolandic 区放电。

应该注意的是，患有某些癫痫综合征的儿童可能会出现其他类型的癫痫发作，类似于失张力癫痫持续状态，例如反复出现不典型失神发作或非惊厥性癫痫持续状态。一个例子是癫痫伴肌阵挛失张力发作，可观察到肌阵挛、失张力、肌阵挛失张力和不典型失神，并重复足够长的时间，提示失张力癫痫持续状态。这些事件往往难以诊断，特别是在有智力障碍的儿童中，他们的意识障碍和肌张力低下往往被归咎于其他原因，如药物的副作用。

2. 治疗和预后

据我们所知，失张力癫痫持续状态尚无特效治疗方法。目前对癫痫持续状态治疗的建议一般也可能适用于这种情况。

（译者：张鹤群　审校：马　磊）

第 14 章 · 参考文献

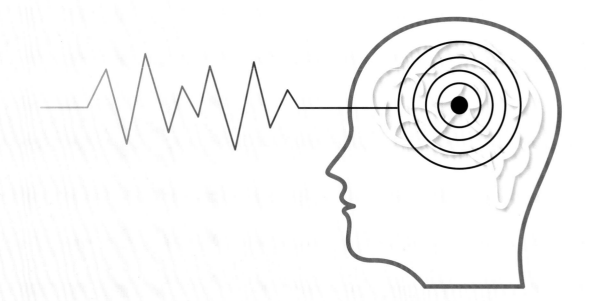

第 15 章

特发性全面性癫痫持续状态

Michail Koutroumanidis

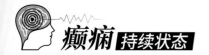

一、引言

特发性全面性癫痫是一组由遗传基因决定、非结构性且神经心理功能正常的癫痫综合征。特发性全面性癫痫发作间期 EEG 表现为 > 2.5 Hz 全面性棘波发放，EEG 背景常正常。

特发性全面性癫痫主要包括 3 种类型：典型失神发作、肌阵挛发作（即全面强直 – 阵挛性发作癫痫），强直及局灶性发作不常见。基于此，特发性全面性癫痫持续状态根据发作类型也可分为 3 类，即特发性全面性失神发作持续状态、特发性全面性肌阵挛持续状态和特发性全面性惊厥性癫痫持续状态。

在本章我们除了讨论各种类型特发性全面性癫痫持续状态的临床特征，还包括急诊 EEG 表现和 EEG 对诊断特发性全面性癫痫持续状态的作用，以及特发性全面性癫痫持续状态与其他具有相似临床和 EEG 特征疾病的鉴别。此外，本章还对关于癫痫持续状态主要的流行病学研究进行了综述，以获得特发性全面性癫痫持续状态的可能发病率数据。特发性全面性癫痫持续状态的概念、定义和整体观点兼顾了（或折中了）急症室的临床实用立场和经典癫痫学的原则，并且符合 1989 年国际抗癫痫联盟的分类。特发性全面性癫痫患者可能发生癫痫持续状态的原因（如头部外伤或中毒）超出了本章的范围，在本书的其他部分进行了回顾。我们还讨论了特发性全面性癫痫持续状态其他可能的与特发性性质直接相关的诱发因素，例如不适当的抗癫痫药物治疗。

二、特发性全面性癫痫持续状态在最近国际抗癫痫联盟关于癫痫状态定义和分类提案中的概述

最新的分类框架主要包括 4 个轴。在症状学轴方面，特发性全面性惊厥性癫痫持续状态属于全面性惊厥持续状态组（A. I .a），后者包括其他病因所致的类似抽搐症状。特发性全面性失神发作持续状态是一种不伴昏迷的全面性非惊厥性癫痫持续状态（B.2.a.a 典型失神发作持续状态），特发性全面性肌阵挛持续状态则是不伴昏迷非惊厥性癫痫持续状态的另一类型（B.2.a.c 肌阵挛失神发

作持续状态），然而特发性全面性肌阵挛持续状态可作为清醒状态下的单纯肌阵挛状态出现，因此也可归入无昏迷的肌阵挛状态组（a.2.b），可能与其他不同病因及预后的肌阵挛状态的癫痫一起发生（如婴儿严重肌阵挛癫痫及隐源性全面性或进行性肌阵挛癫痫）。

在病因轴方面，当引起癫痫持续状态的原因与疾病的原因不一致，比如不适当使用抗癫痫药物、突然停药或者药物中毒诱发癫痫持续状态的时候，"特发性"一词不适用。尽管如此，在提案的分类附录 1（或 1993 年国际癫痫协会指南中），不适当使用抗癫痫药物并不属于已知症状性病因的主要类别。

不适当的抗癫痫药物治疗在首次引入时，在剂量增加后，甚至在稳定剂量的慢性方案使用过程中，都可能导致特发性全面性失神发作持续状态和特发性全面性肌阵挛持续状态的发作，但其机制与特发性全面性癫痫的本质有关，不适用于有症状的局灶性癫痫。正如在下面病理生理学部分所讨论的，某些药物通过其 GABA 能和钠通道作用增加丘脑皮质网络固有的（特发性或遗传决定的）超兴奋性，增加癫痫发作的倾向，并意味着发作恶化的可能性和导致特发性全面性失神发作持续状态或特发性全面性肌阵挛持续状态的发生。但是不恰当的抗癫痫药物并不会使所有的特发性全面性癫痫患者发生癫痫持续状态，因为皮质丘脑超兴奋性水平在各综合征之间并不一致，甚至在同一患者中存在波动。特发性全面性失神发作持续状态的发作可以自发发生，也可以是特定特发性全面性癫痫综合征的一部分，如失神发作持续状态、癫痫伴幻影失神和失神状态，或者作为特发性全面性癫痫长期发作的后期并发症。此外，特发性全面性失神发作持续状态很少因治疗不当而复发。

在第 3 轴（EEG 相关）中，特发性全面性失神发作持续状态和特发性全面性肌阵挛持续状态具有独特的 EEG 特征（即 > 2.5 Hz 的全面性棘波模式），但可能与其他疾病发生重叠，应注意区分。在第 4 轴（年龄）中，特发性全面性癫痫持续状态可见于从儿童晚期到老年人所有年龄的患者。

定义 特发性全面性癫痫持续状态的时间框架

2001 年国际抗癫痫联盟关于癫痫持续状态的定义为一次发作超过此种发作类型大多数患者的持续时间后仍无发作停止征象，或反复发作且发作间期中枢神经系统功能未恢复至基线水平。该定义符合最初的观点，即癫痫发作的类型有多少，癫痫持续状态的类型就有多少，并从本质上承认癫痫发作的最短持续时间因其类型而异。特发性全面性惊厥性癫痫持续状态的时间框架为 5 min，这是最近国际抗癫痫联盟提案（操作维度 1）所认可的。同一份报告提出失神发作持续状态的时间范围为 10～15 min，可能与连续 EEG 模式有关，但是没有提供关于特发性全面性肌阵挛持续状态的指导。

确定特发性全面性失神发作持续状态和特发性全面性肌阵挛持续状态的 EEG 和临床时间框架是困难的。特发性失神发作是非常短暂的癫痫发作，随着年龄的增长，发作趋于缓和，时间也会变得更短。特发性全面性失神发作持续状态的典型形式是持续时间较长，伴有或多或少持续的棘波放电（图 16.1），但是众所周知，具有不同持续时间的间歇性放电是存在的，在很短的时间内出现成簇的失神发作，并且几乎没有自发停止的趋势。类似地，特发性全面性肌阵挛持续状态可以是连续的，甚至是规则的，或者以几秒钟间隔连续发作的形式出现。密集且不连续的特发性全面性失神发作持续状态和特发性全面性肌阵挛持续状态可影响患者注意力，并最终导致全面强直－阵挛性发作癫痫，这意味着尽管电临床基线明显恢复，但是仍然存在一种非偶然的"固定和持久"状态，共同的生理病理机制促进和维持癫痫放电。

三、概念和术语的定义

1. 特发性全面性失神发作持续状态

特发性全面性失神发作持续状态是一种意识水平发生不同程度改变的状态，通常由旁人观察或者患者自我意识到。在特发性全面性失神发作持续状态患者中，失神发作通常与连续或者间断的 2.5 Hz 或者更快的全面性棘慢波发放相关，不论患者在发作间期的 EEG 是否恢复正常生理活动。特发性全面性失神发作持续状态的最短持续时间小于惊厥性癫痫持续状态，持续全面性棘波放电模式可能不超

过几分钟，但间断放电模式的时间更长。

2. 特发性全面性肌阵挛持续状态

在特发性全面性癫痫患者中，广义肌阵挛性状态是指一种间歇性、不规则、不常见、双侧肢体的肌阵挛和头部抽搐的状态，也可表现为双侧眼睑肌阵挛及口周抽搐，EEG 表现为快速全面性多棘波暴发。在单纯特发性全面性肌阵挛持续状态中，意识往往被保留（尽管注意力集中和思考可能在长时间和剧烈的抽搐过程中被打断）；肌阵挛伴随失神状态时出现意识模糊，后者与特发性全面性失神发作持续状态中夹杂肌阵挛的全面性多棘波暴发发放的混合 EEG 模式有关。

3. 特发性全面性惊厥性癫痫持续状态

广义的惊厥状态定义为全面强直－阵挛性发作癫痫持续发作超过 5 min，或抽搐反复发作超过 30 min，发作间期意识未恢复至基线水平。即使观察到发作的全过程或借助急诊长程 vEEG（见下面 EEG 组），临床也很难区分症状性特发性全面性惊厥性癫痫持续状态和特发性特发性全面性惊厥性癫痫持续状态。临床上常通过逐条排除特发性全面性惊厥性癫痫持续状态的病因，在特发性全面性惊厥性癫痫持续状态缓解后，诊断为特发性全面性惊厥性癫痫持续状态。

4. 特发性全面性癫痫持续状态的流行病学特征

从主要流行病学研究中提取特发性全面性癫痫持续状态的数据受阻，主要原因是表示癫痫持续状态的主要原因的"病因学"一词在概念上使用不同。大多数流行病学研究都遵循 1993 年国际抗癫痫联盟指南，其中特发性全面性癫痫的定义是根据 1989 年国际抗癫痫联盟的癫痫分类而制定，即无诱因并且不明原因的癫痫发作。术语"特发性""未知"已经被互换使用，因此在没有进一步明确诊断的情况下，特发性全面性癫痫持续状态总是被归类为"未知"的病因范畴。

在以预期人口为基础的里士满弗吉尼亚州研究中，"特发性病因"包括所有可能引起癫痫持续状态的急性病因和可能诱发癫痫持续状态的因素，还包括与隐源性或症状性局灶性癫痫相关伴有内侧颞叶硬化或局灶性皮质发育不良而没有"远期症状病因"特征的患者。特发性癫痫持续状态在儿童中

发病率约为5%，成年人发病率约为3%。同样在以人群为基础的罗氏研究中，明尼苏达研究的发生率较低（可能约为3%），而在德国的研究中，"未知"病因达到了8.7%（13/150，没有进一步的数据）。在以医院为基础的博洛尼亚研究中，特发性全面性癫痫持续状态被归类于隐源性癫痫持续状态，发病率为7%。瑞士的EPISTAR研究是一个值得注意的例外，其中准确病因/综合征分类显示特发性全面性癫痫持续状态占所有癫痫持续状态病例的1.75%（3/172）；在有癫痫病史的癫痫持续状态患者中，特发性全面性癫痫持续状态占4%（3/74）。

癫痫分类是另一个可能产生误导的原因，全面强直－阵挛性发作癫痫作为发病类型的百分比，有时被混淆地标记为"原发性全面性"，通常比同一报告中关于"特发性病因"的癫痫持续状态的百分比高得多，为2～10倍。这种差异反映了对继发性特发性全面性惊厥性癫痫持续状态发病率的低估，而不是特发性全面性癫痫持续状态有较高发病率，其原因包括发作快速继发性泛化，特发性全面性惊厥性癫痫持续状态开始发作信息缺失，在农村上述不确定率更高。

癫痫类型的定义及其病因（包括特发性全面性癫痫）仅在既往被诊断为癫痫的癫痫持续状态患者中才有可能获得，通常需要癫痫持续状态后的临床及EEG随访，而这两者都不是癫痫持续状态流行病学研究的主要目标。

5. 特发性全面性惊厥性癫痫持续状态

考虑到上述局限性，特发性全面性惊厥性癫痫持续状态的相关信息必须依赖于验证良好的EEG文献研究。早期的医院研究也认同特发性全面性惊厥性癫痫持续状态从来不是特发性全面性癫痫的最初表现。Janz在对已知癫痫患者特发性全面性惊厥性癫痫持续状态的研究中发现，症状性癫痫的发病率是特发性癫痫的6倍，尽管特发性癫痫仍占总病例数的近1/3（30/95）。1/4的患者在醒来时癫痫发作，1/5的患者有弥漫性癫痫大发作。1971年牛津大学的研究发现，特发性全面性惊厥性癫痫持续状态是20名原发性癫痫患者（占80例研究总人数的23%）的后期表现，几乎所有病例都与全面性棘波相关，因此特发性全面性癫

痫得到了充分验证。除1例外所有患者预后良好，其中7/20有癫痫家族史，在该研究中，严重头部损伤急性期的特发性全面性惊厥性癫痫持续状态患者被排除。Aminoff和Simon分析了98例"原发性全面性癫痫"患者，15%的患者未发现特发性全面性惊厥性癫痫持续状态的具体病因。把以医院为基础的研究和大量人群为基础的系列研究之间进行比较是不可能的，但得到的印象是随着丙戊酸越来越广泛的使用，特发性全面性惊厥性癫痫持续状态的发病率下降了。在最近一项以医院为基础的EEG辅助研究中，50名癫痫持续状态患者中只有3名（6%）有特发性全面性癫痫，没有人存在特发性全面性惊厥性癫痫持续状态。

6. 特发性全面性肌阵挛持续状态和特发性全面性失神发作持续状态

关于特发性全面性肌阵挛持续状态的可靠流行病学数据很少，主要是因为这类患者可能属于原发性全面性惊厥发作或归结为缺氧缺血性脑病。在EPISTAR研究中，全面性发作的患者中特发性全面性肌阵挛持续状态可能仅占0.6%。在一项以医院为基础的50例患者的单一研究中，1例被诊断为少年肌阵挛癫痫的患者（2%）发生了特发性全面性肌阵挛持续状态，包括弥漫性正性和负性肌阵挛。在一组有充分证据的23例缺氧导致肌阵挛癫痫持续状态的患者中，只有1例被诊断为特发性全面性癫痫控制不良的患者存在特发性全面性癫痫-MS，他在肌阵挛持续状态下仍有意识。

特发性全面性失神发作持续状态的流行病学数据要可靠得多，因为诊断需要EEG确认，但需要注意的是，全面性棘波不应该等同于特发性全面性失神发作持续状态。Shneker和Fountain注意到在急性病因的非惊厥性癫痫持续状态患者中1/3存在全面性棘波，病死率与无全面性棘波的患者相似，其余2/3为癫痫，包括全面强直－阵挛性发作癫痫发作后和额叶癫痫状态，以及隐源性病因（例如没有癫痫病史），他们推测还包括晚发失神状态病例。

在以人群为基础的流行病学研究中，特发性全面性失神发作持续状态的发病率范围为1%～6%。在一项以医院为基础的研究中，2例青少年

失神癫痫患者（4%）发生特发性全面性失神发作持续状态。

使用 vEEG 监测发现特发性全面性失神发作持续状态在特发性全面性癫痫患者中发生率为 10%～25%。

四、特发性全面性癫痫持续状态的病理生理学和临床意义

据推测，兴奋性突触后电位和抑制性突触后电位交替循环产生典型失神癫痫发作（和失神状态）中规律同步的 3～4 Hz 全面性棘波放电和睡眠梭形波振荡，涉及相同的丘脑皮层网络，包括富含 GABA 能中间神经元丘脑网状核。

在全面性棘波中，异常的持续性暴发（可能是局部大脑皮层放电增加，但放电区域不恒定）导致了通过 GABA-B 受体介导的（仍然在丘脑网状核）3 倍长的抑制性突触后电位，有效地将全面性棘波振荡的频率降低到 3 Hz。这种非定位点性皮层放电可能与特发性全面性癫痫患者头皮 EEG 中常见的局灶性非定位的棘波发放有关。3～4 Hz 全面性棘波振荡的持续依赖钙通道，首先，在丘脑皮层细胞（抑制性突触后电位）缓慢的去极化期间失活，然后，通过神经元的超极化（抑制性突触后电位期间）重新激活并打开，产生低阈值的钙峰值，这将触动动作电位的暴发，并导致下一个周期的丘脑皮层振荡。

据推测，3～4 Hz GSW 振荡的终止与细胞内钙（Ca）的增加有关（由于重复振荡），导致细胞内环磷酸腺苷的增加。这将阻碍丘脑皮层网络的超极化和 Ca 通道的再激活，最终产生低阈值的钙峰值。丘脑神经元相对轻微的去极化（而不是抑制或超极化）可能解释了发作后无认知功能障碍。

GABA 能药物（如 GABA 激动剂巴氯芬、抗癫痫药物氨己烯酸和噻加滨）可加重特发性全面性失神发作持续状态发作（以及 TA），它们是 GABA 转氨酶的不可逆抑制剂。卡马西平和苯妥英钠加重失神发作表现为两方面：一方面，它们可能促进使 3Hz GSW 振荡持续的低阈值钙峰值的失活（即激活），此外它们能够通过 Na 通道排列增加本来已经增强的振荡超同步趋势。

另一方面，苯二氮䓬类药物对于特发性全面性失神发作持续状态有效，可能与抑制性突触后电位和电流中 GABA-B 组分的减少有关，从而阻断 Ca 通道的再激活和钙峰值的产生，最终阻止全面性棘波的产生。

1. 特发性全面性癫痫持续状态发作年龄

大多数研究一致认为第一次特发性全面性癫痫持续状态通常发生在成年期，特发性全面性失神发作持续状态的首次发作通常在 TA 和全面强直 - 阵挛性发作癫痫发病后（平均特发性全面性失神发作持续状态发病年龄：29.5 年；TA：9 岁；全面强直 - 阵挛性发作癫痫：21 岁），尽管高达 1/3 的患者将其作为特发性全面性癫痫的首个明显临床表现。随后的临床和 EEG 随访显示，这些患者患有癫痫伴幻影失神。

关于 10 岁以下儿童特发性全面性失神发作持续状态的报道很少。特发性全面性失神发作持续状态多见于典型的儿童失神癫痫以外的其他症状，如幻影失神（phantom absences，PA）、不典型儿童失神癫痫、口周肌阵挛伴失神或眼睑肌阵挛伴失神。在一项大型的日本视频辅助 EEG 研究中，失神状态的儿童有短暂的失神发作，但也有其他类型的全面性癫痫发作，包括猝倒发作；他们的失神是短暂的，常为非典型失神，一半儿童表现为 Lennox–Gastaut 综合征。

2. 性别比例

特发性全面性失神发作持续状态和大多数的特发性全面性肌阵挛持续状态对女性的影响似乎大于男性。

五、诱发和复发因素

特发性全面性失神发作持续状态 / 特发性全面性肌阵挛持续状态的诱发因素包括睡眠剥夺、过量饮酒、疲劳、压力或放松及放弃（或不遵守）适当治疗。发热性疾病、手术或月经期也有诱发报道。众所周知，特发性全面性失神发作持续状态 / 特发性全面性癫痫 - 肌阵挛癫痫持续状态的发生与不适当使用钠通道阻滞剂有关，通常发生在慢性治疗过程中、加量时或治疗开始时。在特发性全面性癫痫患者中，这些不良反应不能被认为是

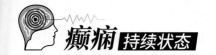

"矛盾的"或"症状性导致的"(请参阅前面关于国际抗癫痫联盟分类和病理生理学部分)。

六、发作症状学

失神发作持续状态的基本发作形式是意识模糊。这可能是一种轻微的几乎完全主观的感觉不舒服,没有达到临床明显的意识模糊状态(其他人察觉不到),更少的情况下出现严重的精神运动迟滞或恍惚。许多患者报告有轻微的晃动,可能出现了成簇失神发作。通常情况下,精神运动性癫痫持续状态患者的精神状态波动不明显,有超过20%的患者出现逐渐恶化。轻度意识障碍的患者可以描述自己的症状和发作期间感受。

意识的混浊程度决定了其他认知功能受损的程度。与言语中枢直接发作的精神运动性癫痫持续状态相比,失神发作持续状态的言语功能通常被保存下来。言语障碍可能从言语缓慢、内容贫乏或欠流利进展为持续的单音节语言。与精神运动性癫痫持续状态的遗忘相比,失神发作持续状态的遗忘是可变的,通常是零散的(有时是完全的)。一般来说,行为变慢,患者变得孤僻,偶尔也会发生躁动、易怒或攻击行为。

运动现象包括双侧节律性眨眼、手臂的小幅度肌阵挛性抽搐、自动症、伪共济失调或步态迟缓。面部(眼睑或口周)肌阵挛通常与特定患者典型失神时的肌阵挛相似,因此符合特定亚综合征或疾病的概况(例如眼睑或口周肌阵挛)。当不恰当的抗癫痫药物引起特发性全面性失神发作持续状态时,可发生复杂自动症或偏侧刻板运动。似曾相识感和复杂的视觉、幻觉或错觉并不少见。Andermann 和 Robb 在 1972 年发表的开创性论文中对特发性全面性失神发作持续状态期间的临床行为变化进行了详细的描述。

单纯的特发性全面性肌阵挛持续状态通常发生在青少年肌阵挛性癫痫患者中,由四肢或头部或两者的不规则双侧肌阵挛发作组成,没有明显的意识障碍。

特发性全面性失神发作持续状态发作可持续数分钟至数天。由于特发性全面性失神发作持续状态通常对适当的治疗反应良好,持续时间长通常反映了对该疾病的诊断不足或误诊。在一名66岁的男性患者中记录了6周的特发性全面性失神发作持续状态,该患者的丙戊酸低于治疗水平(由于与苯妥英联合用药),慢性白质缺血改变被认为是这种状态持续的原因。由于具有明显的临床表现,特发性全面性肌阵挛持续状态的诊断和治疗通常较早。

七、脑电图:脑电图诊断的两个阶段

急诊发作性 EEG 具有较高的诊断价值,可有效指导急性治疗和短期管理。新发作的患者在状态发作结束后的间歇 vEEG 可在正常背景下显示 3 Hz 全面性棘波,从而确定特发性全面性癫痫的诊断,指导治疗,并且可以细化综合征分类,有助于长期治疗和判断预后。对于有癫痫病史的患者,既往 EEG 报告值得追踪,因为它们可能包含目前已经不存在的重要诊断线索。

对于因连续发作全面强直-阵挛性发作癫痫而就诊于急诊科的患者,发作或发作间期 EEG 可通过显示局部脑电发作或单侧发作后抑制而可靠地提示继发性泛化,促使进一步查找局灶性症状的原因。然而,没有局灶性 EEG 改变不能诊断特发性全面性癫痫。早期发作后 EEG 抑制也可以排除非癫痫性心因状态,防止医源性疾病因积极的紧急抗癫痫治疗而发生,并防止进入重症监护室。急诊 EEG 也可在异常延长的发作后状态患者中发现非惊厥性癫痫持续状态。在某些极端情况下(例如躁动的患者),只需要放置额部(Fp1、Fp2)、颞部和枕部电极,包括受肌肉活动影响最小的中线电极(Fz 或 Cz),这些有限数量的 EEG 电极就足够。同时进行的肌电图可以在间歇运动的情况下提供宝贵的信息,而视频监测(它不能替代肌电图)和心电图监测也是必不可少的。

对于疑似非惊厥性癫痫持续状态的患者,急诊 vEEG 记录非常必要,应尽快进行。特发性全面性失神发作持续状态/特发性全面性肌阵挛持续状态、精神运动性癫痫持续状态、新发性失神状态和非癫痫状态的鉴别是基于 3 Hz 全面性棘波的识别,要知道在特发性失神发作的晚期,棘波频率可能下降到 2.5 Hz 以下,形态可能发生改变(见相关内容)。

在特发性全面性失神发作持续状态 / 特发性全面性肌阵挛持续状态中，静脉注射苯二氮䓬类药物后，通常会出现快速的临床或 EEG 反应，或两者都有，而缓慢改善的原因可能见于某些与特发性全面性失神发作持续状态 / 特发性全面性肌阵挛持续状态 EEG 改变类似的疾病，比如某些形式的额叶状态。值得注意的是特发性全面性失神发作持续状态，当与使用卡马西平或苯妥英等不适当的抗癫痫药物相关时，也可能被误认为对丙戊酸或苯二氮䓬类药物耐药。

与特发性全面性失神发作持续状态诊断相一致的发作期 EEG 模式可能包括连续（图 15.1 ~图 15.3，文后彩图 15.3）或不连续、节律性或不规则性，其频率约为 3 Hz 全面性棘波模式；在 AS 状态的后期，当放电变得越来越不规则时，缓慢地重复频率可能会出现（图 15.4），例如一些由于不适当的抗癫痫药物治疗而导致特发性全面性失神发作持续状态的患者。

与青少年肌阵挛性癫痫一样，特发性全面性肌阵挛持续状态的特征是快速（ > 3 ~ 4 Hz）不规则、失节律的全面性多棘波暴发，当使用肌电图记录时，通常可见双侧肌阵挛发作。除非肌阵挛太密集或癫痫状态被全面强直 - 阵挛性发作癫痫打断，全面性多棘波暴发间的背景节律大多正常。

眼睑肌阵挛伴失神状态下的 vEEG 通常表现为重复（每 2 ~ 4 s）的多棘波的全面性放电，并伴有明显的眼睑肌阵挛。长时间的眼睑抽搐或紧张性收缩的闪烁效应及相关的眼球向上运动（Evans-Mulholland 效应）可能会引起棘波发放，导致持续的眼睑肌阵挛。

在这种情况下，患者可能在一段时间内无法保持眼睑睁开，当他们终于控制能睁开眼睛的时候，放电可能会停止，EEG 正常，直到下一次闭眼触发新的眼睑阵挛。因此，AS 的 EEG 模式本质上是不连续的，只有短暂的正常活动时期。癫痫频繁发作伴随几乎连续的放电和强烈的眼睑肌阵挛可能会长时间阻碍眼睑睁开，并导致连续的 EEG 模式。

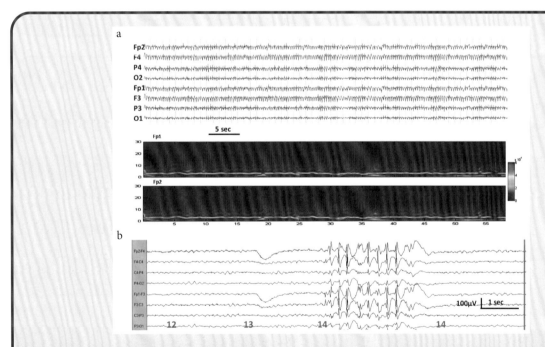

a. 采用时间 - 频率 EEG 分析 1 例 58 岁女性，30 岁以来共发生 35 次强直 - 阵挛性发作。该患者为特发性全面性失神发作持续状态，中度意识模糊，但完全可以走动。对静脉注射苯二氮䓬类药物有耐药性，静脉注射丙戊酸治疗有效。b. 特发性全面性失神发作持续状态缓解后的 vEEG 显示过度换气出现 2 s 全面性棘波发放引起的意识障碍（幻影失神）。她之前没有失神发作且 vEEG 并未记录到典型失神特征，仅有幻影失神。该患者曾经接受卡马西平治疗数年，当卡马西平被丙戊酸取代后，患者再无癫痫发作。

图 15.1　特发性全面性失神发作持续状态

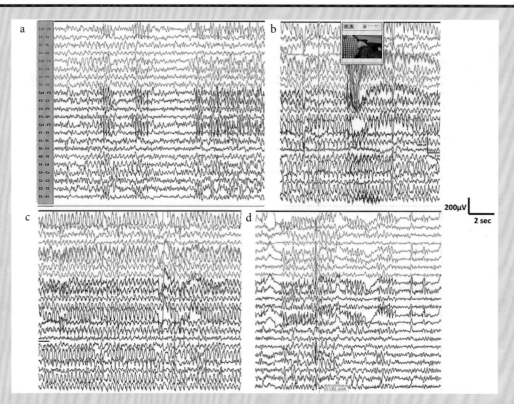

a. 上午 7 点 16 分，在一些集束的全面性棘波（此后连续放电）后，AS 开始出现。b、c.7 点 41 分；d. 上午 7 点 49 分 AS 自发终止。轨迹（图 b）和（图 c）是连续的。

图 15.2　脑电图显示特发性全面性失神发作持续状态

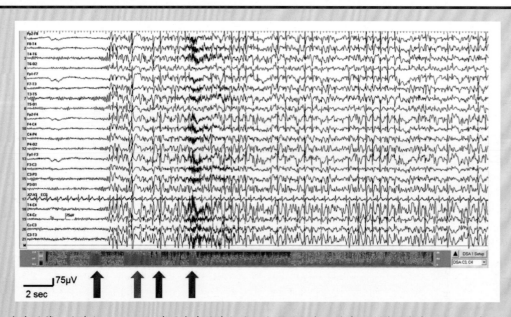

显示患者的第一次诊断 vEEG，47 岁时患者被诊断为 3 次全面强直 - 阵挛性发作；患者一直服用卡马西平。这是一段持续 8 min 的泛化性 SW 活动的开始，频率为 3 Hz，期间患者保持安静，眼睛半睁，眼睑轻度闪烁 ［图底部密度光谱阵列（density spectral array, DSA）图中的红箭头］。所有的发作（绿箭头）都是自发发生的，只要技术人员与她交谈，就会立即终止。在改用丙戊酸治疗后，失神发作持续状态发作变得不那么频繁和轻微，但仍有发作。

图 15.3　失神发作持续状态

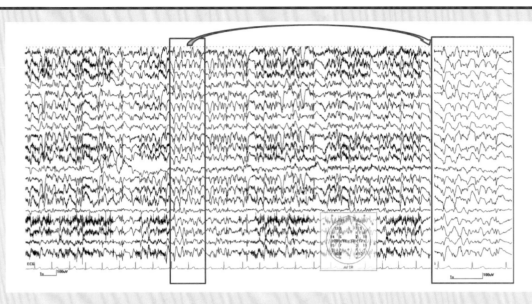

59 岁女性，因持续精神错乱频繁发作到急诊室就诊。在这种状态发生数小时后进行的 EEG 检查中，保持坐姿，眼睛睁开。尽管患者似乎模糊地意识到周围人的存在，但她对命令毫无反应。她有一些不太有目的性的动作，有时手和脚轻微地颤抖。EEG 表现为广泛性持续无节律的放电模式，其频率 ≤ 2～4 Hz。

图 15.4　EEG 显示特发性全面性癫痫失神状态

特发性全面性失神发作持续状态与持续 > 2.5 全面性棘波的 30 岁女性，7 岁开始失神发作，青少年期开始全面强直 - 阵挛性发作（3 天长程家庭视频遥测）。该测试记录了少量轻微、短暂的和 34 min 长的 AS 发作，与临床明显的行为变化或标记事件的临床症状无关。在 AS 发作期间，她大部分时间待在床上，但她也会起身去洗手间，带上 EEG 头部盒，并与母亲进行了正常的交谈，两人都没有暗示出什么问题。在其他特发性全面性失神发作持续状态发作中，意识受到的影响更大，患者不能表达完整的句子，对简单的问题给出错误的答案，坚持说话，感觉"摇晃"，身体抽搐，眼睛"走神"。

八、非惊厥（失神和肌阵挛）状态特发性全面性癫痫综合征

1. 青少年肌阵挛性癫痫

3 项关于青少年肌阵挛性癫痫患者的研究，纳入了大约一半的发表病例，提示特发性全面性失神发作持续状态 / 特发性全面性肌阵挛持续状态在青少年肌阵挛性癫痫中很少见。其余一般青少年肌阵挛性癫痫的研究多以病例报道的形式呈现，而更多报道则聚焦于用不适当抗癫痫药物治疗特发性全面性癫痫的效果。

Agathonikou 等报道了 30 例青少年肌阵挛性癫痫患者中 2 例 5 年以上的特发性全面性失神发作持续状态 / 特发性全面性肌阵挛持续状态（6.7%）；在相似的时间段内，Dziewas 等在其 69 例患者中报道了 4 例（5.8%）；Larch 等报道了在 37 年内随访 247 例患者中有 7 例（3%）出现特发性全面性失神发作持续状态 / 特发性全面性肌阵挛持续状态。

临床上大多数报告的案例均有明显的肌阵挛成分。临床描述了 25 例患者有 3 种临床形式，特发性全面性肌阵挛持续状态、特发性全面性失神发作持续状态和混合特发性全面性失神发作持续状态 / 特发性全面性肌阵挛持续状态。8 例患者为单纯的特发性全面性肌阵挛持续状态，其特征为在没有明显意识障碍或其他症状的情况下，头部、四肢或两者无节律的双侧肌阵挛性抽搐，或连续每隔数秒抽搐一次，或每隔 10～15 s 成簇抽搐一次。Badhwar 等报告的患者诉说一种强烈的空虚感，这个是很少见的。在 2 例诊断为青少年肌阵挛性癫痫的患者中，肌阵挛局限于眼部肌肉，致睁眼困难。13 例患者出现了混合发作，典型表现为意

识模糊状态，伴有叠加的双侧抽搐，主要发生在上肢，这两种类型之间的界限并不总是明确的，在一些患者中，注意力不集中或凝视期可能与以肌阵挛痉挛为主的时期交替出现。特发性全面性失神发作持续状态与轻度不频繁的眼睑眨动相关，但不伴有肢体抽搐，是最罕见的类型，仅在 4 例患者中报道。第一次癫痫持续状态发作的年龄在 10 到 69 岁，其中有一半在 20 到 35 岁，状态发作时青少年肌阵挛性癫痫几乎不会是首发表现。即使是在新发的特发性全面性失神发作持续状态患者中，在症状缓解后仔细询问病史，也会发现早期的肌阵挛没有被注意到，或者患者从未认为是异常的。在已知性别的患者中，女性多于男性（比例为 4：1）。

未经治疗的患者在疾病过程中可出现自发肌阵挛和无肌阵挛状态发作（图 15.5，文后彩图 15.5），通常由睡眠剥夺、疲劳、压力诱发。再加上抗癫痫药物的戒断或依从性差，会导致患者出现失神/肌阵挛状态。此外，文献中有充分的证据表明，无论是在慢性治疗还是在增加剂量或添加治疗后，不适当的抗癫痫药物都可能促进或引起失神/肌阵挛状态的发作，不恰当的抗癫痫药物可能诱发特发性全面性惊厥性癫痫持续状态。3 个大的系列研究中有 13 例患者存在失神/肌阵挛状态，其中 2 例为自发发作，4 例为抗癫痫药物停药后发作，6 例存在不恰当的抗癫痫药物治疗，1 例为添加加巴喷丁后单次发作。我们还注意到，在少数青少年肌阵挛性癫痫患者中，尽管进行了适当的治疗，但仍可能出现反复发作，这可能表明早期良性病程罕见的自发不良演变。

特发性全面性肌阵挛持续状态与类青少年肌阵挛性癫痫的非癫痫性肌阵挛状态的鉴别需要急诊 EEG 来确认是否存在与肌阵挛发作相关的全面性棘波，需要注意的是某些青少年肌阵挛性癫痫患者的发作间期 EEG 可能是正常的。当适当的治疗无效且有证据表明存在精神疾病时，临床可以怀疑非癫痫性肌阵挛癫痫持续状态。

2. 青少年失神癫痫

文献报道的特发性全面性失神发作持续状态在青少年失神癫痫中发生的频率高于青少年肌阵挛性癫痫，但不同的研究差异很大（3.2%，20%，27.4%，38%），这可能是诊断标准不同造成的。同时发生肌阵挛性抽搐并不常见，也非主要临床表现。发作可能是自发的，也可能由睡眠剥夺和月经诱发，也可能由不适当的抗癫痫药物引起，或与卡马西平和苯妥英钠的长期治疗有关，包括在剂量增加时；8 例不恰当使用抗癫痫药物诱导的失神发作持续状态患者中有 7 例为女性。

3. 眼睑肌阵挛伴失神

特发性全面性失神发作持续状态发作的特点是连续眼睑肌阵挛伴上斜视和轻中度意识障碍。严重的眼睑肌阵挛患者可能会出现无法遵嘱睁眼（见上文 EEG 部分）。Agathonikou 等报告了在 5 年内 11 名患者中有 2 名（18.2%）出现失神状态，而 Smith 报告了查尔丰特癫痫中心 5 名患者中在 3 年内有 3 名出现失神状态。首次失神状态的年龄从 8 岁到 27 岁不等，早晨醒来后容易发生失神。所有的研究都表明，在明亮的阳光下闭眼通常会导致发作，但在临床光敏被药物控制后，在完全黑暗的情况下也会发生。在严重感染期间和停用抗癫痫药物都会诱发。失神主要在女性中发生（10：1），并表现出强烈的复发倾向。在 2 例患者中，失神发作与头痛相关，导致误诊为偏头痛发作。

4. 口周肌阵挛伴失神

口周肌阵挛伴失神是一种罕见的特发性全面性癫痫，典型的特发性全面性癫痫失神表现为口周肌肉有节律性收缩。所有患者均发生全面强直-阵挛性发作癫痫，超过 50% 的患者有特发性全面性失神发作持续状态发作，发病年龄不限，且有很强的复发倾向。作为该综合征的典型失神，特发性全面性失神发作持续状态通常以口腔或球部肌阵挛为特征，其强度足以导致明显的构音障碍或吞咽困难。口周肌阵挛伴失神似乎很少见，但正如有文献指出，其经常被误诊为局灶性癫痫，包括 1 例伴有偏侧性口腔抽搐的持续性部分性癫痫。正确的诊断需要具有特征性的特发性全面性癫痫特点，包括失神发作缓解后的典型失神发作（容易在清醒、换气过度的 vEEG 中发现）。

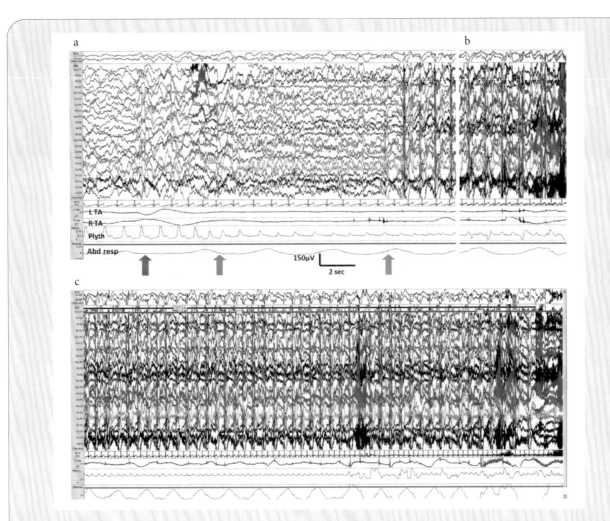

未用药物治疗的 19 岁男子青少年肌阵挛性癫痫，显然由深度睡眠引起。注意从睡眠第三阶段自发产生的高电压 δ 唤醒（蓝色箭头），随后出现更快的节律和 α 活动（绿色箭头），在第一次全面性多棘波暴发（橙色箭头）之前。与明显的行为变化（以及患者自己的描述）所表明的相反，肌阵挛癫痫持续状态实际上发生在觉醒时（跟随自发的觉醒），而不是睡眠中。同时，注意特发性全面性肌阵挛持续状态的规律模式。患者在整个特发性全面性肌阵挛持续状态期间保持清醒，未发展为全面强直 - 阵挛性发作。

图 15.5　肌阵挛癫痫持续状态

5. 失神发作持续状态

顾名思义失神发作持续状态的特征是特发性全面性失神发作持续状态的反复无诱因发作，特发性全面性失神发作持续状态是失神发作持续状态的主要发作类型（图 15.3 和图 15.6）。大多数患者有罕见的全面强直 - 阵挛性发作癫痫，而少数患者有失神发作（也是罕见的），但不能归类为儿童或青少年失神癫痫。幻影失神和 MS 不属于该综合征，光敏性没有报道（表 15.1）。与伴有幻影失神的癫痫一样，特发性全面性失神发作持续状态的发作是在没有诱因的情况下发生的，不仅是由

于在特发性全面性癫痫中使用了不恰当的抗癫痫药物造成的加重效应。

6. 特发性全面性癫痫伴幻影失神

癫痫伴幻影失神的典型表现为成年人第一次全面强直 - 阵挛性发作癫痫或特发性全面性失神发作持续状态发作，通常以全面强直 - 阵挛性发作癫痫结束。既往无失神或肌阵挛发作史，包括在童年或青春期早期。特发性全面性失神发作持续状态发作后的 vEEG 显示短暂的 3 ～ 4 Hz 全面性棘波，与呼吸计数时 HV 期间短暂的犹豫、遗漏或重复背诵数字有关，或表现为因注意力受损

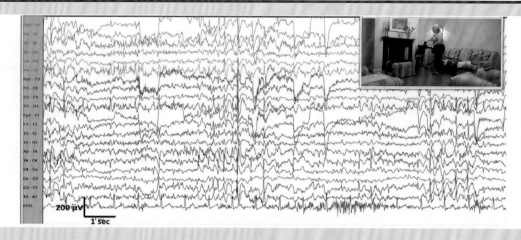

该女性患者从 20 岁出头开始，每月均有失神状态发作。患者小时候很少有失神发作，总共 4 次全面强直 – 阵挛性发作，17 岁第一次，47 岁一个月内 3 次。其发作模式是不连续和无节奏的。患者可以在家进行所有日常活动（她正在熨衣服），包括晚上与亲戚社交，显然没有任何不当的行为变化。然而在其他情况下，患者自述保持注意力有轻微的困难。

图 15.6　家庭视频遥测一名 50 岁妇女

表 15.1　失神发作持续状态和癫痫伴幻影失神

特征	失神发作持续状态	癫痫伴幻影失神
起病年龄	青春期到成年后的早 – 中期	青春期到成年中期，通常在成年早期达到顶峰 [a]
全面强直 – 阵挛性发作癫痫	大多数患者	大多数患者
全面强直 – 阵挛性发作癫痫昼夜分布	中午前（上午），但可能有变化（穿插或结束失神发作持续状态）	中午前（上午），但可能有变化（穿插或结束失神发作持续状态）
失神发作持续状态	定义的发作类型	最高可达 50%（频率多变）
幻影失神 [b]	无报道	定义的发作类型
失神	不常见 [c]	排除标准
MS	无报道	排除标准
PPR	无报道	不常见

[a] 指第一次 GTCS 或 AS 发作，因为幻影失神发作时的年龄根据定义无法确定；[b] 只能通过 vEEG 诊断；[c] 不能归类为儿童或青少年失神癫痫；GTCS 为全面强直 – 阵挛性发作癫痫；PPR 为光敏反应。

和/或运动执行减退导致的运动停止（图 15.1）。幻影失神是癫痫发作的典型类型，传统的 TA 和 MS 不是癫痫伴幻影失神的一部分。由于临床表现不敏感，常无法确定幻影失神的发病年龄，因此癫痫伴幻影失神的发病由首次发作的临床表现定义，要么是全面强直 – 阵挛性发作癫痫，要么是特发性全面性失神发作持续状态发作。

所有患者均有全面强直 – 阵挛性发作癫痫，半数患者可能有一次或多次特发性全面性失神发作持续状态发作（图 15.1），但后者不像失神发作持续状态综合征那样主导临床表现。在 3 篇报道中，16 例患者中有 6 例发生特发性全面性失神发作持续状态与不恰当使用特定的抗癫痫药物有关，只有 1 例患者出现明显的抗癫痫药物诱发效应。

7. 特发性全面性失神发作持续状态相关失对焦敏感和合眼敏感

失对焦敏感是指在消除视觉固定后 EEG 出现癫痫性放电，失对焦敏感与癫痫发作的关联并不多见，但有少数文献证明女性特发性全面性失神发作持续状态周期性发作与眼睑肌阵挛相关，有时与全面强直 – 阵挛性发作癫痫相关。特发性全面性失神发作持续状态下的 EEG 显示全面性棘波通过视觉注视衰减或消除，发作间期 EEG 证实失对焦敏感无光敏。3 例患者是月经期发作，4 例患者是周期性发作，每 2 周发作 1 次。在同一患者中，失对焦敏感阈值会有波动，尽管随着时间的推移，临床表现可能会发生变化，但这些病例可能构成单纯的失对焦敏感特发性全面性癫痫形式。

眼睑肌阵挛伴失神综合征以外闭眼引起特发性全面性失神发作持续状态发作的病例报道较少。一名 44 岁的女性最近被描述为月经性特发性全面性失神发作持续状态，其特征是无法保持眼睛睁开，注意力分散和视物放大，并与闭眼敏感性有关，但与光敏性或失对焦敏感无关。她的特发性全面性失神发作持续状态发作始于童年，与 Kimura 和 Kobayashi 报道的患有青少年肌阵挛性癫痫的女孩有惊人的相似之处。放电产生的机制与眼睑肌阵挛伴失神相似，但没有光敏的附加效应（见眼睑肌阵挛伴失神和 EEG 部分）。

九、诊断

各项研究均认为特发性全面性癫痫中癫痫持续状态的误诊率和漏诊率较高。误诊、漏诊的原因包括精神运动性癫痫持续状态和特发性全面性失神发作持续状态之间的大量临床重叠，以及大量特发性全面性失神发作持续状态发作患者临床表现的细微性。误诊可能也反映了普通神经科医师对特发性全面性失神发作持续状态的认识不足，也可能反映了对复杂部分性发作和颞叶癫痫的长期诊断偏差。

当特发性全面性癫痫患者有明确的长期精神错乱病史时，要考虑特发性全面性失神发作持续状态可能。当再次发作时，这类患者应进行急诊 vEEG 检查，并接收视频遥测，包括家庭视频遥测。

（一）鉴别诊断

必须将特发性全面性失神发作持续状态和特发性全面性肌阵挛持续状态与非癫痫状态区分开来，非癫痫状态包括毒性和代谢状态、创伤后或短暂遗忘状态、精神障碍（抑郁、精神分裂症或转化）和先兆型偏头痛，由于他们也可能出现全面强直 - 阵挛性发作癫痫，长时间的发作后状态也

应引起怀疑，并行 EEG 检查。

特发性全面性癫痫持续状态与局灶性及其他形式非惊厥性癫痫持续状态的鉴别非常重要，特别是对于有发病时癫痫史的患者，因为急性治疗（以及发作后的管理）在特发性全面性癫痫中是不同的。通常情况下，癫痫类型的分类和综合征的诊断需要获得完整的临床病史、EEG 和影像，以及其他实验室检查。与特发性全面性癫痫持续状态有重叠的临床和 EEG 特征的主要癫痫状态如下。

1. 颞叶精神运动性癫痫持续状态，包含短暂性癫痫性遗忘症

然而，很少有孩子会持续几个小时的混乱状态，EEG 证明这是一种癫痫小发作状态。如果出现肌肉僵硬，患者无意识地做无目的的动作，或者喃喃自语、呻吟或咀嚼动作，那么发作很可能是短暂的精神运动性癫痫，而不是小发作。如果存在不自主肌肉运动，其在小发作时是阵挛性的，在精神运动性癫痫时是强直性的。（伦诺克斯，1945[86]）

在特发性全面性失神发作持续状态中意识损害通常较轻，但在特发性全面性失神发作持续状态和精神运动性癫痫持续状态中的意识障碍均可介于轻度和重度之间。精神运动性癫痫持续状态在意识无响应期和部分响应期之间的变化可能与特发性全面性失神发作持续状态中出现的行为和精神状态的波动相混淆。

明显的局灶性症状和体征，如持续性口咽自动症、明显的偏侧运动现象（如异常姿势）或语言障碍，提示精神运动性癫痫持续状态，其中记忆通常受到严重影响。然而，自动行为和经验现象，如似曾相识感，可能以两种形式出现。另一方面，局部双侧（眼睑、口周或上肢）肌阵挛提示特发性全面性癫痫 - 失神发作持续状态，特别是在一些治疗不当的特发性全面性癫痫患者中肌阵挛可能出现偏侧。既往病史可能有局灶性癫痫发作，但在临床上区分边缘颞叶癫痫发作和失神可能会非常困难。大多数精神运动性癫痫持续状态患者的急诊 EEG 显示局灶性放电。特发性全面性失神发作持续状态的临床症状恢复与 EEG 的正常化相一致，与之相反，精神运动性癫痫持续状态患者对急诊静脉治疗的临床反应（以及正常 EEG 活动的恢复）通常是缓慢和

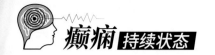

延迟的，这是由于随后出现的发作后状态。

短暂性癫痫性遗忘症是一种罕见但日益被认识的颞叶癫痫的独特临床表型。单纯的、常常不完全的急性健忘症可能是唯一的发作症状。癫痫发作期间也会发生逆行性失忆。在大约一半的患者中，失忆症发作可持续 30 min 以上。在清醒时发作的倾向可能暗示特发性全面性失神发作持续状态，但在后一种情况下，遗忘不会选择性（也很少如此严重）受到影响。其他发作性症状，如一种不断上升的高潮感、似曾相识感或语言障碍，能够提供重要的诊断线索，但其他症状，如恐惧、焦虑和肌阵挛抽搐也可能发生在特发性全面性失神发作持续状态中。发作间期，睡眠剥夺的 EEG 显示颞叶异常，提示颞叶精神运动性癫痫持续状态。

2. 额叶非惊厥性癫痫持续状态

惊厥和非惊厥额叶状态是最常见的颞外局灶性癫痫状态，有证据表明，颞叶发作时额叶非惊厥性癫痫持续状态可能比精神运动性癫痫持续状态更常见。额叶非惊厥性癫痫持续状态可表现为简单的局灶性癫痫持续状态局灶性癫痫持续状态，伴有轻度意识障碍、局灶性症状和发作性 EEG 改变（额叶非惊厥性癫痫持续状态 1 型）；也可表现为精神运动性癫痫持续状态，通常伴有严重的意识障碍和双侧发作性 EEG 放电（额叶非惊厥性癫痫持续状态 2 型）。后者的临床和 EEG 表现都可能类似于特发性全面性失神发作持续状态，导致误诊，特别是在既往无癫痫病史的患者中。前额中线定位病灶的继发性双侧同步放电被认为是主要的潜在机制，也与遗传倾向有关。然而，继发性双侧同步放电在自我延续的丘脑皮层振荡中演变成癫痫持续状态的原因尚不清楚。Blume 和 Pillay 通过严格的时空限制研究发现，3/4 的患者继发性双侧同步放电－全面性棘波的频率低于 3 Hz，且多为额叶病灶。

明显提示额叶非惊厥性癫痫持续状态 2 型而非特发性全面性失神发作持续状态的局灶性临床特征包括：癫痫发作时或癫痫状态过程中出现的偏侧性抽搐或肌张力障碍、头部偏斜或明显的语言障碍；一般情况下与特发性全面性失神发作持

续状态不同，额叶非惊厥性癫痫持续状态 2 患者意识会受到严重影响，并会出现失忆。在 EEG 中可见，额叶非惊厥性癫痫持续状态 2 型以双侧前额为主且明显的同步放电，常伴随额侧化发作，通常慢于 12 Hz，并可能显示偏侧化或伴有嵌入的局灶放电。此外，额叶非惊厥性癫痫持续状态 2 型（相对于 1 型）通常对静脉注射苯二氮䓬类药物和丙戊酸无反应，需要静脉注射 PHT 或苯巴比妥来控制癫痫发作。

尽管上述诊断标准对大多数额叶非惊厥性癫痫持续状态 2 型病例有效，但与特发性全面性失神发作持续状态的电临床仍有可能重叠，使得鉴别诊断非常困难，特别是在额叶非惊厥性癫痫持续状态 2 型的急性期。虽然早在 20 世纪 70 年代晚期就有明确（但经常被遗忘）的证据表明局灶性癫痫也可以被 HV 激活，但与特发性全面性癫痫一样，额叶非惊厥性癫痫持续状态 2 型发作也可以被 HV 激活。不完全性额叶主导的全面性棘波也可见于特发性全面性癫痫中，与 TA 轻度意识丧失相关，甚至在长时间的亚临床特发性全面性失神发作持续状态中也存在。在一些额叶非惊厥性癫痫持续状态 2 型患者中全面性棘波的频率很快，在特发性全面性癫痫谱范围内，这意味着丘脑皮层系统的二次激活和持续参与。另一方面，在特发性全面性失神发作持续状态后期，放电频率可能下降到 2.5 Hz 以下。

长时间的急诊 vEEG 记录是必要的，以记录临床和 EEG 状态的演变。对于新发患者可能需要等待全面的临床 EEG 和影像学研究后，才能得出确定的诊断。

3. 晚发性新发失神状态

晚发性新发失神状态是一种与情境相关的长时间癫痫错乱状态，在临床和 EEG 表现上可能类似特发性全面性失神发作持续状态，但不被认为是癫痫综合征的一部分，甚至不被认为是癫痫的一种类型。晚发性新发失神状态首次出现在既往无癫痫史的中老年患者中。

晚发性新发失神状态通常由慢性精神药物的急性停药触发，主要是苯二氮䓬类药物，但也可能为三环类抗抑郁药物。在急性或慢性酒精中毒、

毒性或代谢异常状态下，以及电休克疗法、血管造影术和甲唑胺脊髓造影术中也可发生。患者通常有使用多种精神药物治疗的精神疾病史。

晚发性新发失神状态与特发性全面性失神发作持续状态的鉴别具有重要的临床意义，因为两者的治疗和预后不同。特发性全面性失神发作持续状态患者有进一步全面性癫痫发作的风险，因此需要正确的诊断和适当的抗癫痫药物维持治疗。对于晚发性新发失神状态的患者来说，在识别和去除诱发因素后总体预后良好，复发风险小。但晚发性新发失神状态与特发性全面性失神发作持续状态的鉴别有时并不容易，特别是在老年患者中。在急性发作期 EEG 中，晚发性新发失神状态中全面性棘波的频率通常低于 2.5 Hz，但特发性全面性失神发作持续状态中也会出现较慢的频率和不规则模式。此外，特发性全面性失神发作持续

状态和晚发性新发失神状态通常对静脉注射苯二氮䓬类药物有反应，发作期 EEG 活动消退，背景节律正常，临床改善明显（图 15.7）。从临床来看，有既往特发性全面性癫痫史的中老年人可能会出现特发性全面性失神发作持续状态发作，诱发因素可能与晚发性新发失神状态类似，包括饮酒（但不包括中毒或停药）或抗癫痫药物的突然变化（如停用苯二氮䓬类药物），或只是作为晚期并发症。此外中晚期的特发性全面性失神发作持续状态可能是特发性全面性癫痫的首发临床表现，尽管发作后的临床和 EEG 随访可能显示早期特发性全面性癫痫的证据。因此，即使 AS 发病较晚也不应该明确诊断为晚发性新发失神状态，在急性发作时还应该考虑特发性全面性失神发作持续状态可能，并且在状态缓解后进行随访并复查 vEEG，以指导进一步的管理和治疗。

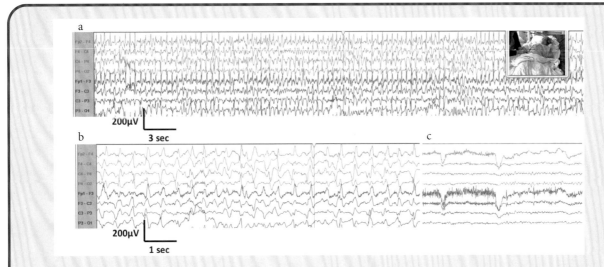

a. 持续的广泛棘波放电；患者神志不清，没有反应。b. 在常规纸速下，双侧、同步 2 Hz 左右放电，但表现为三相结构，而不是特发性 AS 典型的棘波。c. 静脉注射 1 mg 氯硝西泮可使 EEG 完全恢复正常，临床改善明显。既往无癫痫发作史，包括长时间精神错乱。随访 18 个月后，患者未再出现癫痫发作，6 个月后因睡眠不足做 EEG 检查显示正常。

图 15.7　1 名 72 岁女性患者，停用苯二氮䓬类药物后晚发性新发失神状态

晚发性新发失神状态是一种急性症状性癫痫发作，如果能够识别并纠正触发因素，可能不会复发，因此可能不需要长期治疗。诊断要求：①行急诊 EEG（静脉注射苯二氮䓬类药物）以确认发作的癫痫性质（缓慢，< 2 Hz，重复的全面性癫痫样放电在缺氧和药物性脑病中可能部分或完全消失，但出现背景节律异常并且无临床改善）；②

有明确证据表明存在外源性诱因或药物，主要是精神药物戒断、急性代谢性或毒性损伤；③既往及前瞻性电临床评估无特发性全面性癫痫证据。

（二）隐源性全面性癫痫

1. 肌阵挛 - 失张力癫痫和伦诺克斯 - 加斯托综合征

肌阵挛 - 失张力癫痫是一种由基因决定的无

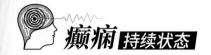

病灶的年龄依赖的全面性癫痫，可影响 2～5 岁的正常儿童。开始对药物治疗反应性好，不影响认知功能，逐渐进展为伴有顽固性癫痫发作和认知障碍的非进行性癫痫性脑病。临床上可能与特发性全面性癫痫重叠。发作间期 EEG 显示睡眠中 2～3 Hz 的全面性棘波，轻度症状的儿童 EEG 背景正常。

特发性全面性失神发作持续状态 / 特发性全面

性肌阵挛持续状态多发生在 1/4~1/3 的儿童中，主要发生在预后不良的儿童中，常持续数小时到数周。其特征是意识和反应能力下降，肢体和面部多灶性节律性抽搐，EEG 上弥漫性棘波放电（图15.8）。肌阵挛 - 失张力癫痫与隐源性伦诺克斯 - 加斯托综合征有许多共同的临床特征，尤其是肌阵挛形式，常发生肌阵挛状态，并伴有行为抑郁和不稳定肌阵挛。

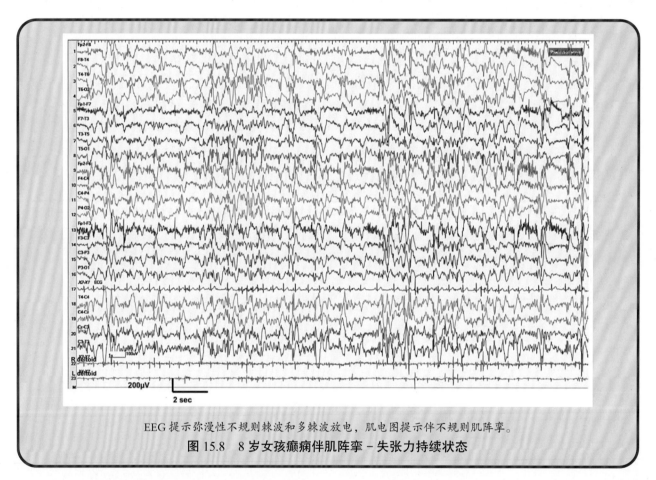

EEG 提示弥漫性不规则棘波和多棘波放电，肌电图提示伴不规则肌阵挛。

图 15.8　8 岁女孩癫痫伴肌阵挛 - 失张力持续状态

2. 伴有睡眠期间癫痫持续状态或睡眠中癫痫性电持续状态的脑病（包括获得性癫痫性失语）

在大西洋两岸，人们对这种综合征的认识存在很大的混淆。睡眠中癫痫性电持续状态的特点是：①神经（认知、运动和行为）退化；②发作类型多样；③一种独特的 EEG 模式，其特征是在慢波睡眠期间持续的棘波活动，这是一种明确的非惊厥性癫痫状态。

慢波睡眠时的全面棘波发放与认知障碍有关。它由连续或次连续的双侧和弥漫性 1.5～2.5 Hz 棘慢波组成，在患儿入睡后立即出现，并持续贯穿

整个非快速眼动睡眠阶段。通常情况下，峰值波指数（癫痫活动占慢睡眠的百分比）为 85%，在适当的临床背景下，较低的阈值也可以诊断。在无症状的病例中地形图可能呈弥漫性（图 15.9）。诊断需要记录睡眠期间的 EEG，也需要记录睡眠开始前和醒来后的清醒时期 EEG。

3. 20 号环状染色体综合征

20 号环状染色体综合征中非惊厥性癫痫持续状态的表现主要是失神状态，伴有相关的肌阵挛成分。发作表现为长时间的精神错乱和不同程度的失忆或模糊状态，伴有面部或肢体肌阵挛，可

行走或持续的自动行为，甚至完全抑制和沉默，并可在一天内复发多次。发作期 EEG 通常表现为弥漫性高电压节律性 2 ～ 4 Hz 慢波，并伴有不同程度的混杂的额区棘波活动。

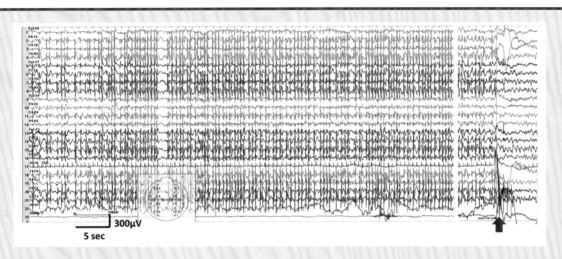

女性患儿，白天典型和非典型失神，伴有眼睑闪烁、语言和脑功能退化。MRI 正常。当她醒来时，连续的模式突然停止（右边的箭头）。

图 15.9　睡眠中癫痫性电持续状态

中年患者如果既往无发作，可能会被误诊为晚发性新发失神状态，考虑到情感性、自主神经症状及 EEG 异常的前头部优势，也应考虑额叶状态。畸形不明显或可能不存在，从而延误诊断。据报道，17% 的癫痫患儿伴有肌阵挛失神，但肌阵挛失神状态少见。其他与不典型失神或肌阵挛性癫痫状态相关的儿童癫痫综合征，包括婴儿严重肌阵挛癫痫、快乐木偶综合征、儿童特发性局灶性癫痫中的非惊厥性癫痫状态，以及非进行性症状性脑病，不在本章的讨论范围内，见第 27 章"小儿癫痫持续状态：儿童癫痫持续状态的初始处理和特殊综合征"。

十、治疗与转归

特发性全面性惊厥性癫痫持续状态 – 特发性全面性癫痫从来不是疾病的最初表现，特发性全面性癫痫患者通常是依从性差的结果，表现为重复的全面强直 – 阵挛性发作癫痫和对静脉注射苯二氮䓬类药物的反应，而不是不间断的既定抽搐状态。静脉注射丙戊酸可能更可取，因为它能达到有效的血药浓度，或在缓解后过渡到适当的维持治疗。

特发性全面性失神发作持续状态和特发性全面性肌阵挛持续状态的治疗在第 22 章"非惊厥性癫痫持续状态的初始治疗"中有描述。由于没有临床证据表明随后的患病率，因此很少需要积极的治疗。

（译者：王小木　审校：王圆圆）

第 15 章·参考文献

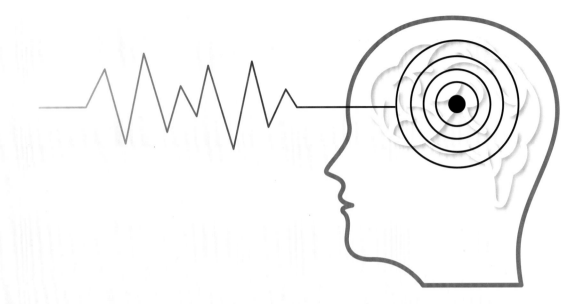

第 16 章

惊厥性癫痫持续状态的早期治疗

Abeer J. Hani
Aatif M. Husain

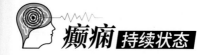

癫痫持续状态

一、引言

惊厥性癫痫持续状态是一种需要早期诊断和干预的神经系统急症，具有较高的发病率和病死率。癫痫持续状态在人群中的发病率约一年 60/10 万，总病死率约 20%。

惊厥性癫痫持续状态的定义为持续性惊厥性发作时间超过 5 min，或 2 次及以上发作间期意识未恢复。长期以来，癫痫持续状态标准一直是争论的焦点。最近，国际抗癫痫联盟重新定义癫痫持续状态为由于中止癫痫发作的机制失败，或引起癫痫持续性发作的机制启动，导致在 t_1 时间点后持续发作，并可能在 t_2 时间点后有长期影响。惊厥性癫痫持续状态中，t_1、t_2 数值分别为 5 min、30 min。在其他类型癫痫持续状态中 t_1 数值为 5 min，而 t_2 数值不确定。

癫痫持续状态及时管理的重要性来自于长期癫痫发作可能会对动物和人产生的严重后果。癫痫持续状态可能会导致神经元丢失、反应性胶质增生，以及存活细胞轴突的异常重组，癫痫发作持续时间越长则产生的影响越重。

根据癫痫持续状态持续时间和对治疗的反应，癫痫持续状态分为 4 个阶段：早期、确定性、难治性和超难治性。早期癫痫持续状态包括对苯二氮䓬类药物等一线治疗有反应的癫痫持续状态，而确定性癫痫持续状态是在一线治疗后仍持续的癫痫持续状态。难治性癫痫持续状态是指使用一线及二线抗癫痫药物后仍无法终止的癫痫持续状态。超难治性癫痫持续状态是指"麻醉"治疗开始 24 小时或更长时间后仍持续或复发的癫痫持续状态。本章涵盖早期和确定性惊厥性癫痫持续状态的治疗。

二、管理一般原则

惊厥性癫痫持续状态的初始管理包括：①生命支持措施；②快速开始治疗；③同时评估潜在病因。快速干预的目的是终止癫痫持续状态、防止复发及处理并发症。

1. 生命支持措施

管理惊厥性癫痫持续状态患者时，应密切监

测生命体征。补充氧气通常是必要的，需系统地检查气道、呼吸和循环情况，当癫痫发作进展且一线或二线治疗无效时，可能需要呼吸机支持。

2. 评估

在确定惊厥性癫痫持续状态病因时，需询问相关病史（如有癫痫病史）、抗癫痫药物的近期调整情况或药物依从性差、近期感染、酒精或违禁药物的使用情况、既往脑部损伤、相关家族史和近期疾病。初步实验室检查包括血糖、血清生化、动脉血气、抗癫痫药物血药浓度（如果可行）、全血细胞计数及尿液和血清毒理学。如果病史或脑影像学检查有提示，可采用腰椎穿刺评估中枢神经系统感染。根据病史提示，自身免疫性脑炎可考虑为癫痫持续状态的病因。除此之外，EEG 监测也被推荐用于评估持续性非惊厥性癫痫持续状态或非惊厥性发作，尤其适用于持续性精神状态改变或被注射镇静剂的患者。

3. 惊厥性癫痫持续状态的治疗

惊厥性癫痫持续状态的主要治疗方法是药物治疗。关于药物的选择，选择哪一种苯二氮䓬类药物，一直是争议点，这将在下面详细说明。

癫痫持续状态预后的预测因素已明确，包括发病年龄、潜在病因、癫痫持续状态严重程度和并发症。

迅速开始治疗和干预被认为是最重要的预后预测因素。因此一项建议被提出，即癫痫持续状态一般管理的院内规程对于精简管理和避免延误治疗非常重要。理想的癫痫持续状态治疗方法应该是立即停止所有的癫痫发作活动，给药容易而迅速，并且副作用最小。

三、药物治疗

为指导癫痫持续状态的急性管理，欧洲神经科学协会联合会、美国神经重症监护学会和美国癫痫学会均发布了实践指南（图 16.1）。

表 16.1 包含每个协会的建议总结。这里将详细介绍一线和二线治疗。表 16.2 列出了一些癫痫持续状态一线和二线治疗建议剂量及常见不良反应。

时间线	急诊、住院部、院外医务人员干预措施

急诊、住院部、院外医务人员干预措施

0 ～ 5 分钟 稳定阶段

1. 稳定患者病情（通气、呼吸、循环、残疾——神经系统检查）
2. 从发作开始记录时间，观察重要发作特征
3. 评估氧饱和度，通过鼻导管、面罩吸氧，如需辅助呼吸可考虑气管插管
4. 开始心电监护
5. 指尖血糖测试，如血糖 < 60mg/dL：
   成人：100mg 硫胺素静脉注射后 50mL D50W 静脉注射
   儿童：≥ 2 岁则 2mL/kg D25W 静脉注射
   　　　 < 2 岁则 4mL/kg D12.5W 静脉注射
6. 进行静脉评估，并进行电解质、血液、毒理学、抗癫痫药物血药浓度（如果需要）测试

是　癫痫发作是否持续？　否

5 ～ 20 分钟 初始治疗阶段

苯二氮卓类药物是治疗的首选（A 级证据）
选择以下 3 种等效治疗中的一种：
· 肌肉注射咪达唑仑（> 40kg 10mg，13 ～ 40kg 5mg，单次给药，A 级证据）或
· 静脉注射劳拉西泮（0.1mg/kg/ 剂，最大剂量 4mg，可重复给药一次，A 级证据）或
· 静脉注射地西泮（0.15 ～ 0.2mg/kg/ 剂，最大剂量 10mg，可重复给药一次，A 级证据）
如果以上 3 种治疗无法实施，则选择以下一种治疗：
· 静脉注射苯巴比妥（15mg/kg/ 剂，单次给药，A 级证据）或
· 地西泮直肠内给药（0.2 ～ 0.5mg/kg，最大剂量 20mg，单次给药，B 级证据）或
· 咪达唑仑鼻内给药（B 级证据），咪达唑仑口腔内给药（B 级证据）

如果患者恢复至基线，则给予对症治疗

是　癫痫发作是否持续？　否

20 ～ 40 分钟 第二治疗阶段

没有倾向于二线治疗选择的证据（U 级证据）
选择以下二线治疗中的一种，并单次给药：
· 静脉注射磷苯妥英（20mg PE/kg，最大剂量 1500mg，单次给药，U 级证据）
· 静脉注射丙戊酸（40mg/kg，最大剂量 3000mg，单次给药，B 级证据）
· 静脉注射左乙拉西坦（60mg/kg，最大剂量 4500mg，单次给药，U 级证据）
如果以上治疗无法实施，则选择以下一种治疗（如果还未给药）：
· 静脉注射苯巴比妥（15mg/kg/ 剂，单次给药，B 级证据）

如果患者恢复至基线，则给予对症治疗

是　癫痫发作是否持续？　否

40 ～ 60 分钟 第三治疗阶段

暂无证据指导该阶段治疗（U 级证据）
选择包括：重复二线治疗或麻醉剂量的硫喷妥钠、咪达唑仑、戊巴比妥或异丙酚（均在持续脑电检测下使用）

如果患者恢复至基线，则给予对症治疗

AMERICAN EPILEPSY SOCIETY

免责声明：本临床流程 / 指南旨在通过提供评估和治疗癫痫持续状态患者的分析框架来协助临床医师。它的目的不是建立一个护理的社区标准而取代临床医生的医疗判断，或建立一个针对所有患者的方案。本流程 / 指南的临床条件并不适合或适用于所有患者。本流程 / 指南中未涉及的方法可能是合适的。

2016 © *Epilepsy Current*

图 16.1　癫痫持续状态治疗建议流程
（资料来源：来自 Glauser et al.[11]，已获许可。）

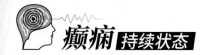

表 16.1　癫痫持续状态治疗指南建议总结

分类	EFNS 指南，2010 [9]	NCS 指南，2012 [10]	AES 指南，2016 [11]
癫痫持续状态定义	操作定义：发作持续时间 > 5 min	发作持续时间 > 5 min	发作持续时间 > 5 min
综合管理	适当的神经危重症护理管理 紧急查明病因，并进行治疗	适当的神经危重症护理管理 紧急查明病因，并进行治疗 头颅 CT； C-EEG 监测	适当的神经危重症护理管理 紧急查明病因，并进行治疗
GCSE 初始药物治疗 （A 级证据）	A 级证据： 静脉注射劳拉西泮； 静脉注射地西泮 + 苯妥英或磷苯妥英； 院前治疗推荐使用静脉注射劳拉西泮或地西泮	A 级证据：BZD 作为紧急初始治疗（静脉注射劳拉西泮，肌内注射咪达唑仑，地西泮直肠内给药）； 随后静脉注射抗癫痫药物进行紧急控制（苯妥英、苯巴比妥、丙戊酸、左乙拉西坦、持续咪达唑仑）	A 级证据： 静脉注射劳拉西泮； 静脉注射地西泮； 肌内注射咪达唑仑； 若以上 3 种治疗无法实施，则静脉注射苯巴比妥

资料来源：修改自 Unterberger[7] 和 Glauser 等 [11]。

注：EFNS：欧洲神经科学协会联合会；NCS：神经危重护理学会；AES：美国癫痫学会；CT：计算机断层扫描；C-EEG：连续脑电图；BZD：苯二氮䓬类药物；GCSE：全面性惊厥性癫痫持续状态。

表 16.2　惊厥性癫痫持续状态一线和二线治疗推荐剂量及不良反应，2016

药物	推荐剂量	严重不良反应
劳拉西泮	IV：0.1 mg/kg，最大剂量每剂 4 mg，可在 5 ～ 10 min 内重复给药	低血压、呼吸抑制
地西泮	IV：0.15 ～ 0.2 mg/kg，最大剂量每剂 10 mg，可在 5 min 内重复给药 直肠内给药：0.2 ～ 0.5 mg/kg，最大剂量 20 mg	低血压、呼吸抑制
咪达唑仑	成年人 IM：0.2 mg/kg，最大剂量 10 mg 儿童 IM：13 ～ 40 kg 5 mg，> 40 kg 10 mg，0.3 mg/kg，最大剂量 10 mg 鼻内给药：0.2 mg/kg 口腔内给药：0.5 mg/kg	低血压、呼吸抑制
苯妥英或磷苯妥英	20 mg/kg IV，可额外给药 5 ～ 10 mg/kg 20 mg PE/kg IV，可额外给药 5 ～ 10 PE/kg	低血压、心律失常、紫手套综合征（苯妥英）
左乙拉西坦	20 ～ 60 mg/kg IV	攻击性
苯巴比妥	15 ～ 20 mg/kg IV，可额外给药 5 ～ 10 mg/kg	低血压、呼吸抑制
丙戊酸	20 ～ 40 mg/kg IV，可额外给药 20 mg/kg	高氨血症、胰腺炎、血小板减少、肝毒性
拉考沙胺	儿童 IV：8~10 mg/kg 成年人 IV：200~400 mg	心律失常、PR 间隔延长、头晕、共济失调、恶心、复视

资料来源：改编自 Smith 等 [12]，已获许可。

注：IV：静脉注射；IM：肌内注射；PE：苯妥英等量单位。

1. 一线治疗

苯二氮䓬类药物作为癫痫持续状态一线治疗的价值已在多项前瞻性试验中得到证实。在院内或院外使用时，苯二氮䓬类药物可通过肠外途径给药（直肠内给药、鼻内给药、口腔内给药或肌内注射制剂），条件允许也可口服。迄今为止，地西泮直肠内给药是美国唯一批准的非医护人员可使用的治疗，而咪达唑仑口腔内给药被欧盟批准使用。下面讨论各种苯二氮䓬类药物及其给药模式。

苯二氮䓬类药物最常见的不良反应是呼吸抑制和全身性低血压，两者均与剂量有关。心律失常较少见。在一些关于全面性惊厥性癫痫持续状态的研究中，苯二氮䓬类药物不良反应发生率为12% ～ 53%。

地西泮直肠内给药。地西泮直肠内给药对于院外或院内难以建立肠外通路时是一个很好的选择，这种方法多用于儿童。

地西泮具有脂溶性强、黏膜吸收快、中枢神经系统透过性好的特点。直肠内给药后 10 ～ 60 min 内达到血药浓度峰值，生物利用度达 80% ～ 98%。

多项研究探讨了地西泮直肠内给药治疗急性

反复癫痫发作的疗效。北美 Diastat Study Group 发现，55% 接受地西泮直肠内给药的患者不再发作，而安慰剂对照组为 34%（$P = 0.03$）。Dreifuss 等研究显示，64% 的患者接受地西泮直肠内给药治疗后发作终止，而 24% 的患者接受安慰剂治疗后发作终止（$P < 0.0001$）。两项研究均显示地西泮直肠内给药是安全的，两组不良事件发生率无显著差异，最常见的不良反应为嗜睡。

咪达唑仑口腔内给药。咪达唑仑口腔内给药是另一种可用于院外的可行的苯二氮䓬类药物制剂。这是一种可涂在牙龈上的咪达唑仑液体，而牙龈是高度血管化的，可快速吸收药物且避免首过代谢。一些研究比较了咪达唑仑口腔内给药和地西泮直肠内给药的疗效。一项研究发现，严重症状性癫痫住院患儿中，咪达唑仑口腔内给药（75%）和地西泮直肠内给药（59%）在 10 min 内中止发作方面无显著差异（$P = 0.16$）。另一项研究中，177 名因急性癫痫发作而到急诊就诊的儿童，咪达唑仑口腔内给药比地西泮直肠内给药更有效（56% $vs.$ 27%），而不良反应发生率相似。这种给药方式比直肠给药更容易被接受。在 Talukdar 等研究中，将儿童咪达唑仑口腔内给药与地西泮静脉注射疗效进行比较，发现两种治疗方式在总体疗效上没有差异（定义为给药 5 min 后发作完全停止）。

咪达唑仑鼻内给药。咪达唑仑鼻内给药利用鼻咽黏膜的表面积大的特点，可快速吸收药物而避免首过代谢。给药后约 14 min 达到血药浓度峰值，生物利用度达 85%。一项急诊儿童高热惊厥前瞻性随机对照试验比较了咪达唑仑鼻内给药和静脉注射地西泮的疗效，发现两种治疗方式控制发作效果相同（88% 咪达唑仑，92% 地西泮），均无明显不良反应。咪达唑仑鼻内给药较静脉注射地西泮快，但静脉注射地西泮组从给药到发作停止时间较短。另一项试验比较了 92 名儿童在院前癫痫发作持续时间超过 5 min 时咪达唑仑鼻内给药和地西泮直肠内给药的疗效，发现用药后两组患者癫痫发作总时间无统计学差异。

劳拉西泮鼻内给药。劳拉西泮鼻内给药与咪达唑仑鼻内给药相似，给药后 30 min 内达到血药浓度峰值，生物利用度可达 80%。一项对急诊持续性癫痫发作儿童的研究比较了静脉注射劳拉西泮和劳拉西泮鼻内给药，两种方式剂量均为 0.1 mg/kg，最大剂量为 4 mg。发现两种不同剂型的劳拉西泮在给药 10 min 内临床发作缓解情况没有差异，证实了与静脉注射劳拉西泮相比，劳拉西泮鼻内给药是非劣效的。

舌下含服劳拉西泮。在撒哈拉以南非洲的 9 家医院开展的一项纳入 436 名儿童的随机对照试验中，将舌下含服劳拉西泮与地西泮直肠内给药进行比较，结果发现舌下含服劳拉西泮（56%）对 10 min 内停止癫痫发作的疗效显著低于地西泮直肠内给药（79%）。

肌内注射咪达唑仑。咪达唑仑有一个可在酸性 pH 下打开的苯环结构，使其能溶于水，因此咪达唑仑在注射部位可被迅速吸收。一旦进入血液，苯环在生理 pH 值下闭合，咪达唑仑则变为脂溶性的。肌内注射咪达唑仑时，在 23 ～ 40 min 内达到血药浓度峰值，生物利用度约为 87%。地西泮和劳拉西泮是脂溶性的，肌内注射后吸收缓慢且不规律。

一项多中心双盲随机非劣效性试验（到达前快速抗惊厥药物试验）比较了成年人和儿童癫痫持续状态患者肌内注射咪达唑仑和静脉注射劳拉西泮的疗效。主要结局是到达急诊时发作停止不需要额外抢救治疗，73% 肌内注射咪达唑仑组患者达到主要结局，而 63% 静脉注射劳拉西泮组达到主要结局，表明肌内注射咪达唑仑的非劣效性。其他研究比较了肌内注射咪达唑仑与静脉注射地西泮的疗效，发现肌内注射咪达唑仑后发作停止的时间更短，但两种治疗方式对终止癫痫发作的总体疗效相似。

静脉注射劳拉西泮和地西泮。静脉注射劳拉西泮起效快，中位潜伏期为 3 ～ 11 min，作用时间长（12 ～ 24 小时）。静脉注射地西泮中位起效时间为 2 ～ 15 min，可快速进入中枢神经系统，但作用时间较短，由于其分布量大，给药后 2 小时内血药浓度下降约 2/3。静脉注射劳拉西泮和地西泮是各种实践指南中推荐的院内惊厥性癫痫持续状态一线治疗方案。

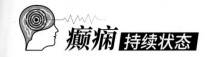

院外静脉注射地西泮和劳拉西泮的疗效也有相关研究。旧金山护理人员静脉注射苯二氮䓬类药物临床试验是一项随机双盲安慰剂对照的临床试验，试验分为3组：静脉注射劳拉西泮、静脉注射地西泮、安慰剂，对205例持续5 min以上的全面强直-阵挛性发作的成年人进行分组治疗。在到达急诊时，59%静脉注射劳拉西泮癫痫发作终止，静脉注射地西泮为42.6%，安慰剂为21%。静脉注射劳拉西泮与静脉注射地西泮之间疗效无统计学差异，但两者在疗效和心肺并发症方面均优于安慰剂。

退伍军人事务癫痫持续状态合作研究纳入了384例全面性惊厥性癫痫持续状态患者，他们被随机分为4个静脉注射治疗组：劳拉西泮、苯巴比妥、地西泮与苯妥英联合治疗、苯妥英单独治疗。该研究的主要结局是在静脉注射药物后20 min内停止运动和电发作，并在接下来的40 min内没有复发。65%患者使用劳拉西泮后发作停止，苯巴比妥组为58%，地西泮与PHT联合治疗组为56%，PHT单独治疗组为44%。不同组之间的两两比较表明，静脉注射劳拉西泮优于其他治疗组，且更容易实施，因此研究推荐劳拉西泮为全面性惊厥性癫痫持续状态的最佳初始治疗方式。

2. 二线治疗

当使用苯二氮䓬类药物后癫痫持续状态仍未停止，应开始二线治疗。静脉注射给药包括苯妥英、磷苯妥英、苯巴比妥、丙戊酸、左乙拉西坦、拉考沙胺。

苯妥英和磷苯妥英。苯妥英已长期用于治疗癫痫持续状态，其药代动力学特征为静脉注射10 min内脑内血药浓度达到峰值，且于3 min内开始抗惊厥作用。

磷苯妥英是苯妥英的前体药物，在注射后代谢为活性药物苯妥英，可通过静脉注射或肌内注射给药。磷苯妥英与苯妥英效果相同，因其对输注部位的局部刺激较小，如果渗出，引起组织坏死的可能性较苯妥英小，可通过外周静脉注射给药。磷苯妥英的不良反应有共济失调、头晕、眼球震颤、嗜睡及快速输注时引起的低血压和心律失常，这些不良反应也可由苯妥英引起，但腹股沟、臀部或面部感觉异常在磷苯妥英较常见。苯妥英的推荐负荷剂量为20 mg/kg，而磷苯妥英为20 mgPE/kg（PE为苯妥英钠等量单位）。如在给药负荷剂量后癫痫持续状态仍持续，可额外给药5～10 mg/kg，并监测苯妥英血药浓度。

在一些关于癫痫持续状态和急性反复发作的研究表明，静脉注射苯妥英终止约40%~90%病例的癫痫发作。

丙戊酸。丙戊酸是水溶性的，与其他药物一起使用时，其pH更符合生理要求。可在10 min内快速滴注每剂20～30 mg/kg，而无明显副作用。丙戊酸会导致轻微镇静、呼吸抑制或低血压。

有几项研究将静脉注射丙戊酸与其他癫痫持续状态的一线抗癫痫药物治疗的效果进行比较。在一项研究中，丙戊酸在阻止惊厥性癫痫持续状态患者癫痫发作方面比苯妥英（66% vs. 42%）更有效，但在另一项研究发现丙戊酸与苯妥英（87.8% vs. 88%）效果相似。对于初始苯二氮䓬类药物治疗无效的成年癫痫持续状态患者，一项研究发现丙戊酸的疗效与苯妥英相似（88% vs. 84%），而另一项研究表明静脉注射丙戊酸的疗效与持续输注地西泮相似（56% vs. 50%）。

苯巴比妥。苯巴比妥已长期用于癫痫持续状态的静脉治疗，并广泛用于新生儿和儿童，其负荷剂量为15～20 mg/kg。一项研究评估了苯巴比妥与苯妥英和地西泮联合治疗全面性惊厥性癫痫持续状态的疗效，发现苯巴比妥在累积惊厥时间和反应潜伏期方面略优于苯妥英和地西泮联合治疗。随后的试验倾向于使用苯二氮䓬类药物而非苯妥英，并建议对更多难治性癫痫持续状态患者推迟使用苯巴比妥。

左乙拉西坦。左乙拉西坦副作用较小，其静脉注射用于治疗癫痫持续状态的可行性已有研究报道。一项针对惊厥性癫痫持续状态患儿的随机对照试验发现静脉注射左乙拉西坦（每剂20 mg/kg）的有效率为75.6%，而静脉注射劳拉西泮（0.1 mg/kg/剂）的有效率为76.3%。一些回顾性研究也表明了静脉注射左乙拉西坦作为一线治疗惊厥性癫痫持续状态的效果。

拉考沙胺。目前关于静脉注射拉考沙胺的

证据局限于回顾性研究，并建议静脉注射 200 ～ 400 mg（或更大剂量）。因此研究者对静脉注射拉考沙胺治疗难治性癫痫持续状态的研究很感兴趣。

四、总结

惊厥性癫痫持续状态是一种需要及时诊断和处理的神经系统急症。院外及院内的识别和使用不同剂型（肌内注射、静脉注射、口腔内给药、鼻内给药、直肠内给药）的苯二氮䓬类药物进行治疗，被认为是惊厥性癫痫持续状态一线治疗。之后如果癫痫发作未停止，可使用二线治疗，包括静脉注射苯妥英、苯巴比妥、丙戊酸。最近，研究者对研究副作用更小的静脉注射新型抗癫痫药物越来越感兴趣。惊厥性癫痫持续状态管理的目的是迅速停止癫痫发作活动，最好使用所有医务人员都熟悉的规范的院内诊疗规范，以便简化对惊厥状态患者的评估和治疗。

（译者：史晓婧　审校：王小木）

第 16 章 · 参考文献

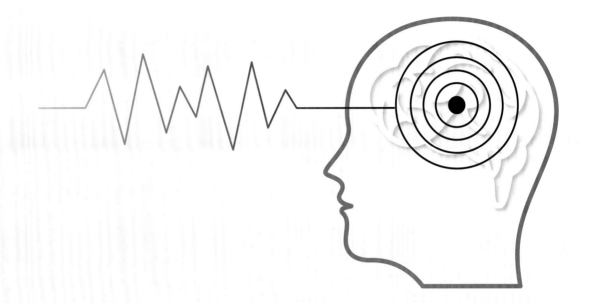

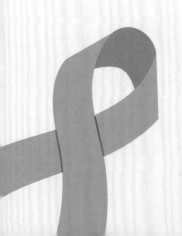

第17章

难治性和超难治性癫痫持续状态的治疗

Sara Hocker

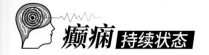

一、引言

难治性癫痫持续状态和超难治性癫痫持续状态是神经系统急症，病死率分别为18%～26%和23%～48%。超过一半幸存者的功能预后较差。但据报道，即使在持续数周或数月的长时间癫痫持续状态后，也有良好的预后报告。药物治疗本身预示着发病率和病死率的额外风险，最近的证据突出了这些问题。虽然存在治疗的风险，但不加控制的惊厥性癫痫持续状态可能是致命的或导致永久性的多器官衰竭，因此，积极控制癫痫发作至关重要。尽管存在治疗风险，当非惊厥性癫痫持续状态，无论是局灶性的还是全面性的，导致意识水平下降和功能显著损害时，癫痫发作也必须得到积极控制。难治性癫痫持续状态的预测指标包括发病时意识障碍的严重程度、新发发作和脑炎，但如果最初的治疗延迟或不充分，或者根本原因没有逆转，任何原因的癫痫持续状态都可能变得难治。

如果包括苯二氮䓬类药物和二线静脉注射抗癫痫药物（如磷苯妥英、丙戊酸或苯巴比妥）对癫痫持续状态的初始治疗无效，则患者被认为处于难治性癫痫持续状态，通常会开始使用麻醉药进行治疗。当癫痫持续状态在麻醉治疗开始后24小时或更长时间持续或复发时，被称为超难治性癫痫持续状态，或被称为恶性癫痫持续状态。这类非常难治的患者的药物治疗没有得到很好的确定，也没有强有力的证据支持。

本章对难治性癫痫持续状态和超难治性癫痫持续状态的药物治疗进行了全面的概述；讨论了治疗的侵袭性，药物的选择和剂量，包括麻醉性和非麻醉性抗癫痫药物；对常用的麻醉药物，包括异丙酚、咪达唑仑、氯胺酮以及巴比妥类药物包括硫喷妥、苯巴比妥和戊巴比妥，进行了深入的综述。本章介绍了难治性癫痫持续状态和超难治性癫痫持续状态患者的日常护理，强调了麻醉治疗的并发症，以及在可能的情况下如何进行预防；较少讨论的治疗方面，包括EEG抑制目标，麻醉药物脱机的原则，以及在脱机尝试之间应该做什么，都被提及；还包括关于何时及如何开始对隐源性或抗体介导的难治性癫痫持续状态进行免疫治疗试验的部分。

二、难治性癫痫持续状态

1. 三线治疗方法的选择

在给予足够剂量的一线（即苯二氮䓬类药物）和二线抗癫痫药物（如磷苯妥英）无效后，癫痫持续状态被认为是难治性的。这个阶段的主要决策点为是否使用三线非麻醉剂的抗癫痫药物治疗或开始持续麻醉输注。指导这一决定的选择很多，但数据却很少。唯一一项旨在评估这一阶段癫痫持续状态的随机对照试验因招募人数较少而提前停止。静脉持续输注麻醉药物常用于控制难治性癫痫持续状态，尤其是惊厥性癫痫持续状态。据称这种激进做法的原因包括：①防止不受控制的惊厥性癫痫持续状态造成的全身损伤或死亡；②防止癫痫引起的神经元丢失；③降低大脑代谢；④假定三线或四线非麻醉性抗癫痫药物的疗效较低。毫无疑问，未能控制的惊厥发作会导致神经元损伤，并可能导致严重和永久性的全身和神经系统疾病。未能控制的非惊厥性发作也可能发生神经元损伤，神经功能的下降似乎与非惊厥性发作的持续时间成正比。然而，使用控制难治性癫痫持续状态所需剂量的麻醉药物会产生严重的副作用，其中一些副作用还可能导致死亡。

考虑到支持麻醉药物使用的证据有限，以及相对不利的副作用特点，近期开展了多项回顾性观察研究，以评估难治性癫痫持续状态麻醉药物使用与预后之间的相关性，结果表明其与病死率和较差的功能预后独立相关。这些研究中的第一项没有对已知的结果预测因素进行充分的控制。Sutter和他的同事随后回顾了171名连续的非缺氧的癫痫持续状态患者，其中63名（37%）接受了麻醉药物治疗。他们对已知的预后预测因素进行了控制，包括癫痫持续时间、严重共病、癫痫持续状态的严重程度（由癫痫持续状态严重程度评分分级）和非麻醉性三线抗癫痫药物的应用。癫痫持续状态严重程度评分包括患者的年龄、最严重的癫痫发作类型、就诊时的意识水平及患者是否有癫痫病史。作者发现，麻醉药物的使用与病死率增加（*RR*: 2.88）和功能结果恶化（*RR*: 1.25）相关，但与惊厥性癫痫持续状态或非惊厥性癫痫持续状态昏迷的患者相比，局灶性发作类型患者的预后差异最为显著。接受麻醉药治疗的患者更有可能在治疗前有意识水平下降、急性症状性病因，以及较长的癫痫持续状态持续时间。在调整了难治性后，麻醉药使用与病死率和功能结果的关联消失了。Marchi 等的研究回顾了 467 例持续时间超过 30 min 的癫痫持续状态，其中 50 例（10.7%）用麻醉药治疗。在调整了病因、癫痫持续状态的严重程度（使用癫痫持续状态严重程度评分）和共病情况后，麻醉药物的使用与出院时的新发残疾（*RR*: 4.6）和病死率（*RR*: 5.5）相关。与 Sutter 和他同事的研究结果相似，这一效应在发作类型较轻的患者中最为显著，而接受麻醉药治疗的患者更有可能出现严重的发作类型（昏迷中的惊厥性癫痫持续状态或非惊厥性癫痫持续状态）。

从这些研究中可以明确的是，需要麻醉药物控制难治性癫痫持续状态患者有更严重和更难治的癫痫持续状态形式，并且在这一患者亚组中，患者的结局往往很差。目前尚不清楚，通过积极控制癫痫发作，幸存者的大脑功能保留多少，以及这是否证明使用麻醉药的风险是合理的。事实上，有一篇论文表明，高剂量的麻醉药物输注优于低剂量的相同药物（咪达唑仑），导致更少的戒断发作和较低的病死率。

结合这些研究的结果，图 17.1 描述了在难治性癫痫持续状态中选择三线治疗的简单算法。根据一般原则，难治性全面性惊厥性癫痫持续状态应尽快用麻醉药控制，并经 C-EEG 证实控制。在决定开始使用麻醉药时需要进入重症监护室，并行气管插管和机械通气、持续的血流动力学监测及开始 C-EEG 监测。非惊厥性难治性癫痫持续状态对心肺、肌肉、骨骼和肾脏系统的风险较小，可能对大脑的风险也较小。因此，在血流动力学稳定、保留了呼吸道反射、充分氧合和通气的患者中，在开始使用麻醉药之前再尝试一到两种快速起效的非麻醉性抗癫痫药物是合理的（表 17.1）。当非惊厥性难治性癫痫持续状态患者昏迷时，可静脉注射三线快速起效抗癫痫药物，然后快速评估临床和 EEG 反应，以便在三线治疗失败时逐步过渡到麻醉药物，并尽可能快地控制癫痫发作。当在非惊厥性发作的情况下存在一定程度的意识保留时，应尽量避免使用麻醉药。在这些患者中，以及那些被要求"不复苏"的患者中，我们已经成功地将 1/2 或 3/4 负荷剂量的苯巴比妥分次静脉给药，两次给药之间间隔数小时。考虑到苯巴比妥的副作用，包括长时间镇静、低血压和呼吸抑制，这通常是在多种非麻醉性抗癫痫药物治疗失败后考虑（即第四或第五线治疗）。在仔细监测血流动力学和呼吸状态的同时，静脉注射 5 mg/kg 的苯巴比妥，在几个小时后（如果需要）再次注射 5 mg/kg，可以有效地避免持续的麻醉剂输注。之后应给予维持剂量的苯巴比妥（表 17.1）。

药物选择是根据具体情况来决定的，但也存在重要的考虑因素。在可以进行的情况下，确诊癫痫的患者静脉滴注他们常用的抗癫痫药物可能会获得更好的疗效，即使他们在门诊治疗时血药浓度已经达到了治疗起效水平。还应考虑到常见的不良反应和药物相互作用。例如，血流动力学不稳定的患者最好避免服用苯妥英钠和磷苯妥英钠，因为在输注负荷量的过程中，高达 50% 的患者会出现明显的低血压。

丙戊酸盐可能不是先前用磷苯妥英或苯妥英钠作为二线治疗药物患者的最佳选择，因为丙戊酸盐最初会取代苯妥英钠的蛋白结合部分并抑制其代谢，从而增加苯妥英钠的游离水平，降低丙戊酸酯的游离浓度。当达到稳定状态时，苯妥英钠和丙戊酸的游离浓度最终会正常化，但这种相互作用可能会破坏试图快速控制癫痫发作、避免插管和启动麻醉的目的。关于每种抗癫痫药物的药理学性质、疗效和安全性数据的详细描述，见 Trinka 及其同事于 2015 年所写的综述。

2. 麻醉类抗癫痫药物

在全面性惊厥性癫痫持续状态中，早期使用麻醉药是合理的，因为快速控制癫痫发作是必要的，以避免药物抵抗、神经元损伤和全身并发症的发生。表 17.2 列出了常用的麻醉类抗癫痫药物。没有足够的证据推荐一种麻醉剂比另一种好。传统的麻醉剂选择主要有 3 种：巴比妥酸盐（硫喷

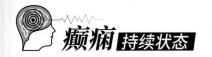

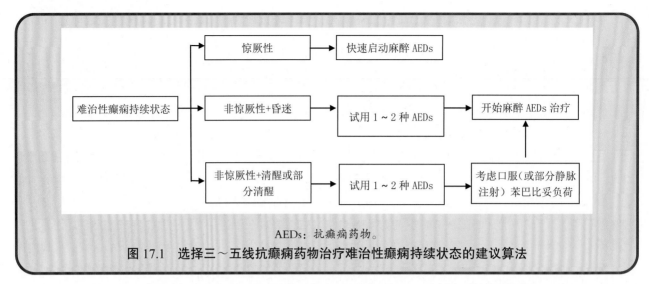

AEDs：抗癫痫药物。

图 17.1　选择三～五线抗癫痫药物治疗难治性癫痫持续状态的建议算法

表 17.1　治疗难治性癫痫持续状态和超难治性癫痫持续状态的非麻醉抗癫痫药物选择

药物	负荷 / 起始剂量	维持剂量	治疗水平	不良反应
磷苯妥英 [d]	18 ～ 20 mg PE/kg 静脉注射，最高 150 mg/min	每日 5 ～ 7 PE/kg 静脉注射，间隔 8 小时 1 次	测定苯妥英钠水平	低血压、心律失常、非过敏性瘙痒
苯妥英 [d]	18 ～ 20 mg/kg 静脉注射，最高 50 mg/min	每日 5 ～ 7 mg/kg。口服 / 静脉注射，间隔 8 小时 1 次	总量：15 ～ 20 µg/mL；缓解剂量：1.5 ～ 2.5 µg/mL	低血压、心律失常、代谢性酸中毒或组织损伤并渗出（用丙二醇稀释）
丙戊酸钠 [d]	20 ～ 40 mg/kg，最高每分钟 3 mg/kg	每日 30 ～ 60 mg/kg 口服 / 静脉注射，间隔 8 小时 1 次	80 ～ 140 µg/mL	高氨血症、胰腺炎、血小板减少症
左乙拉西坦 [d]	20 ～ 60 mg/kg，最高 500 mg/min	每日 2 ～ 12 g 口服 / 静脉注射，最长间隔 6 小时 1 次	25 ～ 60 mg/L	嗜睡、较少的烦躁不安
拉考沙胺 [d]	200 ～ 400 mg，超过 5 min	每日 400 ～ 600 mg 静脉注射，间隔 12 小时 1 次	未知	轻度镇静、皮肤过敏反应、PR 间期延长
苯巴比妥 [a, d]	5 ～ 10 mg/kg，最高 60 mg/min	每日 1 ～ 4 mg/kg 口服 / 静脉注射，间隔 6 ～ 8 小时 1 次	20 ～ 50 mg/mL	镇静、呼吸抑制、丙二醇中毒引起的罕见代谢性酸中毒
氯硝西泮 [b, d]	0.015 mg/kg 静脉注射	每日 0.5 ～ 8 mg 口服，间隔 6 ～ 12 小时 1 次	未知	轻度镇静
托吡酯 [e]	200 ～ 400 mg 口服	每日 400 ～ 800 mg 口服，间隔 8 ～ 12 小时 1 次 c	未知	代谢性酸中毒

注：IV：静脉注射；min：分钟；PE：苯妥英等量单位。[a] 这是一种非麻醉剂量和输注速率的建议，用于治疗保留一定意识的非惊厥性癫痫持续状态。仍然需要进行呼吸道和血流动力学监测，包括血压和遥测监测；[b] 在美国没有静脉注射的形式；[c] 已经使用了高达 1200 ～ 1600 mg 的剂量，并在神经危重护理学会指南中推荐（Brophy，2012[55]）；[d] 快速静脉注射抗癫痫药物方案用于难治性癫痫持续状态的急性控制。

妥或其主要代谢物戊巴比妥）、咪达唑仑和异丙酚。随着经验的增加，氯胺酮已成为一种可供选择的麻醉剂。一项随机对照试验试图比较硫喷妥钠和咪达唑仑，但该试验是针对 150 名患者，却只招募了 24 名。一项对已发表的（主要是未控制的）病例系列的系统回顾报告称，咪达唑仑、异丙酚和巴比妥类药物对无突破性癫痫发作的难治性癫痫持续状态的控制率分别为 42%、66% 和 60%。

由于没有随机的或对照的比较数据区分这些选择，因此选择主要基于每种药物相对于患者并发症的优势和不良反应。应该指出的是，所有麻醉类抗癫痫药物都与高感染率相关。如果启动麻醉类抗癫痫药物并将其滴定到通常足够的剂量，但没有实现脑电惊厥控制，则通常添加或替换一种替代麻醉药。根据最近公布的难治性癫痫持续状态治疗全球审计数据，最广泛使用的初始麻醉剂抗癫痫药物是咪达唑仑（59%），其次是异丙酚（32%）和巴比妥酸盐（8%）。

表 17.2　用于治疗难治性癫痫持续状态的麻醉抗癫痫药物选择

药物	负荷剂量	输液速度	不良反应	注意事项
咪达唑仑	每 5 min 静脉注射 0.2 mg/kg，直至癫痫发作得到控制；最大剂量 2mg/kg	每小时 0.1 ～ 2.0 mg/kg	呼吸抑制、低血压	快速免疫，需要机械通气，在脂肪组织中积累和肾功能不全
异丙酚	每 5 min 静脉注射 2 mg/kg，直至癫痫发作得到控制；最大剂量 10 mg/kg	每分钟 30 ～ 200 μg/kg；避免使用每分钟 ≥ 80 μg/kg ≥ 48 小时	低血压、丙泊酚输注综合征（潜在致命性心肌衰竭、乳酸性酸中毒、高甘油三酯血症和横纹肌溶解综合征）	需要调整每日热量摄入 1.1 kcal/mL，需要机械通气
氯胺酮	每 5 min 静脉注射 1 ～ 2 mg/kg，直至癫痫发作得到控制；最大剂量 4.5 mg/kg	每小时 1.2 ～ 7.5 mg/kg	高血压、低血压、室上性心动过速、缓慢性心律失常	需要机械通气
戊巴比妥	每 5 min 静脉注射 50 mg/min，直至癫痫发作得到控制或最高注射 15 mg/kg	每小时 0.5 ～ 5.0 mg/kg	低血压、麻痹性肠梗阻、呼吸抑制、罕见的肝毒性、罕见的由丙二醇毒性引起的代谢性酸中毒、长时间镇静	高剂量时神经功能完全丧失，需要机械通气
苯巴比妥[a]	20 mg/kg 静脉注射至 100 mg/min	每日 1 ～ 4 mg/kg 口服 / 静脉注射，每 6 ～ 8 小时 1 次	丙二醇中毒引起的长期镇静、呼吸抑制、罕见的代谢性酸中毒	需要机械通气
硫喷妥钠[b]	20 mg/kg 静脉注射至 100 mg/min	每小时 0.5 ～ 5.0 mg/kg	低血压、呼吸抑制、麻痹性肠梗阻、长期镇静	在脂肪组织中积累，代谢为戊巴比妥

[a] 尽管需要插管和机械通气，但不需要持续输注；[b] 在美国不提供。

咪达唑仑。咪达唑仑是一种通过静脉输注给药的苯二氮䓬类药物，通过与 GABA-A 受体结合并增强其作用而发挥作用。它在几分钟内开始起效，在肾功能正常的非肥胖症患者中作用时间相对较短（消除半衰期为 1.8 ～ 6.4 h）。这些特性使它非常适合长期使用，不会积聚，但在脂肪组织和肾功能不全时可能发生积累。有时仅在使用一天后就会出现快速耐受性反应，需要逐渐增加剂量以持续控制癫痫。在使用咪达唑仑治疗期间，癫痫突然发作的倾向已在多项研究中显示。咪达唑仑是一种强呼吸抑制剂，需要机械通气，30% ～ 50% 的患者出现低血压，需要升压药物。一项对 28 项研究的系统回顾中，描述了 193 名难治性癫痫持续状态患者，其中 54 名接受咪达唑仑治疗，20% 的病例在负荷量后急性复发。51% 的患者在治疗 6 小时后出现癫痫突然发作，63% 的患者在咪达唑仑脱机期间出现戒断性发作。最近一项研究比较了 100 名接受高剂量持续输注咪达唑仑的患者（中位最大剂量每小时 0.4 mg/kg，四分位数间距 0.2 ～ 1.0）和同一中心 29 名接受较低剂

量的咪达唑仑患者的历史对照组（中位最大剂量 0.2 mg/kg/h，四分位数间距 0.1 ～ 0.3）。尽管低血压的发生率较高，且咪达唑仑输注的基线患者特征和持续时间相似，但是与低剂量组相比，高剂量组在停药后 48 小时内戒断性癫痫发作的发生率较低（15% *vs.* 64%；*OR* 0.10；95%*CI* 0.03 ～ 0.27），病死率也较低（40% *vs.* 62%；*OR* 0.34；95%*CI* 0.13 ～ 0.92）。这项研究的结果表明，高剂量的咪达唑仑是安全的，并与较少的戒断性癫痫发作有关。鉴于历史对照和无法解释的其他实践变化，较低病死率的影响尚不清楚。

丙泊酚。丙泊酚是一种抗癫痫作用不明确的麻醉剂，至少在体外，它被认为是通过调节 GABA-A 受体和可能的 NMDA 拮抗剂而起作用的。与咪达唑仑一样，丙泊酚的起效时间短且快。其他优点包括降低颅内压和脑代谢等特性。在 22% ～ 55% 的患者中，需要使用升压药物治疗低血压。50% ～ 84% 的患者会发生呼吸暂停，需要机械通气。丙泊酚最可怕的并发症是丙泊酚输注综合征，这是一种代谢性酸中毒、横纹肌溶解、肾衰竭、

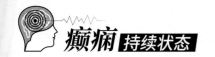
高钾血症、高高甘油三酯血症和快速心功能衰竭的综合征，是由对线粒体和细胞代谢功能的毒性作用引起的。丙泊酚输注综合征的发病率尚不清楚，其估计值随剂量和使用时间的不同而有很大差异。危险因素包括年轻、高脂肪和低碳水化合物摄入、伴儿茶酚胺输注或使用皮质类固醇，以及长时间大剂量输注（每分钟 80 μg/kg，3 d）。在一项对 31 名难治性癫痫持续状态患者进行的研究中，异丙酚治疗的中位时间为 67（2 ～ 391）小时，中位累积剂量为 12 850（336 ～ 57 545）mg，发生了 3 次心肺骤停，但没有明确的解释。尽管仔细监测了代谢和心脏变化，仍有 2 名患者死亡，另外 11 名患者表现出丙泊酚输注综合征的特征。因此，避免这一潜在致命并发症的唯一方法可能是应用将其剂量限制在不超过每分钟 80 μg/kg 的情况下使用不超过 2 或 3 天这一方案。丙泊酚输注综合征的治疗主要是支持性治疗，包括停止丙泊酚、支持心肺和肾脏系统，有时还进行心脏起搏、肾脏替代治疗和体外膜氧合。

虽然丙泊酚有重要的临床经验，但有关疗效的数据有限。一项研究回顾了丙泊酚在 27 例难治性癫痫持续状态中的使用情况，发现 9/27（33%）出现突然性癫痫发作，但只有 2 例癫痫发作严重到足以使用替代麻醉剂抗癫痫药物。在对 193 名难治性癫痫持续状态患者的 28 项研究的系统回顾中，描述了 33 名患者接受异丙酚治疗，27% 的病例在负荷量后急性复发，15% 的病例在治疗 6 小时后出现突然性癫痫发作，46% 的病例在脱机期间出现戒断性癫痫发作。

巴比妥类药物。硫喷妥及其代谢物戊巴比妥是抗癫痫作用较强的巴比妥类麻醉药物。它们的主要作用机制是增强 GABA-A 受体的传递，但它们也降低核心体温，可能有神经保护作用。巴比妥类药物具有很强的镇静作用，属于呼吸抑制剂，需要机械通气。在高剂量下，它们可以导致所有脑干反射和 EEG 消失，类似脑死亡。

巴比妥酸盐在实现最初的癫痫控制方面几乎总是有效的。然而，由于它们的作用时间较长，作者认为它们不是一线麻醉治疗的理想选择。有一部分难治性癫痫持续状态患者只需要 24 h 的麻醉治疗，在纠正病因后，他们很容易脱离麻醉、拔管并在 12 ～ 24 h 内从重症监护室出院。如果选择硫喷妥或戊巴比妥作为一线麻醉治疗，患者在这段时间内苏醒并从机械通气中恢复的可能性显著降低。这是因为它们的零级动力学、快速再分布和由此产生的累积导致了较长的半衰期、较长的恢复时间和较长的机械通气时间。巴比妥类药物经肝脏代谢，进行自诱导，并有多种药物之间的相互作用。29% ～ 77% 的患者发生低血压需要使用升压药物。虽然不太常见，但巴比妥酸盐也有一些潜在的严重系统性并发症。巴比妥酸盐输注的一个相对常见的并发症是动力性肠梗阻（图 17.2），在 10% 的患者中有报告。严重时，可导致肠缺血，甚至穿孔。极少数情况下，出现舌部水肿（图 17.3）可发展为危险的气道阻塞。停药后这种症状会逐渐消失。< 1% 的患者可能出现丙二醇中毒，表现为进行性酸中毒，停药后恢复。全身和内脏低灌注可能导致胰腺、胃或肝脏损伤，这种并发症在老年患者中更为常见。

在对 31 名接受戊巴比妥治疗的自发性癫痫患者的回顾中，90% 的患者癫痫发作得到控制，但 48% 的患者在停药后复发。一项包括 28 项研究的系统回顾描述了 193 名难治性癫痫持续状态患者，其中 106 名患者接受了戊巴比妥治疗，仅有 8% 的患者在负荷量后急性复发。12% 的病例在治疗 6 h 后突发癫痫，43% 的病例在脱机期间出现戒断性癫痫发作。

氯胺酮。氯胺酮是一种 NMDA 拮抗剂，这是与其他麻醉剂抗癫痫药物相比的一个潜在优势，因为长时间的癫痫发作伴随着对 GABA 激动剂的耐药性，而不是对 NMDA 拮抗剂的耐药性。另一个优点是它没有呼吸抑制作用。它起效时间在几秒钟内，且作用时间相对较短（消除半衰期为 2~3 小时）。代谢是在肝脏，排泄主要是通过肾脏。其有效性已经在动物模型中得到证明，甚至在难治性癫痫持续状态的晚期也被证明有效。近年来，人类治疗难治性癫痫持续状态的经验一直在增加。已发表的最大系列是一项多中心回顾性研究，涉及 46 名成年人和 12 名儿童，共 60 例使用氯胺酮治疗的难治性癫痫持续状态。在这个系列中，氯胺酮被认为永久控制难治性癫痫持续状态的有32%，短暂控制的有13%，与其他麻醉剂抗癫痫药物的报道效果相似。有趣的是，早期应用氯胺酮（作为三线或四线药物）的有效率最高。然而，在没有控制其他抗癫痫药物的影响、针对难治性癫痫持续状态原因的治疗和其他因素的情况下，以回顾的方式评估疗效是值得怀疑的。这项研究的真正价值在于它确认了报告剂量下的相对安全性。与接受较低剂量、持续较少天数的患者相比，输注高达每小时 10 mg/kg、最多持续 27 天的治疗量与并发症或病死率的增加无关。这一系列中的 2 名患者发展为室上性心动过速，在停药后缓解。1例出现需要胺碘酮治疗的房颤，1 例在联合应用大剂量咪达唑仑和氯胺酮期间发生严重酸中毒，导致停药。尽管呼吁及早使用，但通常是在最严重的情况下使用，通常是在一种以上麻醉剂抗癫痫药物治疗失败后使用，这一做法符合当前的指南。

3. 治疗目标

　　一旦启动了麻醉剂抗癫痫药物，主要的治疗目标是抑制临床和 EEG 记录到的癫痫发作，并逆转癫痫发作的原因。将麻醉剂抗癫痫药物滴定到预定的脑电终点是一种常见的做法。终点是有争议的，现有的临床证据也存在冲突。可选方案包括完全的背景抑制（有时称为"等电"或"平坦"）、暴发抑制或癫痫发作抑制。抑制的程度需要临床判断，以平衡增加抑制的风险（有时需要非常高剂量的麻醉剂抗癫痫药物来实现暴发抑制或等电位 EEG 背景，有增加低血压和其他全身并发症的风险），同时有增加癫痫抑制的益处。持续的 EEG 监测表明，癫痫发作仍可能从暴发抑制模式中出现，因此，抑制越大，癫痫控制效果越好。

4. 下一阶段

　　一旦达到，在缓慢停用麻醉类抗癫痫药物之前，标准做法是保持预期的 EEG 终点 24 ～ 48 小时。在尝试第一次麻醉撤机之前，2 ～ 3 种非麻醉性抗癫痫药物（通常包括被选为二线治疗的药物）应该在高剂量下开始并滴定以达到治疗水平。对于有发生动力性肠梗阻风险的患者（即接受阿片剂或巴比妥类药物的患者），首选静脉给药，以确保能够可靠地吸收。在其他患者中，抗癫痫药物

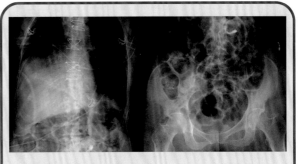

最大剂量戊巴比妥每小时 5 mg /kg，连续输注 17 天的肠梗阻患者，出现大量的小肠和结肠气体。

图 17.2　最大剂量戊巴比妥输注导致动力性

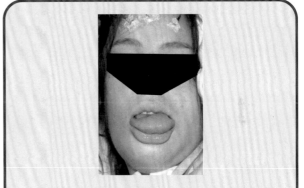

1 名患有难治性癫痫持续状态的 20 岁女性患者在接受为期 2 周的最大剂量为每小时 9 mg/kg 的戊巴比妥持续输注治疗后舌头肿大的照片。

图 17.3　最大剂量戊巴比妥持续输注治疗后舌头肿大

（资料来源：来自 Ji 等[48]的许可。）

可以通过鼻胃管或口胃管进行肠道给药。在这种情况下，没有证据可以指导抗癫痫药物的最佳组合。选择药物的一般考虑因素包括癫痫发作类型、全身并发症、药物 - 药物相互作用特征和避免多药合用（＞ 3 种抗癫痫药物可能通过增加不良反应的风险而增加发病率，而且没有证据表明这样合用有益处）。

　　此外，临床医师必须确保已经解决了潜在的病因。到这个时候，患者将至少已经进行了详细病史的问询、头部 CT、全面的实验室评估和腰椎穿刺术脑脊液分析。如果确定了病因，应尝试纠正病因（例如逆转低血糖），或至少在病因预计不会迅速消失时（例如暴发性细菌性脑膜炎）启动适当的治疗。如果在这个阶段还没有确定病因，是

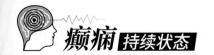

时候开始寻找更不寻常的癫痫持续状态原因（例如全面性自身免疫性脑炎相关抗体包括 GABAR 和电压门控钾通道抗体），并考虑启动经验性免疫治疗。（另见第 8 章"癫痫持续状态的少见病因"）

5. 麻醉药物减量

没有证据可以指导麻醉剂抗癫痫药物的脱机。作者的做法是以每小时减少 10% 的麻醉药物。例如，如果咪达唑仑每小时 20 mg 和异丙酚每分钟 50 μg/kg 微克 / 千克达到理想的 EEG 终点，并维持 24 ~ 48 小时，咪达唑仑剂量将每小时减少 2 毫克，直到停药，同时仔细监测 EEG 以防止癫痫复发。咪达唑仑成功停用后，异丙酚开始逐渐减量，每小时减量 5 μg/kg·min，直至停药。决定首先停用哪种麻醉药有点武断，但临床情况可能会决定首先停用哪种药物。长期接受巴比妥酸盐输注的患者发生停药复发的风险更高，可以通过将苯巴比妥作为 2 或 3 种非麻醉性抗癫痫药物之一避免。

如果癫痫复发，通常的做法是恢复麻醉并重新抑制 EEG。偶尔在撤除麻醉后复发的癫痫会自行消退。如果存在上述情况，观察多长时间，仍需要根据临床判断。在麻醉撤机期间观察并允许一些癫痫发作可能是合理的，但如果癫痫发作的频率没有随着时间的推移逐渐下降，应该恢复麻醉。同样的原则也适用于其他不符合电痉挛发作标准，但处于发作期 – 发作间期连续的模式。只要 EEG 背景持续改善，且癫痫发作不频繁且频率下降，笔者的做法就是继续脱机。在此期间，大剂量的苯二氮䓬类药物和进一步优化患者的非麻醉剂抗癫痫药物方案可能会增加成功脱机的可能性。

三、超难治性癫痫持续状态

如果在麻醉治疗开始后 24 小时或更长时间癫痫持续或复发，则患者被认为已达到超难治性癫痫持续状态阶段。指导这一阶段治疗的大多数建议来自专家共识。仍未解决的问题包括在脱机尝试失败后选择何种麻醉药，以及何时再次尝试脱机。巴比妥酸盐经常被用作二线麻醉剂抗癫痫药物。

它们相当适合长期使用，而且不容易发生快速耐受性。随着时间的推移，脱机尝试之间的间隔时间会增加，在几次尝试脱机失败后，尝试脱机之间的麻醉时间通常会持续 5 ~ 7 天。

（一）撤机尝试之间

如果尚未完成，脱机尝试之间的主要重点必须放在识别和治疗癫痫的病因。其他任务包括仔细的体温控制，继续优化非麻醉性抗癫痫药物方案，以及每天仔细筛查危重疾病和麻醉性抗癫痫药物的并发症。常见的并发症包括感染（尤其是肺炎）、静脉血栓栓塞症、皮肤破裂并形成压疮、动力性肠梗阻和水肿。心脏并发症并不少见，包括心律失常和应激性心肌病。良好的护理和"清单心态"的运用有助于及早认识（甚至预防）这些并发症。

（二）抗体介导或隐源性难治性癫痫持续状态的治疗

当患者有自身免疫性或副肿瘤性疾病的病史时（例如精神错乱、情绪变化、记忆和人格障碍，以及局灶性癫痫伴有或不伴有继发的全面性发作），只要代谢、毒性、感染性和结构性病因已经排除（通过基本的实验室评估和非对比 CT），无论是否已识别抗体，只要脑脊液细胞计数、生化和革兰染色均不提示感染，就应立即开始免疫治疗。在没有这样的病史、其他炎症或自身免疫标志物的情况下，在免疫治疗试验之前等待脑脊液培养和血清学阴性是合理的。

支持免疫介导的癫痫持续状态的临床特征包括：①明确的临床综合征（如边缘系统脑炎或面 – 臂肌张力障碍发作）；②亚急性发作（最大发作频率 < 3 个月）的隐源性癫痫；③隐源性难治性癫痫持续状态或新发难治性癫痫持续状态；④病毒前驱症状；⑤既往精神症状；⑥系统性自身免疫史；或⑦肿瘤病史。支持性的临床特征包括：①中枢神经系统炎症的证据（例如脑脊液细胞增多，脑脊液蛋白升高，脑脊液寡克隆条带，脑脊液免疫球蛋白指数或合成率升高，内侧颞叶或实质近侧 T_2 加权或 FLAIR 序列高信号，或功能成像上的高代谢）；② EEG 上的极度 δ 刷，或系统性自身免疫的血清学标志（如抗核抗体或甲状腺过氧化物酶抗体阳性）。这些患者应该接受血清和脑脊液中神经特异性自身抗体的全面评估。

支持超难治性癫痫持续状态早期经验性免疫治疗的论据多种多样。首先，在自身免疫性中枢神经系统疾病中，较早启动免疫治疗比延迟启动治疗效果更好。其次，自身免疫和副肿瘤综合征是隐源性难治性癫痫持续状态最常见的病因，也被称为新发难治性癫痫持续状态。最后，越来越多的证据表明，炎症在癫痫发作和特定炎症信号通路［如白细胞介素 -1 受体 /toll 样受体（IL-1R/TLR）通路］的激活中发挥重要作用。

免疫治疗试验通常包括单独使用大剂量静脉注射类固醇或联合使用血浆交换或静脉注射免疫球蛋白。如果检测出抗体，或者患者对免疫治疗试验的反应良好，癫痫发作减少或维持所需脑电抑制目标所需的麻醉剂量减少，则应继续进行免疫抑制（表 17.3）。如果对免疫治疗试验没有客观的有利反应，但证实或强烈怀疑抗体介导的综合征，则考虑使用替代药物进行第二次免疫治疗试验。在确定存在抗体的患者及在详细评估后病因仍未知的患者中，当一线治疗没有或不完全有效时，可以考虑将免疫治疗升级为利妥昔单抗或环磷酰胺。

虽然这种方法在未分化的新发难治性癫痫持续状态仍未得到证实，但 501 名抗 GABAR 脑炎患者的经验表明，利妥昔单抗和环磷酰胺通常对一线免疫疗法无效的患者有效。一组 5 例新发难治性癫痫持续状态患者报告，较早开始免疫治疗的患者比延迟开始者结果更好。认识到病例报告和系列报道固有的局限性，这进一步支持了一种观点，即在尚未确定病因的超难治性癫痫持续状态病例中，早期免疫治疗可能是有益的。

发现一种神经特异性自身抗体应该会促使人们有针对性地寻找与该抗体相关的恶性肿瘤。当没有发现抗体，但怀疑抗体介导的综合征时，可以通过胸部、腹部和骨盆的 CT 来广泛筛查恶性肿瘤，如果阴性，则进行 ^{18}F-FDG-PET/CT 检查。对于患有 NMDA 受体脑炎的女性或任何怀疑患有生殖细胞肿瘤的患者，^{18}F-FDG-PET 是不够的，在这些情况下，超声波和磁共振是首选的方式。当最初的恶性肿瘤筛查为阴性时，可能需要进行持续的监测。

表 17.3　抗体介导或隐源性难治性癫痫持续状态的急性免疫治疗选择

药物	用药途径	剂量	用药计划
甲泼尼龙	静脉内	1000 mg	每天 1 次，使用 3 ～ 5 天，然后每周 1 次，维持 4 ～ 6 周
免疫球蛋白	静脉内	0.4 g/kg	每天 1 次，连用 5 天，然后每周 1 次，坚持 4 ～ 6 周
血浆置换	静脉内	1 次交换	每隔 1 天，连续 10 ～ 14 天
利妥昔单抗	静脉内	375 mg/m^2	每周使用 4 次
环磷酰胺	静脉内	500 ～ 1000 mg/m^2	每月 1 次，连续 3 ～ 6 个月
	口服	1 ～ 2 mg/kg	每天使用

（三）"万福玛丽亚（Hail Mary）"的药物疗法

许多当所有其他方法都失败时可以考虑的药物选择（表 17.4）已经被报道。在超难治性癫痫持续状态中使用这些药物的经验仅限于病例报告和小病例系列。这些疗法的效果证据有限，要么未知，要么至少有中等风险。因此，只有在其他方案被证明不成功的最难治性病例中才应考虑采用这些方案。

1. 吸入性卤化麻醉剂

吸入性卤化麻醉药异氟醚和地氟烷已被用于治疗难治性癫痫持续状态，但效果参差不齐。最近的一篇文献综述报道了 13 项研究，28 名成年患者接受吸入性麻醉药治疗，其中 26 名（92.9%）患者实现了癫痫电发作控制。大多数病例使用异氟醚，最常见的并发症是低血压，需要血管加压药物支持。在一组 7 例吸入麻醉药治疗的患者中，麻醉维持时间平均 11 天（范围 2 ～ 26），4 例结果良好（Glasgow 预后评分 4 ～ 5），3 例死亡。并发症包括低血压（7/7）、肺不张（7/7）、感染（5/7）、麻痹性肠梗阻（3/7）、深静脉血栓形成（2/7）。有 2 名患者在长期使用异氟醚后，发现了基底节、小

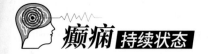

表 17.4　治疗超难治性癫痫持续状态的"万福玛利亚"药理学选择

药物	用药途径	剂量	控制水平	不良反应
镁剂	静脉内	LD: 2 ～ 4 g/2 h; 维持: 每 8 小时 2 g 或 0.5 ～ 2 g/h 滴注	2.0 ～ 3.5 mEq/L (最高 7.0 mEq/L)	呼吸抑制水平为 5.0 ～ 6.5 mEq/L, 心脏传导异常 > 7.5 mEq/L
利多卡因	静脉内	LD: 每 5 min1 ～ 5 mg/kg, 直到癫痫发作控制; 维持: 最高每小时 6 mg/kg	< 5 mg/L	轻度低血压
依托咪酯	静脉内	LD: 0.3 mg/kg, 每 5 min1 次, 直到发作控制; 维持: 每小时 1.2 ～ 7.2 mg/kg	未知	心动过速、肾上腺功能不全、低血压
异氟烷	吸入用	呼气末麻醉剂浓度滴定到所需的抑制癫痫发作和脑电背景活动	MAC 1.2% ～ 5.0%	低血压, 动力性肠梗阻, 长期使用可能出现神经毒性
非尔氨酯	口服	LD: 每 8 小时 400 mg; 维持: 每 8 小时最高 1200 mg	40 ～ 100 mg/L 2 g/mL	再生障碍性贫血、肝功能衰竭

注: LD: 负荷量; IV: 静脉注射; MAC: 最低肺泡浓度。

脑和脑干的 MRI 改变 (图 17.4)。这些变化在停药后是可逆的, 但由于超难治性癫痫持续状态引起的兴奋毒性状态, 这些变化不能完全与脑损伤分开。

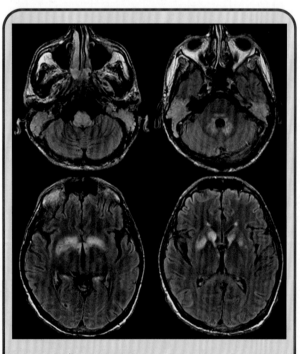

经异氟醚长期治疗后, 使用 FLAIR 序列的轴向脑磁共振图像显示延髓、脑室周围、小脑和基底神经节的高信号。

图 17.4 长期使用异氟醚后 MRI 图像

2. 利多卡因

利多卡因已被报道用于超难治性癫痫持续状态持续的麻醉剂输注。最近的一项系统综述报告了 11 篇已发表的手稿和 2 篇摘要, 涉及 76 名成年人患者, 治疗了 82 例癫痫持续状态。利多卡因的剂量各不相同, 一些患者只接受推注注射, 另一些患者则接受推注和持续输注利多卡因的组合。82 例中有 53 例 (64.6%) 癫痫发作得到控制, 另有 5 例 (6.1%) 癫痫发作频率下降 > 50%。在最初对利多卡因有反应的 58 名患者中, 有 13 名 (22.4%) 在停用利多卡因后癫痫复发。利多卡因一般耐受性良好, 但有 2 名患者在输注利多卡因时死于心跳呼吸骤停。

3. 镁剂

镁剂对非子痫前期癫痫持续状态有益的实验证据是相互矛盾的。它已经在人体上进行了试验, 有良好的反应报道。最近对硫酸镁治疗非子痫前期癫痫持续状态的系统综述发现, 19 篇已发表的论文报道了 28 名患者, 其中 11 名为成年人, 9 名为儿童, 8 名年龄不详。在已发表的病例中, 有一半癫痫发作减少或得到控制, 但其中一半病例停用镁治疗后癫痫复发。并发症包括 1 名患者出现肢体无力, 2 名患者出现心脏传导阻滞。

4. 非尔氨酯

非尔氨酯于 1993 年被美国 FDA 批准用于治疗有或没有继发性泛化的局灶性癫痫。虽然其确切的机制尚不清楚, 但它对 NMDA 受体 - 离子载体复合体的马钱子碱不敏感的甘氨酸识别位点起拮抗作用。动物研究表明, 非尔氨酯可以提高癫痫发作阈值, 减少癫痫发作扩散。由于非尔氨酯的两种罕见但严重的特异效应 —— 再生障碍性贫血和肝毒性, 其使用受到限制, 并在包装中插入了"黑匣子"警告。尽管存在风险, 但在更安全的抗癫痫药物失败的超难治性癫痫持续状态病例中，非尔氨酯仍然是一个选择。如果考虑开始使用非尔氨酯，应该在癫痫专家的指导下使用，并经常监测血细胞计数和肝功能。在一系列的 63 次连续超难治性癫痫持续状态发作中，在第 9 次和第 11 次尝试抗癫痫药物（包括麻醉和非麻醉药物）时添加的非尔氨酯是成功脱机前的最后一种药物。

5. 别孕烯醇酮

别孕烯醇酮是黄体酮的神经类固醇代谢物，在多种动物惊厥模型中具有抗惊厥作用。据报道，在一个非常难治的儿童癫痫持续状态病例中，注射别孕烯醇酮治疗成功。别孕烯醇酮（SGE-102）的 Ⅱ 期临床试验已经完成，多中心随机对照试验正在进行（ClinicalTrials.gov 标识：NCT02477618）。

四、结论

几乎所有超难治性癫痫持续状态病例都能通过麻醉类抗癫痫药物得到控制，但这些药物并不是万能的。要从麻醉中解脱出来，控制癫痫发作的潜在原因和高治疗水平的多种非麻醉性抗癫痫药物使用是必需的。对于新发难治性癫痫持续状态或已证实的抗体介导性脑炎患者，建议尽早开始免疫抑制。同样重要的是维护正常的器官功能，及早发现和处理全身并发症，以降低那些存活下来的患者的最终发病率，这些患者往往面临困难和旷日持久的恢复。

（译者：任鲜卉　审校：王小木）

第 17 章 · 参考文献

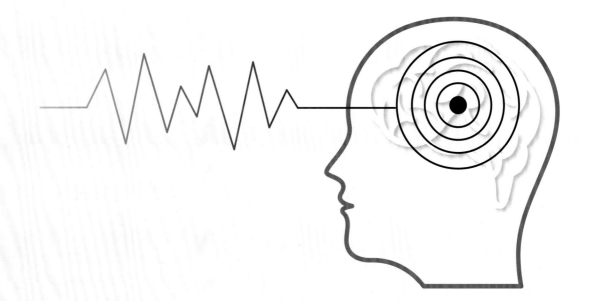

第18章

癫痫持续状态的
非药物治疗

Mackenzie C. Cervenka

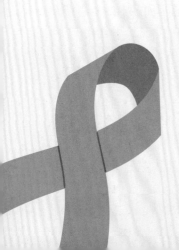

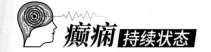

一、引言

如前几章所述，癫痫持续状态是世界上第二常见的神经系统急症（仅次于脑卒中），每年有 10～41/10 万人发病。前瞻性随机临床试验已经确定苯二氮䓬类药物作为一线治疗的有效性，目前正在进行大样本随机试验以确定最合适的二线抗癫痫药物。近一半的患者对一线和二线治疗效果不佳，被诊断为难治性癫痫持续状态。术语"超难治性癫痫持续状态"用来描述难治性癫痫持续状态患者在静脉注射麻醉药物（如异丙酚、咪达唑仑、戊巴比妥或氯胺酮）治疗癫痫持续状态超过 24 小时，在麻醉药物维持或减量的过程中，临床惊厥发作或 EEG 痫性放电仍无法终止或复发。难治性癫痫持续状态患者的发病率和病死率，以及入住重症监护室和住院时间显著增加（在一些超难治性癫痫持续状态研究中，病死率超过 50%），而支持额外药物试验的前瞻性循证医学指导建议匮乏。

一旦标准化的抗癫痫药物治疗无效，越来越多的重症医师期望在非药物治疗癫痫持续状态方面获益。其中，低温治疗；神经刺激程序，如重复经颅磁刺激、电休克治疗和迷走神经刺激；颅内神经外科手术，包括癫痫灶切除术、胼胝体切开术和多次脑膜下横断术；生酮饮食疗法，包括生酮饮食、改良阿特金斯饮食和低血糖指数治疗应用最为广泛。大多数支持使用这些治疗方法的证据来自对动物癫痫持续状态模型的研究，以及临床上针对部分性癫痫持续状态（局灶性运动性癫痫，每隔几秒到几分钟复发，非常罕见，难以控制）和难治性/超难治性癫痫持续状态患者的病例报告。

二、低温治疗

1. 背景

20 世纪 60 年代首次描述了在神经外科手术中使用低温治疗（therapeutic hypothermia，TH）人类神经系统疾病（脑和脊髓）。TH 包括局部的病灶冷却和伴有血管外灌注的局部低温。其他技术采用表面冷却和血管内灌注。基本的假设是降温可以减少神经组织水肿和耗氧量。目前关于低温的研究主要参考亚低温（32～36℃），但其他研究也引入了人类的中等低温（30～31℃），尤其在儿童患者中。深低温（20～30℃）通常用于动物模型，以检测 TH 治疗癫痫持续状态的作用机制和效果。

2. 作用机制

体外模型显示 TH 可减慢神经传导速度（表18.1）。在癫痫持续状态动物模型中，TH 单独或与静脉注射地西泮联合使用已被证明均具有抗惊厥特性。研究人员还证明，毛果芸香碱和锂盐诱导的癫痫持续状态动物模型中，低温动物的神经元损伤与正常体温的动物相比有所减少。而另一项研究中，首先给予低温预处理，接着用毛果芸香碱诱导癫痫持续状态，但未发现神经递质（谷氨酸和 GABA）的浓度出现了改变，这表明 TH 具有潜在的神经保护或抗癫痫作用。在人类中，TH 被假设具有神经保护作用，特别是在缺氧缺血性脑病新生儿和颅脑损伤儿童中，通过降低血-脑屏障通透性、神经炎症和兴奋性毒性，减少细胞凋亡和癫痫持续状态的加剧。

3. 治疗程序

使用 TH 的病例报告和病例系列典型地描述了通过放置外部凝胶垫和循环无菌水来诱导亚低温治疗。这可能包括长达 8 小时的诱导期，在此期间体温逐渐下降，然后是 24 小时的维持期。使用膀胱和直肠探头监测体温，虽然也有使用肺动脉导管监测体温的描述。复温至正常体温的速度为每 3～4 小时升高 1℃。对癫痫持续状态下低温的动物和人类的研究报道了与苯二氮䓬类药物或巴比妥类药物联合使用或与电痉挛疗法联合使用的成功案例（表 18.2）。局部的致痫灶冷却是在脑外科手术中使用的一种程序，通过将冷生理盐水直接应用于识别癫痫样活动的皮层表面来抑制癫痫样活动。

4. 有效性

最近的一项文献回顾发现 13 篇研究（包括 10 篇原文和 3 篇会议摘要）报道了 40 例 TH 治疗难治性癫痫持续状态患者。作者发现，平均冷却温度为 33℃，大多数情况下采用外部冷却。63% 的病例报告癫痫持续状态停止，另有 15% 的病例癫痫活动减少（表 18.3）。

5. 副作用和不良事件

最常报道的 TH 不良事件包括寒战、深静脉血栓形成、凝血功能障碍和感染（表 18.4）。患者在 TH 期间会出现轻度心动过缓和低血压，经液体复苏后缓解，但可能会加剧同时慢性静脉麻醉引起的血流动力学不稳定。最近的一项研究表明，鉴于有大量的患者患有这种疾病，在小儿难治性癫痫持续状态中进行 TH 前瞻性试验是可行的。

三、神经刺激

1. 背景

神经刺激作为难治性癫痫持续状态的治疗手段已经被研究了几十年，并以各种形式应用于难治性和超难治性癫痫持续状态的治疗，包括电痉挛、经颅磁刺激和迷走神经刺激等治疗方法。

电痉挛疗法在 20 世纪 30 年代作为一种可能的癫痫治疗方法被引入，但主要用于治疗抑郁症和其他精神疾病。电痉挛疗法用于癫痫持续状态治疗最早的病例报告于 20 世纪 90 年代首次发表。1997 年迷走神经刺激器首次被美国食品和药品管理局批准用于辅助治疗 12 岁以上的耐药局灶性癫痫患者，于 2001 年首次用于癫痫持续状态的治疗。同时，从 21 世纪初开始，重复经颅磁刺激被用于治疗慢性疼痛、抑郁、运动障碍和癫痫等疾病。重复经颅磁刺激在 20 世纪中期被提出用于治疗部分持续性癫痫，而在过去几年中，重复经颅磁刺激被用于治疗难治性局灶性癫痫状态。

2. 作用机制

许多作用机制已经被提出解释神经刺激技术在阻断癫痫状态方面的有效性（表 18.1）。在癫痫持续状态动物模型中，电休克治疗可以防止神经元凋亡。研究人员还提出，电休克治疗可能增强 GABA 传输，导致癫痫发作阈值升高。同样，对 VNS 的人体研究也显示了可能的抑制机制，包括在治疗 1 年后 GABA-A 受体密度增加和脑脊液 GABA 浓度升高。在啮齿类兴奋动物模型中，研究表明重复经颅磁刺激可抑制 CA1 锥体神经元的超兴奋性，增加皮质抑制性，提示其可能具有抗癫痫作用。

3. 治疗程序

在对难治性和超难治性癫痫持续状态实施电休克治疗、VNS 和重复经颅磁刺激时，多种治疗算法已被描述（表 18.2）。使用电休克治疗，这些治疗算法在电极放置、治疗频率、持续时间及刺激参数方面有所不同。病例报告和病例系列描述了电极放置在双颞、双侧额中央、双额颞，或右额颞和左顶叶区域。治疗疗程的频率也各不相同，最常见的是每天 1 次，持续 1 周，有时多达每天 3 次，疗程长达 3 个月。电休克治疗方案也因刺激参数的不同而有很大差异，包括施加的电流（mA）、电荷（mC）、脉冲频率（Hz）和脉冲宽度（ms）。用于癫痫持续状态治疗的 VNS 参数与常规刺激传递和磁刺激（0.25 ～ 3mA）期间的电流输出、频率（20 ～ 30 Hz）、脉宽（250 μs 或 500 μs）及开（7 ～ 30 s）和关（60 s ～ 5 min）有关。在已发表的研究中使用重复经颅磁刺激治疗癫痫持续状态的策略也有所不同，涉及线圈类型（圆形和 8 字形线圈）、刺激部位、刺激频率、刺激数目、疗程及间隔时间。

4. 有效性

在最近一篇关于电痉挛疗法治疗难治性癫痫持续状态的综述中，14 项研究报告了 19 例患者（15 例成年人，4 例儿童）。37% 的患者癫痫完全缓解，21% 的患者病情明显好转。最终，在这些研究结束时，超过一半的患者死亡或严重残疾（表 18.3）。

一项研究系统回顾了 7 篇关于 VNS 治疗难治性癫痫持续状态发表的文章和 10 篇会议摘要，确定了 28 例患者（18 名儿童，10 名成年人）。这些研究包括 1 项前瞻性队列研究和 6 项回顾性病例或病例系列。在 VNS 治疗难治性全面性癫痫持续状态的患者中，76% 的患者癫痫持续状态中止，而 25% 的难治性局灶性癫痫持续状态患者亦有获益。

一项综述评估了使用重复经颅磁刺激的 11 项研究，包括 21 例患者（13 名成年人，8 名儿童）。这些研究大多报告了部分性癫痫持续状态患者的治疗结果。48% 的患者癫痫中止，另外 24% 的患者癫痫发作频率显著降低。

5. 副作用和不良事件

电休克治疗最常见的副作用是记忆力的短暂丧失，但可能持续（表 18.4）。虽然电休克治疗疗法被认为是治疗难治性癫痫持续状态的一种可能方法，但也有几篇文献报道电休克治疗可引起癫痫持续状态。重复经颅磁刺激治疗癫痫也有会引起癫痫发作的报道，尽管这非常罕见。因此，有必要进一步研究终止癫痫发作的最佳刺激参数和刺激形式。重复经颅磁刺激的其他副作用包括头痛、头晕、局部皮肤刺激、不自主的运动活动和短暂的视力丧失。在使用 VNS 治疗难治性癫痫持续状态的病例报告和病例系列中，唯一报道的严重不良事件是心动过缓导致停搏，后者对复苏有应答。植入 VNS 的常见副作用包括与迷走神经刺激有关的问题，如声音嘶哑、咳嗽、声音改变、喉咙痛、呼吸或吞咽困难，以及胸痛或腹痛、恶心和头痛。

四、颅脑神经外科

1. 背景

几种神经外科手术已被用于减少或消除癫痫发作，并已在一些难治性和超难治性癫痫持续状态的患者中被采用。在局灶性或部分性癫痫患者中，如果存在可识别的病变并被证实为癫痫发作的病灶，可以进行病灶切除术。如果为神经影像学阴性的患者，可以头皮或颅内 EEG，也可兼用两者的结果指导手术治疗。用于治疗癫痫持续状态的神经外科手术（不包括植入刺激装置，这已在上一节中讨论过）包括病灶切除、涉及发作区的局灶性切除、多次软脑膜下横断（MST：脑皮层灰质的一系列平行横截面被 EEG 识别为发作区）、胼胝体离断术（连接两个脑半球的部分胼胝体切断术）及解剖或功能性半球切除术。解剖性大脑半球切除术包括切除整个脑半球的皮层和皮层下组织，保留脑干结构。由于减少了出血和脑积水的风险，功能性半球切除术已在很大程度上取代了解剖性大脑半球切除术。功能性脑半球切除术包括切除颞叶、胼胝体切开术及切断额叶和枕叶的连接。在许多病例中，两种或多种手术相结合，例如局部切除加胼胝体切开术或 MST。

2. 作用机制

神经外科干预控制癫痫持续状态的作用机制包括通过病灶切除、脑半球切除和其他病灶切除破坏致痫网络；胼胝体切开术阻断癫痫活动对侧扩散；或在多个脑膜下横断的情况下，癫痫活动的局灶扩散中断（表 18.1）。

3. 治疗程序 / 技术

多种手术技术被采用（表 18.2）。有时可以根据以下技术识别癫痫灶：头颅 MRI 或 CT、头皮或颅内 EEG 及两者兼有、^{18}F-FDG-PET、SPECT，或是这些检查手段的组合。如果识别出单一病灶，

病灶的切除可能产生最大的癫痫控制率。如果致痫灶位于功能皮层（对功能至关重要的区域，如 Broca、Wernicke 区或初级运动皮层），多个软脑膜下横切不太可能造成功能缺陷，但仍会破坏癫痫网络。胼胝体切开术的目的是切断两个半球的纤维连接，防止癫痫活动向对侧扩散。

4. 有效性

2012 年的一项研究综述指出，切除性神经外科手术是一种治疗癫痫持续状态的方法。15 项研究总共 36 例患者，其中 33 例（92%）在外科手术后癫痫持续状态停止。在最近的一项回顾性研究中，15 例难治性癫痫持续状态的患儿在术中电生理评估、发作期 SPECT 和 ^{18}F-FDG-PET 指导下接受手术治疗，术后所有患儿癫痫持续状态均缓解（表 18.3）。

5. 禁忌证、副作用和其他注意事项

所有手术干预均存在出血、感染、疼痛、麻醉不良反应包括死亡的风险（表 18.4）。局灶性皮质切除和 MST 手术根据切除部位的不同，可能导致偏瘫和失语症等功能缺损。胼胝体切开术有导致单侧失用症、触觉命名障碍和纯文字盲等连接中断综合征的风险。

五、生酮饮食疗法

1. 背景

1921 年，R.M. Wilder 发表了第 1 篇将生酮饮食作为一种潜在的癫痫治疗方法的文章。生酮饮食旨在模拟禁食状态，同时保持充足的营养，导致脂肪代谢和酮体的产生。经典生酮饮食的摄入热量由 90% 的脂肪、10% 的蛋白质和碳水化合物组成。近几十年来，人们对生酮饮食进行了修改，通过饮食允许更多的碳水化合物摄入提高依从性，如改良阿特金斯饮食和低血糖指数治疗。生酮饮食是一种配方，因此可以通过鼻饲管给难治性或超难治性癫痫持续状态的患者服用，而改良阿特金斯饮食和低血糖指数治疗需要患者具备自主进食的能力。

在过去的几年中，生酮饮食已被证明在多种癫痫持续状态动物模型中有效，并被用于治疗人类难治性和超难治性癫痫持续状态。

2. 作用机制

对癫痫持续状态动物模型的研究表明生酮饮食治疗癫痫和癫痫持续状态的多种潜在作用机制

（表 18.1）。酮体如 β- 羟基丁酸酯、乙酰乙酸酯和丙酮具有类似于 GABA-A 和谷氨酸的作用。有研究表明生酮饮食能增加腺苷 A1 受体的活性，或生酮饮食可能改变糖酵解并激活钾 ATP 通道，哺乳动物西罗莫司靶点（mTOR）通路被抑制的机制也在生酮饮食的研究中被发现。最后，多项研究表明生酮饮食具有抗炎特性。

3. 治疗程序

目前已有几种生酮饮食的治疗方案来控制癫痫状态（表 18.2）。生酮饮食的使用频率最高的是 4∶1 的比例（脂肪∶碳水化合物和蛋白质之和，以克计），但一些研究使用的是 3∶1 的比例饮食。一项研究使用 MAD 治疗 2 名儿童的非惊厥性癫痫持续状态，也有报道用 LGIT 成功治疗线粒体聚合酶 γ 突变引起癫痫持续状态的患者。在不同的研究中，患者开始生酮饮食前是否禁食，禁食时间及患者达到全热量的时间都有所不同。由于癫痫持续状态患者治疗中常规插管并接受肠内营养，所以最常采用肠内配方。然而，在最近的研究中也验证了静脉给予生酮饮食对治疗儿童和成年人超难治性癫痫持续状态的安全性和可行性。

4. 有效性

2013 年 1 篇对已发表的关于生酮饮食治疗癫痫持续状态的病例报告和病例系列的综述，报道了 10 项研究描述 32 名患者的结局事件。自那时起，相继有 4 篇相关研究的文章发表。因此，14 个研究描述了生酮饮食治疗 52 名患者（37 名儿童和 15 名成年人）的癫痫持续状态。在 52 例患者中，有 44 例（85%）的癫痫持续状态得到缓解，但癫痫持续状态停止后仍有持续的间歇性癫痫发作，长期随访情况见表 18.3。

5. 禁忌证、副作用和其他注意事项

生酮饮食禁用于某些影响肉碱代谢的代谢紊乱患者，以及 β- 氧化缺陷、丙酮酸羧化酶缺乏、卟啉症、急性胰腺炎和肝功能衰竭患者，这些患者摄入高脂肪或低碳水化合物会加重潜在的疾病。生酮饮食的致畸作用尚不清楚，因此在怀孕期间应避免这些治疗。另有一项研究报道了在生酮饮食的情况下发生致命的丙泊酚输注综合征，因此避免二者同时使用。最后，最常见的短期副作用包括便秘、恶心、呕吐和空腹血脂升高（表 18.4）。

六、结论

越来越多的证据支持使用非药物干预治疗难治性和超难治性癫痫持续状态，如 TH、神经刺激、神经外科手术干预和生酮饮食疗法。将这些治疗方法相互结合，并与各种麻醉药物结合，可能对终止癫痫持续状态有潜在的协同作用。有必要进行大规模的前瞻性、双盲、随机临床试验，以确定这些治疗方法的安全性、可行性和有效性，以及在癫痫持续状态的整体治疗算法中何时引入每种方法是合适的。

表 18.1 非药物治疗癫痫持续状态的作用机制

非药物治疗方法	GABA 能	抗炎	减慢神经传导速度	破坏致痫网络	神经保护
低温治疗		X	X		X
神经刺激					
ECT	X				X
rTMS	X				
VNS	X				
外科手术				X	
生酮饮食	X	X			

注：ECT：电休克疗法；rTMS：重复经颅磁刺激；VNS：迷走神经刺激。

表 18.2 癫痫持续状态非药物治疗的方法

非药物治疗方法	治疗程序	参数	注释
低温治疗	亚低温	32～36℃	成年人
	中度低温	30～31℃	儿童
	深低温	20～30℃	动物实验

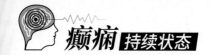

非药物治疗方法	治疗程序	参数	注释
		神经刺激	
ECT	电极放置的不同位置	根据治疗次数和频率、应用电流、电荷、脉冲频率、脉冲宽度而变化	
rTMS	圆形线圈 8字形线圈	不同的线圈位置，刺激频率，刺激时长，间隔时间，会话数和刺激数	
VNS		随电流输出、频率、脉宽、开关时间而变化	FDA批准用于12岁以上儿童和具有药物耐药性的成年人局灶性癫痫
外科手术		功能或解剖 部分或完全	
生酮饮食	经典生酮饮食 改良阿特金斯饮食 低血糖指数治疗	禁食后，脂肪与碳水化合物和蛋白质的比例为4：1或3：1 每天10~20克净碳水化合物 每天40~60克净碳水化合物 血糖指数为50	最常采用肠内配方，但静脉给药也有报道

注：ECT：电休克疗法；rTMS：重复经颅磁刺激；VNS：迷走神经刺激术；FDA：美国食品药品监督管理局。

表18.3　非药物治疗癫痫持续状态的有效性

非药物治疗方法	研究数目	病例数	癫痫持续状态终止占比（%）
低温治疗	13	40	63
		神经刺激	
ECT	14	19（儿童4，成年人15）	37
rTMS	11	21（儿童8，成年人13）	48a
VNS	17	28（儿童18，成年人10）	76
外科手术	16	51	94
生酮饮食	14	52（儿童37，成年人15）	83

注：a 包括局灶性癫痫持续状态的病例。ECT：电休克疗法；rTMS：重复经颅磁刺激；VNS：迷走神经刺激。

表18.4　癫痫持续状态非药物治疗的副作用、严重不良事件和禁忌证

非药物治疗方法	副作用	严重不良事件
低温治疗	寒战、凝血障碍、心动过缓、低血压、感染	深静脉血栓形成
	神经刺激	
ECT	记忆丧失、思维混乱、癫痫发作、肌肉酸痛	癫痫持续状态
rTMS	癫痫发作、头痛、头晕、局部皮肤刺激、不自主运动、一过性视力丧失	心动过缓导致心跳停止
VNS	皮肤刺激、声音嘶哑、咳嗽、声音改变、喉咙痛、吞咽困难、胸痛或腹痛	呼吸暂停或窒息
外科手术	疼痛、感染、虚弱、偏瘫（大脑半球切除术）、失语、断连综合征（胼胝体切开术）	麻醉意外、脑积水、脑出血
生酮饮食	便秘、恶心、呕吐、空腹血脂升高	致死性丙泊酚输注综合征

注：ECT：电休克疗法；rTMS：重复经颅磁刺激；VNS：迷走神经刺激。

（译者：王圆圆　审校：王小木）

第18章·参考文献

第三部分
非惊厥性癫痫持续状态

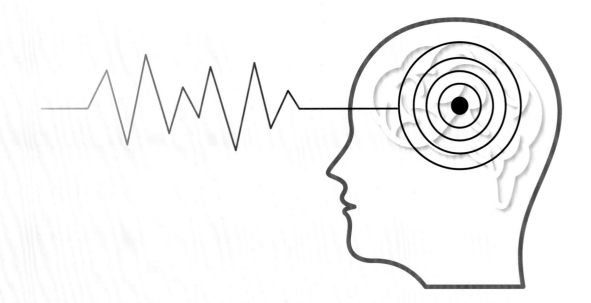

第 19 章

非惊厥性癫痫持续状态的概念演变

Frank W. Drislane

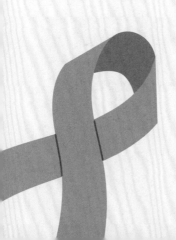

癫痫 持续状态

一、早期历史

Kaplan 和 Trinka 在第 1 章"癫痫持续状态的历史"中提到，惊厥性癫痫持续状态很可能在几千年前就被发现，相比之下非惊厥性癫痫持续状态则是一个更新的概念。大多数的非惊厥性癫痫持续状态表现为反应力下降或行为异常，最近几个世纪以来，它大多被认为可能是由于超自然力量引起的。也许是与有意识改变症状的其他形式的癫痫、癫痫发作开始时的行为或癫痫发作后的状态，或在痉挛状态之前或之后发生的行为相关。在 19 世纪，一些关于非惊厥性癫痫持续状态可能存在的推测解释了这种发作情况。

19 世纪末，Charcot 等已经描述了疑似非惊厥性癫痫持续状态的案例。在萨尔贝蒂耶医院，他在他的"星期二的课程"中采访并讨论了一位在巴黎街头游荡的患者，患者对游荡过程毫无记忆。Charcot 得出结论，这种明显的梦游状态源自非惊厥形式持续性癫痫发作。同样，Clark 和 Prout 在他们对癫痫持续状态的回顾中描述了许多奇怪的行为。

然而，如果不了解电在神经系统中的作用（对电生理的理解于 17 和 18 世纪才开始出现），就很难想象非惊厥性癫痫持续状态的现代理解。即使是面部或四肢肌肉抽搐，甚至是癫痫患者，对混乱状态的临床描述也不足以证明非惊厥性癫痫持续状态是正确的诊断。

20 世纪 20 年代，Berger 发明并发展了 EEG，让人们对非惊厥性癫痫持续状态有了更深入的了解，从而使记录先前怀疑的大脑电活动成为可能。Berger 开始将 EEG 活动与心理、行为异常和最终的癫痫发作相关联，作为衡量大脑电功能的一种手段。只有这样，惊厥与这些非惊厥发作之间的强烈神经生理关系才能变得更加明显。这种临床 EEG 相关性无疑表明，非惊厥性癫痫持续状态是癫痫的一部分，而不是由精神或非癫痫性神游状态所致。

二、典型失神发作持续状态与精神运动性癫痫持续状态

在接下来的几十年里，"经典"的非惊厥性

癫痫持续状态综合征被人们描述了出来。尽管 19 世纪曾提出过"智慧型失神状态"的假设，但 Lennox 观察到，精神状态的改变可能是由非惊厥性发作引起的，并发现一系列具有特征性 EEG 放电的个体失神发作可能持续的时间比人们普遍认为的要长得多。1945 年，他描述了他堂兄失神状态的临床与 EEG 特征，并创造了"小发作状态"一词（见第 1 章）。1954 年，Penfield 和 Jasper 描述了单纯的部分性癫痫持续状态，即反复发作的癫痫感觉现象。

精神运动性癫痫持续状态并不像 EEG 那么容易证实，第一次对它的全面描述是在 1956 年，当时 Gastaut 和 Roger 描述了一名护士的症状，其癫痫发作可能持续数月之久。在 20 世纪 70 年代和 80 年代，精神运动性癫痫持续状态往往是孤立病例报告的主题。该疾病被认为是罕见的，到 1985 年，只有 17 个明确确定的病例被发表。最终，精神运动性癫痫持续状态（或最新的名词"意识受损的局灶性癫痫持续状态"）被认为比失神发作持续状态更常见。

非惊厥性癫痫持续状态种类的激增

在它的经典表现中，失神发作持续状态发生在失神癫痫早期或特发性全面性癫痫患者中（见第 15 章"特发性全面性癫痫持续状态"）。在 20 世纪 70 年代至 90 年代，出现了几个与特发性全面性癫痫相关的广义非惊厥性癫痫持续状态的新例子——但并不都与失神发作持续状态完全相同。虽然也有许多新的局灶性非惊厥性癫痫持续状态病例，但有些病例没有出现精神运动性癫痫持续状态的意识受损特征，因此不是真正的精神运动性癫痫持续状态病例。许多病例涉及局灶性认知缺陷或行为异常，但难以与脑卒中或肿瘤等其他局灶性脑损伤的表现相区分，包括发作性失语、偏盲、记忆障碍（无意识减退）、失写症、精神病和忽视综合征（见第 21 章"局灶性癫痫持续状态的认知表现"）。但所有这些病例均保有警觉和意识，因此这些病例属于局灶性非惊厥性癫痫持续状态，而不是真正的精神运动性癫痫持续状态。许多全面性和局灶性非惊厥性癫痫持续状态发作是患者早期同类型癫痫发作的加重或延长。

尽管人们认识到了许多不同形式的非惊厥性癫痫持续状态，甚至到了 20 世纪 90 年代，对非惊厥性癫痫持续状态的描述和分类通常倾向于将非惊厥性癫痫持续状态分为两种类型：失神癫痫持续状态和精神运动性癫痫持续状态。前者包括所有在 EEG 上具有广义棘波和慢波放电的非惊厥性癫痫持续状态。而精神运动性癫痫持续状态（即使没有典型的意识改变）是 EEG 上出现局灶性放电或临床上出现明显局灶性发作的癫痫持续状态的标签，其被认为相当于长时间或重复的精神运动性（或至少局灶性发作）癫痫持续状态。然而，由于当时发现了各种形式的全面性和局灶性非惊厥性癫痫持续状态，这种针对非惊厥性癫痫持续状态类型的简化二分法不再成立。

此外，全面性非惊厥性癫痫持续状态不能总是简单地被分为原发性全面性癫痫发作或部分继发性全面性癫痫发作。在许多被称为"失神癫痫"的非惊厥性癫痫持续状态报告中，继发性全面性非惊厥性癫痫持续状态被认为是真正的诊断，但与典型的失神癫痫关系不大。通常，在既往无特发性全面性癫痫或其他癫痫综合征的成年人中，全面性非惊厥性癫痫持续状态并非真正的"失神"癫痫持续状态，而是起源于局灶的继发性全面性癫痫持续状态，尽管它的 EEG 和临床体征在诊断时表现为全面性的。这些症状大多由代谢紊乱引起。癫痫发作在临床上（和 EEG 上）可能与原发性全面性非惊厥性癫痫持续状态病例相似，在出现时无法区分两者之间的差异。真正的失神发作持续状态，如特发性全面性癫痫综合征相对少见，通常易于治疗，且预后良好。继发性全面性非惊厥性癫痫持续状态通常有潜在（有时是严重）病变，且更难治疗，通常出现具有潜在疾病的预后。

三、边界综合征

在过去的几十年里，许多癫痫病学家已经恰当地创造了"发作期 - 发作间期连续体"这一概念，但即使在 20 世纪中叶，很明显有许多综合征无法确定是癫痫还是非癫痫，尽管它们明显与癫痫相关临床缺陷或异常行为有关。这种"边界综合征"

不容易被归入癫痫持续状态（或非癫痫状态）类别。许多是具有明显异常基线神经状况和 EEG 上癫痫样异常的综合征，在这些综合征中，很难或不可能确定癫痫样放电在临床表现的病因中所起的作用。许多是在诸如伦诺克斯 - 加斯托综合征等广泛疾病中发生的小儿综合征。许多 EEG 模式在没有得到证实的情况下会增加癫痫发作的可能性。其中最好的例子是睡眠中的癫痫性电持续状态和非典型失神发作持续状态。

1. 睡眠中癫痫性电持续状态

与潜在发育延迟或退化相关的几个最突出的儿童癫痫综合征表明，在睡眠期间，癫痫样异常会激活（见第 27 章"小儿癫痫持续状态：儿童癫痫持续状态的初始处理和特殊综合征"）。睡眠中癫痫性电持续状态提示睡眠激活持续性癫痫样活动，提示癫痫持续状态，但并非所有拥有这些 EEG 表现的儿童都有临床癫痫发作。一些患者有相关的临床睡眠中癫痫性电持续状态，EEG 上发现有睡眠中癫痫性电持续状态且伴有进行性认知下降。一种相关的"癫痫性脑病"表现为慢波睡眠期持续性棘慢复合波，这是一种儿童癫痫综合征，其中至少在 85% 的慢波睡眠期间出现 1.5 ～ 3.5 Hz 的持续全面性（有时为不对称性）棘慢综合波。CSWS 常发生在儿童出生后的第一个十年，在这些儿童出现全面性惊厥或非典型失神和无张力性癫痫发作之前，神经功能表现往往正常。同时这些儿童大多有癫痫发作、全面性行为问题和认知功能退化。通常 EEG 最终会"平静下来"，且大多数癫痫发作会缓解，但认知和行为问题仍然存在。很难或不可能知道癫痫样放电是不是临床神经功能缺陷的原因，又或者癫痫样放电和临床神经功能缺陷是否都是同一潜在脑部疾病的表现。

在相关的获得性癫痫性失语中，尽管之前语言发育正常，但儿童仍存在后天失语、癫痫和行为障碍。有些患者的语言理解和言语表达能力逐渐下降，出现明显的感受性失语或听觉失认症。获得性癫痫性失语通常使用抗癫痫药物治疗，尤其是苯二氮䓬类药物，目的是消除癫痫样放电，但这一治疗很可能会加重癫痫病程中的认知障碍，目前已发现一些相关的证据（见第 27 章）。

2. 非典型失神发作持续状态

非典型失神发作持续状态相对少见。这肯定是一种非惊厥性癫痫持续状态，同时也是一种疾病，很难确定非惊厥性癫痫持续状态何时开始和停止，以及如何将癫痫持续状态与基线功能障碍区分开。它通常发生在伦诺克斯－加斯托综合征内，伴有严重的神经功能缺损、发育迟缓和严重的脑病。患者可能有非惊厥性及额外的强直性、无张力性和肌阵挛性癫痫发作。

临床表现通常包括认知功能从较差的基线进一步减慢或降低。非典型失神发作持续状态可以持续数天，同时具有明显的逐渐开始和终止的特征。非典型失神发作持续状态比典型的失神癫痫持续状态更复杂，包括临床表现和 EEG 上显著的背景性脑病。与典型的失神癫痫持续状态一样，它的 EEG 显示节律性全面性棘波、多棘波和慢波放电，但频率较慢（通常为 2.5 Hz，"棘慢波"）且节律性和对称性略低于失神发作。通常，如果没有明显的临床癫痫发作，很难将非典型失神发作持续状态与患者的脑病情况、发育情况或精神行为基线区分开来。脑电发作（EEG 示癫痫发作）可能与临床表现没有很好的相关性。与失神癫痫持续状态一样，癫痫发作可能会因卡马西平等抗癫痫药物而加重，并通过乙磺酰亚胺和苯二氮䓬类药物改善病情。静脉注射苯二氮䓬类药物可能会中断 EEG 放电，而不会实质性改变其行为，目前尚不清楚癫痫样放电在临床综合征中的作用，即它是另一种"边界综合征"。

3. 三相波

自 Bickford 和 Butt 早期描述三相波以来，其意义也一直令人困惑。TW 是中度至高电压（100～300 μV）的节律性复合体，通常以 1～2 Hz 的频率，常常成簇出现，但有时会以 0.5～2 Hz 的频率连续出现，这往往与意识水平降低有关。TWs 通常是状态反应性的，随着刺激而增加，深度昏睡或昏迷而减弱，在静脉注射抗癫痫药物或其他药物后可能会减退或消失。TWs 可呈"癫痫样"形状，当它们快速且有节律时，很难确定它们是否代表癫痫活动、脑病或两者兼而有之。大多数似乎并不表示正在进行的癫痫发作，但有些 TWs 表现

非常剧烈且有节奏，可能与特定非惊厥性癫痫持续状态中发生的放电相同，尤其是当其频率超过 1.5 Hz 或 2 Hz。有助于区分脑病表现和癫痫现象的 TWs 特征见表 19.1。TWs 的频率、节律性和清晰度更高，带有多棘成分的 TWs 很可能表明癫痫过程，而前后具有梯度且无节律的钝性 TWs 则表明脑病。服用苯二氮䓬类药物后 TWs 的消退可能表明诊断为非惊厥性癫痫持续状态，但苯二氮䓬类药物也可以消除表明有潜在脑病的典型甚至有节律的 TWs，且通常没有临床改善的情况。尽管如此，一些真正的非惊厥性癫痫持续状态对抗癫痫药物也没有反应，或者在没有临床改善的情况下，可能会让位于脑病模式。最后，一个特定的形态或演变是否代表脑病或非惊厥性癫痫持续状态，必须由经验丰富的脑电图师来确定，且不能忽视临床数据。

表 19.1　三相波与周期性癫痫样放电

三相波
表面负相，钝化的三相波复合体：a. 低振幅的钝性的表现为负相的第一相（通常为广泛基础）。b. 主导的陡峭的表现为正相的第二相。c. 具有缓慢抬高的第 3 个"慢波"成分
无多棘波成分
复合体持续时间：400～600 ms
幅度：参考导联为 100～300 μV；双极导联的则较小
频率：1.0～2.5 Hz（典型的为 1.8 Hz）
持续性：开始时持续时间长，之后持续时间缩短，但持续时间始终超过标准 20 min 记录的 10%
演化/反应性：随着睡眠、嗜睡或服用苯二氮䓬类药物减少；随着唤醒或有害的刺激而增加和再次出现
可能表现出相位滞后，在参考导联中表现最明显

周期性癫痫样放电
表面负性双相、三相或多相放电，具有棘波、尖波、多棘波成分或与慢波形成的复合波，或这些成分的组合
复合波持续时间：60～600 ms（平均 200 ms）
振幅：50～300 μV（通常高达 150 μV）
频率：0.2～3.0 Hz（通常为 0.5～2.0 Hz）
持续性：EEG 记录至少 10 min
演化：静态，仅在上述特征中存在微小变化

资料来源：改编自 Boulanger 及其同事 [32]。

四、连续脑电图监测时代与"非典型"非惊厥性癫痫持续状态

正如 Berger 对 EEG 的开发有助于发现和描述经典形式的非惊厥性癫痫持续状态一样，另一项技术创新——C-EEG 监测也推动了新一轮的发现，尤其是在重症监护室对危重患者进行监测时。Fagan、Towne、DeLorenzo 及其同事通过常规或中度延长的 EEG 发现，许多危重患者中存在非惊厥性癫痫持续状态，尤其是在昏迷和全面性惊厥性癫痫持续状态后。此后不久，通过对危重患者的 C-EEG 监测，Hirsch 及其同事发现，在几个选定的患者组中，约 20% 的患者患有非惊厥性癫痫或非惊厥性癫痫持续状态，尤其是当他们同时患有复杂的内科疾病、早期癫痫发作或两者兼有时。

以前人们讨论的非惊厥性癫痫持续状态的形式，包括了全面性发作和局灶性发作，构成了非惊厥性癫痫持续状态的"经典"类型。一方面是失神癫痫持续状态和类似的全面性发作形式的非惊厥性癫痫持续状态；另一方面是具有认知障碍特征或意识改变的精神运动性癫痫持续状态或局灶性发作的非惊厥性癫痫持续状态。许多病例与先前的癫痫综合征有关（并且经常加重），有时伴有急性发作。然而，在过去二十年中，大量且越来越多的非惊厥性癫痫持续状态病例不属于这些"经典"类型，而是与急重的神经或创伤疾病相关，这些疾病偶尔会叠加在癫痫综合征上，但更常在急性疾病期间重新出现。通常，这些疾病会导致反应水平的降低，进而阻碍对非惊厥性癫痫持续状态的认识，使其临床意义更难确定。因此，诊断在很大程度上依赖于 EEG，在没有癫痫临床症状的情况下，EEG 通常显示快速、节律性的癫痫样放电。这些"非经典"病例是当今重症监护室中最常见的非惊厥性癫痫持续状态类型。

旧的诊断难题仍然存在，但通过 C-EEG 监测发现的新的高频且频率不断增加的 EEG 模式又加剧了这些难题的解决难度。即使旧的"边界综合征"仍然是常见的临床问题，但周期性放电（局灶性和全面性）可能成为边界综合征这一问题中增长最快的区域。它们通常发生在警觉性降低或伴其他神经功能障碍的患者中，但有多种 EEG 表现。周期性放电和新生儿癫痫所引起的临床问题是 C-EEG 监测时代基于边界综合征这一问题中出现的新的"增长区"。

1. 周期性（癫痫样）放电

尖波性（潜在的"癫痫样"）和节律性 EEG 特征的意义显著不同，范围从"刺激性"（发作后、发作间期或发作前）到"发作期"，基于"发作期 - 发作间期连续体"这一放电模式。周期性放电包括周期性一侧癫痫样放电［periodic lateralized (epileptiform) discharges，PLED］、传统标志性的 PLEDs 以及最近的单侧周期性放电；双侧独立周期性一侧（癫痫样）放电［bilateral independent periodic lateralized (epileptiform) discharges，BiPLED 或 BIPD］；广义周期性（癫痫样）放电［generalized periodic (epileptiform) discharges，GPEDs 或 GPDs］。有关周期性放电的全面回顾，请参见第 5 章"周期性放电模式"。

2. 周期性一侧癫痫样放电

自 Chatrian 及其同事首次报道以来，周期性一侧癫痫样放电一直存在争议，但这只会随着技术的进步而得到改变。周期性一侧癫痫样放电由棘波、尖波或多尖波组成，具有可变的慢波复合波，通常在 0.5 ～ 2.0 Hz，广泛分布于一侧大脑半球的大部分区域。在放电之间，背景活动通常减弱且缓慢。随着时间的推移，放电频率可能会下降，大多数 PLED 会在几周内消失。

PLEDs 或单侧周期性放电最常见于急性大型结构损伤后，如脑卒中（最常见的原因）、肿瘤或感染，但也存在于慢性癫痫障碍和静态损伤中。PLEDs 患者常表现为迟钝，伴有局灶性神经功能缺损且常伴有局灶性运动性癫痫，部分性癫痫持续状态是常见的。至少 80% 的 PLED 患者出现临床癫痫发作，同时 EEG 癫痫发作的比例更高，许多人（许多 PLED 患者）之前有癫痫持续状态。在急性疾病中存活下来的既往无癫痫病史的患者中，有一半会发展为长期癫痫。

大多数脑电图师不认为 PLEDs 是持续性癫痫或癫痫持续状态的表现，至少在记录时是这样

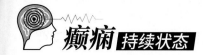
的。PLEDs 通常被认为是"癫痫持续状态的终末期"。然而，它们与临床癫痫发作高度相关。发现"PLEDs plus"或单侧周期性放电（低电压节律性癫痫样放电，或高电压周期性尖波之间的其他节律模式）的患者更有可能出现临床上明显的癫痫发作。

周期性放电的出现如与癫痫的刻板临床行为表现一致，通常被认为是"发作性的"（持续发作的标志）。大多数脑电图师也会将更快的放电（至少 2 Hz）解释为癫痫发作（如果持续时间足够长，则为癫痫持续状态）。如果抗癫痫药物治疗后 EEG 放电消失，临床症状改善，PLED 也可能表现为"发作性"的。一些研究发现，SPECT 显示局灶性灌注过多或出现 PLEDs 时 PET 扫描显示出局灶性代谢活动增加的证据，表明了 PLEDs 是持续癫痫发作的迹象。有时，PLED 肯定是癫痫发作的表现，例如自发的或苯二氮䓬类药物治疗后，伴随着放电减慢的临床神经功能缺损消除后的表现，即使没有结构性病变，EEG 显示的放电间隔也长达 4 s。在部分性癫痫持续状态期间观察到的 PLEDs 则肯定是癫痫发作的表现。

3. 广泛周期性（癫痫样）放电

广泛周期性（癫痫样）放电是连续的广义棘波、多棘波、尖慢复合波或尖波，通常重复频率大于 1 Hz，且由扩散缓慢或低电压背景引起。这些症状在重症监护室的 C-EEG 监测中很常见，与异常精神状态、昏迷、抽搐、非惊厥性癫痫持续状态和不良预后高度相关（见第 5 章）。许多是在缺氧或其他危险事件、代谢损伤、近期明显癫痫发作或全面性惊厥性癫痫持续状态后期出现的。它们与临床癫痫发作高度相关，但不一定表示当时正在进行的癫痫发作。一些人认为大多数全面性周期性放电是癫痫发作，建议采取积极的抗癫痫药物治疗，而另一些人认为它们只是神经元损伤的标志，并不是实际的癫痫发作，不需要积极的治疗，这在很大程度上取决于全面性周期性放电的频率。一项研究没有发现任何特征可以清楚区分缺氧后的全面性周期性放电和癫痫持续状态后的全面性周期性放电，即使这些情况对治疗和预后有明显不同的影响。即便采用积极的治疗，

广泛周期性放电也会持续存在，目前尚不清楚患者是否能从抗癫痫药物治疗中获益。

一些周期性放电呈现出波动性，可以位于"边界"的任何一边，给予刺激后，木僵或昏迷患者也可诱发局灶性或全面性周期性和准周期性放电——"刺激诱发的节律性、周期性或发作性放电"（stimulus-induced rhythmic, periodic, or ictal discharges，SIRPID），通常在刺激消退后减弱。Hirsch 令人信服地证明，一些 SIRPID 应被视为觉醒的迹象，而其他表现（具有明确的临床表现）则被看作是明确的癫痫发作。

4. 新生儿癫痫发作和状态

在新生儿癫痫发作领域，C-EEG 监测在试图确定患者是否有活动性癫痫发作方面发挥着越来越大的作用，最近还发现非惊厥性癫痫持续状态比以前怀疑的要常见得多。在癫痫发作和非惊厥性癫痫持续状态期间，新生儿的临床基线变化可能很小或没有变化。如果不使用 EEG 监测，非惊厥性癫痫持续状态可能难以充分诊断，尤其是在严重脑损伤的新生儿中。此外，新生儿癫痫发作的电图模式与老年患者不同，通常局限于较小的区域。部分在频率、幅度、形态或空间分布上显示出演变，但许多没有。许多新生儿癫痫发作仅持续 2～3 min，但经常复发，与成年人相比，新生儿长时间持续癫痫发作的频率较低。鉴于新生儿癫痫发作和非惊厥性癫痫持续状态在临床上细微的差别，临床医师越来越依赖 C-EEG 监测，但在 EEG 明显异常的危重成年人中也遇到了许多同样的不确定性和问题。因此通常很难确定 EEG 异常或癫痫样放电是否会引起临床的神经功能缺陷。

五、美国临床神经生理学会标准

为了帮助解决这些复杂但重要的临床电学难题，在美国临床神经生理学会工作的 Hirsch 及其同事，提出了 EEG 模式的标准化术语和基于 EEG 的癫痫发作诊断标准。试图辨别哪些周期性放电模式可能是"发作性"的，即表明正在进行的癫痫发作（Chong 和 Hirsch 对此进行了简明总结，并在几篇论文中进行了详细阐述）。周期性放电表明

明确的癫痫活动是快速的（> 2.5 Hz）或显示出明显的演变，就像典型癫痫的 EEG 模式一样。EEG 上非惊厥性癫痫持续状态的直接样本（表现）符合"美国临床神经生理学会标准"，并持续 30 min 以上（表 19.2）。

然而，在临床诊断的非惊厥性癫痫持续状态中，不同 EEG 模式的范围是广泛的。EEG 波形形态包括节律性减慢、尖波、棘波，以及这些特征的混合。放电可以是连续的、持续的，暂停几秒钟，也可以是间歇的。许多 EEG 更加模糊，波形更慢、更"钝"，有时类似于 TWs。随着时间的推移，非惊厥性癫痫持续状态模式往往会在形态、电压和频率方面发生变化，并且会有起伏。这种基于 EEG 的诊断应该针对神经功能缺损（由于癫痫活动）尚未恢复或恢复到临床基线的患者。美国临床神经生理学会标准或指南在临床研究诊断标准化方面具有重要价值，它们的使用有助于对危重患者进行有价值的研究，其中许多患者患有或怀疑患有"非经典"形式的非惊厥性癫痫持续状态。这些标准或指南的联合使用促成了有价值的多中心研究。

表 19.2　美国临床神经生理学会的非惊厥性发作研究标准（如果发作时间 > 30 min，则为非惊厥性癫痫持续状态）

序号	研究标准
1	重复的全身或局部棘波、多棘峰、尖波、棘慢波或尖慢波复合物，或其他节律性波形，速度 >2.5/s，持续时间超过 10 s
2	与上述波形相同，放电 < 2.5/s，同时伴有： (1) 明确的临床发作现象，如面部抽搐、眼球震颤或肢体肌阵挛，或其他表现 (2) 节律模式的明确演变，包括频率的增加或减少（超过 1 Hz）、放电形态的变化或位置的变化（节律活动逐渐扩散到至少涉及 2 个电极的区域或从该区域向外扩散）。仅放电幅度或"锐度"的变化是不够的 (3) 急性服用以快速作用为目的的抗癫痫药物后，快速出现的 θ 波或 δ 波节律 > 1/s，附加标准为明确的临床改善，或 EEG 改善（如癫痫样放电的消失及先前缺乏的正常背景节律和反应性的再现），或两者兼而有之，急性给予速效抗癫痫药物通常是苯二氮䓬类药物治疗（在没有临床改善的情况下，仅凭缓慢的 EEG 背景解决出院问题是不够的）

资料来源：改编自 Chong 和 Hirsch[43]，以及 Young 及其同事[68]。

1. 关于相关标准的问题

虽然美国临床神经生理学会标准促进了对非惊厥性癫痫和非惊厥性癫痫持续状态的理解，但它们并不总是能确定单个患者的明确诊断。这些标准对非惊厥性癫痫和非惊厥性癫痫持续状态具有良好的特异性，并能更好地确定诊断。它们通常用于临床，但主要用于指导研究目的（因此需要特异性），然而考虑到大量难以发现的（随后）临床确诊的非惊厥性癫痫持续状态患者，它们的敏感性缺乏可能是目前存在的一个问题。有些患者的 EEG 不符合这些标准，他们很可能患有癫痫或非惊厥性癫痫持续状态，因此临床判断在诊断中仍然至关重要。

有时，癫痫发作和非惊厥性癫痫持续状态在 EEG 上很明显，具有特征性甚至是"经典"特征。然而，代谢性脑病和其他脑病也有类似的 EEG 表现，且许多 EEG 模式既不能确定诊断，也不容易解释。

即使是确定局灶性与全面性非惊厥性癫痫持续状态模式也可能十分困难。在非惊厥性癫痫持续状态期间，EEG 可能在起始时表现为癫痫样全面性放电；或局灶性放电，伴或不伴有继发全面性放电；或同时具有局灶性和全面性异常。在儿科重症监护室患者中，局灶性或多灶性非惊厥性癫痫持续状态（65%）比全面性癫痫持续状态（35%）更常见。

虽然 EEG 检查是非惊厥性癫痫和非惊厥性癫痫持续状态最可靠的诊断手段，但它并不总是决定性的。正如美国临床神经生理学会建议中所述，应对治疗（"抗癫痫药物挑战"）可能会有所帮助。一些不太"经典"EEG 表型的患者对苯二氮䓬类药物或其他抗癫痫药物有临床和电图反应，在适当的情况下，药物快速反应可以诊断非惊厥性癫痫持续状态。劳拉西泮或其他抗癫痫药物可以小剂量连续给药，同时监测血压、呼吸和氧合。为了诊断正在进行的癫痫活动，应及时解决 EEG 上的癫痫样特征，并明显改善患者的临床状态，或完全停止脑电发作，恢复正常的 EEG 背景。静脉注射苯二氮䓬类药物可以消除脑电发作，但也可以抑制非癫痫 EEG 模式，如 TWs，因此仅电图改

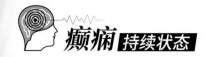

善并不能证明特定的EEG模式是癫痫发作。诊断时必须考虑临床背景和EEG结果。

重要的是，抗癫痫药物缺乏及时的改善并不能否定非惊厥性癫痫持续状态的诊断。通常，即使是明确患有非惊厥性癫痫持续状态的患者，也会对抗癫痫药物的反应非常延迟或不确定。快速的临床反应并不常见，尤其是在反应迟钝或昏迷的患者中，苯二氮䓬类药物的镇静作用也可能损害临床反应。当抗癫痫药物挑战“起作用”时，可以进行诊断；如果不是（可能更常见），则不能否定非惊厥性癫痫持续状态的存在。

2. 特殊情况

临床上最重要的“非经典非惊厥性癫痫持续状态”可能是治疗不成功（通常不充分）后的全面性惊厥或全面性惊厥性癫痫持续状态的持续，这在C-EEG监测中相对常见。在全面性惊厥性癫痫持续状态得到明显控制后，EEG可能会显示出快速癫痫样放电，且不伴有持续性癫痫发作的临床症状。在这种微妙的形式下，癫痫样发作放电在EEG上持续显示，即使运动表现（抽搐）已经停止，但患者仍然没有反应。在这种情况下，应将范围更广的潜在癫痫样EEG模式视为正在进行的非惊厥性癫痫持续状态的提示。大多数癫痫学家一致认为，当这些EEG改变显著时，就其病理生理学和临床意义而言，这种非惊厥性癫痫持续状态应被视为全面性惊厥性癫痫持续状态的后期阶段，并应迅速治疗。

当出现“细微”的运动体征，如眨眼或肌阵挛时，美国临床神经生理学会标准可以诊断非惊厥性癫痫持续状态。从逻辑上讲，如果在全面性癫痫发作和全面性惊厥性癫痫持续状态后出现这些EEG模式的患者在非惊厥性癫痫持续状态中被认为有明显的“细微体征”，那么在同一背景中出现相同EEG模式的患者，即便没有临床体征，也可能会得到相同的诊断。

这些有轻微或无运动体征的患者被称为“轻微全面性痉挛癫痫持续状态”。EEG可能显示不连续的癫痫样活动，伴有短暂的全面性棘波或GPD暴发。有些人认为这些EEG模式仅在患者有先前的临床癫痫发作或癫痫持续状态时才表明正在进行癫痫持续状态。这些患者的发病率和病死率都很高（见第5章）。大多数人一致认为，随着持续的脑电发作，仍提示治疗的紧迫性，尤其是在全面性惊厥之前，即便是确认了脑电发作的消失并不总能表明出现了临床改善。

还有许多其他患者在脑电发作期间（无论是否在全面性惊厥性癫痫持续状态之后），患有严重的内科疾病，如脑血管病、败血症或明显的代谢紊乱。确定EEG模式是否代表癫痫活动通常存在很大的不确定性。美国临床神经生理学会标准虽然有所帮助，但在实际的临床病例中，它们并不总是足够敏感。在临床实践中，当出现节律性、相对快速（＞2 Hz）的痫样放电，典型的EEG上的癫痫持续状态，没有明显的临床表现这些特征时，通常应被视为癫痫持续状态，而不仅仅是一种具有痫样放电的脑病，即使治疗并不会影响临床改善。这些EEG与已发表的非惊厥性癫痫持续状态研究中的EEG非常相似。这些模式可以预测难治性癫痫持续状态的高镇静治疗后出现的临床明显癫痫发作。一些具有这些EEG的患者对抗癫痫药物反应良好。然而，如何积极治疗仍然存在很大争议（见下文）。

这种长时间的EEG（非惊厥性，通常是继发性的“非经典”型）癫痫发作活动在危重患者中非常常见。在分析这些EEG模式与相应的神经功能缺损之间的相关性时，使用了许多术语。如上文所述，有些被称为“隐匿型全面性惊厥性癫痫持续状态”，有些则被称为EEG记录的癫痫性电持续状态，其他人则称之为“昏迷中的非惊厥性癫痫持续状态”。但并非所有持续电图癫痫发作的患者都处于昏迷状态。一些人将这些患有严重医学疾病的患者称为“癫痫性脑病”，这表明导致放电的潜在疾病是关键，其中癫痫成分不是原发性的，且可能对抗癫痫药物无反应。然而，这一术语可能最适合于儿童期疾病，如与癫痫性电持续状态相关的疾病（如上所述）。

六、2017年非惊厥性癫痫持续状态相关研究的情况

1. 非惊厥性癫痫持续状态的基本特征——定义

2017年，人们对非惊厥性癫痫持续状态的细

微性和复杂性有了比以往更多的认识，但仍难以给出准确的定义，部分原因是其临床表现多变，病理生理意义不确定。此外，EEG 的发现虽然对诊断至关重要，但往往模棱两可或有争议，对抗癫痫药物的反应可能十分微妙。

什么是癫痫发作？国际抗癫痫联盟对癫痫发作的最新定义是由于大脑中异常的过度或同步的神经元活动而导致短暂的体征和（或）症状发生，更简单地说，这可能是一种短暂的"由于异常的、通常是超同步的大脑电活动而导致的临床神经缺陷"。

那么什么是非惊厥性癫痫持续状态？ Gastaut 表示，癫痫持续状态是众多不同类型的癫痫发作的延续，同时已经清楚的是，癫痫持续状态在很大程度上是一种不同于个别癫痫发作的病理生理过程——"癫痫持续状态是由负责终止癫痫发作的机制失败或机制启动导致癫痫发作异常延长的癫痫发作"，其表现不同于个别癫痫发作。

非惊厥性癫痫持续状态的定义应包括 3 个要素：①临床神经功能的异常（惊厥除外）；②有令人信服的证据表明，这种功能障碍是由癫痫过程，即癫痫活动引起的；③具有不正常的延长。简言之，非惊厥性癫痫持续状态是一种持续的癫痫活动状态，导致行为或意识水平的改变。

2015 年国际抗癫痫联盟工作组的定义指出，癫痫持续状态是一种由负责终止癫痫发作的机制失效或机制启动引起的疾病，导致异常延长的癫痫发作（在时间点 t1 之后）；并且是一种可能产生长期后果的疾病（在时间点 t2 之后），包括神经元死亡、神经元损伤和神经元网络的改变，具体取决于癫痫发作的类型和持续时间。这一定义提供了病理生理学见解，并清楚地说明了个体癫痫发作与癫痫持续状态之间的差异。它还为及时治疗提供了明确的动力，尽管它没有具体说明非惊厥性癫痫持续状态的确切性质，或者告诉我们它究竟是什么。

2. 临床缺陷

临床缺陷通常包括精神状态、认知或行为的（癫痫）损害。几十年前，不同形式的非惊厥性癫痫持续状态报告激增，临床表现被认为更广泛、

更变化多端，因此很难确切地说出预期的临床变化。除了警觉性或行为的改变外，还可能发生感官感知（例如听觉、视觉、躯体感觉或心理）或失语症、记忆障碍、忽视症、失读症等方面的改变（见第 21 章）。

3. 有证据表明临床神经功能缺陷是由癫痫发作引起的

由于非惊厥性癫痫持续状态被认为是一种无惊厥（或未超过最小运动表现）的癫痫过程，但具有多形性的临床异常，几乎所有诊断标准都坚持 EEG 证据表明癫痫样活动持续或非常频繁，与美国临床神经生理学会标准密切或在某种程度上对应。还有其他诊断方法显示患者处于非惊厥性癫痫持续状态，包括一些成像技术（大多总是不太方便，也不太常用）和"抗癫痫药物挑战"（抗癫痫药物快速反应测试）（如上所述），其均有自身的局限性。

尽管如此，关于哪些 EEG 模式可以诊断非惊厥性癫痫持续状态或与非惊厥性癫痫持续状态相一致，仍存在争议，并且没有通过 EEG 诊断持续性癫痫发作的绝对（或至少普遍认同）标准。确定特定的 EEG 模式是否代表脑病或非惊厥性癫痫持续状态（两者都代表或两者都不代表）取决于确定某些模式在本质上是"发作性的"，即表示正在进行的癫痫发作。一些 EEG 发现本身就很有说服力，但在其他情况下，相同的 EEG 发现可能表明一名患者正在进行癫痫发作，而对另一名患者则全然不同，至少一位明智的神经病学家不会仅基于这一发现就诊断非惊厥性癫痫持续状态并给予治疗。

在临床实践中，美国临床神经生理学会标准虽然对 NCSE 的诊断有帮助，但不能局限于 NCSE 的诊断，尤其是在临床研究中。仅仅向提出要求的医师报告脑电图"位于连续体的某个位置"（发作期 - 发作间期连续体），或者因为任何假定的脑电图发作活动"不符合美国临床神经生理学会标准"而认为抗癫痫药物是不合理的是不够的——尤其是在全面性惊厥性癫痫持续状态治疗不充分后可能出现非惊厥性癫痫持续状态的"特殊情况"中。对于治疗或管理的临床决策，非惊厥性癫痫

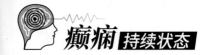

持续状态的可能性必须由经验丰富的脑电图师确定，该脑电图师也应考虑临床情况。

人们还可以质疑癫痫发作活动是神经功能缺陷（唯一）的原因是否重要。例如，在缺氧状态下，神经元损伤的程度往往很大，这决定了通常是灾难性的最终结果。同样，一些严重的代谢紊乱可能足以解释患者的损害，但 EEG 上明显的癫痫活动可能在没有原发疾病的情况下也会发生同样的情况，任何一个过程都可能导致神经功能缺损。当认为如果没有病变或疾病，具有相同 EEG 表现的癫痫发作可能会导致临床神经功能缺陷时，一些人会将这些发现标记为"非惊厥性癫痫持续状态"。另一些人则不会。

即使在诊断出非惊厥性癫痫持续状态后，同样的问题仍然存在。很难或不可能确定 EEG 上的癫痫样波形是否被认为是脑电发作活动促进或直接导致临床功能障碍。

4. 延长的持续时间

非惊厥性癫痫持续状态的许多定义中都包括癫痫活动持续的时间标准，或连续癫痫发作后无法恢复的时间标准。很久以前，Gastaut 将其"固定和持续的时间"定义为 30 min，但他非常关注特发性全面性惊厥性癫痫持续状态。传统上，对于"经典"形式的非惊厥性癫痫持续状态，癫痫学家倾向于要求 EEG 提供持续或复发性癫痫活动的证据，以及 30～60 min 的意识受损。几十年来，大多数临床研究在临床实际中认为将非惊厥性癫痫持续状态视为持续 30 min 的癫痫发作是有意义的。

在 Gastaut 早期定义的几十年后，Lowenstein、Bleck 和 Macdonald 提出了全面性惊厥性癫痫持续状态的第一个现代时间标准 5 min，将其确立为一个"可用于临床实践的"定义，主要用于帮助神经学家进行诊断，并快速确定治疗和管理计划。他们的提议仅限于全面性惊厥性癫痫持续状态。大多数神经学家采用了全面性惊厥性癫痫持续状态的"可用于临床实践的"定义，并且在最近的一些出版物中，对于所有类型的癫痫持续状态（如果没有证明有效性的话），同样的 5 min 标准已被广泛使用。

2015 年国际抗癫痫联盟定义基于相同的"可用于临床实践的"概念，并接受全面性惊厥性癫痫持续状态的 5 min 标准。然而，有人指出，不同类型的非惊厥有不同的时间标准："t1"（癫痫发作不太可能自行停止的时间，即变为癫痫持续状态的时间），对于失神癫痫持续状态和精神运动性癫痫持续状态或"意识受损的局灶性癫痫持续状态"来说都是 10 min。在非惊厥性癫痫持续状态中，"t2"（超过该时间以后，可能会导致长期神经损伤，改善该情况将成为当务之急，也成为临床医师应该更加积极治疗的原因）对于意识受损的局灶性癫痫持续状态，需要 60 min，但对于失神癫痫持续状态，则"完全未知"。对于（更常见但异质性更大的）"非经典"非惊厥性癫痫持续状态或"昏迷中的非惊厥性癫痫持续状态"，未提出 t1 或 t2。

癫痫活动持续时间的定义对于临床（"实用性"）目的很有价值：有助于非惊厥性癫痫持续状态的紧急诊断和促进适当的及时治疗，但它没有具体说明其本质或什么是非惊厥癫痫持续状态。时间的考虑（时间标准）对于临床实用性要比定义更有用。

当然，考虑到非惊厥性癫痫持续状态类型的多样性，时间标准不能简单地限制为 5 min 或 30 min。正如 Shorvon 所指出的，非惊厥性癫痫持续状态存在"一系列条件，比如在很大程度上取决于大脑发育水平和完整性、是否存在脑病、癫痫综合征的类型及癫痫活动的解剖位置"。因此，具有认知障碍特征的"异常延长"局灶性非惊厥性癫痫持续状态在患有遗传性癫痫的年轻人、患有多种医学问题的老年患者及因脑卒中和脓毒症引起的非惊厥性癫痫持续状态中有很大不同，尽管它们在临床上可能相似。在这两种情况下（以及其他几十种情况下），诊断非惊厥性癫痫持续状态的适当时间标准会有所不同，治疗也是如此。

2017 年，非惊厥性癫痫持续状态的定义在性质上仍然不准确，但其"临床实用性"越来越强。神经学家对其许多表现有了更多的认识，因此对可能发生的非惊厥性癫痫持续状态及如何对其进行评估有了更好的"怀疑指数"，这可能会提高对非惊厥性癫痫持续状态的认识和诊断，并加快和改进其治疗。

七、分类

非惊厥性癫痫持续状态的分类系统不能令所有基础研究人员、临床神经生理学家（脑电图师）、神经学家和学者满意。Gastaut 指出，癫痫发作的类型与状态的类型一样多，但其对应关系并不严格。例如，局灶性癫痫发作来自不同的大脑区域，具有不同的体征和症状，但许多可继续发展为全面性惊厥、全面性惊厥性癫痫持续状态或随后的非惊厥性癫痫持续状态，尽管起源不同，但许多后期表现相似。

Shorvon 基于癫痫发作类型，拒绝了非惊厥性癫痫持续状态的分类，并指出非惊厥性癫痫持续状态并不总是表现为个别癫痫发作的简单延长。不同的生理过程推动癫痫持续状态的发生，有助于其维持和延续，而这些癫痫持续状态与孤立的个别癫痫发作没有显著关系。有趣的是，也有许多与癫痫综合征相对应的基因异常，但与癫痫持续状态的病因关系不大。

2015 年国际抗癫痫联盟工作小组提出了基于 4 个轴的诊断分类系统：症状学（突出的运动症状与非运动症状）；病因学（已知和未知）；EEG 表现；不同年龄组，即一个电子临床架构（见第 2 章"癫痫持续状态的类型：定义和分类"）。因此，非惊厥性癫痫持续状态被分成局灶性和全面性形式，并承认癫痫发作可以从局灶性发作发展为全面性临床及其 EEG 表现。

不同的非惊厥性癫痫持续状态综合征具有不同的 EEG、临床行为、遗传以及发育特征，而年龄特异性表现、各种伴随的脑结构异常或医学疾病导致显著不同的治疗反应及不同的长期结果。国际抗癫痫联盟建议将非惊厥性癫痫持续状态从症状学上分为意识保留和"意识受损"或对刺激做出适当反应能力受损的情况。这些细分是一个合理的开始，但即使考虑到 4 个分类轴（有许多症状学、病因学、EEG 表现和不同年龄组），也会有许多类型的非惊厥性癫痫持续状态，其中一些在症状学上不容易归入简单的类别，例如失语症癫痫持续状态。

此外，还有许多类型或级别的"意识受损"，特别是重症监护室中的许多"非经典"非惊厥性癫痫持续状态具有持续的癫痫样放电表现，并伴有不同程度的警觉性下降，而不仅仅是"昏迷"。同样，"意识受损的局灶性癫痫持续状态"在患有内侧颞叶硬化症的青少年及患有脑卒中和代谢紊乱的老年人中是不同的。每个人都有不同的临床背景、疾病性质、损伤程度（可能需要不同的"t1"和"t2"时间）和治疗要求。对非常常见的"非经典"非惊厥性癫痫持续状态的许多类型和严重程度进行分类仍然具有挑战性。然而，随着时间的推移，可能会对多种类型的非惊厥性癫痫持续状态进行许多修改和更详细的分类，人们希望能得到更好的管理、治疗和结果。

本章侧重于理解非惊厥性癫痫持续状态的性质和形式，而不是其管理。然而，神经学家和其他内科医师必须考虑非惊厥性癫痫持续状态的潜在不良影响（即病理生理学后果）并制订治疗计划。不幸的是，许多早期的研究都将所有（或大群体）非惊厥性癫痫持续状态视为一种单一疾病，并在临床后果方面对治疗进行了评估，就好像所有非惊厥性癫痫持续状态种类都是相同的一样，这可能会损害患者的利益。因此，在了解非惊厥性癫痫持续状态的后果及如何管理非惊厥性癫痫持续状态方面，进展参差不齐。

病理生理学结果

全面性惊厥性癫痫持续状态很容易被识别，而且在很大程度上是作为一种单一的疾病。长期全面性惊厥性癫痫持续状态的临床结果和可能的神经元损伤越来越为人们所了解（见第 7 章、第 9 章和第 10 章）。然而，确定非惊厥性癫痫持续状态的这些结局尤其令人烦恼，这在很大程度上是因为非惊厥性癫痫持续状态充满了异质性，尽管形式多种多样，但它通常被当作一种疾病（或极少数疾病）来研究。试图确定非惊厥性癫痫持续状态在人类中可能的病理生理结果往往是困难且令人沮丧的。

（1）动物模型在病理生理机制方面很有价值，也很有指导意义，但有时对人类的适用性有限，并且某些模型使用了持续性癫痫持续状态的极端案例（一些模型与全面性惊厥性癫痫持续状态的

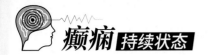

相似性大于非惊厥性癫痫持续状态），因此很难确定这种戏剧性的癫痫持续状态形式是否会在人类中引起类似的病理效应。关于这一主题更加广泛的讨论，见第 25 章"非惊厥性癫痫持续状态的后果：实验和临床证据"。

（2）神经元损伤的生物标志物可能会对疾病的诊断有所帮助，但在一些典型非惊厥性癫痫持续状态的"纯粹形式"中，如失神癫痫持续状态，神经元特异性烯醇化酶等标志物已经升高，几乎没有长期不良反应的证据。MRI 扫描常有显著变化，表明癫痫持续状态后神经组织功能障碍，但几乎所有病例均为惊厥性癫痫持续状态。许多患者在长期惊厥后出现潜在的组织异常，有可能导致癫痫持续状态。此外，许多或大多数 MRI 异常是暂时性的，而不是永久性神经元损伤。但一些报告显示了长期损伤，如海马体积减小，几乎总是伴有痉挛性癫痫持续状态，且经常发生在儿童身上（伴有发热和其他癫痫持续状态）。对于非惊厥性癫痫持续状态后长期 MRI 异常的证据，如没有先前病变及重大医学 / 神经疾病，就很难找到。在（现在大多数）"非经典"非惊厥性癫痫持续状态病例中，一些 MRI 改变也可能反映潜在疾病的危害。简而言之，这些标志物与神经损伤相关，但还不足以证明非惊厥性癫痫持续状态本身造成的长期损伤的明确因果关系。

（3）另一种方法是研究典型或"纯粹形式"非惊厥性癫痫持续状态的结果，例如"特发性"癫痫患者，允许关注癫痫发作和非惊厥性癫痫持续状态的影响，而不考虑由于诱发或合并医学 / 神经疾病而混淆的情况。在其中一项研究中，由于这种"纯粹的"癫痫发作活动，长时间的癫痫持续状态（全面性惊厥性癫痫持续状态和精神运动性癫痫持续状态）后基本上没有发现长期的临床发病率。然而，遗憾的是，在研究中，与当今重症监护室中的"非经典"非惊厥性癫痫持续状态病例相比，"经典"非惊厥性癫痫持续状态病例非常少。大多数"非经典"非惊厥性癫痫持续状态，就其性质而言，是相当"不纯"的，发生在有严重神经或医学问题的患者身上，使其难以或不可能控制除癫痫发作或 SE 本身以外的其他疾病的影响。

（4）人们还对各种形式的非惊厥性癫痫持续状态随机临床试验感兴趣，试图证明某种治疗会带来更好的结果，包括神经元损伤，从而证明非惊厥性癫痫持续状态导致了损伤。然而，很难组织这样的试验。在这项里程碑式的研究中，对共计 570 名全面性惊厥性癫痫持续状态患者的不同药物治疗进行了比较，所有患者基本上都是单一形式的癫痫持续状态（尽管有患者表现为"显性"和"隐性"），而非惊厥性癫痫持续状态有多种形式。非惊厥性癫痫持续状态的异质性在很大程度上排除了进行随机对照治疗试验的可能。

（5）可能解决这个问题的最佳方法是研究危重患者非惊厥性癫痫持续状态中的"癫痫负担"与随后的长期、稳定的临床缺陷之间的相关性。一组研究发现，即使将数据按不同病因分组，危重儿童非惊厥性癫痫发作的持续时间和时间百分比与随后的主要认知和临床缺陷之间也存在显著相关性。这种分组仍然不能完全控制病因或共病的影响（尤其是对于难治性癫痫），但他们依然取得了重大进展。总的来说，他们确实为及时治疗"非经典"形式的非惊厥性癫痫持续状态提供了支持，但他们无法指导我们如何积极治疗。参见第 25 章和第 29 章，以便更全面地讨论"癫痫负担"。

八、治疗

全面性惊厥性癫痫持续状态的管理和治疗现在已经相对明确了，但其应该更加积极。事实上，许多全面性惊厥性癫痫持续状态的治疗可能延迟太久，初始药物剂量不足。另一方面，与治疗的副作用相比，非惊厥性癫痫持续状态的管理需要在考虑疾病后果时保持更加微妙的平衡。

对于非惊厥性癫痫持续状态而言，随着对多种形式的非惊厥性癫痫持续状态更广泛的认识，治疗和管理原则变得更加复杂，每种非惊厥性癫痫持续状态都可以以个人的方式进行最佳治疗，并针对基本疾病和整体临床背景量身定制。具有"经典"形式的非惊厥性癫痫持续状态患者（例如失神和精神运动性癫痫持续状态）很少需要积极的治疗，而在某些非惊厥性癫痫持续状态病例中，可能需要使用重度镇静（或"麻醉"）药物进行更积极的治疗，例如在全面性惊厥性癫痫持续状态治疗不足之后的非惊厥性癫痫持续状态"特殊情况"中。以相同的方式处理所有非惊厥性癫痫持续状态可能会产生不良的结果。决策分析论文中包含了针对不同类型癫痫持续状态优化管理的敏感性分析。

同样，在研究非惊厥性癫痫持续状态疾病的治疗时，很难控制治疗方式，不仅是针对许多不同类型的非惊厥性癫痫持续状态疾病和癫痫持续状态的总体严重程度（就医学和神经系统疾病及共病而言），而且还针对癫痫持续状态的难治性。由于原因尚不清楚，一些非惊厥性癫痫持续状态类型和共病非常相似的患者比其他患者更可能患上难治性癫痫持续状态，因此有可能被选择使用更积极的治疗方式。

早期非惊厥性癫痫持续状态可能出现早期治疗不足，后期可能过度治疗。在研究者发现这个问题的 18 年后，人们仍然有理由担心非惊厥性癫痫持续状态"诊断不足和可能过度治疗"。一些措施可能有助于避免积极或过度治疗的不良影响，包括缩短其持续时间。对于"非经典"形式的非惊厥性癫痫持续状态，其可能包括更快的识别和诊断，更好的早期治疗和足够的剂量，以及可以容忍一些节律性癫痫样放电，甚至偶尔的电发作，而不是在它们发生时强化治疗。相对高剂量的"非麻醉"药物可能会被使用，以减少用于诱发"医源性昏迷"的更强的镇静药物，这可能包括使用中到高剂量的作用时间较短的苯二氮䓬类药物，如劳拉西泮，或相对高剂量的苯巴比妥（患者可能习惯于用药时出现的呼吸问题甚至是警觉性的变化）（见第 17 章"难治性和超难治性癫痫持续状态的治疗"）。许多可供选择的非昏迷诱导疗法也正在变得可行（见第 8 章和第 18 章）。最后，非惊厥性癫痫持续状态中的危重病患者往往因共病死亡，尤其是感染、多器官衰竭和血液学并发症，因此关注非惊厥癫痫持续状态患者无法转出重症监护室的相关内科并发症很重要。

相较于全面性惊厥性癫痫持续状态这样一种简单而独特的疾病，非惊厥性癫痫持续状态可能仍然是多方面的，且更难定义和掌握，其管理也很复杂。鉴于非惊厥性癫痫持续状态千变万化的性质，我们应该怀疑是否存在一个单一、准确且被广泛认可的非惊厥性癫痫持续状态定义，或者一个简单的分类方案。尽管如此，在 2017 年其定义和分类正在改善，人们对非惊厥性癫痫持续状态的表现形式、临床识别（诊断）方法及 EEG 上非惊厥性癫痫持续状态可能或不可能存在的表现形式有了更丰富、更好的理解。在一定程度上，我们应通过认识到非惊厥性癫痫持续状态具有不同性质、原因、预后和适当治疗方式，识别其多种形式（和临床背景）来改善治疗。

（译者：吴典玮　审校：王圆圆）

第 19 章·参考文献

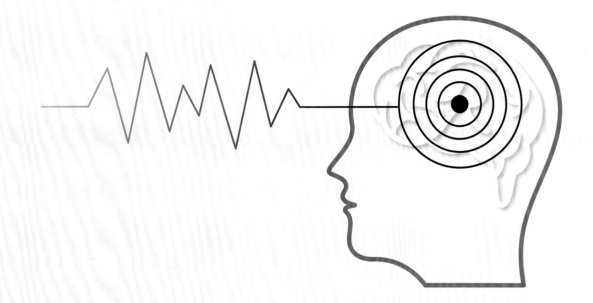

第 20 章

非惊厥性癫痫持续状态的临床表现

Peter W. Kaplan

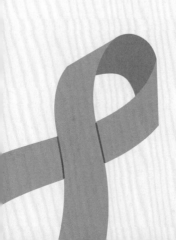

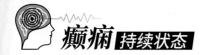

一、引言

自新巴比伦时期就有关于惊厥的描述，其反映了一种看法，即惊厥的人被外部力量或精神控制而备受折磨。对旁观者而言，可怕的是看到一个人被"癫痫发作"所控制，被"外部力量"主导个人对身心的控制。这种"控制"偶尔被认为是良性的，但通常是邪恶的，偶尔会导致个人被社会排斥，甚至被送往精神病院。

在西方，古希腊人、Galen 和中世纪的许多医师都提到了癫痫发作的临床观察，在东方则由 Avicenna 提及。正如本书"癫痫持续状态的历史"这一章所提到的，最近也有很多对癫痫持续状态的识别和描述。法国医师 Esquirol、Bouchet 和 Cazauvielh 在癫痫患者中观察到了一些奇怪的发作状态，患者从惊厥和意识不清恢复后出现了"癫痫性谵妄"和癫痫性愤怒。一种徘徊模糊的状态被称为"梦游症"，通常无法明确区分是心理上的睡眠状态或"发作状态"的原因。在神经学文献中，更确切地说是在癫痫文献中，术语"发作"通常用于指一个过程，这种假定或已被证实的潜在过程是皮质兴奋状态。在现代，"发作状态"已在 EEG 上以癫痫持续状态、癫痫发作甚至是癫痫样放电的形式被证明。

Samuel Wilks 爵士描述了这种在"一种梦境"中"迷失"的患者，他甚至将这种非惊厥状态称为"癫痫持续状态"，他是第一位经常使用溴化物治疗癫痫的医师。Prichar、Bright 和 Hughlings-Jackson 描述了癫痫"神游"状态（在这种状态下，患者似乎"迷失"了），由于缺乏 EEG 相关性，这些状态的本质仍是推测性的。Charcot 在著名的周二上午演讲中数次介绍了一位在这样混沌状态下于巴黎和更远的地方徘徊的巴黎送货员，其对溴化物疗法也有反应。

1945 年记录了第一例与 EEG 相关的失神发作持续状态病例，随后于 1956 年发现了精神运动性癫痫持续状态。然而，直到最近 vEEG 相关的使用，才发现并确定了大量与非惊厥状态相关的临床表现和行为。许多对已知癫痫患者奇怪行为的观察，除非与 EEG 癫痫发作活动的同步证据相关联，否

则依然是猜想。这种状态也可归因于发作后或发作间期谵妄、意识模糊或精神病。

自癫痫持续状态被定义为持续癫痫发作或多次癫痫发作而未恢复到基线神经系统状态，已过去了 50 多年。近期研究强调，90% 患者的癫痫发作将在 3 min 内自发缓解，但当癫痫发作持续时间超过这一范围时，往往会持续 5 min、10 min、20 min、30 min 或更长时间。因此，为了降低发病率和病死率，人们对惊厥性癫痫持续状态的早期诊断和及时治疗重燃兴趣。非惊厥性癫痫持续状态的发病率更具争议性，但是其在无严重并发病的癫痫患者中病死率为 3%，在有严重脑损伤或系统性损伤的癫痫患者中病死率为 27%，在深昏迷的癫痫患者中病死率上升到 39%。

在病程早期识别非惊厥性状态一直是个问题。昏迷中的癫痫性电持续状态常在昏迷患者行 EEG 检查时偶然被观察到。非惊厥性癫痫持续状态中较轻微的迟钝状态、意识模糊甚至微小行为变化也解释了非惊厥性癫痫持续状态被遗漏或忽视的原因，这种迟钝状态常归因于导致意识状态改变的其他原因。本章讨论不同类型非惊厥性癫痫持续状态的行为相关性，但不涉及伴有癫痫性电持续状态的昏迷患者或深昏迷患者。

非惊厥性癫痫持续状态诊断的基石是脑电发作活动与观察到的认知功能改变的相关性。简单来说，非惊厥性癫痫持续状态可被定义为无抽搐的持续或间断的临床癫痫性活动，并伴脑电发作证据。不幸的是，有几种与 EEG 上癫痫样活动相关的意识改变状态不是非惊厥性癫痫持续状态：中毒性脑病伴 EEG 三相波；昏迷或迟钝状态伴 EEG 周期性偏侧性癫痫样放电，近期被归类为单侧周期性放电；代谢性脑病伴 EEG 散发的癫痫样波。这些患者在静脉注射苯二氮䓬类药物后，EEG 通常提示"改善"，癫痫样波减少，但其精神状态未获得相应改善。因此，即使是在诊断时，医师也对准确的 EEG 解释和电临床相关性提出需求（表 20.1）。关于非惊厥性癫痫持续状态的准确 EEG 诊断问题，已有许多论文和综述进行过讨论。尽管有人认为对苯二氮䓬类药物的反应可能为非惊厥性癫痫持续状态提供了一个定义点，但一些研究

表明，非惊厥性癫痫持续状态意识改善这一临床缓解可能会延迟数小时甚至数天，因此，此类病例仍是可能的非惊厥性癫痫持续状态而不是确定的非惊厥性癫痫持续状态。

二、分类

先前的癫痫持续状态分类是基于病因学、临床表现学、病理生理学和 EEG 特征提出的。最近，国际抗癫痫联盟分类和术语委员会指定了一个专门委员会修订癫痫持续状态的分类。该小组又根据 4 个轴建立了一个分类：①症状学；②病因学；③相关性；④年龄。各种形式根据症状学分为运动活动和意识障碍两大组：①具有显著运动症状的癫痫持续状态，包括所有惊厥形式；②没有显著运动症状的癫痫持续状态，以非惊厥性癫痫持续状态为代表。每一组可根据意识障碍程度细分，而病因学分为：①已知或症状性（也细分为急性症状、远期症状和进行性症状）；②未知或隐源性。癫痫持续状态的已知病因作为附录显示。第三个轴为 EEG 相关性——在非惊厥性癫痫持续状态中更为重要。所采用的术语（如形态学、位置、时间相关特征）均来自美国临床神经生理学会的研究。非惊厥性癫痫持续状态既往主要按照 EEG 标准分为以下两组：

（1）失神发作持续状态，一种全面性非惊厥性癫痫持续状态。

（2）一种偏侧相关的非惊厥性状态，称为精神运动性癫痫持续状态。

每一组都被进一步细分。全面性非惊厥性癫痫持续状态包括以下几种：

（1）有以每秒 3 次棘慢波（失神发作持续状态）为特征的儿童期失神史的患者。

（2）儿童期发病且继发全面性癫痫的患者，通常伴有精神发育迟滞、更为明显的意识模糊和肌阵挛症状。

（3）老年患者新发症状，通常与中毒或代谢功能障碍、精神药物或苯二氮䓬类药物停药有关，或由强直 - 阵挛性发作触发。

（4）起源于颞叶或额叶的全面性非惊厥性癫痫持续状态。

表 20.1　非惊厥性癫痫持续状态的 EEG 鉴别诊断

伪差
节律性、规律性或阵发性肌肉运动 ECG 或心冲击描记伪差
生理性节律性图形或非癫痫意义的图形
思睡期节律性中颞区 θ 活动
成年人亚临床节律性癫痫样放电
病理性癫痫样图形
PLEDs（LPDs）
PLEDs plus（LPDs + F）
BiPLEDs（BIPDs）
GPEDs（GPDs）
三相波（GPDs 伴三相波形）（如肝功能障碍、尿毒症、缺氧；高氨血症；毒物 / 药物）
节律性 δ 活动
与静脉注射苯二氮䓬类药物后的临床改善同时正常化的其他异常 EEG 模式（苯二氮䓬类反应性戒断性脑病）

资料来源：经许可摘自 Kaplan[14]。

注：ECG：心电图；PLED：周期性偏侧性癫痫样放电；LPD：单侧周期性放电；GPDs：全面性周期性放电；BiPLED：双侧独立周期性偏侧性癫痫样放电；GPED：双侧同步癫痫样放电；F：快波。

不同类型非惊厥性癫痫持续状态的行为表现可能与 EEG 可识别的最大参与癫痫发作活动的不同区域相关。因此，额叶、颞叶内侧、颞叶新皮质和颞 - 顶 - 枕结合区域的癫痫发作活动倾向与这些大脑区域特有的症状或行为特征相关。此外，这些表现被认为出现在某些潜在的相关疾病中，如精神发育迟滞、尿毒症或阿尔茨海默病，且在患者不同年龄范围内获得临床表达。因此，尽管存在相当大的重叠，婴儿、幼儿、成年人或老年人通常有特定的临床特征。表 20.2 提供了基于定位相关 EEG 标准、表达年龄和特定癫痫综合征背景的非惊厥性癫痫持续状态分类。其中许多特征被专门委员会的最新分类所取代，但仍在此提供出来，因为其在过去 20 年里被许多临床医师所熟悉。

三、非惊厥性癫痫持续状态的脑电图诊断

诊断的一个主要挑战是癫痫发作的正确 EEG 识别。因为 EEG 上判断什么代表癫痫发作和癫痫持续状态在某种程度上依赖于主观解释，所以诊断取决于准确的 EEG 解释。癫痫发作活动的通用 EEG 定义很难确定，即使是复杂的、计算机化的癫痫发作和棘波检测器在正确识别癫痫发作并将

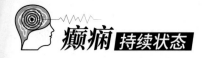

其与伪差区分开也存在问题。但一些典型的表现可被注意到。在癫痫发作突然停止并被背景抑制取代之前，完整捕获的癫痫发作通常会从低幅高频的棘波进展为高幅低频的棘慢波活动。这种从快到慢的进展可用于识别孤立的癫痫发作。然而，当患者处于癫痫持续状态且发作活动被认为是癫痫时，就会出现问题，该活动在 EEG 追踪开始前和结束后一直持续存在。在这种情况下，通常可看到每秒 1 次以上的伴有变异的节律性活动。节律性活动可能包含尖样波形或棘波成分，以棘慢波或多棘慢复合波为代表，甚至有节律性的 θ 或 δ 活动。主要的鉴别诊断混杂因素是通常每秒 1 次以下的癫痫样波形，例如周期性偏侧性癫痫样放电、双侧独立周期性癫痫样放电，甚至是双侧同步癫痫样放电。以上波形均可在结构异常或脑炎患者癫痫发作后的皮质过度兴奋状态下出现（关于周期性放电的最新术语，请参考 Hirsch 及其同事的研究）。这些波形代表皮质"易激惹"的状态，即使存在意识水平下降的临床相关性，既往也没有被归类为活动性癫痫发作。这些电活动频率不够高，并且缺乏与癫痫或"发作"更明显的临床相关性（如阵挛活动）。尽管如此，这条边界线是一个"灰色地带"，因为癫痫活动可能不仅是起源于运动皮层从而产生阵挛活动，它可能代表继惊厥性癫痫持续状态之后的电临床连续体的末端活动。

表 20.2　非惊厥性发作状态的分类

序号	分类
I	I 全面性非惊厥性癫痫持续状态
	A 失神发作持续状态
	i 典型失神发作持续状态发生于特发性全面性癫痫中，伴每秒 3 次棘慢波
	ii 老年人的新发反应性（情境相关）失神状态，通常发生于精神抑制药物使用时或停药后
	iii 失神状态伴退行性全面性癫痫；进行性肌阵挛性癫痫
	iv 额叶或颞叶起源的继发性全面性非惊厥性癫痫持续状态
	B 非典型失神发作持续状态
	i 见于儿童继发性全面性癫痫，通常伴有精神发育迟滞（隐源性和症状性），如伴有伦诺克斯－加斯托综合征。EEG 显示＜ 2.5 Hz 的棘慢波

序号	分类
II	IIa 单纯部分性癫痫持续状态（也可见 IIb）
	i 伴情感／认知特征的额叶单纯部分性非惊厥性癫痫持续状态
	ii 伴躯体感觉特征的顶叶单纯部分性非惊厥性癫痫持续状态
	iii 伴自主神经功能特征的颞叶单纯部分性非惊厥性癫痫持续状态
	iv 伴视觉特征（伴或不伴眼球震颤）的枕叶单纯部分非惊厥性癫痫持续状态
	IIb 精神运动性癫痫持续状态
	i 额叶 额极／额中央非惊厥性癫痫持续状态，伴有严重意识模糊和主要行为障碍（存在辅助运动区癫痫、扣带回癫痫、眶额癫痫、额叶背外侧癫痫，但局灶性癫痫持续状态很少被记录到）
	ii 颞叶
	（1）颞叶内侧
	a 海马或内侧基底、边缘区（经验性幻觉、解释性幻觉）
	b 杏仁核或前极杏仁核（恶心、恐惧、恐慌、嗅幻觉发展为凝视，伴有口部／饮食性自动症）
	（2）颞叶外侧（新皮质）后叶，伴听觉或视觉的知觉幻觉，进展为定向障碍、言语困难和头部运动（眼球震颤、凝视）
	（3）岛盖／岛叶伴前庭／自主幻觉（进展为凝视和口部／饮食性自动症）
III	III 按年龄分布的非惊厥性癫痫持续状态（部分与 IA 和 IB 重合）
	i 新生儿非惊厥性癫痫持续状态
	ii 肌阵挛－失张力癫痫伴非典型失神发作持续状态
	iii 慢波睡眠中癫痫性电持续状态
	iv 获得性癫痫性失语
	v Brett 微小癫痫持续状态
	vi Rolandic 状态
	vii 老年人非惊厥性癫痫持续状态（也可见 IAii）
IV	IV 表现为学习迟缓和精神发育迟滞的非惊厥性癫痫持续状态（部分与 IA、IB、IIIi～IIIv 重叠）
	i 儿童期
	ii 青少年期
	iii. 成年期
V	V 昏迷中的癫痫性电持续状态
	i 微小癫痫持续状态，通常在惊厥性癫痫持续状态后
	ii 伴有严重的中枢神经系统损伤，常伴多器官功能衰竭［伴面部、口周和（或）四肢肌阵挛］，但既往无明显的惊厥性癫痫持续状态发作

续表

序号	分类
VI	VI　相关的发作性状态
	i　意识模糊，伴周期性单侧癫痫样放电（PLEDs 或 LPDs[a]）或 PLEDs plus、LPDs-plus[a]
	ii　意识模糊，伴双侧独立周期性癫痫样放电（BiPLEDs 或 BIPDs[a]）
	iii　意识模糊，伴双侧同步癫痫样放电（GEPDs 或 GPDs[a]）
	iv　癫痫性脑病：精神状态改变，伴有紊乱的弥漫性或多灶性癫痫样特征 [如伴高度节律失常；发作间期重度伦诺克斯 – 加斯托综合征；交界性非惊厥性癫痫持续状态与中毒性脑病三相波（锂、巴氯芬、噻加宾）]

资料来源：经许可摘自 Kaplan[14]。
注：[a] 周期性放电的最新术语（LPDs、BIPDs、GPDs）参考 Hirsch 及其同事的研究[17]。

毒性、代谢性和感染性脑病，苯二氮䓬类药物戒断状态，神经阻滞剂恶性综合征和 5- 羟色胺综合征都可能与行为和意识水平改变有关，并伴有 EEG 异常，该异常通常具有癫痫样特征，如三相波（三相形态的全面性周期性放电）。因此，这些状态类似于非惊厥性癫痫持续状态，并可与之混淆，甚至在静脉注射苯二氮䓬类药物后可达到抑制"发作性"三相波活动的程度。

四、鉴别诊断

由于不同类型非惊厥性癫痫持续状态的临床特征之间存在明显重叠，因此按照临床路线区分非惊厥性癫痫持续状态的类型（如区分精神运动性癫痫持续状态病例和全面性非惊厥性癫痫持续状态病例）可能存在问题。这种模糊的界限可在许多明确的局灶性或全身性非惊厥状态的相关文献中看到。如既往认为在失神发作持续状态下不会出现完全无反应状态，现在也已被发现。意识障碍可能是许多类型的非惊厥性癫痫持续状态的常见症状，如意识水平的波动、思维迟钝、运动迟缓、意识模糊，甚至是单纯的自动症。

尽管如此，可对精神运动性癫痫持续状态和失神发作持续状态做出一些概括。与失神发作持续状态相比，精神运动性癫痫持续状态更常表现出恐惧、侵略性、易激惹和焦虑。同样，精神运动性癫痫持续状态也更常表现出刻板的、复杂的自动症。咂嘴、其他口唇自动症、偏侧肢体自动

症、肌张力障碍姿势、眼球偏斜和眼球震颤是精神运动性癫痫持续状态的典型表现。精神运动性癫痫持续状态和失神发作持续状态患者可能会激动、暴力和具侵略性，并可能出现幻觉。以下内容描述了其行为特征，并强调了不同特征。

退一步讲，将非惊厥性癫痫持续状态区分为失神发作持续状态或精神运动性癫痫持续状态可能并不像识别非惊厥性癫痫持续状态那样重要。在 Johns Hopkins Bayview 医疗中心过去的 30 年里，约 300 名非惊厥性癫痫持续状态患者被确诊，但也经常有误诊、漏诊的发生。表 20.3 描述了此类情况的临床示例。显而易见的是，一旦怀疑是非惊厥性癫痫持续状态就必须请求 EEG 检查，这个认识必须深入脑海，从而实现非惊厥性癫痫持续状态的诊断。虽然非惊厥性癫痫持续状态病例最初可能出现在医院的任何地方，但有一些特定的表现更易在急诊室、重症监护室及神经病学和精神病学服务中心出现。非惊厥性癫痫持续状态可类似于其他疾病。表 20.4 给出了其中一些例子（另见第 2 章"癫痫持续状态的类型：定义和分类"）。

表 20.3　非惊厥性癫痫持续状态误诊、漏诊的临床实例

序号	临床实例
1	昏睡和意识模糊归因于发作后状态
2	发作性意识模糊误诊为代谢性脑病
3	无反应和强直推定为心因性
4	迟钝状态被认为是由酒精或药物中毒引起的
5	幻觉或激动误诊为精神病或谵妄状态
6	嗜睡推定为继发于高血糖症
7	缄默归因于失语
8	笑或哭归因于情绪不稳定

资料来源：数据来自 Johns Hopkins Bayview 医学中心，Baltimore, Maryland, USA[12, 40]。

表 20.4　非惊厥性癫痫持续状态鉴别诊断

神经系统
线粒体脑病
一过性全面性遗忘症
器质性脑综合征
创伤后失忆
复杂型偏头痛
血管受损——缺血性、炎症性

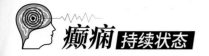
续表

毒性／代谢性
中毒性／代谢性脑病
酒精、苯二氮䓬类药物戒断
低血糖症
高血钙症
神经阻滞剂恶性综合征
5-羟色胺综合征
药物：锂、巴氯芬、三环类、噻加宾、头孢吡肟

癫痫或癫痫发作相关
典型失神发作持续状态
非典型失神发作持续状态
伦诺克斯－加斯托综合征伴脑病
精神状态改变伴 PLEDs（LPDs）/GPEDs（GPDs）/BiPLEDs（BPDs）
持续的发作后意识模糊
癫痫神游症或漫游癖
发作间期／发作后期精神病

精神病
急性精神反应
躯体形式障碍
分离转化反应

资料来源：经许可摘自 Kaplan[14]。

五、非惊厥性癫痫持续状态临床和行为相关性

1. 典型失神发作持续状态

典型和非典型失神发作持续状态被描述为小发作状态、轻度癫痫持续状态、棘波昏迷、癫痫性朦胧状态、持续癫痫性朦胧状态、持续失神、持续癫痫性小发作、发作性精神病、精神病状态和正常表达混乱。

典型失神发作持续状态最初可能仅在少数患者（19%）中被识别出来，而且常被误诊为精神运动性癫痫持续状态、发作后意识模糊、抑郁、创伤后失忆、歇斯底里行为、精神分裂症或中毒状态。3/4TAS 在 20 岁之前发病，1/3 TAS 预示着癫痫。失神发作持续状态的典型临床特征见表 20.5。

典型的失神发作持续状态突然出现，没有任何预兆（见第 15 章"特发性全面性癫痫持续状态"）。典型特征包括口周肌阵挛、眼睑肌阵挛、轻度至明显的反应迟钝、思维迟钝、运动迟缓及意识模糊。反应性的变化是高度可变的，图 20.1

对此进行了说明。言语功能通常得以保留，但可能缺乏口头回应和单音节回应。并非总是存在遗忘症，许多患者可以描述他们进入并停留在失神发作持续状态中的经历。这种描述可在表 20.5 的"经历"部分看到。以下是 TAS 的典型经历叙述。

轻度模糊：思维放慢，理解但形成答案延迟；中央视野振动；醉酒感；口周肌阵挛；轻度模糊伴嘴唇剧烈抽搐，不能喝咖啡；明显的模糊伴感觉滑稽、嘴唇抽搐和遗忘；轻度模糊伴眩晕、感觉不正常和沟通困难；逐渐但明显的模糊伴感觉不适、烦躁和担忧，强度增加、肢体抽搐且想要撤退到安全的地方；感觉头晕、陌生、缓慢和"不是自己"；波动性的轻度模糊状态——无法照顾自己、昏昏欲睡和无法工作；眼睛抽搐。

其他生动的描述：轻度模糊伴沟通缓慢、眼睑颤动和颈部痉挛；随着性格变化，轻度模糊波动至明显模糊，变得非常暴躁，并伴有严重头痛和频繁的手臂抽搐；逐渐显著的模糊伴疲劳、难以集中注意力及能听到但难以明白意思；轻度至显著的模糊，伴漂远感、回答缓慢，继而失忆；轻度模糊波动至显著模糊，自我感觉受干扰，含糊不清、不合作，言语缓慢伴口齿不清，偶发抽搐伴奇怪、迷失方向的行为；明显模糊伴意识模糊，在恍惚中错过谈话且徘徊；显著模糊，失眠伴奇怪的感觉、头晕、意识模糊水平增加、无目的的走动、重复对问题回答"是"，以及摸索衣服。

患者对经历的描述是很生动的。一位患者描述他通过不同的媒介看世界，感觉到"不在那里""不和其他人在同一个世界"。其他描述包括"无法控制的想法和对失去思想控制的恐惧"。一名患者将其描述为"就像坐在电影里一样"；另一种描述是"好像一个人穿过游泳池去见某人"。一位患者甚至能够在不翻页的情况下阅读 Walter Scott 的一首诗，虽然该患者以前从未读过这首诗，但是第二天却能够记住整页诗。

患者可能会抱怨幻视，进入梦幻般的状态，并以模糊和不适当的方式进行互动。患者可能认不出熟悉的人，并可能有轻微或明显的迷失方向表现。一名患者描述了一种"亲密"或"热"的感

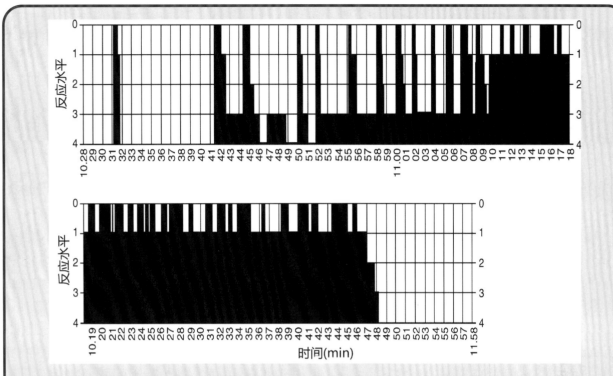

　　患者在上午 10:31 出现短暂失神发作，然后在上午 10:41 开始一系列发作，其间有正常反应期。患者在上午 11:10 至 11:48 反应性严重受损，然后突然恢复，无发作后异常或主诉。言语反应等级：0 无反应；1 有最小反应；2 有理解能力，能遵循简单的指示，接受识别，不能口头回答，可能出现命名障碍；3 有部分反应，能适当地用一两个词和死记硬背的短语做出反应，伴情感异常、部分命名障碍；4 反应准确即时，情感正常，可回应别人评论并发起对话，对他人的评论做出不止一次回应并发起对话，用一个或两个以上的词做出反应。

图 20.1　小发作时的反应性

(资料来源：经许可摘自 Theodore and Porter[56]。)

表 20.5 失神发作持续状态的临床特征

态度	运动	经历	言语
对威胁无反应 缺乏主动性 无法计划 孤僻	虹膜痉挛 运动表现笨拙 持续运动 自动症（咀嚼、强迫性处理物品） 节律性眨眼 翻白眼 面部或上肢的小幅抽搐 嘴唇颤动 强直性颈痉挛 共济失调步态／假性共济失调 漫游	压抑感 无法控制的想法 希望（但不能）执行简单的运动动作（运动性失用症） 处于梦幻状态："感觉模糊" "在不同世界里" "漂远" "醉酒" 烦躁不安 眩晕 对话片段缺失 中央视觉"振动"	持续言语 单音节回答 缺少自发言语 言语中断 嘴里发出咔嗒声
情感			**记忆／认知**
漠不关心 困惑 哭 笑 侵略性			变化的遗忘症 思维缓慢 定向障碍
行为	**精神病**		**其他**
对情况保持不合适的警觉 幼稚行为 神游状态 畸张症	幻觉 被迫害妄想症		失禁 腹泻 头痛 额叶释放征 巴宾斯基反射

资料来源：经许可摘自 Kaplan[14]。

觉。其他典型的行为异常，如一名患者穿着外套和靴子上床睡觉；上班时，他打不开自己的储物柜；转动钥匙时，他抱怨自己的卡车无法启动。这名患者将两个杯子放入空洗碗机中，在未放洗涤剂的情况下运行，拿出一支香烟且迷惑地看着它，淋浴后不能穿衣服。在非惊厥性癫痫持续状态前后，他绘制钟面的能力发生了显著变化（图20.2）。另一名患者煮了两次咖啡，把裤子套在睡衣上；还有一名患者半夜起床告诉妻子他开车去上班，结果撞到了停车牌上。

TAS 可能表现出攻击性、冲动行为、激动和敌意。一些患者行为退化，出现幼稚行为，如打破盘子、在墙上涂鸦、在咖啡里放盐或把牛奶倒入水槽并侮辱兄弟姐妹。其中一些行为是不恰当的，而不是退化的。Andermann 和 Robb 描述的一

名患者，其要了一个电话号码，但随后给出了自己的家庭住址，还说有另一名患者反复打开和关闭水龙头。即使在明显的意识模糊中，一些患者也会记住发生的许多事情，并能够进行相对复杂的活动。

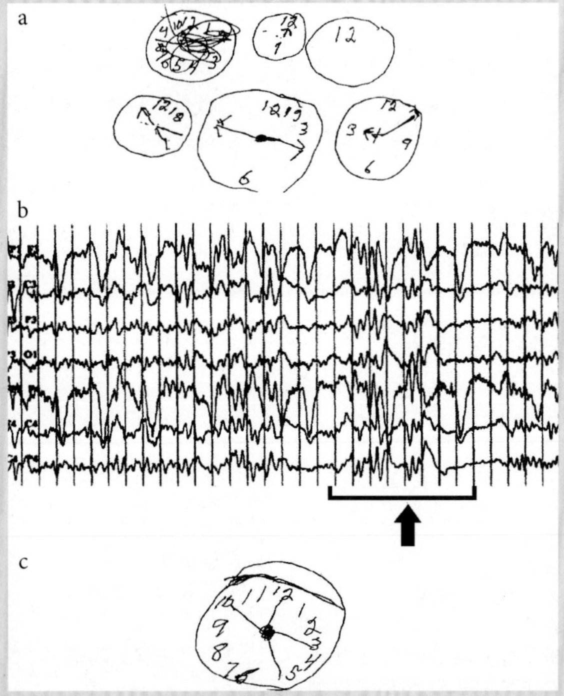

意识模糊可以掩盖其他更典型的临床特征，从而影响临床诊断。Dunne 及其同事描述一些出现恶心、呕吐、头痛和视力障碍的患者后来被发现处于失神状态。其他自主神经症状包括心率变化和出汗。

如上所述，区分 TAS 与精神运动性癫痫持续状态（EEG 除外）可能具有挑战性。失神、颞叶精神运动性癫痫持续状态和额叶精神运动性癫痫持续状态之间的一些行为差异见表 20.6。与精神运动性癫痫持续状态相比，TAS 通常很少引发遗忘，而且在事件发生后也很少出现发作后意识模糊。在 TAS 中，无反应期和部分反应期之间通常没有什么循环，这在精神运动性癫痫持续状态是可以看到的。与精神症状的严重程度相比，智力损伤通常较轻。

与精神症状的严重程度相比，智力损伤通常较轻。a. 患者在 EEG 监测下的非惊厥性癫痫持续状态期间努力用 2B 铅笔绘制的钟面。b. 非惊厥性癫痫持续状态期间，EEG 显示双侧、同步多棘慢复合波。c. 用劳拉西泮治疗非惊厥性癫痫持续状态后，患者能够画出更好的时钟。

图 20.2　非惊厥性癫痫持续状态前后患者绘图及 EEG

（资料来源：经许可摘自 Olnes 等[78]。）

表 20.6　失神、颞叶精神运动性和额叶精神运动性癫痫持续状态之间的行为差异

分类	ASE/AASE	TCPSE	FCPSE
认知			
意识障碍	****	***	***
意识水平波动	****	**	**
缓慢	**	—	**
言语自动症	—	*	—
交谈	—	—	*
偏执	—	**	—
情绪			
淡漠、沉思	*	—	*
困惑、缄默	*	—	**
讥讽	—	—	**
笑、哭	—	—	**
焦虑、害怕	—	**	—
愤怒	—	*	—
好斗、易激惹	—	***	—
激动	*	—	—
运动			
单纯自动症	*		

续表

分类	ASE/AASE	TCPSE	FCPSE
复杂自动症	–	**	–
徘徊	–	*	–
面部/全身肌阵挛	***	–	–

资料来源：经许可摘自 Rohr-le Floch 及其同事[42]。
注：受影响患者的百分比：– < 10%；* 11%～25%；** 26%～50%；*** 50%～90%；**** ≥ 90%。ASE：失神发作持续状态；AASE：非典型失神发作持续状态；TCPSE：颞叶精神运动性癫痫持续状态；FCPSE：额叶精神运动性癫痫持续状态。

2. 非典型失神发作持续状态

非典型失神发作持续状态已在精神发育迟滞和伦诺克斯 – 加斯托综合征患者中有过相关描述。在此类患者中，癫痫持续状态的发病或结束可能均不确切，发作间期状态可能与发作期合并。这可能会在行为、反应能力和注意力方面产生相对变化，使这些状态特别难以识别。据说患者有"功能失调的日子"，这时意识水平尤其受到影响。非典型失神发作持续状态的这种意识变化如表 20.7 所示。与 TAS 不同，抽搐很少预示或终止非典型失神发作持续状态。大约 50% 的患者可能有口周、面部或四肢肌阵挛。关于非典型失神发作持续状态特征的进一步讨论将在后面的段落中进行。

表 20.7　作为非典型失神发作持续状态表现的意识改变

分类	占比
A 轻度模糊	19%
表达变慢	
B 明显模糊	64%
缄默	
不动	
反应迟缓	
明显的定向障碍	
孤立记忆	
自动症	
C 嗜睡	7%
严重不动	
闭眼，眼球向上运动	
蹒跚	
失禁	
D 昏睡	8%
癫痫性昏迷	

续表

分类	占比
对疼痛刺激有反应	
失禁	

资料来源：经许可摘自 Roger 及其同事[57]。

3. 单纯部分性非惊厥性癫痫持续状态

单纯部分性非惊厥性癫痫持续状态可能难以被证明（另见第 21 章 "局灶性癫痫持续状态的认知表现"）。虽然其主观症状可能非常明显，但头皮 EEG 常无相关表现。但实际上，这个论点是循环的：被诊断为单纯部分性非惊厥性癫痫持续状态的患者必须有 EEG 相关性。根据所涉及的特定大脑区域不同，症状会有所不同。可能出现自主神经特征，包括发作性恐惧、厌食、体重减轻和描述不清的内脏感觉。可能存在轻度意识模糊、脾气暴躁、抑郁，甚至有与前颞叶病灶相关的自杀意识。一个颞叶病灶也可能引起早期恐惧。颞 – 顶 – 枕结合区域的更多发作性病灶可能诱发反向眼球运动，并伴有阶段性反向眼球震颤。右半球癫痫发作可能很难通过临床检查发现，只有通过仔细的神经心理测试才能发现。枕部单纯部分性癫痫发作可诱发视物显大症（视物变大、变形）或视物显小症（视物变小、变形）、空间方位的错误感知、动物幻觉、电影场景或简单的颜色和光线图形。可能出现短暂性皮质盲。尽管在缺乏 EEG 证据的情况下通常也会被假定为单纯部分性癫痫发作，但所有已发表的病例均有 EEG 相关性支持。

4. 精神运动性癫痫持续状态

第一例精神运动性癫痫持续状态病例可能是由 Gastaut 和 Roger 在 1956 年发现的，但是到 1983 年，只发表了 17 个明确的病例。然而，随着 vEEG 记录的广泛使用，已发现数百例病例。尽管如此，精神运动性癫痫持续状态仍可能未被充分认识。用于描述精神运动性癫痫持续状态的其他术语包括颞叶癫痫持续状态、持续癫痫性神游、精神运动性癫痫持续状态、长期癫痫性朦胧状态，甚至漫游癖。

精神运动性癫痫持续状态可以广义地描述为与偏侧癫痫发作活动相关的异常行为或意识水平，其意识损害的范围从某些高级皮质功能几乎

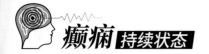

无法辨别的模糊状态到昏迷状态不等。有争议的是，与脑电癫痫发作活动相关的昏迷病例代表了具有不同病因、不同管理决策和不同预后的不同疾病。这些病例可能构成严重脑损伤或躯体疾病，以及作为附带现象的、与癫痫发作活动相关的情况。

表 20.6 从情感变化、"讽刺性微笑"、感觉性失语症，甚至神游状态等方面说明了与精神运动性癫痫持续状态相关的巨大临床差异。图 20.3 描述了反应水平随时间的典型显著变化。

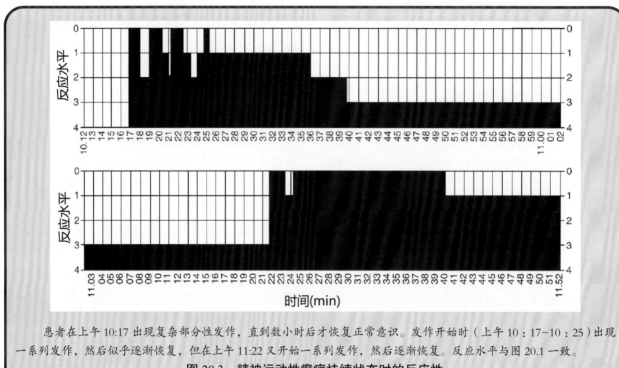

患者在上午 10:17 出现复杂部分性发作，直到数小时后才恢复正常意识。发作开始时（上午 10：17-10：25）出现一系列发作，然后似乎逐渐恢复，但在上午 11:22 又开始一系列发作，然后逐渐恢复。反应水平与图 20.1 一致。

图 20.3　精神运动性癫痫持续状态时的反应性
（资料来源：经许可摘自 Theodore and Porter[56]。）

尽管早期描述用简单的特征将精神运动性癫痫持续状态与失神发作持续状态区分开来，如精神运动性癫痫持续状态的周期性或波动表现与失神发作持续状态的持续紊乱，但失神发作持续状态也有周期性和持续性两种临床表现，需要其他临床特征才能进行明确的临床区分。自 20 世纪 90 年代以来，随着数百例病例的发现，临床医师已经认识到癫痫发作和临床表现的多样性——"几乎与精神运动性癫痫发作的类型一样多"。海马、杏仁核和杏仁核-海马精神运动性癫痫持续状态经常表现出行为的周期性变化。Treiman 及其同事在回顾 15 例病例时发现，患者出现朦胧状态，伴部分反应性、间歇性言语停滞和复杂反应性自动症。有些患者完全无反应，仅一动不动盯着某处；其他患者有饮食自动症、无意识发声和持续手势。

具有颞叶优势的精神运动性癫痫持续状态的病灶仍然可以起源于额叶，且具有代表额叶功能障碍的初始行为特征。岛盖、额叶和枕-海马区病灶均可继发扩散至颞叶内侧区域。颞外病灶可能产生前庭幻觉、单侧手臂自动症和视错觉，尽管当累及杏仁核和海马时，通常会有咀嚼运动、咂嘴和手势自动症。其他颞外临床特征可能包括躯体感觉幻觉、温暖感、瞳孔变化、面部颜色变化、恶心、手臂强直姿势或幻听觉。枕叶受累时，可能出现以中央视野区域为主的盲点或单纯幻视。稍偏前方，颞-顶-枕交界区受累可能诱发眼球震颤伴反向眼球偏斜。更靠前方受累或通过颞叶扩散时可引发肢体姿势改变，甚至引发奇怪的肢体自动症、头部位置改变、徘徊或"击剑"姿势。与 TAS 相比，精神运动性癫痫持续状态患者可能完全无反应。Williamson 描述了一名通过使用深部电极进行研究的患者，该患者临床表现为言语无反应、意识模糊、头眼偏斜，但病灶定位于海马区。另一名患者有头部偏斜、手臂僵硬和缄默症，仍能保持警觉性，其为辅助运动区域起源，但随后发展为精神运动性癫痫持续状态且无反应。

额叶精神运动性癫痫持续状态。随着对非惊厥性癫痫持续状态电临床类型理解的加深和描述的增强，发现了更靠前的精神运动性癫痫持续状态定位。病灶被视为起源于 1 个或 2 个额叶区域，最初描述为"类似小发作状态……""边缘性小发作状态"或"过渡性小发作状态"。其他术语包括"具有局灶性特征的失神状态""由额叶发病的发作性急性长期意识模糊状态""长期周期性癫痫发作""非惊厥性意识模糊性额叶状态""额叶起源的急性意识模糊状态""额叶状态"和"额叶来源的精神运动性癫痫持续状态"。Rohr-le-Floch 及其同事和 Thomas 及其同事的工作揭示了额叶精神运动性癫痫持续状态与失神发作持续状态之间更多的细微差异（表 20.6）。

额叶精神运动性癫痫持续状态通常对意识的损害较小，波动也较少。患者可能会交谈，伴有"讥讽"表情、不适当的笑声和微笑。患者可能表现出冷漠或沉思——所有这些特征在颞叶精神运动性癫痫持续状态中均较少见。恐惧、焦虑、愤怒、易激惹、消极、攻击性、激动及单纯和复杂的自动症出现较少，这些在颞叶精神运动性癫痫持续状态和精神运动性迟缓更为常见。

不幸的是，很多关于非惊厥性癫痫持续状态的大样本研究，几乎不将精神运动性癫痫持续状态细分为额叶和颞叶两种类型进行探索。Thomas 及其同事描述了两种类型的额叶非惊厥性癫痫持续状态：Ⅰ型有情感抑制或冷漠，轻微认知损害和情绪障碍，但没有明显的意识模糊，EEG 显示单侧额叶病灶。进一步详细描述为患者能够进行日常生活活动，如进食、穿衣、洗漱、行走，以及对姓名、年龄、地址和电话号码的判断。复杂的任务活动（如连续减去 7，再现替代图案序列，或将一张纸放入信封）与思想迟钝、持续言语和注意力受损有关。其他情感和行为障碍包括去抑制、情感淡漠或过度亲密及轻度躁狂。患者有时出现面部表情茫然，缺乏自发情绪，言语流利度下降。

这些临床特征的波动已被注意到。一些患者有头眼偏斜、嘴低幅抽搐或单纯自动症，如反复抓挠、摩擦或挑衣服。大多数患者没有遗忘症状。没有更"典型"的额叶癫痫发作特征，如踩踏板或"钓鱼"。Thomas 及其同事强调，最能描述这些情况的是"情绪障碍"，而不是"意识模糊状态"。

额叶精神运动性癫痫持续状态可能特别难以与 TAS 区别，一些人认为全身性活动的出现实际上源于继发性双侧同步化的单侧额叶病灶。如 Thomas 和同事所述，在Ⅰ型额叶精神运动性癫痫持续状态后未观察到主观或客观认知后遗症。

较罕见的Ⅱ型额叶精神运动性癫痫持续状态具有较大的意识损害，与双侧额叶病灶相关。有明显的行为障碍、时空定向障碍、意识模糊和持续言语。患者明显易受干扰，表现出周期性波动，甚至达到需要限制攻击性的程度。应注意有口周肌阵挛表现，有一名患者最终以灿烂的微笑结束该发作。其他患者则表现出紧张性木僵，伴单纯手势自动症。患者普遍对该发作有遗忘。

5. 非惊厥性癫痫持续状态在婴儿期，儿童期和老年期的表现

新生儿非惊厥性癫痫持续状态与其他年龄段的临床表现不同（见第 16 章"惊厥性癫痫持续状态的早期治疗"）。早产儿和足月儿可能仅表现出轻度的面部和肢体抽搐、眼球偏斜、眼睑颤动、呼吸暂停或自主神经改变，其运动提示有划船、踩踏板、游泳或拳击。持续数天的癫痫发作可能与 EEG 高幅慢波活动、节律性活动或暴发抑制相关。一些脑电发作没有临床相关性。严格地说，不存在 TAS 或精神运动性癫痫持续状态。婴儿癫痫性脑病或大田原综合征通常表现为较大屈肌、伸肌或强直性痉挛。在婴儿痉挛症的情况下，由于潜在脑病和临床状态波动，诊断可能比较困难。在轻度发育迟滞，特别是伴有高度节律失常的患者中，可能出现视觉接触中断和情感成分减少，也可出现口部自动症、眨眼、唾液分泌过多和淡漠状态。婴儿和儿童期的非惊厥性癫痫持续状态典型临床特征见表 20.8 所示。

对于肌阵挛－失张力癫痫，癫痫持续状态表现为情感淡漠，甚至木僵。可能存在面部肌肉抽

表20.8　婴儿期和儿童期非惊厥性癫痫持续
状态的临床特征

序号	临床特征
1	淡漠
2	精神恍惚
3	假性痴呆、昏迷
4	警觉性、合作性或"健谈性"下降
5	烦躁不安
6	攻击性
7	缄默症、不恰当的言语暴发
8	共济失调、摔倒
9	情感或视觉接触减少
10	流涎增加
11	眨眼、茫然表情、凝视
12	口部自动症
13	口周、面部和四肢抽搐
14	颤抖
15	较大儿童的退行性行为或幼稚行为
16	点头

资料来源：经许可摘自 Kaplan[14]。

搐、四肢抽搐、流涎、面部表情茫然和构音障碍。癫痫持续状态持续数小时至数周，通常随睡眠－觉醒周期而变化，可能在觉醒后不久发生，患者表现为昏迷地躺在床上。对于伦诺克斯－加斯托综合征或继发性全面性肌阵挛－失张力癫痫，可能表现为木僵、失张力、点头、肌阵挛性抽搐和面部肌阵挛。

非惊厥性癫痫持续状态在智力正常的儿童中很罕见，偶尔发生于良性 Rolandic 癫痫，表现为言语停滞、流涎、吞咽困难、面部无力、头部偏斜和轻度意识模糊。非惊厥状态也可能发生于枕部区域，伴有恶心、厌食和幻视。

6. 发育迟缓儿童的非惊厥性癫痫持续状态

慢波睡眠期的癫痫性电持续状态通常发生在发育迟缓儿童的夜间睡眠中（见第26章至第28章）。特征性棘波至少85%出现在非快速眼动睡眠期，癫痫发病年龄在1至14岁之间。智商通常在45至80，伴有多动症、攻击性行为、记忆损害和精神病。语言最终退化为缄默症。一种类似的疾病（获得性癫痫性失语），其非快速眼动睡眠期的棘波较少，且精神障碍模式不同。目前尚不清楚EEG表现是否是脑病的附属现象，还是电活动本

身导致了功能退化和脑损伤。获得性癫痫性失语通常发生在2至4岁之间，且以前发育正常的儿童中。其语言能力逐渐退化，伴有表达性失语症、听觉失认症、词聋和言语输出受损。奇怪的是，EEG 异常可能集中在非优势半球。伴随语言问题，患者可出现智力问题、多动症和人格障碍。

精神发育迟滞和学习困难的儿童和青少年也可能难以被诊断。患者可能会丧失"健谈性""合作性"以及对正在进行的活动的参与积极度。从行为学角度来看，患者似乎有额叶癫痫发作，但发作间期 EEG 定位变化更大。多数患者表现为伦诺克斯－加斯托综合征或获得性癫痫性失语。如上所述，在儿童后期，可看到以非典型失神发作持续状态和精神运动性癫痫持续状态形式出现的非惊厥性癫痫持续状态更经典的临床表现。

典型描述有："茫然地看着前方，目光灼灼，回答问题非常缓慢，说话非常缓慢而谨慎"；"有时他会关闭自己"；"有聋哑时期"；"行动迟缓，不合作，昏昏欲睡"。

患者可能撞到物体、走进门，表现出较差的平衡能力和较差的运动控制能力，并经常跌倒。这些临床特征被称为假性痴呆和假性共济失调。临床特征如表20.9所示。

在日本13至31岁的非惊厥性癫痫持续状态患者中已检出非惊厥性癫痫持续状态的20号环状

表20.9　发育迟缓儿童非惊厥性癫痫持续
状态的临床特征

态度的	动机
顽固	震颤
进攻性	口周、面部、肢体运动
被动性	肌阵挛
精神恍惚	烦躁不安
意识水平	颤抖
无反应性	**体质上的／退行性的或植物性的**
困倦	厌食
意识模糊	饮食减少
昏迷	呕吐
言语	尿床
缄默	
持续言语	

资料来源：经许可摘自 Kaplan[14]。

染色体。癫痫发作的特征为并发运动性癫痫发作，伴有长期意识模糊状态、凝视、转头、缄默、无意义的言语、面部潮红及四肢颤抖。在每天数次发作间期，可出现冲动行为、无目的行走、不适当反应、缄默及眼睑和四肢肌阵挛。

7. 精神发育迟滞成年人的非惊厥性癫痫持续状态

精神发育迟滞成年患者的非惊厥性癫痫持续状态也存在诊断挑战，主要受患者基线神经系统状态影响。特别是对有发作间期行为问题的精神发育迟滞患者，发作时的变化可能不明显。然而，一些例子是"几天来缺乏热情，茫然地盯着空中，几乎处于昏迷状态""延迟很长时间才做出反应""极其固执，不肯吃饭或不上厕所""有轻度口周震颤和不规则抽搐""拒绝清洗""有晕厥发作伴凝视和口周运动""难以理解的言语暴发""不适当的脱衣和重复动作，如煮咖啡""全身性颤抖"。所有患者均患有伦诺克斯 - 加斯托综合征。对于此类患者，精神特征可能占主导地位，提示精神问题而不是非惊厥性癫痫持续状态。与患者基线相比，一个典型的特征是"退行性行为"，并可能表现出不同程度的迟钝从而指向非惊厥性癫痫持续状态。

8. 老年人的非惊厥性癫痫持续状态

由 Thomas 及其同事描述的老年人非惊厥性癫痫持续状态通常影响不同的患者群体。它发生于代谢功能障碍、并发感染和脑萎缩的情况下，临床状态可能归因于其他导致谵妄和昏迷的原因。诊断可能延迟长达 5 日。发病率和病死率可能接近 60%。临床特征包括"言语中断、畸张症、步态缓慢和共济失调"，也有关于出现咀嚼、强迫性处理物品、额叶释放征和巴宾斯基反射的报道。40 岁以上患者近 3/4 是女性，典型诱因包括停药、中毒或代谢功能障碍，以及使用精神安定剂、抗精神病类药物，尤其是苯二氮䓬类药物。2/3 的患者出现中度意识障碍，伴无反应性、凝视、蜡样僵化、严重语言问题甚至缄默症及持续言语。患者可能会激动、好斗、产生幻觉和情绪不稳定。常见的微小运动是眼睑、嘴和四肢的抽搐。

六、精神类特征和表现

虽然在一般人群中精神病的患病率为 1%，但在癫痫患者中的患病率为 3% ～ 7%。发作性精神症状类似于精神分裂症，治疗上也类似。部分性癫痫发作的精神学特征早已被识别，包括视觉或听觉的幻觉和错觉、恐惧、偏执和激动。可能存在情感变化、去现实感和去个性化，以及看到自己（自窥症）。非惊厥性癫痫持续状态的精神和行为学表现可能从畸张症到躁狂症、多动症。精神性特征可能很绚丽。一名患者感觉自己身处一面扭曲的镜子中，听到有人命令他从身上取下毒药（他曾担任过驯马师）。另一名患者下班后会在火车上给女性拍照，因此受到了警方的警告。上文讨论的 I 型额叶精神运动性癫痫持续状态，伴右侧病灶可导致轻度躁狂、言语输出增加和情感去抑制。相反，伴左侧病灶可导致面具脸、言语流利度降低、情绪状态低平和运动活动减少。患者可能不存在明显的意识模糊，在老年人中，这些临床体征很多会被遗漏。

一些仅有精神表现的疾病也可能是非惊厥性癫痫持续状态。线粒体脑病、乳酸性酸中毒和脑卒中患者可能有意识模糊和攻击性，但伴有非惊厥性癫痫持续状态的患者有偏执性思维、离题思维、妄想、精神运动性迟滞及自知力、判断力和动力受损。

七、结论

自 80 年前首次明确 EEG 与非惊厥性癫痫持续状态的相关性以来，对高度可变的行为和临床相关性的理解稳步增加。个别情况下，各种各样人群的大脑皮质功能会受到不同程度的损害。非惊厥性癫痫持续状态可以影响态度、情感、记忆、思维、行为、感觉、运动、特殊感觉、心理和意识水平。

非惊厥性癫痫持续状态的认识及诊断的不足，通常是因为它与身体部位的特定疾病相似且被诊断错误，例如自主神经性主诉归因于胃肠道疾病；言语障碍认为是卒中伴失语症引起的；或精神障碍认为是原发性精神疾病。在进行 EEG 检查时通常存在明显延迟，因此在做出正确的非惊厥性癫痫持续状态诊断时也存在明显延迟。非惊厥性癫痫持续状

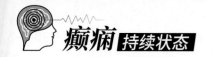

态的许多特征甚至被归因于心因性状态或转换障碍。通过临床警惕性、EEG 可用性以及对临床表现多形性的了解，医师应该能够对大量非惊厥性癫痫持续状态的临床和 EEG 进行诊断和管理。

（译者：冷秀秀　审校：王圆圆）

第 20 章·参考文献

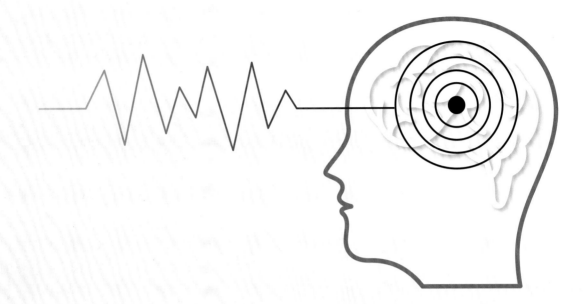

第 21 章
局灶性癫痫持续状态的认知表现

Vaishnav Krishnan, Frank W. Drislane
Michael G. Benatar

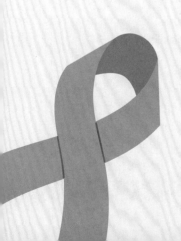

一、引言

局灶性癫痫发作的临床表现通常由起源的特定解剖位置和超同步过度神经元活动的时空传播决定。起源于或涉及运动、运动前区的痫性发作最容易被识别，因为它们通常会导致"阳性症状"，即广义上的"抽搐"，如对侧肢体的阵发性抽搐、抽动或强直、阵挛运动。类似地，局限于专门负责特定认知或情绪功能的大脑区域或网络的癫痫活动（无论是频繁的癫痫样放电，还是更长时间的脑电发作或临床发作）会产生各种局灶性认知或情绪紊乱（表 21.1）。这种"发作的"（此处定义为与癫痫发作活动有关或发生于癫痫发作过程中）局部认知症状和体征对急诊室内科医师、神经科医师和癫痫科医师来说是一个重要的诊断和治疗挑战，主要有 3 个原因。首先，当患者没有表现、报告惊厥动作或明显意识受损时，临床医师必须高度怀疑潜在的原发性癫痫病因，并且将其作为神经学检查的一部分进行系统的认知评估。其次，正如下面所讨论的，虽然潜在的癫痫活动可能是阵发性的或强度有起伏的，但局灶性认知症状可能是更慢性的或持续性的，这大概是因为"发作的"和"发作后的"的行为表现可能相似（如混合性失语）。因此，患者往往表现为新发的持续性功能缺损，导向紧急的缺血性或出血性卒中的评估。最后，将局灶性认知症状归因于潜在的癫痫病因，

需要时间相关性局灶性癫痫样放电、癫痫发作，或在某些情况下的头皮 EEG 节律减慢的证据支持。这就造成了一个两难的局面，因为通常头皮 EEG 空间分辨率和灵敏度有限，无法可靠地检测到高达 80% 的简单局部痫性发作。这迫使临床医师依赖其他方法证明这种癫痫活动的存在，例如治疗性地试用抗癫痫药物、使用能够显示发作期局部高代谢的神经成像方式，如 SPECT 等。

通过一系列说明性案例，本章探讨了局灶性痫性发作和局灶性癫痫持续状态的各种认知表现（表 21.1）。本章根据痫性发作症状学分节，特别强调癫痫性失语症和健忘症，作为与颞叶痫性发作活动有关的局灶性认知症状的例子。随后，描述了痫性发作诱发的精神错乱、抑郁、恐惧或恐慌，作为局灶性痫性发作如何导致单纯的精神症状而不损害语言或注意力的例子。我们提醒读者，不要根据是否存在意识或知觉受损（即有无"认知障碍特征"）区分局灶性痫性发作。定义为有临床意义的意识已被证明是难以捉摸的，而且可能难以可靠地评估，特别是当局部语言功能和记忆障碍可能干扰这些活动时。我们同意国际抗癫痫联盟的建议，该建议将所有癫痫持续状态病例视为发生在症状学、病因学、脑电相关性和年龄的特定轴上。

由于上述原因，文献报道中明确由癫痫持续

表 21.1　非惊厥性痫性发作的认知和行为表现

认知标志	定义	参考文献
躯体认识不能	不能认识到身体的某一部分是自己的	Thomas 等 [2]，Feinberg 等 [3]，Nishibayashi 等 [4]
失认症	缺乏对神经功能缺损的认识，尽管试图引起患者对缺陷的注意	Grand'Maison 等 [5]
紧张症	运动不能相关的行为无反应	Lim 等 [6]，Kanemoto 等 [7]
失读症	阅读障碍	Kutluay 等 [8]
失写症 [a]	写作障碍	Schomer 等 [9]，Matsuoko 等 [10]
失算症 [a]	计算力受损	Matsuoko 等 [10]，Shimotake 等 [11]
左右失定向 [a]	不确定哪边是左，哪边是右	Matsuoko 等 [10]，Shimotake 等 [11]
手指失认症 [a]	无法识别和命名单个手指	Matsuoko 等 [10]
失用症	在没有潜在的运动、感觉或其他认知缺陷的情况下，已习得的运动任务受损	Matsuoko 等 [10]，Profitlich 等 [12]
模仿言语	言语刺激的不恰当重复 [单词、短语和（或）完整句子]	Linetsky 等 [13]，Cho 等 [14]
半边忽视	不能注意或意识到空间或自己身体的一侧	Schomer，Drislane [15]

[a] 通常发生在格斯特曼综合征的背景下。

状态引起局灶性认知功能障碍的文献有限，仅限于病例报告和病例系列。为了解局灶性痫性发作可能导致的认知障碍的范围，短暂性痫性发作的短暂认知表现近似地代表在局灶性癫痫持续状态下可能发生的、更持续的局灶性认知功能障碍。此外，由于癫痫持续状态意味着持续的长时间痫性发作或反复痫性发作期间不能完全恢复，应特别注意，具体的认知改变可能会在发作期或发作后出现。

二、发作期失语症

1. 引言

失语症，广义上定义为语言功能异常，可以是局灶性痫性发作或局灶性癫痫持续状态的唯一表现。发作期失语症通常是混合的（在理解力、流畅性和重复方面有缺陷），或者可能损害个人特定的语言功能，例如命名、句法或语法，在不突出的情况下可能只表现为间歇性的错述。这可能是语义性错语（所想表述的单词被一个意义相近的单词取代，例如用 blouse 代替了 shirt）或音位错语（一个单词被另一个发音相近的单词取代，例如用 duck 代替了 truck）。语言功能的发作性损害可能完全不影响语言的流利性和理解能力，但可能选择性地损害阅读（失读）、写作（失写）或两者兼而有之。

言语或表达减少通常是失语症出现的第一个迹象，但要认识到很重要的一点，即并不是每个言语减少的患者都有潜在的语言障碍。例如，由于原发性意识障碍（如昏迷或意识模糊）导致的言语产生障碍，或由于中枢、外周病因导致的严重言语失用或颊面肌活动障碍。作为中毒性和代谢性脑病核心特征的觉醒和注意力减少可能会导致与其他临床特征（如意志丧失和间断烦躁）相关的言语表达减少，这常见于患有代谢紊乱的住院患者。然而，真正的阵发性失语确实发生在脑病状态下，可能代表癫痫现象或已知的曾导致短暂性失语的结构病变（如陈旧性梗死）的临床复发。

2. 发作期失语症现象学

许多关于发作期失语症的报告没有提供详细的语言测试结果，并且没有提供临床现象学的综合评价。发作期失语症可能是一种不常见的疾病，但在许多情况下，由于各种原因而少报，例如，受试者在睡眠或昏迷状态下，在相关大脑区域的痫性发作期间没有努力说话、阅读或写作，则可能没有明显的失语症表现。可能导致对发作性失语症识别不足的问题是存在更显著的同步运动，以至于在痫性发作期间没有努力说话或正式评估语言功能。这些问题对任何试图确定发作期失语症的发生率或频率的尝试都有影响。

表 21.2 总结了一系列选择性发作期失语症病例。在可能的情况下，语言测试被具体指定为布洛卡、韦尼克、混合性或经皮质。如果这些特征表明是布罗卡失语症或感觉性失语症，但没有测试重复能力，则使用"前"和"后"的名称。其中一些病例，失语症是由潜在的癫痫持续状态引起的。从这些病例报告中可以得出一些结论。首先，几乎每一种失语症都可能是痫性发作或癫痫持续状态的临床表现；其次，可以看到各种 EEG 记录的相关性，从侧向周期性放电到高压节律性减慢；再次，发作期失语似乎没有一个可以用来区分它与其他原因引起的失语的特征，在少数病例中，还出现了其他阵发性痫性发作症状（如阵挛性肢体运动、嗅幻觉、发作后意识受损等），表明有潜在的癫痫起因；第四，发作活动的空间位置与失语症的性质之间的相关性并不直接，例如，尚无明确的理由认为感觉性失语症是由更后部位的发作放电引起的；最后，传统的神经影像学可能看到或看不到潜在的结构病理。

3. 发作后期失语症

记录发作后期失语症的存在和程度可以为医学上难治性颞叶癫痫患者的评估提供巨大的偏侧价值，特别是那些发作间期癫痫样放电为双侧，或复杂部分性癫痫发作，推测来自颞区，头皮 EEG 非常有限的患者。一项前瞻性研究记录了 26 名患者的 105 次痫性发作，所有患者都通过成功的颞叶切除术确定了痫性发作病灶，所有 62 次源自颞叶主导的痫性发作均与显著的发作后期语言延迟相关。这些通过在海报上以粗体大字迅速呈现波士顿诊断性失语症检查中的一句话（"他们昨晚在收音机里听到过"）进行评估。在左侧（即

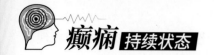

表 21.2　发作期失语症个案现象学与相关的临床和 EEG 特征

参考文献	失语类型	其他发作特点	发作期 EEG	对抗癫痫药物的反应
Rosenbaum 等[20]	布洛卡	右侧偏瘫和麻木、下颌和右手阵挛性运动	左中央顶叶节律性 12 Hz 活动	未报告
Hamilton, Matthews[21]	**前部**	右侧面部无力	阵发性左额叶和前部癫痫样活动	痫性发作活动的 EEG 暴发期间没有言语恢复
Wells 等[22]	**混合性**	轻度右旋前肌移动	左侧 14 Hz 节律性尖波	突然反应
Kirshner 等[23]	**经皮质感觉性**	计算不能	频繁左侧颞叶发作性活动	逐步改善
Knight, Cooper[24]	韦尼克	无	左侧颞叶多峰和慢波暴发	逐步改善
Racy 等[25]	**混合性**	无	左侧颞叶德尔塔和尖波	逐步改善
Racy 等[25]	后部	无	持续性 1/2～1 Hz 左侧颞叶尖波	未报告
Dinner 等[26]	**混合性**	无	左侧颞叶 11～12 Hz 尖波活动暴发	逐步改善
Smith Doody 等[27]	韦尼克	无	伪周期左侧颞叶 1～3 Hz 棘波和慢波	未报告
De Pasquet 等[28]	**韦尼克**	右臂单次阵挛发作	左侧额颞叶 6～7 Hz 活动	轻度持续性失语
Grimes, Guberman[29]	**混合性**	右侧凝视	左侧颞叶痫性发作	突然反应
Suzuki 等[30]	混合性	有时觉醒后出现	左侧梭状回痫性发作	未报告
Abou-Khalil 等[31]	混合性	嗅幻觉	左侧颞叶发作期放电	未报告
Primavera 等[32]	**全面性**	无	快速的低电压活动，然后尖峰，然后变慢	逐步改善
Spatt 等[33]	**全面性**	单纯性幻听	阵发性左侧颞叶尖波活动	逐步改善
Murchison 等[34]	**韦尼克 / 全面性**	无	高振幅不规则活动	突然反应
Gilmore, Heilman[35]	布洛卡	右侧面部、口颊、手部轻度失用	左侧额中央和颞叶发作期放电	突然反应
Tokushige 等[36]	**混合性**	无	左侧顶枕部高压德尔塔波	逐步改善
Flügel 等[37]	**混合性**	轻度右旋前肌移动	左侧半球高压减慢	未报告
Sadiq 等[38]	布洛卡	失读症，失写症	左侧颞叶放电	快速改善

注：粗体字表示失语症是由癫痫持续状态引起的。

语言优势侧）颞叶痫性发作之后，患者需要 68 s 以上才能正确阅读短语，而非优势侧颞叶区痫性发作则需要不到 54 s，对发作后期失语进行定量评估时，会观察到类似的结果。这些结果已经被重复验证，后续研究已经证明了发作后期语言测试在识别额叶复杂部分性痫性发作扩散到邻近颞叶的价值。有趣的是，大多数精神性非癫痫性发作的患者报告说，他们要么"看不懂"该短语，要么这些词"模糊不清"，这一发现在真正的颞叶痫性发作的患者中是看不到的。这些结果证实了系统的发作后期语言测试在复杂局灶性痫性发作患者中的重要性。

4. 获得性癫痫性失语

讲述发作期失语症的内容不提及获得性癫痫性失语，将是不完整的，该综合征最初被定义为"儿童伴惊厥障碍的获得性失语综合征"。在这种综合征中，语言障碍被认为是由大脑中对正常语言功能至关重要的区域的癫痫样放电直接引起的，该综合征的解剖边界尚未明确。典型的病史是一个早期语言发育正常的儿童，在 3～7 岁表现出已经掌握的语言技能退化的迹象。发病可能是突然的或隐匿的，语言障碍的程度可能会波动。最初，理解能力受到的影响更严重，但随着时间的推移，言语逐渐减少。临床上明显的痫性发作并不常见。清醒时的 EEG 通常是正常的，该综合征的一个关键表现是睡眠时出现非常频繁的棘慢波放电。棘慢波放电的地形图、丰度和持续时间在不同的患者及该综合征的不同阶段有所不同。此外，在疾病过程中，患者在慢波睡眠期间不可避免地出现连续的棘 / 慢波放电（双侧或全身性）。虽然传统的抗癫痫药物仍然是一线疗法，但使用皮质类固醇往往会产生更持久的好处。在某些特殊情况下，可采用外科手术治疗（如多处软膜下横断术），尽管经常没有明显的益处。该综合征为癫痫和语言之间的关系提供了一个模型，并例证了相关大脑区域持续的癫痫活动可能导致长期语言功能障碍的概念。

5. 结论

发作期和发作后期失语症在现象学和严重程度上可能有所不同，可从细微的语错到完全性失语症伴缄默症。对于新发失语症，以 C-EEG 监测识别 EEG 相关性是必要的，这些相关性本身可能非常不易被察觉（如少见的放电），并且可能无法明确区分发作期和发作后期状态（如节律性减慢或脑半球减慢）。结合全面的神经学检查、C-EEG 视频监测、神经影像学研究（包括灌注测量）可能有助于区分短暂性脑缺血引起的失语和潜在的癫痫病因。

三、发作期遗忘症

1. 引言

痫性发作和记忆障碍之间的关系是复杂的。记忆障碍在癫痫患者中很常见，可能由多种因素介导，包括痫性发作对记忆回路的长期破坏性作用、大多数抗癫痫药物的认知迟发效应、睡眠质量差，以及在某些情况下潜在的致痫性病变本身。除了这些发作间期缺陷外，许多具有"认知障碍"特征的局灶性痫性发作本身也与痫性发作期间发生的一定程度的记忆缺失有关。然而，这种短暂的记忆缺失是否是由于觉醒、注意力或知觉的损害，很难确定。痫性发作是否只会导致孤立性记忆功能缺陷，而不造成更广泛的认知损害？

在回答这个问题之前，应该说明一些术语。工作记忆，也被称为短时记忆，描述了对信息进行活跃的"在线"储存和处理，主要依赖额叶和前额叶环路。另一方面，长期记忆指的是能保持信息几分钟到几年不等的"离线"存储。长期记忆可进一步细分为外显记忆（也称为陈述性记忆，用于外部世界的事件、事实、意义和概念）和内隐记忆（也称为非陈述性或程序性记忆，用于行为、技能和习惯）。稳定的长期陈述性记忆的形成主要是由海马促进的，海马通过内嗅层、大脑边缘皮层和海马旁皮质区域接受一系列皮质和皮质下区域的输入。因此，选择性双侧海马病变（如边缘癫痫状态后）可导致持续性顺行性遗忘，偶尔伴有食欲和性欲亢进（Klüver-Bucy 综合征）。程序性记忆形成由海马外环路编码，包括纹状体、运动皮层和小脑，在双侧颞叶病变中通常不受影响。相比之下，逆行性遗忘症指的是无法回忆起已经建立的以前的记忆。正如我们所预料的那样，对逆行性遗忘症的客观检测很难标准化（因为患者对之前事件的了解可能不同）。逆行性遗忘症是颅脑损伤后的典型表现，通常是暂时性的。内侧颞叶结构受到更大或更严重的损伤会导致更广泛的逆行性遗忘症（即患者无法回忆过去数年发生的事件）。发作性记忆障碍可能影响顺行记忆、逆行记忆或两者皆受影响。顺行性遗忘症可能是由于形成新的稳定的长期记忆所涉及的许多认知过程受干扰造成的，包括编码、巩固、存储和提取。最后，同时具有顺行性和逆行性遗忘症被称为全面性遗忘症。

2. 癫痫持续状态遗忘症

Vuilleumier 及其同事明确地描述了由非惊厥性癫痫持续状态引起的孤立性记忆障碍。一名 41 岁、此前健康的妇女被发现试图进入她 3 年未住的故居。她被送到了医院，尽管对此有一点困惑，但是她显得平静且配合。她回答问题恰当，并快速、准确地执行了复杂的命令。她没有重复提问，且完全清醒和警觉，但对时间没有判断力，而且全面性遗忘。她知道自己的名字，但不知道自己的地址、电话号码、朋友或亲戚的联系方式，也无法说出她前几天的活动。她的前向数字跨度是 6，从含有 10 个单词的列表中，前两次她回忆了 4 个单词，第三次回忆了 6 个单词，3 min 后，她只记得 1 个单词。在检查中其他唯一的发现是她偶尔有节奏地眨眼。EEG 显示持续的广泛的癫痫活动，表现为 3.5 ～ 4.0 Hz 节律性棘波。在静脉注射 1 mg 氯硝西泮 4 min 内，这种癫痫样模式停止，患者说："现在我可以告诉你，我记起了所有事情，我能看到所发生的一切。"她能够描述前几个小时发生的事情。这样的状况似乎总共持续了大约 10 h。

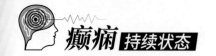

后来发现，她从十几岁起就经历了许多类似的情况，这些情况要么发生在早上醒来时，要么发生在上腹有征兆之前。初始使用卡马西平进行治疗，在接下来 6 个月的随访中没有复发。

Lee 和同事描述了另一位年轻、聪明、健康的出现急性遗忘症的女性。她对前 4 个月的事件记忆有限（逆行性遗忘症），检查显示工作记忆正常，但 5 min 后无法回忆起 3 个单词或 3 个隐藏物体中的任何一个（顺行性遗忘症，涉及语言和视觉模式）。经鼻咽电极 EEG 检查，发现左内侧颞叶起源、电记录的频繁的痫性发作。抗癫痫药物治疗导致癫痫样放电完全停止，随后她的记忆完全恢复，除了在她患病期间发生的事件。她的遗忘症发作持续了 12 天。虽然痫性发作不是持续性的，但在此期间频繁发生。因此，无法辨别记忆功能障碍是发作期还是发作后的现象。然而，从某种意义上来说，她有经常性的电记录的痫性发作而没有完全恢复记忆功能，我们可以把她长时间的记忆丧失合理地归因于癫痫持续状态。

Dong 和同事描述了一个类似的波动性记忆丧失的案例，反复的头皮 EEG 仅识别出"非特异性混合慢活动"。^{18}F-FDG-PET 在双侧颞区（右＞左）识别出高代谢病灶，促使进行抗癫痫药物试验，这改善了记忆功能和 PET 结果。这些病例报告是有趣的，因为它们确立了一种可能性，即仅出现记忆障碍（少有）可能是非惊厥性癫痫持续状态的唯一表现，与上述第一个病例一样，非惊厥性癫痫持续状态可能与广泛的 EEG 改变有关。

3. 短暂性癫痫性遗忘症

许多病例报告和病例系列描述了可能与痫性发作有关的短暂失忆的患者。在大多数情况下，这些报告的患者反复发作短暂性遗忘症，他们在其他时间有明确的痫性发作（有其他症状，通常是颞叶癫痫），在记忆缺失发作之前或期间有其他提示局灶性痫性发作活动的症状，并对抗癫痫药物的治疗有反应。例如，Zeman 及其同事的研究对短暂性癫痫性遗忘症采用了相当严格的定义（并一致应用于后续研究），要求：①有反复出现的短暂记忆缺失发作病史；②在此期间，除记忆以外的认知功能被可靠的目击者判断为完好无损；③癫痫诊断的证据（基于发作间期 EEG 的癫痫特征，其他痫性发作类型的共现或对抗癫痫药物的明确反应）。这些报告的数据汇总在表 21.3 中，其中包括 34 名短暂性癫痫性遗忘症患者的代表性数据（另见 Palmini 和同事[73]、Mosbah 和同事[74] 的其他病例系列）。除一名患者外，其他所有患者均表现出顺行性遗忘症，大多数患者表现为顺行性和逆行性遗忘症相结合。除了 2 名患者外，其他所有患者的发作都是反复发生的，从每周 2 ~ 3 次到每年 1 次不等。发作的持续时间差异很大，绝大多数患者发作频率在抗癫痫药物治疗开始后，要么显著减少，要么完全停止。

表 21.3　发作期遗忘

参考文献	遗忘	重复提问	相关特征	复发	持续时间	EEG	对抗癫痫药物的反应
Lou[58]	顺行性	不定	右臂和右腿有特殊感觉、轻度失语	9 次	15 ~ 60 min	慢波和尖波（发作期和发作间期）	不明
Greene, Bennett[59]	顺行性 + 逆行性	否	言语和动作缓慢	无	4 小时	双侧颞叶棘波（发作期和发作间期）	未说明
Gilbert[60]	顺行性 + 逆行性	是	无	无	9 小时	双侧颞叶短尖棘波（发作间期）	未说明
Dugan 等[61]	顺行性	是	无	3 次	3 小时	双侧颞叶棘波（发作期，非发作间期）	有
Deisenhammer[62]	顺行性 + 逆行性	是	头痛、惊恐和流泪	3 次	10 min	中前部颞叶棘波（发作期和发作间期）	有
Pritchard 等[63]							
病例 1	顺行性	否	无	10 次	5 ~ 10 min	颞叶内侧基底部棘波（发作间期）	有

续表

参考文献	遗忘	重复提问	相关特征	复发	持续时间	EEG	对抗癫痫药物的反应
病例 2	顺行性大于逆行性	否	无	3 次	数小时	颞叶内侧基底部棘波（发作间期）	有
Gallassi 等 [64-66]							
病例 5	顺行性 + 逆行性	是	与现实失去联系、自动症	每月 1 ~ 2 次	10 ~ 60 min	颞叶活动减慢，右侧大于左侧（发作间期）	有
病例 7	顺行性 + 逆行性	是	与现实失去联系	每月 1 次	10 ~ 60 min	阵发性右侧颞叶活动（发作间期）	有
病例 8	顺行性 + 逆行性	是	与现实失去联系	每年 1 次	10 ~ 60 min	右侧颞叶活动减慢（发作间期）	有
病例 9	顺行性 + 逆行性	是	与现实失去联系；自动症	每年 5 ~ 7 次	10 ~ 60 min	颞叶活动减慢，左侧大于右侧（发作间期）	有
病例 12	顺行性 + 逆行性	是	与现实失去联系、头晕	每年 2 ~ 3 次	10 ~ 60 min	双侧颞叶活动减慢（发作间期）	有
病例 13	顺行性 + 逆行性	是	与现实失去联系、自动症	每周 2 ~ 3 次	10 ~ 60 min	阵发性左侧颞叶活动（发作间期）	有
Stracciari 等 [67]	顺行性大于逆行性	是	与现实失去联系、自动症	8 ~ 10 次	数分钟到数小时	颞叶活动减慢；小尖棘波（发作间期）	有
Meador 等 [68]	顺行性或逆行性	否	短暂性视物变小、与现实失去联系	2 次	10 ~ 15 min	双侧癫痫样放电（发作间期）	有
Kopelman 等 [69]	顺行性	是	两次拳头紧握	9 次	30 ~ 60 min	颞叶尖慢复合波	有
Kapur [70]							
病例 1	顺行性 + 逆行性	是	咂嘴和深呼吸	35 次发作	数分钟至数小时	左侧颞叶活动减慢（发作间期）	有
病例 2	部分顺行性	?	一些攻击的警告	2 次	30 ~ 60 min	左侧颞叶活动减慢（发作间期）	有
病例 3	顺行性 + 逆行性	否	自动症	每月 1 ~ 2 次	1 ~ 2 天	棘波和慢波暴发（发作间期）	有
病例 4	逆行性	否	意识模糊前期	2 次	数分钟	未报告	有
Zeman 等 [71]							
病例 1 ~ 10	顺行性 + 逆行性	是	嗅幻觉、似曾相识的感觉、眩晕	2 ~ 30 次（平均 9 次）	小于 1 小时（6 例）；数小时至数天（2 例）	4 例患者癫痫样活动（发作间期）	有
Sugiyama 等 [72]	顺行性 + 逆行性	是	短暂的无反应期	2 次	30 min	右侧额颞叶棘波	有

与海马在情景记忆的形成和回忆中的中心作用相一致，短暂性癫痫性遗忘症发作期的活动被认为主要局限于具备记忆功能的颞叶内侧结构。虽然这一点尚未在颅内 EEG 中得到明确证实，但短暂性癫痫性遗忘症发作时的特点类似于双侧海马病变患者的慢性记忆功能损害（如茶碱诱导的癫痫持续状态）的事实支持了这一假设。其次，短暂性癫痫性遗忘症患者中，中部颞叶体积轻微变小已被证实，其大小与顺行记忆发作间期测量值相关。最后，一份单一病例报告描述了一名患有药物难治性短暂性癫痫性遗忘症（以及其他相关复杂部分性痫性发作）的患者，在右前颞杏仁核海马切除术后获得完全缓解。

除了短暂性全面性遗忘外，短暂性癫痫性遗忘症还见于被诊断为疑似轻度认知损害的患者中。在一项包括 76 名轻度认知损害患者的队列中，使用高密度 EEG 电极的常规 EEG 检查确定了 3 名患者额颞部有癫痫样放电。回顾过去，这 3 名患者

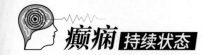

都表现出轻微的持续性记忆缺陷和明显的阵发性混合性遗忘症。这3名患者进行抗癫痫药物治疗后阵发性遗忘症状消失。另外2个小病例系列中也报道了类似的发现，这表明应高度重视短暂性癫痫性遗忘症与典型痴呆患者的鉴别诊断，这些患者在定位方面表现出间歇性恶化，如恍惚的行为。

4. 短暂性全面失忆症

短暂性全面性遗忘是一种以急性发作的完全性（顺行性和逆行性）记忆缺陷为特征的综合征，持续数小时，通常在约24 h内逐渐缓解。该综合征最常见于50～70岁的患者。患者通常能够继续进行复杂的活动，但倾向于重复提出相同的问题，尽管这些问题已得到了适当的回答。短暂性癫痫性遗忘症和短暂性全面性遗忘许多表现有相似之处，都可表现为短期的全面性遗忘症。在这两种情况下，患者都能够继续进行其他复杂的活动，这在很大程度上是因为健忘症表现为一种孤立的认知缺陷。那么如何区分两者呢？Hodges和Warlow对153名患有急性短暂性记忆障碍的患者进行了研究，那些随后发展为癫痫（即反复发作与其他颞叶癫痫发作相关的短暂性癫痫性遗忘症）患者的症状发作次数较多，持续时间也较短。短暂性全面性遗忘发作中通常没有其他癫痫特征（包括颞叶癫痫活动的其他迹象，如自动症或失神发作）。在没有明确区分病史特征的情况下，向患者及其家人提供有关复发风险的预后信息是具有挑战性的。事实上，如Sugiyama及其同事所描述的案例所示，短暂性全面性遗忘的单次发作之后可能会出现反复发作的（对抗癫痫药物有反应的）癫痫性遗忘症。

短暂性全面性遗忘的病因尚不清楚，患者之间可能存在差异。海马局灶性缺血已被认为是一种可能的病因，在许多但并非所有的病例中，磁共振弥散加权成像可以显示海马区的点状缺血病灶，典型的是CA1区。这种弥散受限可能不是传统脑血管损伤（如栓塞性卒中或管壁脂肪玻璃样变）的结果，相反，这可能反映了这一特定大脑区域对缺血性变化的脆弱性，这些变化可能发生在其他微小的代谢紊乱的背景下。弥散受限的点状病灶也可能反映了长时间的高度局灶性海马区痫性发作的影响。事实上，局灶性癫痫活动、变异

性偏头痛，或两者兼而有之，已被认为是短暂性全面失忆症可能的病因基础，但由于生物标志物有限，也可能由于该综合征的复发有限，证实起来非常困难。许多短暂性全面性遗忘病例也表现出明显的情绪触发因素，包括坏消息、激烈的争论或性交，这支持短暂性全面性遗忘发作可能是对生理或心理上急性损害的刺激反应，可能与循环皮质酮水平激增有关，其可能对海马功能有害。

5. 结论

应该清楚的是，暂时记忆障碍的癫痫病因学不能仅仅根据遗忘症表型来确认。确认痫性发作是暂时性记忆缺陷的原因的最有用的特性是发作的短暂性。既往类似发作也是非常有帮助的。最后，仔细地询问病史和检查可能会发现隐匿的发作表征，如有似曾相识感、嗅幻觉、上腹感觉增强、自动症、短暂失去联系的病史，或这些症状的组合。在适当的情况下，进行经验性抗癫痫药物治疗可能是合适的，有效的反应可以证实这些事件起源于癫痫。测量局部代谢改变的辅助检查，如 ^{18}F-FDG-PET，在症状期可能是有用的。

四、发作期精神病

1. 引言

精神病，定义为发生与现实脱节的幻觉或妄想，可在癫痫、痫性发作或癫痫持续状态的背景下发生。从概念上讲，认识3个不同的主体是有帮助的——发作期、发作后期和发作间期精神病。发作间期精神病（也称为慢性发作间期精神病）是指癫痫患者出现的与痫性发作没有明显关系的精神症状。发作间期精神病一直是许多研究的主题，大多数研究人员描述了一种让人联想到精神分裂症的综合征。潜在的病理生理学机制尚不清楚（与精神分裂症本身一样），发作间期精神病的治疗与精神分裂症的治疗平行，包括针对阳性（幻觉和妄想）和阴性（快感缺失、孤立和情感迟钝）症状的精神药理学和行为干预的协同治疗，以及对潜在或合并癫痫的适当治疗。由于一些抗精神病药物/神经抑制药物本身可能降低痫性发作阈值（如氯氮平、氯丙嗪），平衡精神病症状和癫痫症状的负担是具有挑战性的。

与发作间期精神病不同的是发作期精神病 (精神病症状是痫性发作的直接表现) 和发作后期精神病 (即痫性发作后立即出现精神病症状)。所有这三种现象主要见于颞叶癫痫患者。精神病也可以作为药物难治性颞叶癫痫患者颞叶切除术后的并发症而再次出现，进一步表明颞叶及其相关的边缘系统是表现精神病症状的关键神经解剖学基础。最后，第四种不同的综合征记为"交替性精神病"或"强制正常化"，其中精神病症状与医源性的癫痫活动抑制有关。在某些情况下，抑郁症可能与非癫痫性发作一起主宰临床图景。目前尚不清楚这些精神症状是否在病因上与特定抗癫痫药物的特异性副作用有关，或者确实是对先前癫痫样活动丧失的不适应补偿。

2. 发作期精神病

文献中对真正的发作期精神病的描述相对较少，癫痫样脑电改变和精神症状随着抗癫痫药物的应用而消失。在最大的已发表系列中，Tucker和他的同事描述了 20 名因行为异常而进入精神科就诊的患者，随后被发现患有颞叶癫痫。这些患者和其他患者的临床细节汇总于表 21.4。其中只有 6 名患者有已知的癫痫病史。所有患者都报告了"发作"特征，包括迷失时间、凝视、感到茫然，或处于梦境般的状态。大多数 (70%) 患者有强烈的情感症状，要么是惊恐样发作，要么是抑郁情绪波动，其特征是发作性的，突然发作和突然缓解。其他常见症状包括偏执 (30%) 和幻觉 (听觉 50%、视觉 40%、嗅觉 30%、触觉 10%)。有助于癫痫诊断的重要特征包括症状的发作性及每名患者在一段时间内症状的一致性。虽然这可能是已发表的发作期精神病最好的系列案例，但值得注意的是，只有 1 名患者获得了发作期 EEG。在其余的患者中，大多数有发作间期 EEG 异常，但是它们显示的非特异性结果并不能清楚地表明潜在的致痫活动。此外，这些症状的发作性和许多与颞叶复杂部分性痫性发作相关的典型临床特征，以及对抗癫痫药物的反应 (部分或完全)，提供了强有力的间接证据，证明这些患者有潜在癫痫。

表 21.4　发作期精神障碍

参考文献	临床症状	EEG	对治疗的反应
Takeda 等 [94]	情绪不稳定，听幻觉，不安、焦虑、恐惧，与外界隔绝	左侧杏仁核节律性棘波	完全反应
Tucker 等 [98]			
病例 1	视幻觉和听幻觉，精神病思维，情绪不稳定，脱离环境的发作，情景性自杀意念	右侧周期性单侧癫痫样放电	部分反应
病例 2	视幻觉，听幻觉和嗅幻觉，似曾相识感，人格解体，情绪不稳定，命令性幻觉，凝视发作，情景性自杀意念	右侧和左侧阵发性 4～5 Hz 活动减慢	部分反应
病例 3	伴有惊恐地闪回，情绪不稳定，似曾相识感，人格解体，强迫思维，左侧躯体自主神经症状	活动过度减慢	完全反应
病例 4	情景性躯体妄想，凝视发作	弥散性棘慢波	完全反应
病例 5	情景性偏执思维和恍惚行为	右侧颞叶棘波	部分反应
病例 6	失去时间概念和凝视发作，命令性视幻觉和听幻觉，情绪不稳定	正常	部分反应
病例 7	咂嘴发作，情景性虚无主义思维，惊恐发作，精神病行为	左侧颞叶棘波	无反应
病例 8	情景性占有感，偏执和一级症状，听幻觉、嗅幻觉和触幻觉	阵发性活动减慢	完全反应
病例 9	凝视发作，闪回，强迫思维，视幻觉、听幻觉和嗅幻觉，人格解体	正常 (发作期)	显著改善
病例 10	情景性偏执，情绪不稳定，伴有怪异行为的凝视发作，幻觉	双侧棘慢波	完全反应
病例 11	听幻觉，情绪不稳定，恍惚，人格解体，自残，快速思维	右侧和左侧节律性活动减慢	部分反应
病例 12	听觉幻想，自动症	非特异性	完全反应
病例 13	视物显多症，惊恐发作，自杀意念，强迫思维，自动症发作	右侧和左侧棘波	完全反应
病例 14	凝视发作，情景性失控，偏执和自杀意念，听幻觉和视幻觉	非特异性	部分反应
病例 15	自杀意念，情景性暴力，伴有自动症的凝视发作	快速棘慢波	完全反应

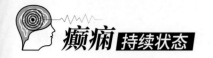

参考文献	临床症状	EEG	对治疗的反应
病例 16	伴有快速和侵入性思维的情景性恐惧，发作，嗅幻觉、视幻觉和听幻觉，自杀和偏执意念，思维阻滞和散漫，情绪不稳定	阵发性改变	部分反应
病例 17	命令性视幻觉、嗅幻觉、触幻觉和听幻觉，情绪不稳定，情景性自杀倾向，谐音联想	棘慢波暴发	部分反应
病例 18	情景性失控，凝视发作，情景性焦虑和自杀倾向，似曾相识感，人格解体	间歇性棘慢波	完全反应
病例 19	与现实失去联系，自残和自杀倾向，无意识的和怪异的行为	非特异性	无反应
病例 20	情景性失控和自杀倾向，听幻觉、视幻觉和嗅幻觉，情绪不稳定，似曾相识感	左侧棘慢波	部分反应
Tisher 等[95]	情景性命令性幻听，通常但不总是自我失调	阵发性活动	未说明
Kim 等[99]	视幻觉，灵魂出窍，伴有窒息的惊恐发作	右侧节律性 δ 活动	完全反应
Praharaj 等[100]	意志缺乏，喃喃自语和微笑，对配偶的攻击/虐待行为	去同步化	完全反应

注：EEG 项下除特殊说明为发作期外均为发作间期。

3. 发作后期精神病

发作后期精神病一直是更广泛研究的对象，可能并不罕见。然而，关于其临床现象学的详细报道相对较少。精神病可在原发性、全面性或复杂性部分性痫性发作后发生。大多数患者在精神病发作前都有明显的痫性发作时间变长或发作频率增加的病史。在某些情况下，它可能是由抗癫痫药物治疗的突然中断或改变引起的。持续几个小时到 1 个月的清醒间隔后出现精神病的患者中，大多数都能从痫性发作和发作后期意识模糊中完全恢复。偏执妄想（通常但并非总是系统化不良）很常见，情感障碍的症状也很常见。最常见的幻觉是视觉的，较少是听觉的，很少是触觉或嗅觉的。归根结底，发作后期精神病是一种异质性障碍，其特征可能类似于偏执妄想综合征、精神分裂症样疾病或情感障碍。临床特征总结见表 21.5。

表 21.5　发作后期精神障碍

临床证据	通常发生于有已知癫痫病史的患者中
	通常是在长时间的痫性发作或一阵痫性发作之后
	在痫性发作结束和精神障碍发作之间通常有一段清醒期（持续时间可变）
精神障碍类型	妄想的
	类情感性的
	类精神分裂的
妄想	通常是偏执型的
	通常很不系统化，但也可能很系统化
幻觉	视觉＞听觉＞触觉或嗅觉
	在少数情况下可能是多模态的

4. 结论

精神病症状通常与痫性发作有密切的时间关系，尤其是对于那些起源于颞区的。鉴于部分原因，研究发作性精神病脑电记录的相关性是困难的，因此很难明确区分发作期和发作后期精神病。发作期或发作后期精神病患者（或两者兼有）通常有痫性发作史，且精神病症状会间歇性出现，通常起病突然、持续时间相对较短。然而，当面对一个处于第一次精神病发作中的患者时，特别是在对早期病史知之甚少的情况下，在鉴别诊断中考虑局灶性癫痫持续状态是合理的。然而，通过常规 EEG 对所有新发精神病病例进行筛查可能不划算。同样，考虑到癫痫样异常往往是短暂的，长期的 vEEG 监测（至少 24 h）可能更适合用于选定的受试者。

五、癫痫持续状态的其他局部性症状：恐惧、恐慌和抑郁

如果局灶性痫性发作或癫痫持续状态可以在高度局限的认知领域（如语言或情景记忆的形成）产生选择性损害，那么局灶性痫性发作是否会在情绪行为中产生选择性损害呢？有几份报告记录了恐惧或恐慌为癫痫持续状态或频繁癫痫发作的唯一表现，同时头皮（或在某些情况下，深部）EEG 记录显示了不同区域癫痫样活动，包括额叶、扣带回、枕叶和顶颞叶，且认为存在一个与发作性恐惧或恐慌的表达有关的大脑区域分布网络。重要

的是，其中许多患者被误诊为原发性精神障碍（如惊恐发作）或心因性非癫痫性发作，而且只有在观察到全身性惊厥后才会怀疑其潜在的癫痫病因。

心境障碍及焦虑症占癫痫患者精神症状负担的很大一部分，而癫痫与心境障碍和焦虑症之间复杂的双向关系在其他地方已经被广泛回顾研究。虽然抑郁症状在发作间期很常见，但据我们所知，只有一个明确的报告显示抑郁症是癫痫持续状态的唯一表现。Dimitriadis 和他的同事报道了一例成年男子，他最近在第一次全身抽搐后开始服用抗癫痫药物。约 1 个月后，他的配偶注意到他有 2 ～ 3 天突然出现明显的行为变化，主要表现为情绪低落、失去兴趣、疲劳、自责和自杀念头。急性发作时 EEG 显示左侧颞叶癫痫持续状态，服用苯二氮䓬类药物后，他的症状和 EEG 记录的结果都得到缓解。此病例说明，对新发的和似乎无法解释的情绪症状，需要考虑癫痫的病因。事实上，与精神疾病前驱症状相关的无明显诱因的癫痫发作应该引起对潜在的副肿瘤性自身免疫性脑炎的怀疑，并促使早期实施持续的 vEEG 监测和抗癫痫药物治疗。

六、讨论

失语症、遗忘症和精神病不是痫性发作的全部认知表现，但它们很重要，部分是因为它们在可能产生相同临床特征的其他疾病的鉴别诊断中的地位。特别是新发失语症，可能是暂时性的，通常首先被认为是脑缺血的一种表现。应认识到孤立性失语症也可能是由痫性发作活动引起的，对这类患者的调查和治疗具有重要意义。同样，首次发作的短暂性遗忘症可能与缺血有关，但对短暂性全面性遗忘和短暂性癫痫性遗忘症仍需进行鉴别诊断。这两种疾病可以通过之前类似发作的病史和个体发作的持续时间区分。两者之间的区别对预后和治疗有重要意义。最后，精神病、惊恐、恐惧或抑郁症状很少是癫痫活动的唯一表现，而且有几个案例表明，这些患者在经癫痫病因考虑之前，曾接受过不适当的精神药物治疗。

在试图辨别这些和其他认知障碍的癫痫病因时，有必要仔细检查是否存在潜在的发作期表现，如似曾相识感、嗅幻觉、上腹感觉增强、自动症、短暂失去联系。这些特征可能在其他时间出现，也有可能伴随着暂时性失语症、遗忘症或精神病发作。同样，既往发作史，特别是刻板症状，病因很可能是癫痫。如果怀疑痫性发作是其临床表现的基础，应立即进行 EEG 检查。尽管如此，认识到头皮 EEG 记录发作期和发作间期放电的局限性是很重要的，这些放电来自内侧颞叶结构及其他更深层的大脑区域，如扣带回或眶额皮质。在这些情况下，局灶性脑代谢改变的半定量指标，如 ^{18}F-FDG-PET 或 SPECT，可提供额外的诊断线索。最终，抗癫痫药物的经验性治疗可能是潜在癫痫病因学的唯一线索，局灶性认知变化的停止可能立即发生，也可能不会立即发生。

（译者：曹　幻　黄珊珊　审校：王芙蓉）

第 21 章·参考文献

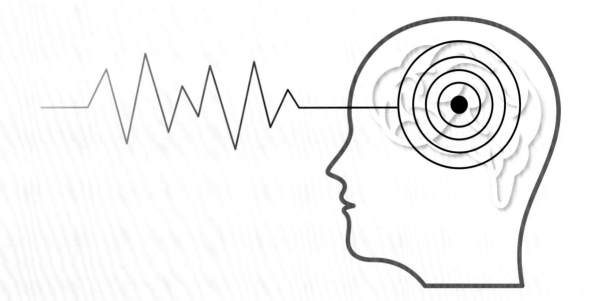

第 22 章

非惊厥性癫痫持续状态的
初始治疗

Aidan Neligan
Matthew C. Walker

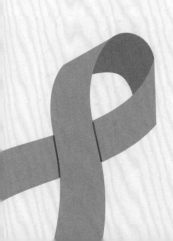

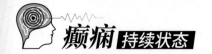

癫痫 持续状态

一、引言

在任何非惊厥性癫痫持续状态的管理和治疗的讨论中，首要问题是其异质性。非惊厥性癫痫持续状态可以表现为许多不同的形式，并且有许多潜在的病因。这些形式被相似地归类，因为它们都表现为意识障碍、行为改变或由于缺乏显著运动活动的持续痫性发作活动而两者都有，但就预后和治疗方法而言，它们是非常不同的。

国际抗癫痫联盟最近发表了关于癫痫持续状态的定义和分类的指南，其中癫痫持续状态可以根据症状学存在（惊厥性癫痫持续状态）或不存在（非惊厥性癫痫持续状态）显著运动症状细分。惊厥性癫痫持续状态和非惊厥性癫痫持续状态可以进一步根据意识障碍的程度（定性或定量）细分。然而，本文核心概念的进展是提出不同时间点（操作维度）：t_1（长时间的癫痫发作应该被认为是癫痫持续状态，其开始治疗的时间点——工作小组建议应该在惊厥性癫痫持续状态 5 min 之后）和 t_2（在此时间点之后，持续痫性发作可能发生不可逆的脑损伤，工作小组建议应该在惊厥性癫痫持续状态 30 min 之后）。基于临床和实验数据，作者提供了惊厥性癫痫持续状态中 t_1 和 t_2 的支持性证据，表明惊厥性痫性发作持续时间越长，发病和死亡风险越高，治疗方案的有效性越低。

这些维度是否应该应用于非惊厥性癫痫持续状态，是否确实适用于非惊厥性癫痫持续状态或者适用于哪些形式的非惊厥性癫痫持续状态，目前尚不清楚。此外，尽管对于非惊厥性癫痫持续状态的管理和治疗有大量的专家意见和综述（例如 Walker 2009[6]，Meierkord 和 Holtkamp 2007[7]，Pang and Drislane 2012[8]，Ferguson 和 colleagues 2013[9]，Fernández-Torre 和 colleagues 2015[10]，以及 Sutter 和 colleagues 2016[11]），治疗的证据很大程度上来自广泛的惊厥性癫痫持续状态治疗试验（它们本身有局限性）或小的病例系列。因此，任何对非惊厥性癫痫持续状态治疗的综述都有偏倚性、规定性和潜在证据重复的风险。

二、定义、流行病学、亚型

在本章中，我们将非惊厥性癫痫持续状态定义为一种伴随行为或意识水平改变的持续痫性发作活动状态。由于非惊厥性癫痫持续状态表现的异质性，以及需要 EEG 记录来确诊，因此非惊厥性癫痫持续状态的发病率很难得到准确的估计。尽管如此，EEG 的日益普及，尤其是在重症监护室，已使人们对危重患者中发生非惊厥性癫痫持续状态可能性的认识增加，现在危重患者是发生非惊厥性癫痫持续状态的主要人群之一。事实上，在一项对 236 名年龄在 1 个月至 87 岁的重症监护室昏迷患者的研究中，发现在没有明显的痫性发作临床体征，且不怀疑其诊断为痫性发作的患者中，有 19 名（8%）为非惊厥性癫痫持续状态，这一结果强调了诊断不足的潜在比例。虽然非惊厥性癫痫持续状态曾经被认为是罕见的，但现在已经认识到非惊厥性癫痫持续状态可能占癫痫持续状态病例的 1/3 以上，如果包括"昏迷中的癫痫持续状态"，该比例还会增加。据估计，非惊厥性癫痫持续状态的发病率为每年每 10 万人中 10～20 例。

考虑到非惊厥性癫痫持续状态可接受的异质性，任何关于干预疗效或干预必要性的证据的讨论都应该基于非惊厥性癫痫持续状态的个体亚型。这当然有一个不可避免的缺点，即进一步限制了可用数据。

非惊厥性癫痫持续状态还可以根据既往是否诊断为癫痫及患者是否处于非卧床或昏迷状态进行细分，因为这些因素似乎对预后有重大影响。一般来说，非惊厥性癫痫持续状态包括单纯部分性癫痫持续状态或持续性先兆、典型失神发作持续状态、精神运动性癫痫持续状态和昏迷中的非惊厥性癫痫持续状态。所有这些都可以晚发或在既往有癫痫的情况下发生。昏迷中的非惊厥性癫痫持续状态可进一步细分为危重症非惊厥性癫痫持续状态和惊厥性癫痫持续状态后非惊厥性癫痫持续状态（表 22.1）。

三、我们需要治疗吗？——非惊厥性癫痫持续状态中的神经损伤

来自临床研究和动物模型的大量证据表明，惊厥性癫痫持续状态背景下持续痫性发作活动存在有害影响，需要及时干预和治疗。非惊厥性癫痫持续状态中神经损伤的证据存在很大争议。此外，治疗的决定基于风险－收益比，即干预的有

表 22.1 非惊厥性癫痫持续状态的类型

失神发作持续状态
典型失神发作持续状态（在 IGEs 中） 晚发失神发作持续状态（在老年人中） 非典型失神发作持续状态
单纯部分性癫痫持续状态
精神运动性癫痫持续状态
癫痫患者的精神运动性癫痫持续状态 晚发的精神运动性癫痫持续状态
昏迷中的非惊厥性癫痫持续状态
"轻微发作的癫痫持续状态"（从明显的 GCSE 发展而来） 有轻微痫性发作活动迹象的昏迷患者的非惊厥性癫痫持续状态 危重患者 EEG 偶然发现的非惊厥性癫痫持续状态

注：IGE：特发性全身性癫痫；GCSE：全面性惊厥性癫痫持续状态：全面性惊厥性癫痫持续状态；EEG：脑电图。

效性是确定的，且益处超过任何潜在风险或不干预的风险。最终，决定是否开始治疗取决于是否存在可靠、有效的治疗方法，以及治疗失败是否会导致对大脑受到持续有害的影响并因此增加发病率和病死率。我们将对非惊厥性癫痫持续状态的 4 个主要个体亚型，即 TAS、单纯部分性癫痫持续状态、精神运动性癫痫持续状态和昏迷中的非惊厥性癫痫持续状态进行有关疗效和治疗必要性的证据分析。最后，我们将讨论非惊厥性癫痫持续状态中麻醉药物的使用问题。

1. 失神发作持续状态

典型的失神发作持续状态通常发生在特发性全面性癫痫的儿童或青少年或儿童时期有特发性全面性癫痫史者，然而，它有时会在老年人中晚发或作为特发性全面性癫痫的晚期表现。失神发作持续状态表现为精神状态或行为的不同程度的改变。这与经典的对称性双侧同步 2.5 ～ 3.0 Hz 大波幅棘波放电的 EEG 模式有关，尽管这种模式随持续时间增加可能会变得不连续。典型失神发作持续状态的自然病程为数小时，可自行停止，也可持续数天，在多达 1/3 的病例中以全面性惊厥性痫性发作结束。典型的失神发作状态通常是由抗癫痫药物的戒断或未坚持使用导致的——恢复治疗也是管理的重要部分。典型的失神发作持续状态也可由不适当的抗癫痫药物使用导致，例如卡马西平或苯妥英钠。

有几种失神癫痫和痫性发作的啮齿类动物遗传模型，如纯合子震颤（Cacna1atg）模型和纯合子昏睡（Cacnab41h）模型，除了药理学诱发失神性发作的戊四氮模型之外，均表现为自发性频繁失神性发作，类似于持续性失神发作持续状态。重要的是，这些模型均未出现神经病理后遗症。同样，似乎也没有临床证据表明与儿童失神发作持续状态或老年人晚发失神发作持续状态相关的发病率或病死率增加，这通常是苯二氮䓬类药物戒断的结果。实际上，在一位随访 9 年以上没有神经认知后遗症的 8 岁女孩的 EEG 上发现了持续的全面性 2.5 ～ 3.5 Hz 棘波放电。

因此，失神发作持续状态的急性治疗主要是为了防止由于意识状态改变或发生惊厥而造成损伤。其共识是失神发作持续状态对口服或静脉注射苯二氮䓬类药物反应迅速，特别是氯硝西泮（表 22.2），当存在苯二氮䓬类药物禁忌证时，静脉注射丙戊酸钠或口服乙酰唑胺。此外，成功的管理需要识别、纠正和避免潜在的诱发因素，如急性全身感染、应用精神药物、使用不适当的抗癫痫药物或戒断酒精。有趣的是，失神发作持续状态的发作可能是由使用不适当的抗癫痫药物诱发的，如卡马西平和苯妥英钠，这可能是由于不适当的抗癫痫药物的矛盾效应，使得标准治疗（苯二氮䓬类或丙戊酸）无效，这强调了会有医源性失神发作持续状态加重的风险。对于易复发典型失神发作持续状态的特发性全面性癫痫人群，长期治疗在显著减少或防止进一步的发作方面似乎是有效的。晚发非惊厥性癫痫持续状态的老年患者则很少需要长期治疗。

非典型失神发作持续状态通常发生在癫痫性脑病，如伦诺克斯－加斯托综合征患者中，非麻醉药物难以控制，但仍是首选的治疗方法。此外，使用苯二氮䓬类药物治疗时需要谨慎，因为这可能会使部分患者产生强直性癫痫持续状态。

与典型失神发作持续状态相比，非典型失神发作持续状态的意识障碍更为严重，但 EEG 检查可能无法区分两者。使用二线药物如 VPA 或苯巴比妥有时是必要的（表 22.2）。对于失神发作持续状态患者应避免麻醉药物治疗（见下文）。

2. 单纯部分性癫痫持续状态

单纯部分性癫痫持续状态或持续性先兆被

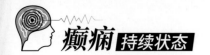

表 22.2 非惊厥性癫痫持续状态的建议治疗方案

NSCE 类型	建议治疗
典型失神发作持续状态	口服或静脉注射 BZD、VPA[a]
晚发失神发作持续状态	口服或静脉注射 BZD、VPA
非典型失神发作持续状态	口服或静脉注射 BZD、VPA、PHB
单纯部分性癫痫持续状态	口服或静脉注射 BZD、VPA、PHT 或 LEV
精神运动性癫痫持续状态	口服或静脉注射 BZD、PHT、VPA 或 LEV；慎用或仅在预后良好的患者中静脉注射 AD
轻微发作的癫痫持续状态	口服或静脉注射 BZD、PHT、VPA 或 LEV。静脉注射 ADs（PRO、MDZ 或 PHB）。其他选择如 TPM、LCM 或 KTM 等[b]
有轻微痫性发作活动迹象的昏迷患者的非惊厥性癫痫持续状态	如上所述，但提倡不那么激进的治疗
有轻微痫性发作活动迹象的危重患者 EEG 非惊厥性癫痫持续状态	非惊厥性癫痫持续状态的治疗方法尚不清楚，但可加重预后，应谨慎使用

资料来源：参考文献[10, 31]。

注：[a] 所有建议的治疗方案包括识别和纠正潜在的病因；[b] 来自 Shorvon 和 Ferlisi 的报道并修改[31]；AD：麻醉药物；BZD：苯二氮䓬类药物；TPM：托吡酯；LCM：拉考沙胺；KTM：氯胺酮；LEV：左乙拉西坦；MDZ：咪达唑仑；PHB：苯巴比妥；PHT：苯妥英；PRO：异丙酚；VPA：丙戊酸；NSCE：非惊厥性癫痫持续状态。

认为是一种罕见的癫痫持续状态形式，但由于其缺乏运动特征或意识障碍，可能无法被识别。单纯部分性癫痫持续状态是由涉及皮层局部区域的痫性发作活动引起的，临床表现多样，包括失语症、视或听幻觉、知觉改变、短暂视力丧失和惊恐发作。类似地，单纯部分性癫痫持续状态可表现为局灶性运动痫性发作、眼球震颤、癫痫病灶对侧短暂性麻痹，伴或不伴意识障碍的局灶性肌阵挛发作（持续性部分性癫痫），可持续数天至数月——这可能是非常难治的。在最大的报告系列中，荷兰为期 5 年的研究回顾性确认了 47 例新发病的单纯部分性癫痫持续状态患者。除 1 例（失语症患者）外，其余均有躯体运动性单纯部分性癫痫持续状态；20 例患者有部分性癫痫持续状态。超过一半的患者（27 人）曾被诊断为癫痫，尽管有 6 人通过新的神经系统诊断为单纯部分性癫痫持续状态。在那些没有被诊断为癫痫的患者中，脑血管疾病是单纯部分性癫痫持续状态最常见的病因，有 14 例。总体而言，4 例患者死亡（均因急性脑血管疾病），10 例有相关发病率，其中只有 1 例被认为可归因于单纯部分性癫痫持续状态。一般来说，单纯部分性癫痫持续状态似乎与低病死率和低发病率相关，几乎是主要由潜在病因引起。治疗上，首先口服或静脉注射苯二氮䓬类药物（如

氯硝西泮），必要时再静脉注射苯妥英钠，通常是有效的（表 22.2）。单纯部分性癫痫持续状态患者应尽可能避免用麻醉药物治疗（见下文）。

3. 精神运动性癫痫持续状态

精神运动性癫痫持续状态很可能是非惊厥性癫痫持续状态最常见的一种，据报道约占癫痫持续状态的 40%。精神运动性癫痫持续状态的临床表现多种多样，主要由癫痫病灶的起源决定。意识改变、伴或不伴有记忆缺失是精神运动性癫痫持续状态的典型临床症状，但单侧额叶病变的精神运动性癫痫持续状态患者可能不会出现意识改变。临床上，精神运动性癫痫持续状态和失神发作持续状态的鉴别较为困难，尤其在晚发失神发作持续状态的老年患者中。精神运动性癫痫持续状态不仅要与其他类型的非惊厥性癫痫持续状态鉴别，还应与其他原因所致的脑病（如肝性脑病）、持续的发作后状态、精神行为异常等相鉴别。这通常并不简单。EEG 并不总是有帮助的，因为精神运动性癫痫持续状态的头皮 EEG 改变可能是相对非特异性的，因此精神运动性癫痫持续状态的诊断仍主要依靠 EEG 与临床表现相结合。然而，精神运动性癫痫持续状态的诊断需采用严格的 EEG 标准。

同样，治疗后 EEG 的变化，尤其是使用苯二氮䓬类药物后的，不能作为精神运动性癫痫持续

状态的可靠诊断指标，因为一些 EEG 异常，如肝性脑病的三相波，也可能伴随苯二氮䓬类药物的使用而改善。相反，治疗后缺乏即时的临床改善也不应排除诊断，因为精神运动性癫痫持续状态的意识模糊通常可能被发作后状态的意识模糊所替代，而临床症状没有任何明显的变化。

精神运动性癫痫持续状态被认为是局灶性癫痫发作泛化到双侧大脑半球的结果，表现为不同程度的意识障碍，伴有部分或完全性记忆缺失，通常是逐渐发作并且反复发作的。虽然精神运动性癫痫持续状态最初被称为起源于颞叶的"精神运动状态"，但一项针对 87 例复杂部分性癫痫患者进行的深度电极研究表明，在 8 例发生精神运动性癫痫持续状态的患者中，均出现颞叶外的精神运动性癫痫持续状态，其中 4 例确定为额叶起源。

在一项针对额叶起源的 10 例精神运动性癫痫持续状态患者进行的前瞻性研究中，精神运动性癫痫持续状态的识别和诊断有显著延迟（平均诊断时间为 48 h）。第一种类型的额叶精神运动性癫痫持续状态中，7 例患者表现为情绪障碍或情感脱抑制，并伴有轻度认知功能损害，而不伴明显的意识模糊。这与正常背景下的单侧额叶癫痫样发作模式有关。第二种类型的额叶精神运动性癫痫持续状态中，3 例患者表现为意识障碍，脑电模式为异常背景下的双侧额叶不对称放电。

精神运动性癫痫持续状态在临床上可分为以下两种：①癫痫患者的精神运动性癫痫持续状态；②晚发的精神运动性癫痫持续状态。这在一定程度上是基于这样一种认识，即精神运动性癫痫持续状态在先前诊断为癫痫的患者中的预后远远好于在急性内科疾病背景下晚发精神运动性癫痫持续状态的患者。事实上，实验证据表明，癫痫或先前暴露于抗癫痫药物可能对精神运动性癫痫持续状态具有神经保护作用。

关于精神运动性癫痫持续状态的治疗是有争议的，许多作者主张积极的治疗。这在一定程度上是由于精神运动性癫痫持续状态的动物模型表现出严重的神经元损伤。然而，动物模型中癫痫产生和传播的机制可能不能准确地反映人类的精神运动性癫痫持续状态。并且，相较于动物模型，人类精神运动性癫痫持续状态的典型特征是放电频率更低。当使用这些低频放电复制动物模型时，产生的伤害比高频放电小得多。

来自病例系列的临床数据表明，既往有癫痫病史的精神运动性癫痫持续状态患者预后更好。在一个系列研究中，20 例确诊精神运动性癫痫持续状态的患者中有 17 例反复发作，其中许多患者发作时间非常长，持续数天到数月，其中 1 例甚至持续了 18 个月。在 17 例反复发作的患者中，有 9 例每月均发作 1～6 次。尽管发作的频率较多，持续时间相对较长，但没有报告证明患者有任何神经认知方面的后遗症。这 17 例患者中，有 5 例在 2 年或 2 年以上的时间里接受不止一次的神经心理测量评估，在正式测试中没有证据表明认知能力下降。

该精神运动性癫痫持续状态病例系列和其他精神运动性癫痫持续状态病例系列均表明，就神经认知后遗症而言，精神运动性癫痫持续状态预后相对较好。既往有癫痫病史的精神运动性癫痫持续状态患者通常对口服苯二氮䓬类药物，如氯巴占或静脉注射苯二氮䓬类药物，如劳拉西泮或地西泮有反应，尽管复发并不罕见。然而，当患者进入发作后状态时，即使 EEG 好转，临床反应仍可能会延迟。因此，当有条件时，应使用 EEG 监测治疗反应。当口服或静脉注射苯二氮䓬类药物无效时，可考虑静脉注射抗癫痫药物（参见表 22.2）。当既往有癫痫病史的精神运动性癫痫持续状态患者应用非麻醉药无效时，应谨慎考虑升级到用静脉麻醉药治疗，并根据个人情况进行考虑。由于缺乏与长期神经认知影响有关的临床数据，许多神经学家不提倡升级为静脉注射麻醉剂，因为其与发病率和病死率有关。

与此相反，在急性或进行性神经系统疾病情况下晚发的精神运动性癫痫持续状态常常对非麻醉药不敏感。与一般惊厥性癫痫持续状态相似，其预后主要取决于潜在病因，精神运动性癫痫持续状态的成功治疗取决于能够对诱发原因的快速识别。自身免疫性脑炎尤是如此，例如抗 NMDA

受体脑炎，可能导致精神运动性癫痫持续状态对标准抗癫痫药物和静脉注射麻醉药产生抗药性，仅在开始免疫抑制治疗（静脉注射类固醇、丙种球蛋白或血浆置换）后才有反应。由于这些疾病对免疫抑制的潜在反应，对所有癫痫持续状态和病因不明的脑炎患者，均应怀疑自身免疫性脑炎，并在临床高度怀疑时及早使用免疫抑制药物。在所有这些情况下，均应进行合适的检查和调查以便寻找隐匿性肿瘤（特别是卵巢、乳房和睾丸肿瘤）。

精神运动性癫痫持续状态在老年患病人群中诊断不足，并可能导致意识模糊的临床状态。在这种情况下，需要谨慎使用苯二氮䓬类药物静脉注射，因为这可能会增加病死率。静脉注射丙戊酸盐或左乙拉西坦通常是首选治疗方式，它们对血流动力学和呼吸的不良影响较小。如果可能，非昏迷的精神运动性癫痫持续状态患者应避免麻醉（见下文）。

4. 昏迷中的非惊厥性癫痫持续状态

昏迷状态下的非惊厥性癫痫持续状态是最严重的亚型，发病率和病死率极高，并且诊断困难。这也是治疗争议最大的领域，目前在积极干预和不干预之间处于中介状态。昏迷中的非惊厥性癫痫持续状态可分为三类：①最初由 Treiman（1993）提出的"轻微癫痫持续状态"，指明显的全面性惊厥性癫痫持续状态的终末期或衰竭期，非惊厥性癫痫持续状态通常是由全面性惊厥性癫痫持续状态部分或未治疗情况下演变而来的；②表现为轻微痫性发作的临床体征，而 EEG 记录为癫痫持续状态；③在昏迷的重症患者中偶然记录到脑电癫痫持续状态。

尽管昏迷中的非惊厥性癫痫持续状态具有较高的发病率和病死率，但目前仍缺乏指导临床治疗的数据，甚至无法得知给予干预是否会影响整体预后。"轻微"非惊厥性癫痫持续状态被认为是最恶性的非惊厥性癫痫持续状态，在退伍军人中进行了癫痫持续状态治疗方面的研究，570 名癫痫持续状态患者（375 名显著癫痫持续状态和 175 名轻微癫痫持续状态）被随机分成 4 个治疗组：服用劳拉西泮（0.1 mg/kg）、地西泮（0.15 mg/kg）联合苯妥英钠（18 mg/kg）、苯巴比妥（18 mg/kg）、单独使用苯妥英钠（18 mg/kg）。在 4 个治疗组中，癫痫持续状态的终止成功率在显著癫痫持续状态组明显高于轻微癫痫持续状态组：劳拉西泮（显著癫痫持续状态组 67% vs. 轻微癫痫持续状态组 26.1%）；苯巴比妥（63% vs. 24.4%）；地西泮联合苯妥英钠（59.6% vs. 23.4%）及单独使用苯妥英钠（51% vs. 19.5%）。劳拉西泮在治疗显著癫痫持续状态方面优于苯妥英钠（$P=0.002$），但在治疗轻微癫痫持续状态方面，任何 2 个治疗组之间均未发现明显差异（$P=0.18$）。

因此，轻微癫痫持续状态应被视为难治性全面性惊厥性癫痫持续状态，根据欧洲神经科学协会联合会建议静脉注射麻醉药物，并持续静脉麻醉给药至少 24 h（表 22.2）。然而，这些建议在非惊厥性癫痫持续状态诊疗中几乎没有支持证据，而是一种经验性治疗，因为很少有三线治疗（静脉注射麻醉药）的研究在惊厥性癫痫持续状态的背景下进行，治疗结果一般很差。对于重症患者昏迷状态下非惊厥性癫痫持续状态的治疗，麻醉药的使用争议较小，因为大多数患者已处于麻醉状态。目前尚不清楚使用多种抗癫痫药物或增加麻醉水平是否合理。在大多数情况下，昏迷不是癫痫持续状态的结果，而通常是由其他一些破坏性情况引起的，而且需要考虑增加麻醉剂量引起全身并发症的风险。在大多数情况下，作者会进行抗癫痫药物的试验性治疗，但这种方法的支持证据却很少。

5. 非惊厥性癫痫持续状态中的麻醉

虽然麻醉在大多数情况下会终止非惊厥性癫痫持续状态，但静脉注射麻醉药，如异丙酚，本身与显著的发病率和病死率有关，特别是在长期治疗难治性癫痫持续状态的情况下。事实上，有研究已提出，与不使用静脉麻醉药的治疗相比，在难治性癫痫持续状态中使用静脉麻醉药可能增加感染风险（43% vs. 11%；$P < 0.0001$）和相对死亡风险（RR: 2.88%；95% CI: 1.45 ～ 5.43）。有趣的是，接受静脉麻醉药物治疗的单纯部分性癫痫持续状态、精神运动性癫痫持续状态或失神发作持

续状态患者的相对死亡风险（*RR*: 3.28；95% *CI*: 0.79 ～ 13.67）高于接受静脉麻醉药物治疗的全面性惊厥性癫痫持续状态患者（*RR*: 1.40；95% *CI*: 0.14 ～ 14.25）或非惊厥性癫痫持续状态患者（*RR*: 1.69；95% *CI*: 0.71 ～ 3.69）。可以认为，这项研究没有充分控制其他因素，但另一项对 7 年内发现的 467 例发生癫痫持续状态的患者的研究控制了其他因素（如年龄、癫痫持续状态严重程度等），50 例（10.7%）接受治疗性昏迷措施。总体而言，治疗性昏迷与较差的预后相关，新的神经功能缺失的 RR 为 6.86（95% *CI*: 2.84 ～ 16.56），死亡风险也更高（*RR*: 9.10；95% *CI*: 3.17 ～ 26.16），且对精神运动性癫痫持续状态患者的影响大于全面性惊厥性癫痫持续状态患者。此外，治疗性昏迷与较高的感染发生率（*OR*: 3.81；95% *CI*: 1.66 ～ 8.75）和较长的住院时间有关。

与这些研究相反，一项单中心回顾性研究发现，43 例患者长达 5 年的 45 次非惊厥性癫痫持续状态中，有 31 次（69%）使用了静脉麻醉药治疗。在接受非静脉麻醉药治疗的 14 次发作中，13 次对治疗有反应（2 次单独静脉注射苯二氮䓬类药物；3 次静脉注射非麻醉抗癫痫药物；8 次静脉注射苯二氮䓬类药物联合非麻醉抗癫痫药物）。在接受静脉麻醉药治疗的 31 次非惊厥性癫痫持续状态发作中，24 次（74%）对治疗有反应，接受静脉麻醉药治疗的患者越年轻，更可能有急性神经病因，处于昏迷状态，或在诊断为非惊厥性癫痫持续状态之前已经插管。总体而言，12 例（26.7%）表现为精神状态改变，20 例（44.4%）表现为精神状态改变和轻微运动体征，13 例（28.9%）表现为"轻微"癫痫持续状态（伴有精神状态改变，或在全面性惊厥后出现精神状态改变伴轻微的运动体征），两组结局没有显著差异。根据所提供的数据，进一步细分除轻微癫痫持续状态之外的明确非惊厥性癫痫持续状态亚型是不可能的。然而，这项研究表明，经谨慎选择的非惊厥性癫痫持续状态患者，接受积极治疗甚至包括静脉注射麻醉药物治疗可能是合适的。

综上所述，我们建议对轻微癫痫持续状态、有轻微运动体征的精神状态改变患者的治疗，应根据个人情况进行评估，静脉注射抗癫痫药物甚至静脉给予麻醉药物。此外，即使在癫痫持续状态持续时间延长或癫痫持续状态诊断、治疗时间延长的情况下，也应考虑治疗，因为这些可能不是非惊厥性癫痫持续状态预后不良的通用指标。对于患有急性神经系统损伤和昏迷的年轻人，这种治疗的应用还不太清楚，但证据表明，麻醉可能是有效的。对于患有急性神经系统疾病的老年人，则需要谨慎考虑，因为深度麻醉的并发症可能会使风险超过获益。在失神发作持续状态和单纯部分性癫痫持续状态中，几乎没有证据支持这种治疗，精神运动性癫痫持续状态患者应尽可能避免麻醉。

四、结论

尽管可用于指导非惊厥性癫痫持续状态治疗的数据有限，但仍可提出以下几项建议：

（1）考虑到非惊厥性癫痫持续状态的可能性和及时诊断非惊厥性癫痫持续状态是至关重要的。尤其是在全面性惊厥性癫痫持续状态后出现轻微癫痫持续状态和伴有轻微的局灶性痫性活动运动征象的精神状态改变中，并且强调 EEG 监测在全面性惊厥性癫痫持续状态发生 48 h 内的重要意义。

（2）失神发作持续状态、单纯部分性癫痫持续状态和精神运动性癫痫持续状态通常对口服或静脉注射苯二氮䓬类药物与抗癫痫药物非常敏感。静脉麻醉药物很少有适应证，并可能加重预后不良，应仅对特定患者考虑使用。

（3）可能比全面性惊厥性癫痫持续状态更重要的是，非惊厥性癫痫持续状态的预后由潜在病因决定，其改善基于潜在病因的性质、识别和治疗。然而，要判断潜在病因和脑电发作活动对观察到的脑功能障碍的相对贡献仍较困难。

（4）目前，对于昏迷中非惊厥性癫痫持续状态应该如何管理，或应该如何积极和持续治疗，存在着一种平衡的状态。对于从全面性惊厥性癫痫持续状态演变而来的轻微癫痫持续状态，应尽快使用静脉麻醉药物治疗，这似乎是实用的做法，潜在的要求是及时识别和诊断。对有轻微运动体征的昏迷中非惊厥性癫痫持续状态可能也是正确的，但积极静脉注射抗癫痫药物可能导致预后更差的结局。

（5）最后，我们建议通过随机对照试验对昏迷中非惊厥性癫痫持续状态的不同亚型进行明确的亚组分析，明确昏迷中非惊厥性癫痫持续状态的最佳治疗方案。鉴于制药行业缺乏为此类项目提供研究资金的财政动力，此类研究可行性较低。因此，唯一的前进之路可能是汇集多中心数据，此类举措目前正在进行中。

（译者：曹　幻　黄珊珊　审校：王芙蓉）

第22章·参考文献

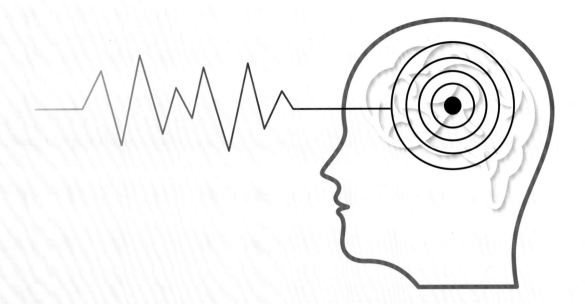

第 23 章

癫痫持续状态的连续脑电图监测

Monica B. Dhakar
Lawrence J. Hirsch

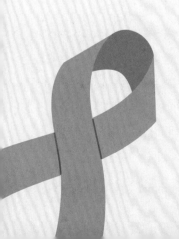

一、引言

近年来，连续 EEG 在重症监护室的应用迅速扩大。在重症监护室施行 C-EEG 有多种适应证，但主要目的是监测非惊厥性痫性发作和非惊厥性癫痫持续状态。

非惊厥性痫性发作，顾名思义，指只有轻微或无明显临床症状的脑电发作（图 23.1）。非惊厥性癫痫持续状态被不同地定义为持续的或反复发作的非惊厥性痫性发作，持续时间超过 30 min 仍未恢复到基线；非惊厥性痫性发作持续时间超过一个 EEG 时期的 50%；持续或反复发作的非惊厥性痫性发作持续 5 min 以上。最近，国际抗癫痫联盟工作小组提出了一个关于癫痫持续状态的概念定义——"癫痫持续状态是一种由于终止痫性发作的机制失效或由于导致异常延长痫性发作的机制启动（时间点 t_1 之后）引起的状态。它是一种可能产生长期后果的状态（时间点 t_2 之后），包括神经元死亡、神经元损伤和神经元网络的改变，这取决于痫性发作的类型和持续时间"。对于痉挛性癫痫持续状态，时间点 t_1 估计为 5 min，t_2 估计为 30 min。对于伴有意识障碍的局灶性癫痫持续状态（一种非惊厥性痫性发作），t_1 和 t_2 时间点不明确，但估计分别为 10 min 和大于 60 min。根据专家意见，最近的报道中发表了定义非惊厥性痫性发作的统一脑电标准（表 23.1）。

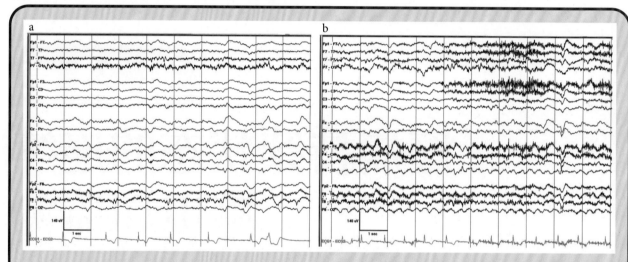

这个 EEG（设置：7 μV；低频滤波：1 Hz；高频滤波：70 Hz；陷波滤波：开启）来自一位 87 岁患有心房颤动、口服抗凝剂（阿哌沙班）的男子，他因右侧外伤性硬膜下血肿入院。他在开始的 7 hEEG 监测中有 8 次 EEG 记录的痫性发作。痫性发作始于 0.5 Hz 的 δ 波减慢，伴随右侧顶颞区（图 a）周期性尖峰，然后逐渐增加到 3 Hz，并扩散到整个右半球（图 b 在 a 结束后 31 s 开始），同时伴随非特异性双侧手臂运动。上述征象均未在床边确认为痫性发作。

图 23.1　非惊厥性痫性发作的 EEG

表 23.1　非惊厥性癫痫持续状态的诊断标准

序号	诊断标准
1	EDs > 2.5 Hz
2	ED ≤ 2.5 Hz 或节律性 δ/θ 活动（> 0.5 Hz）和以下情况之一： 静脉注射抗癫痫药物以后 EEG 和临床症状改善[a]； 上述 EEG 模式中有细微临床发作现象； 典型的时空演变[b]

资料来源：来自 Beniczky 等 [5]，修改自 Kaplan[6]。
注：允许癫痫样放电（epileptiform discharges，EDs）；癫痫样放电（棘波、多棘波、尖波、尖波和慢波复合物）；[a] 如果 EEG 改善但临床症状未改善，或者 EEG 波动但无明确演变，应该认为可能是非惊厥性癫痫持续状态；[b] 起始递增（电压增加和频率改变），或模式演变（频率变化 > 1 Hz 或定位改变），或递减终止（电压或频率）。

除了诊断非惊厥性痫性发作，长时间的监测对于监测治疗效果（特别是在使用麻醉剂时）和指导非惊厥性痫性发作和非惊厥性癫痫持续状态的治疗也是必要的。非惊厥性痫性发作和非惊厥性癫痫持续状态在认知、神经功能、痫性发作进展及发病率和病死率中的意义将在不同章中讨论。足够多的证据（尽管没有关于治疗与不治疗的前瞻性随机试验）表明，非惊厥性癫痫持续状态或某些高负担类型的非惊厥性痫性发作与神经系统不良预后有关，包括认知功能和随后的痫性发作。本章回顾了不同癫痫持续状态（尤其是非惊厥性癫痫持续状态）环境下 C-EEG 的适应证、监测时间、非惊厥性痫性发作的诊断、数据回顾和 C-EEG 的成本效益。

二、连续脑电图监测技术的效益

多年来的几项研究清楚地证明了对危重患者进行长期 EEG 监测以诊断非惊厥性痫性发作和非惊厥性癫痫持续状态和获得更高检出率的必要性。常规 EEG，即使重复进行，监测出痫性发作的效率也较低，尤其是对非惊厥性痫性发作。在一项回顾性研究中，重症监护室患者的非惊厥性痫性发作月诊断率在引入 C-EEG 后显著增加。另一项研究研究了 C-EEG 在神经外科重症监护室中的应用，所有患者在连续 vEEG 监测之前均接受了 30 min 的常规 EEG，平均持续时间为 2.9 天（范围 1～17 天）。在 105 例患者中，C-EEG 监测到非惊厥性痫性发作的比例为 26.7%，而常规 EEG 监测到非惊厥性痫性发作的比例为 11.4%。

三、谁应该接受连续脑电图监测技术监测

对收治到重症监护室的患者进行 C-EEG 的目的可分为两大类：非惊厥性痫性发作和非惊厥性癫痫持续状态的诊断；评估痫性发作和癫痫持续状态的治疗效果。

（一）非惊厥性痫性发作和非惊厥性癫痫持续状态的诊断

在成年人危重症患者中，非惊厥性痫性发作很常见，但非惊厥性痫性发作患者的百分比因研究人群而异。在不同重症监护室的人群研究中，非惊厥性痫性发作的患病率为 8%～38%（图 23.2，文后彩图 23.2）。急性脑损伤患者非惊厥性痫性发作发生率很高，但即使没有神经损伤，如果患有严重全身性疾病，尤其是败血症，也有发生非惊厥性痫性发作的风险。一项单中心回顾性研究检查了重症监护室所有没有明显的痫性发作临床征象的昏迷的成年患者（既往有痫性发作临床征象或癫痫持续状态的患者被排除在外）。在 236 名患者中，发现 19 例（8%）在 30 min 的 EEG 上表现为非惊厥性癫痫持续状态。随后，另一项大型单

中心回顾性研究利用 C-EEG 对医院住院（包括普通病房和重症监护室）的所有年龄段不明原因意识改变的患者进行了研究。在 570 名患者中，110 名（19%）有痫性发作，其中有 92% 的患者仅表现为非惊厥性的。大约一半的非惊厥性痫性发作被认定为非惊厥性癫痫持续状态（59/105，56%）。与其他患者相比，NICU 患者中非惊厥性痫性发作的发生率较高（61%）。在这项研究中，年龄较小、发病时昏迷、有癫痫病史、监测前惊厥性痫性发作，以及暴发抑制形式的 EEG 是非惊厥性痫性发作的独立预测因子。另一项研究发现，意识严重受损、眼球运动异常和既往癫痫危险因素与非惊厥性癫痫持续状态显著相关。最近一项来自单个中心的前瞻性研究发现，所有 NICU 中精神状态改变的患者（n=170），非惊厥性痫性发作或非惊厥性癫痫持续状态的比例是相似的，为 21%。他们还发现，50% 的非惊厥性痫性发作和非惊厥性癫痫持续状态病例与轻微的口角抽搐和眼睛偏斜有关（尽管这可能是由于接受 C-EEG 监测的选择性偏差）。在这些患者中，有癫痫、脑肿瘤、脑膜炎或脑炎病史的患者患非惊厥性痫性发作的风险更高。

这些研究没有报道置信区间，但是根据研究对象的数量和监测到非惊厥性痫性发作的患者比例来计算。

1. 惊厥性癫痫持续状态

通常，患者在"成功"的惊厥性癫痫持续状态治疗后仍未康复，而且很难区分发作后状态和正在进行的痫性活动。研究表明，即使治疗惊厥性癫痫持续状态成功，43%～48% 的患者在随后的 24 小时 C-EEG 记录中仍表现为非惊厥性痫性发作，14% 的患者表现为非惊厥性癫痫持续状态。因此，对于惊厥性痫性发作的患者，如果在适当治疗后 10 min 内清醒水平没有得到明显的改善，或者在抗癫痫药物治疗后 60 min 内没有恢复到功能基线水平，就可以进行 C-EEG 检查。

2. 急性脑损伤

非惊厥性痫性发作在急性神经损伤患者中很常见，因此 C-EEG 适用于所有此类意识改变患者。早期的研究显示，NICU 的患者非惊厥性痫性发作

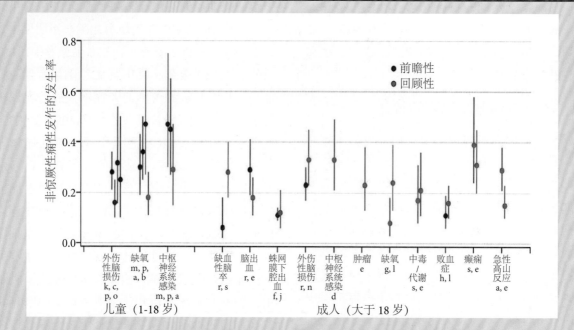

这些研究没有报道置信区间，但是根据研究对象的数量和监测到非惊厥性痫性发作的患者比例来计算。

图 23.2　不同的重症未成年人和成年人人群中非惊厥性病性发作的发生率

（资料来源：数据来自 a–s: Abend et al.[12]，Abend et al.[13]，Arndt et al.[14]，Carrera et al.[15]，Claassen et al.[16]，Claassen et al.[17]，Crepeau et al.[18]，Gilmore et al.[19]，Mani et al.[20]，O'Connor et al.[21]，O'Neill et al.[22]，Oddo et al.[23]，Payne et al.[24]，Ronne-Engstromand Winkler[25]，Schreiber et al.[26]，Topjian et al.[27]，Vespa et al.[28]，Vespa et al.[29]，Westover et al.[30]，经过允许，修改自 Osman et al.[11]）

的发生率很高，高达 34%，其中 76% 是非惊厥性癫痫持续状态。这些患者的非惊厥性痫性发作发病率的差异部分归因于研究方法学差异，如研究性质、潜在病因、监测持续时间及可能使用抗癫痫药物和镇静药物。

3. 创伤性脑损伤

所有创伤性脑损伤患者都有发生痫性发作的高风险，尤其是那些颅骨凹陷骨折、颅内出血、皮质挫伤或穿透性脑损伤的患者。创伤性脑损伤患者中非惊厥性痫性发作的发病率从 3% 到 53% 不等。在连续 94 例中重度创伤性脑损伤（定义为全面性癫痫持续状态 < 12）患者中，22 例发生痫性发作，52% 的痫性发作仅表现为非惊厥性的，整个队列中非惊厥性癫痫持续状态的发病率为 6.3%，监测的平均持续时间为（7.5±4）天，尽管进行了预防性抗癫痫药物治疗，但仍发生了痫性发作。因此，C-EEG 推荐用于伴有意识改变的中重度创伤性脑损伤患者，以及伴任何类型的穿透性损伤或颅内出血的创伤性脑损伤患者。

4. 蛛网膜下腔出血

非创伤性动脉瘤性蛛网膜下腔出血患者是非惊厥性痫性发作的另一个高危人群，非惊厥性痫性发作的发病率为 3% ～ 31%。大多数研究是在等级较差（更严重）的蛛网膜下腔出血患者中进行的。年龄较大、女性、蛛网膜下腔出血的 Hunt 和 Hess 分级较高、脑池积血、需要进行脑室造瘘术、初次 CT 时发现脑水肿，以及结构性病变与非惊厥性癫痫持续状态风险较高相关。

5. 脑出血

早期临床痫性发作常见于非创伤性脑出血患者，发病率为 4% ～ 14%。当这些患者进行 C-EEG 时，非惊厥性痫性发作的发生率更高。在 102 名连续接受 C-EEG 监测的脑出血患者中，痫性发作发生率为 31%，其中半数以上（18/32）仅为非惊厥性的，7%（7/102）被认定为非惊厥性癫痫持续状态。这些研究可能高估了痫性发作的发生率，因为只研究了接受 C-EEG 监测的患者，而不是脑出血的总人群。尽管如此，Vespa 和他的同事们报告说，即使在没有选择性偏倚的情况下，非创伤性脑出血患者的非惊厥性痫性发作发生率也同样高达 28%。较大的血肿体积一直被证明与痫性发作的风险增加高度相关。另有一项研究表明，皮质受累可预测痫性发作发生率增加。Vespa 及其同事的研究证实了同样的结论，但另一项研究仅在单变量分析中发现了关联（可能在多变量分析中关联的力度不够）。在出血离皮质表面较近（< 1 mm）的患者中，周期性放电发生的频率较高，这反过来可能会增加痫性发作的风险。非惊厥性痫性发作是否会增加脑出血患者脑水肿和中线移位的风险，目前尚不清楚。尽管如此，非惊厥性痫性发作一直是不良结局的独立预测因子。与其他重症患者一样，有 56% 的非惊厥性痫性发作患者在 C-EEG 监测的 1 小时内监测到了第一次痫性发作，94% 的患者在 48 小时内监测到。基于这些发现，建议对所有脑出血和意识障碍患者进行 C-EEG 监测，尤其是那些血肿较大或扩大的患者，以及那些出血位置靠近皮质（< 1 mm）（包括岛叶）的患者。

6. 急性缺血性卒中

与出血性卒中患者相比，急性缺血性卒中患者（7 天内）的早期癫痫发病率要低得多，估计为 2.5%（C-EEG 尚未对这一单纯缺血性卒中人群进行广泛研究）。在一项对 232 名患者进行的前瞻性研究中，其中 177 名患者患有急性缺血性卒中，4.3% 的患者患有癫痫持续状态（其中 10% 的为非惊厥性癫痫持续状态），均在卒中发作的前 24 小时内发病。缺血性卒中和出血性卒中的发病率相似。另一研究对 100 个连续入住卒中单元的患者（91 个缺血性卒中和 9 例出血性卒中）进行了平均 17.5 小时的 C-EEG 检查。2 名患者（2%）患有非惊厥性痫性发作，均为急性缺血性卒中。综上，C-EEG 在急性缺血性卒中患者中的应用和获益证据不足，这些患者可能仍然是非惊厥性痫性发作的低风险人群。因此，急性缺血性卒中的 C-EEG 可能仅限于涉及皮质大面积梗死和意识改变的患者，或症状波动、功能缺损与梗死面积和位置不成比例的患者。

7. 中枢神经系统感染

中枢神经系统感染是痫性发作的确定危险因素，尤其是病毒感染（疱疹性脑炎患者占近 50%），细菌感染相对少见（15%）。一项回顾性研究对疑似中枢神经系统感染的患者进行了平均 2.5 天的监测，并排除了所有接受过神经外科手术的患者。在 42 名患者中，14 名（33%）发生痫性发作，其中 64% 为非惊厥性的。在这一队列中，42 名患者中有 8 名（19%）有非惊厥性癫痫持续状态。其发生率可能被高估，因为该研究是在选定的患者中进行的，可能不能代表整个中枢神经系统感染人群。在这项研究中，67% 的人群在 EEG 监测之前有临床痫性发作，但 EEG 监测之前的痫性发作与 C-EEG 期间脑电发作之间没有关联。需要对更多未经选择的患者群体进行进一步的研究，以更准确地评估痫性发作频率。

8. 脑肿瘤

脑肿瘤是痫性发作和癫痫的确定危险因素。最近对 NICU 危重患者进行的一项前瞻性研究发现，有脑肿瘤病史是所有危险因素中与非惊厥性痫性发作或非惊厥性癫痫持续状态发病关联性最高的原因之一。非惊厥性癫痫持续状态可能是转移性和原发性脑肿瘤的临床表现，但这种情况并不常见。在接受 C-EEG 监测的 259 例脑肿瘤患者中，有 2% 患有非惊厥性癫痫持续状态，其中一半仅为非惊厥性的。治疗后 24 例患者中有 22 例非惊厥性癫痫持续状态消失，这不仅表明该人群中非惊厥性癫痫持续状态发生率较高，而且表明其很容易得到治疗，因此对这些患者进行 C-EEG 监测非常重要。

9. 无神经损伤的全身性疾病和精神状态改变患者

痫性发作在没有原发性脑损伤的重症患者中很常见。一项对内科重症监护室（大多数伴有败血症）所有接受 C-EEG 监测的患者进行的回顾性研究发现，10% 的患者有脑电发作，其中 67% 的患者仅为非痉挛性的，尚不清楚其中多少可以定义为非惊厥性癫痫持续状态。此外，在该人群中，周期性放电的发生率为 67%。在一项对 100 名败血症和精神状态改变患者的前瞻性研究中，非惊厥性痫性发作的发生率相似（11%），且所有痫性发作都被认为是明确的或可能的非惊厥性癫痫持续

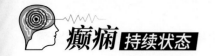

状态。1年的随访表明，幸存的35%的患者中没有一个随后出现无明显诱因的痫性发作。关于这些非惊厥性痫性发作患者的预后和病死率之间的关系，一直存在着相互矛盾的结果，这仍然是有待研究的领域。

代谢紊乱、败血症和谵妄在术后很常见，会使患者更容易发生痫性发作。Kurtz及其同事研究了154名在外科SICU接受C-EEG监测的患者，排除了所有有原发性神经系统问题或经神经外科干预的患者，C-EEG监测大多数（65%）是在腹部手术后进行的。在至少12小时的监测中，16%的患者出现非惊厥性痫性发作，其中5%为非惊厥性癫痫持续状态患者；29%有周期性放电。多变量分析确定C-EEG前昏迷和临床痫性发作是非惊厥性痫性发作的预测因子。Kamel及其同事研究了所有MICU和SICU住院患者（排除原发性脑损伤的患者），发现非惊厥性痫性发作占11%，但对非惊厥性癫痫持续状态的发病率没有报道。

10. 需要低温治疗和药物镇静的心脏停搏

在接受低温治疗的心脏停搏患者中，有10%~30%的患者出现痫性发作。除了低温治疗的复温阶段，痫性发作也发生在降温阶段。在降温阶段，患者通常用药物镇静，以防止寒战和维持目标体温，这潜在地掩盖了痫性发作的运动表现。因此，需要C-EEG来监测非惊厥性痫性发作，并促进适当的治疗。心脏停搏幸存者也有频繁的肌阵挛发作和肌阵挛性癫痫持续状态，因此也需要C-EEG区分癫痫、非癫痫或皮层下肌阵挛，尽管两者的治疗方法相似。来自欧洲重症监护医学协会的神经重症监护指南建议在低温治疗期和复温后进行24小时C-EEG来监测非惊厥性痫性发作。包括我们在内的一些机构有一个方案，即尽快开始对患者进行72小时的连续监测，且总是在患者发作后的12小时内进行。

11. 常规脑电图显示恶性周期模式的患者

在危重患者的EEG上可以发现几种不同的周期模式，对成年人和儿童的研究表明，全面性周期性放电与非惊厥性痫性发作和非惊厥性癫痫持续状态密切相关。同样，周期性一侧性放电（通常标记为周期性单侧癫痫样放电，或者更早期的

PLEDs）和一侧性节律性δ活动与急性痫性发作有很高的相关性。在一项回顾性研究中，LRDA患者的痫性发作发生率为63%，与单侧周期性放电相关的痫性发作发生率（57%）相似。由于痫性发作的高风险（>50%），对常规EEG上出现这些模式的患者应监测24~48小时（大部分为非惊厥性的）。关于危重病患者周期性EEG模式的更多细节见第5章"周期性放电模式"。

12. 运动异常或其他可能的痫性活动细微体征的患者

危重患者通常有阵发性运动，如震颤、肌阵挛、阵挛、口腔或眼睛的阵发性异常运动、姿势异常和可模拟癫痫发作的自主活动。如果没有连续vEEG，通常很难确定这些事件是否为痫性发作。一项回顾性研究检查了在重症监护室中观察到的所有EEG运动，发现73%的发作是非癫痫性的。因此，vEEG在这些患者中很重要，不仅可以诊断痫性发作，而且还可以排除痫性发作，防止使用不必要的抗癫痫药物。

（二）评估痫性发作和癫痫持续状态的治疗效果

美国临床神经生理学会最近发布的危重患者C-EEG指南建议，既往惊厥性癫痫持续状态患者和正在接受非惊厥性癫痫持续状态治疗的患者应在所有痫性发作停止后至少监测24小时EEG，同时建议危重患者停用抗癫痫药物后至少监测24小时，对于半衰期长的药物，在选定的病例中进行更长时间的监测是合理的。

难治性癫痫持续状态被定义为在初始阶段使用了至少一种苯二氮䓬类药物和另一种合适的抗癫痫药物进行了适当的治疗，但仍有持续的临床或EEG痫性发作。持续的难治性癫痫持续状态通常都是非痉挛性的（即使它是从惊厥性癫痫持续状态开始的），所有接受麻醉剂量静脉抗癫痫药物治疗的难治性癫痫持续状态患者都应该接受持续监测来评估疗效。

四、监控持续时间

最近美国临床神经生理学会的共识声明建议对疑似非惊厥性痫性发作的危重患者进行至少24

小时的监测。在一项回顾性研究中，连续 570 例不明原因的意识改变患者中，88% 在记录的前 24 小时内出现痫性发作。在非昏迷患者中，95% 的痫性发作发生在记录的 24 小时内，98% 在 48 小时后可监测到。然而，在昏迷的患者中，24 小时后仅监测到 80% 的痫性发作，48 小时后为 87%。在昏迷的患者中，似乎应进行更长时间的监测。

在资源有限的地方，早期 EEG 的发现可能有助于确定长期监测的可能收益。几个回顾性研究表明，初始 EEG 广义减慢、缺乏癫痫样放电，预示着低风险的痫性发作。在一项此类研究中，中位数监测持续时间为 24 小时（范围为 18 ~ 70 小时），在记录的最初 4 小时内，没有发生癫痫样放电的患者也没有在随后的监测过程中发生痫性发作。同一项研究延伸到 625 名患者，发现如果在 C-EEG 16 小时后未发生痫性发作，则在癫痫样放电患者中随后记录到痫性发作的概率降低到 < 5%；在没有癫痫样放电的患者中，仅 2 小时发作概率就达到 5% 的阈值（图 23.3，图 23.4）。

五、非惊厥性痫性发作的诊断

非惊厥性痫性发作的临床表现可能是不易察觉的，因此，没有 EEG，非惊厥性痫性发作的诊断通常是困难或不可能的。即使使用 C-EEG，危重患者的诊断也很困难。脑电发作是指大于 2.5 Hz 的连续节律性、周期性癫痫样放电，或者在频率、形态或位置上演变至少持续 10 s 的癫痫样放电（表 23.1）。然而，危重患者的背景、发作间期活动和痫性发作与健康人相比有很大的不同。因此，很难区分发作模式（即脑电发作）和发作间期发作模式。根据专家意见，提出了定义非惊厥性痫性发作的标准（表 23.1）。大于 2.5 Hz 的节律性放电或周期性模式通常被认为是发作，而 < 1 Hz 的则被认为是非发作。然而，1.0 ~ 2.5 Hz（包括在内）的周期性模式可能代表基于不同修饰的发作期或发作间期现象，通常被认为位于发作期 - 发作间期连续体上（图 23.3，图 23.4），但是，仅基于 EEG 诊断非惊厥性痫性发作通常是具有挑战性的。

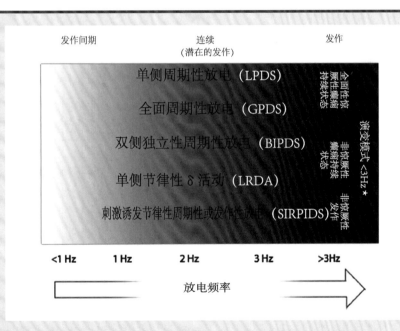

演示了各种 EEG 模式，主要基于频率，沿着发作期 - 发作间期连续体描绘。传统上，放电频率（在 x 轴上显示）是指导治疗力度的基准。发作间期、连续和发作的这种基于频率的划分是任意的、概念性的，没有考虑模式的演变。EEG 模式的演变可能是细微的，特别是对危重患者长期观察时，往往很难达成共识。尽管如此，细微的模式演变仍会增加发作的可能性。如果这些模式中的任何一种存在临床相关性，则必须根据定义认为它是发作性的，而不考虑发作频率。★ 至少 1 Hz，在频率、形态或位置上有明显（明确）的演变即被认为是发作。

图 23.3　发作期 - 发作间期连续体
（资料来源：经许可改编自 Sivaraju 和 Gilmore[69]。）

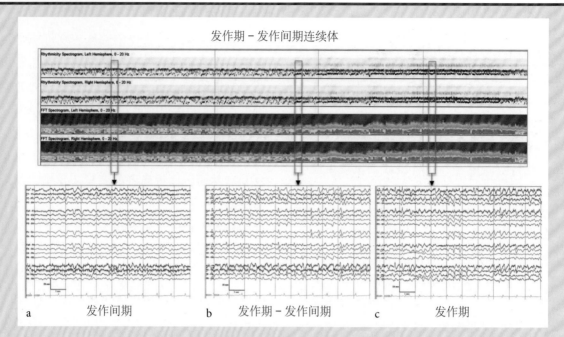

发作期 – 发作间期连续体

a 发作间期 b 发作期 – 发作间期 c 发作期

　　患者为 75 岁女性，有小脑卒中病史和多种血管危险因素，出现精神状态改变并被发现患有败血症。针对感染，对患者进行了适当治疗，监测的代谢和血流动力学稳定，但患者仍表现出同样的意识障碍。该图显示了一个多小时内从发作间期到发作期的逐渐过渡，没有明确的界限，表明发作期 – 发作间期连续体。图的顶部显示了 1 h 的定量脑电图（quantitative electroencephalogram，Q-EEG），x 轴为时间，y 轴为频率（0～20 Hz）。上面 2 行是节律性波谱图，显示随着时间向右推移，逐渐变暗，节律性逐渐增加。底部 2 行是彩色密度谱阵列，显示该模式在这 1 h 内的逐渐演变（随着时间的推移，δ 增加、θ 减慢）。图的底部显示了来自 3 个不同时间点的 10 s 的相关原始 EEG（EEG 设置：灵敏度为 7 μV；低频滤波为 1 Hz；高频滤波为 70 Hz；陷波滤波关闭）。a. 发作间期：准节律的 δ 和 θ 减慢的背景，只有一丝周期性放电。b. 发作期 – 发作间期连续体：广泛周期性放电的频率和显著性逐渐增加，从每秒 1.5 次增加到 2.5 次。c. 发作期：EEG 显示全面性周期性放电频率为 2.5 Hz，并在后半部分逐渐演变为 3.0～3.5 Hz 的节律性活动，并被认为是癫痫持续状态。

图 23.4 发作期 – 发作间期连续体的 Q-EEG 和原始 EEG
（资料来源：来自 Persyst 12™，Persyst Inc.，San Diego，California。）

在临床实践中，通过静脉注射起效快的抗癫痫药物，如苯二氮䓬类，或镇静作用较弱的抗癫痫药物，如苯妥英钠、丙戊酸钠、氨基乙酰胺或左乙拉西坦，尝试区分发作期或发作间期活动。苯二氮䓬类药物可以消除多种异常电活动，因此，EEG 改善必须伴随临床的改善才能明确诊断非惊厥性癫痫持续状态。在一项研究中，Hopp 及其同事发现，在 62 名疑似非惊厥性癫痫持续状态患者的队列中，静脉注射苯二氮䓬类药物的试验导致 35% 的临床改善。所有对药物有反应的患者均存活了，且功能恢复良好。然而，在临床实践中，苯二氮䓬类药物的镇静作用可能会混淆试验结果，尤其是在大剂量使用的情况下。O'Rourke 及其同事最近的一项研究利用苯二氮䓬类药物或非镇静抗癫痫药物结合临床检查确定发作模式。他们评估了三相尖波患者对苯二氮䓬类药物和非镇静抗癫痫药物的反应。在研究的 64 名患者中，34.4% 的患者有积极反应（EEG 改善和临床改善，但不一定是即时的）。与服用苯二氮䓬类药物的患者相比，服用非镇静抗癫痫药物的患者有更高的明确或可能的反应率（26.7% vs. 18.9%），但服用非镇静抗癫痫药物的患者有 20% 的反应延迟。我们的研究机构提出了一个方案，使用小剂量、递增的快速起效的苯二氮䓬类药物（如咪达唑仑）或非镇静性抗癫痫药物，并评估 EEG 和临床检查的变化，即 EEG 异常的消失和临床检查的明确改善，或者 EEG 改善、恢复到以前缺失的正常模式，如睡眠纺锤波或后部主导的节律（表 23.2）。

表 23.2　诊断为非惊厥性癫痫持续状态的抗癫痫药物治疗

适应证
EEG 呈节律性或周期性、局灶性或广泛性癫痫样放电，伴有神经功能障碍
禁忌证
深度昏迷或瘫痪患者
监测
EEG、脉搏、血氧饱和度、血压、心电图、呼吸频率
抗癫痫药物治疗
连续小剂量使用起效快的短效苯二氮䓬类药物，如咪达唑仑 1 mg/ 次，或静脉注射非镇静抗癫痫药物，如左乙拉西坦、丙戊酸钠、苯妥英钠或拉考沙胺
服药期间，重复的临床和 EEG 评估
停药指征： ① EEG 模式的持续消失（重复检查） ②明确的临床症状改善 ③呼吸抑制、低血压或其他不良反应 ④达到了最大剂量（如 0.2 mg/kg 咪达唑仑，但如果患者长期服用苯二氮䓬类药物，可能需要更高的剂量）

注：①如果可能的发作性 EEG 模式改善，且临床症状有所改善，或出现了先前不存在的正常 EEG 模式（例如，后部主导的"α"节律），则该测试被认为是阳性的（"明确的非惊厥性癫痫持续状态"）。②如果 EEG 有改善，但患者临床症状没有改善，结果就不明确了（提示"可能的非惊厥性癫痫持续状态"）。③服用苯二氮䓬类药物后非发作性模式可能消失（常常没有临床改善）。④服用过高剂量的苯二氮䓬类药物可能会改善 EEG，但也会导致患者镇静，阻碍临床改善的检测。⑤阴性或不明确的反应不排除非惊厥性癫痫持续状态。

六、数据分析和回顾

重症患者的 C-EEG 监测能够获得大量数据，但对其的分析耗时又枯燥。因此，EEG 虽然提供了时效性的数据，但考虑到所需的时间和专业知识，可能难以得到及时的分析。对同时监测数名患者的原始 EEG 进行分析增加了临床神经生理学家的工作负担。最近美国临床神经生理学会指南建议由有经验的神经生理学家每日至少分析 2 次数据，并出具一份正式报告。

对于癫痫持续状态患者，应根据需要频繁检查 EEG，以便及时向临床团队提供信息。原始 EEG 最好有附加的 Q-EEG，应保持打开状态，可在床旁和远程随时进行查看。近年来，Q-EEG 技术已经有了很大的进步，可以帮助快速审查长时程 EEG 监测。

七、Q-EEG

Q-EEG 技术允许将原始 EEG 数据压缩成每次数小时计的图形表示方式，能够突出显示在一段长时间内的重要脑电事件和趋势，从而加快审查过程。尽管 Q-EEG 使用了许多不同的算法和软件程序，但基本上所有的 Q-EEG 技术，将原始的 EEG 数据提取、压缩并以图形方式显示。非惊厥性痫性发作监管下的一些常见的 Q-EEG 技术及用途如下所述（图 23.5，文后彩图 23.5）

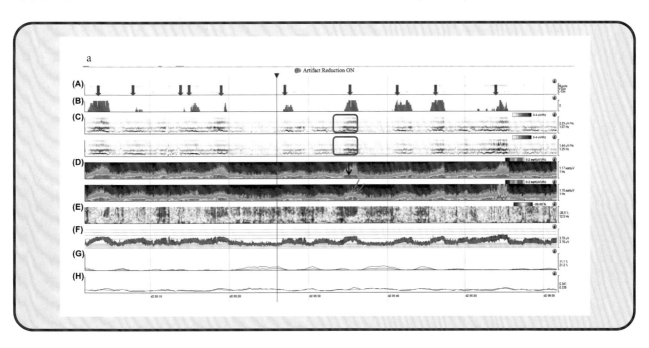

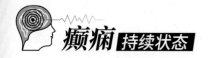

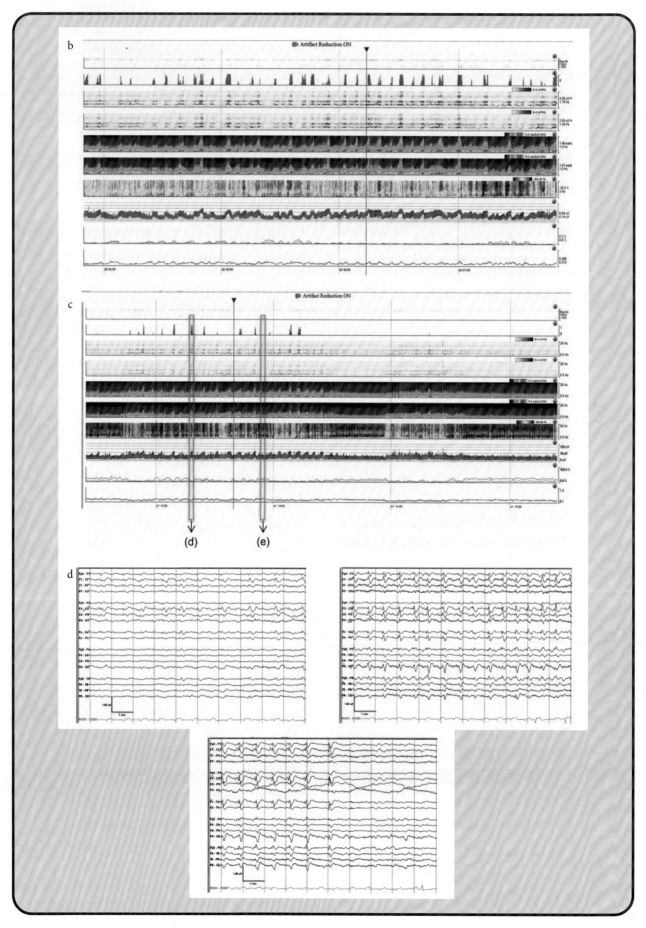

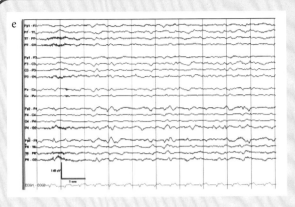

a.Q-EEG:（综合面板视图）来自 PerSyst 12™（Persyst Inc., San Diego, California）的一位 92 岁有急性左半球硬膜下血肿的右利手妇女，接受了左侧开颅手术，被发现每小时有多次（10 ～ 11 次）起源于左半球的非惊厥性痫性发作。该图显示 4 小时长期趋势的 Q-EEG:（A）伪影强度：显示肌肉和其他伪影的数量。PerSyst 伪影减少功能可以在任何原因导致的过多伪影时使用。（B）痫性发作概率由 PerSyst 痫性发作检测算法确定。正如红条所示，该患者的大多数痫性发作都是由该算法检测到的。（C）左右半球节律性谱图：显示不同频率的节律性组成成分，较深的颜色表示更有节律性。痫性发作被检测为 δ 和 θ 频率的节律性突然增加（方框）。（D）左半球和右半球的快速傅里叶变换谱图：不同频率的功率在 z 轴上显示为不同的颜色（颜色是 z 轴；请参阅色标）。在痫性发作期间，δ 功率呈火焰状增加，表现为红色（频率较低 – 单黑色箭头）和绿色（频率较高 – 双箭头）的增加。（E）相对不对称光谱图：比较每个半球相同电极处不同频率的功率（如果左侧功率较高，为蓝色；如果右侧功率较高，则为红色）。（F）振幅整合脑电图（amplitude integrated electroencephalography, aEEG）：显示随时间（x 轴；蓝色代表左侧，红色代表右侧，粉色代表左右重叠）变化的滤波和平滑的 EEG 振幅（y 轴，具有半对数刻度）。（G）抑制百分比：低于确定阈值幅度的 EEG 记录百分比。（H）α 与 δ 功率比：显示 α 功率超过 δ 功率，这是左（蓝）和右（红）半球缺血（随着缺血而减少）的良好衡量标准。b. 对同一患者 4 小时后的 Q-EEG 检查。记录的前半部分显示，每小时有 9 ～ 10 次局灶性痫性发作，大多在左侧。c. 在静脉注射抗癫痫药物治疗后，痫性发作停止（在这个时期的中途）。d. 非惊厥性痫性发作的原始 EEG(EEG 设置：7 μV；低频滤波：1 Hz；高频滤波：70 Hz；陷波滤波关闭）痫性发作始于 1 Hz 的 δ 减慢，并在左侧额中央区（顶行）出现周期性的尖峰，然后逐渐增加到 1.5 Hz，在形态上演变，并蔓延到整个左右半球（中间行），从发作后 47 s 开始，然后在发作 2 min 21 s 后突然消失（底行）。e. 原始发作间期 EEG。

图 23.5 非惊厥性痫性发作监管下的一些常见的 Q-EEG 技术及用途

彩色密度谱阵列将快速傅里叶变换应用于原始 EEG，显示功率的变化［定义为在定义的时间段内曲线下面积的总和，即电压的平方，以微伏为单位测量（μV²）］，并在 y 轴上以不同颜色代表不同频率。aEEG 使用半对数振幅标度将原始 EEG 信号以时间压缩显示，反应每个短时期的最低及最高振幅。节律性频谱图显示 EEG 在每个频率的节律性（或周期性）。典型的痫性发作通常会出现对角线模式图，显示频率逐渐变化的节律性活动，这种模式几乎是痫性发作的特征。基于不对称的 Q-EEG 趋势也有助于检测痫性发作。相对不对称谱图比较同源电极之间的功率，从而测量左右半球之间的不对称性；一侧半球引起的局灶性痫性发作可通过该侧功率的增加来检测。所有这些 Q-EEG 技术都可以在一个通道、一组通道或整个半球上运行。

一些研究调查了 Q-EEG 工具在重症成年人和儿童痫性发作检测中的诊断效用和准确性。在新生儿中，aEEG 多年来一直被用于研究 EEG 背景，最近也用于痫性发作的检测（尽管我们强烈警告不要仅依赖 aEEG 检测，因为其可能检测出许多假阳性）。在一项对重症儿童患者的回顾性研究中，一名接受过简单培训且对原始 EEG 信息不知情的神经生理学家进行审查分析时发现，CDSA 和 aEEG 对痫性发作检测的灵敏度分别为 83.3% 和 81.5%。两种检测工具均遗漏约 10.5% 的痫性发作，典型的痫性发作呈局灶性、低振幅（< 70 μV），持续时间较短（< 1 min），或发生在大量癫痫样放电的背景下。aEEG 较少用于对成年人痫性发作的检测研究，但可以与其他趋势分析和完整的原始 EEG 联合使用。aEEG 还可用于检测和监测抑制 – 暴发模式，当使用镇静剂治疗难治性癫痫持续状态或颅内压升高时，该模式通常用作 EEG 指标。除了 aEEG，抑制指数（EEG 记录低于设定电压阈值的百分比，通常为 5 μV 或 10 μV）也可用于管理医源性昏迷。

Williamson 和他的同事评估了 CDSA 在重症成年人患者中的效用。在对原始 EEG 不知情的情况下，他们发现经过简单培训的神经科住院医师对原始 Q-EEG 进行检查，1190 次痫性发作的检出率为 89%。尽管检测率合理，但仍有许多假阳性。另一项研究比较了神经生理学家、EEG 技术专家和重症监护室护士在检查不同 Q-EEG 面板 [如节律性频谱图、CDSA、不对称指数和 aEEG（不评估原始 EEG）] 时的痫性发作检测率，并发现相似的灵敏度（0.87、0.80 和 0.87）和特异度（分别为 0.61、0.80 和 0.61）。同样，Dericiolglu 及其同事发现，非神经生理学家和重症监护室护士能够使用 aEEG 和 CDSA 识别痫性发作，其准确性与癫痫学家相似，具有良好的内部一致性（$\kappa = 0.79 \sim 0.81$）。同样，较低电压和较短持续时间的痫性发作经常被遗漏。CDSA 在检测周期性痫性发作方面也很有效，周期性痫性发作在重症患者中相当常见，可能无法通过原始 EEG 进行识别。这些研究中的大多数不允许审查人员直接看到原始 EEG，这可能是导致高假阳性率的原因。Moura 及其同事比较了传统方法和使用 CDSA 指导审查研究（允许 CDSA 变化时审查相关原始 EEG）之间痫性发作检测的灵敏度和审查 24 小时研究所需的时间。使用 CDSA 指导时的平均审查时间明显短于仅使用传统方法审查全部原始 EEG 数据 [（8±4）min vs.（38±17）min]，即使记录包含痫性发作时也是如此 [（10±4）min vs.（44±20）min]。使用 CDSA 指导的痫性发作的检测灵敏度仍然很高，为 87.3%。

总之，这些研究表明 Q-EEG 是一种非常有前景的方法，可以更容易、快速地检测重症监护室患者的痫性发作。同时可以培训重症监护室护士、EEG 技术专家、住院医师和其他可能在床旁使用它的人，以便及时识别可能的痫性发作 —— 由神经生理学家稍后使用原始 EEG 数据来确诊。然而，这样的研究大多数有较高的假阳性率，仍然需要回顾原始 EEG 来证实 Q-EEG 的发现。在检测痫性发作方面，目前没有一种方法被证明优于另一种方法，但是多种方法结合使用可能效果更好。最后，一旦识别并建立了给定患者的痫性发作模式，可以设置自动痫性发作检测参数以在床旁识别随后的痫性发作。未来的研究需要证明 Q-EEG 是否

可以单独作为重症监护室数据审查的工具。随着伪影检测和去除、痫性发作检测和其他 Q-EEG 方法的改进，计算机分析一定会在这种情况下发挥更大的作用。

八、成本效益

C-EEG 监测是一个高劳动力过程，需要大量的财力和人力资源。有大量证据表明，非惊厥性痫性发作和非惊厥性癫痫持续状态对大脑有害，特别是在急性脑损伤的情况下。已有研究表明，非惊厥性痫性发作和非惊厥性癫痫持续状态与患者较差的神经预后以及发病率和病死率增加有关。C-EEG 监测是检测和恰当地指导非惊厥性痫性发作治疗的唯一手段。非惊厥性痫性发作和非惊厥性癫痫持续状态的检测和及时治疗是否真的能改善患者的预后还有待确定。一项回顾性研究发现，C-EEG 监测导致 52% 的成年患者抗癫痫药物管理在起始、换药或停药方面发生变化。一项针对重症儿童患者的前瞻性研究发现，C-EEG 导致 59% 的患者临床决策发生改变。但抗癫痫药物管理的这些改变是否最终导致患者预后的改善仍是未知的。

Ney 及其同事对全国住院患者管理数据库中机械通气患者进行了回顾性研究，并比较使用 C-EEG 和常规 EEG 患者的预后和住院费用。他们发现，与常规 EEG 相比，使用 C-EEG 显著降低了住院病死率，且没有任何额外费用。目前仍然面临的一大挑战是如何证明在重症患者中进行 C-EEG 监测（用于非惊厥性痫性发作的检测和治疗）的益处可影响他们的长期功能结局，并且超过所用的成本和资源。要回答这些问题，未来需要完善前瞻性的多中心研究，一些这样的研究将不得不在不常规监测所有患者的环境中进行。

九、结论

重症患者痫性发作的风险很高，其中大多数与床旁检测到的临床症状无关，包括患有原发性脑损伤的患者，例如颅脑损伤、脑出血、蛛网膜下腔出血、缺血性卒中和中枢神经系统感染的患者，以及有全身性医疗问题的患者。因此，这些患者癫痫持续状态的诊断和管理需要 C-EEG 监测。

在非昏迷患者中，对可能发展为非惊厥性痫性发作的患者需要使用 24 小时监测，而在昏迷患者中，推荐使用 48 小时监测。正在接受治疗的非惊厥性癫痫持续状态患者应在非惊厥性癫痫持续状态缓解后至少 24 小时内仍进行监测。重症患者的 EEG 表现与门诊患者不同，因此对非惊厥性癫痫持续状态的诊断可能很困难。一些患者具有不典型的周期性或节律性模式（具体见第 5 章），难以明确区分为发作期或发作间期，被认为处于发作期 - 发作间期连续体上。在这种情况下，苯二氮䓬类药物或非镇静类抗癫痫药物的试验性治疗，包括评估临床反应，可用于诊断可能的、不确定的或确定的非惊厥性癫痫持续状态患者。最后，由于对 C-EEG 数据的审查分析费时费力，因此可以使用各种 Q-EEG 方法来加快诊断，而对痫性发作或癫痫模式的敏感性只有轻微损失。我们建议仅在与原始 EEG 结合分析时使用 Q-EEG，以避免假阳

性，从而避免不恰当的治疗。

C-EEG 监测最近已成为诊断和管理非惊厥性癫痫持续状态的关键工具。随着 C-EEG 使用显著增加，人们认识到许多先前未诊断出的的非惊厥性痫性发作。最近许多使用植入电极的研究表明，非惊厥性痫性发作和周期性模式与代谢需求增加有关，并可能导致继发性神经元损伤。尽管如此，仍存在许多问题。痫性发作是潜在损伤的表现，还是导致额外的神经元损伤的原因，或两者兼而有之，很难在个体患者中确定。理清发作期 - 发作间期连续体的发作期和发作间期中组成成分，更重要的是，什么时候这些模式导致继发神经元损伤（无论是 "发作期" 还是 "发作间期"），对于指导患者进行恰当管理和治疗至关重要。最后，非惊厥性痫性发作的诊断和积极治疗是否会导向更好的患者预后还有待证实。未来，需要大规模前瞻性多中心临床研究来回答这些问题。

（译者：曹　幻　黄珊珊　审校：王芙蓉）

第 23 章·参考文献

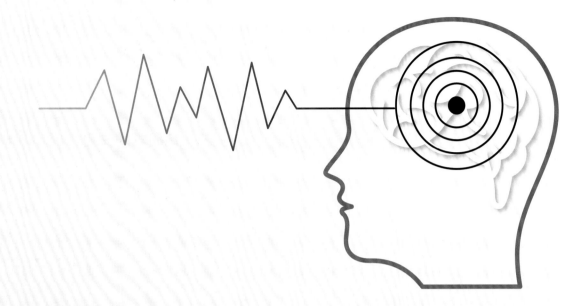

第 24 章

成年人非惊厥性癫痫
持续状态的管理

Suzette M. LaRoche

Hiba A. Haider

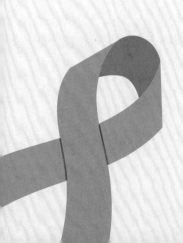

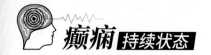

一、引言

连续 EEG 监测在危重患者中的应用越来越广泛，这使得人们认识到非惊厥性癫痫持续状态是一种比以往所知更常见的疾病。非惊厥性癫痫持续状态的临床和 EEG 分类随着时间的推移发生了变化，目前还没有公认的定义。最初的定义遵循先前版本的全面性惊厥性癫痫持续状态：一次痫性发作持续时间 > 30 min 的情况，或间歇性痫性发作持续 > 30 min 仍未恢复，但不伴惊厥发作的情况。对于基线昏迷或脑病患者，建议定义非惊厥性癫痫持续状态为在任何给定小时内发作总时间 ≥ 30 min 的发作期 EEG 活动（与脑电发作一致），或在长程 EEG 监测中发作时间占比 > 50% 的癫痫活动。神经重症监护学会建议将 30 min 的界限缩短至 5 min，因为持续超过 5 min 的单次痫性发作可能会持续发作或复发，并且可能在功能上代表癫痫持续状态。此外，根据国际抗癫痫联盟的共识，最近根据终止痫性发作的机制失效的时间（时间点 t_1）以及随之而来的长期后遗症（包括神经元死亡和神经元网络改变）通常出现的时间（时间点 t_2）来描述癫痫持续状态。对于全面性惊厥性癫痫持续状态，动物模型表明这些时间点分别为 5 min 和 30 min。然而，对于非惊厥性癫痫持续状态来说，时间点尚未确定。

基于临床特征、EEG 相关性、病因学和病理生理学，有研究描述了其他几种非惊厥性癫痫持续状态分类。对非惊厥性癫痫持续状态的构成缺乏共识反映了这样一个事实，即 EEG 发现并非孤立存在，而是发生在各种病理条件下的，这些病理条件因年龄、大脑发育和癫痫综合征而异。

二、发病率

非惊厥性癫痫持续状态在昏迷患者中很常见，患病率在 5% ～ 48%。研究表明，非惊厥性癫痫持续状态至少占所有癫痫持续状态病例的 1/3。非惊厥性癫痫持续状态虽然在临床痫性发作后更常见，但也可出现在无明显癫痫活动迹象的昏迷患者中。基于人群的非惊厥性癫痫持续状态发病率研究有限，但小型研究表明，不同人群的非惊厥性癫痫持续状态负担不同。非惊厥性癫痫持续状态占所有住院癫痫持续状态病例的 20%，在重症监护室中占 47%。非惊厥性癫痫持续状态通常是那些不伴已知急性神经系统疾病的危重症患者精神状态改变的原因，例如那些在内科重症监护室中患有潜在败血症的患者。

三、病因学的作用

非惊厥性癫痫持续状态首先在慢性癫痫的门诊患者中被描述，但后来在越来越多的危重症患者中被识别出来。由于目前绝大多数确诊非惊厥性癫痫持续状态的患者都是在这种情况下被诊断出来的，本章将重点讨论危重症患者的非惊厥性癫痫持续状态。非惊厥性癫痫和非惊厥性癫痫持续状态检出率的改善不仅归因于最近 C-EEG 使用的增加，还归因于对非惊厥性癫痫持续状态患病率认识的提高。高达 50% 任何类型的癫痫持续状态患者事先被诊断为癫痫，常见的诱因包括不遵从抗癫痫药物、酒精、并发疾病或感染、睡眠剥夺或潜在疾病的进展。大约 5% 的成年人癫痫患者在癫痫病程中至少会出现一次临床或惊厥性癫痫持续状态发作，而儿童发作的比例更高（10% ～ 38%）。尽管非惊厥性癫痫持续状态本身可能是癫痫综合征的一种表现，但癫痫中大多数非惊厥性癫痫持续状态的初始发作似乎是由抗癫痫药物方案的改变或同时服用了通过药物相互作用降低抗癫痫药物血清水平的药物触发的。

在危重症患者中，非惊厥性癫痫持续状态最常见的原因与惊厥性癫痫持续状态相似（表 24.1）。危重症患者中大多数非惊厥性癫痫持续状态病例是由于急性脑损伤所致，如蛛网膜下腔出血、中枢神经系统感染或炎症、脑肿瘤、缺血性和出血性卒中、颅脑损伤或缺氧。由于危重病中的非惊厥性癫痫持续状态包含一组异质性病因，它与相应的多种预后相关。本文将讨论这些病因及其预后，因为权衡为获得预期结果而积极治疗的风险和益处十分重要。

1. 脑血管损伤

有关缺血性卒中与非惊厥性癫痫持续状态之间关系的研究有限，但已有研究表明，在 9% 发生癫痫持续状态的急性卒中患者中，非惊厥性痫性

表 24.1　与非惊厥性癫痫持续状态相关的常见情况
（每种情况下发生非惊厥性痫性发作或非惊厥性癫痫持续状态的患者百分比）

常见情况	成年人	儿童	参考文献
惊厥性癫痫持续状态后	48%	26% ～ 57%	[21,25,29 ～ 34]
癫痫相关	33% ～ 39%	11% ～ 71%	[20 ～ 28]
败血症相关性脑病	32%	58%	[16 ～ 19]
近期曾行神经外科手术	23%	71%	[22,28,38]
脑肿瘤	任何痫性发作：23% ～ 37% 非惊厥性癫痫持续状态：9% ～ 12%	19% ～ 66%	[16,21,24,28,39 ～ 41]
中至重度颅脑损伤	18% ～ 33%	14% ～ 70%	[16,21-22,24,32,38,42 ～ 47]
脑实质出血	16% ～ 23%	11% ～ 100%	[22,24,26 ～ 28,34,38 ～ 40,48 ～ 50]
心脏或呼吸骤停后的缺氧缺血性损伤，伴或不伴治疗性低温	10% ～ 59%	16% ～ 79%	[16,21-22,24,28,32,34,38,47,51 ～ 59]
中枢神经系统感染	10% ～ 33%	16% ～ 100%	[16,21-22,24,26,28,32,34,38,42,60-61]
动脉瘤性蛛网膜下腔出血	任何痫性发作：10% ～ 19% 非惊厥性癫痫持续状态：3% ～ 13%		[22,28,62 ～ 66]
急性缺血性卒中	6% ～ 27%	20% ～ 71%	[21-22,24,26 ～ 28,38 ～ 40,48,50,67]
体外膜肺氧合	N/A	21%	[59]
药物诱导： - 苯二氮䓬类药物撤药； - 精神药物（TCA、锂、抗精神病药）； - 抗生素（β- 内酰胺类，尤其是头孢吡肟；氟喹诺酮类）	＜ 5%		[68-69]

资料来源：经许可后改编自 Herman 和他的同事[37]。
注：N/A：不适用；BZD：苯二氮䓬类药物；TCA：三环类抗抑郁药。

发作和非惊厥性癫痫持续状态比惊厥性发作更常见。癫痫持续状态和脑缺血造成的损伤可能会有协同作用，增加病死率，但尚未发现这种效应是非惊厥性癫痫持续状态特有的。

只有10%的卒中是由脑出血引起的，但脑出血的病死率高于缺血性卒中（近40%）。在接受C-EEG监测的脑出血患者中，多达28%的患者出现痫性发作，多达18%的患者出现非惊厥性癫痫持续状态，尽管非惊厥性癫痫持续状态不是这些患者预后较差的独立预测因子。

关于非惊厥性癫痫持续状态与蛛网膜下腔出血的关系，有更多数据可用。8%的动脉瘤性蛛网膜下腔出血患者发生非惊厥性癫痫持续状态，这一比例随着脑损伤的严重程度而增加，而自发性非动脉瘤性蛛网膜下腔出血中非惊厥性癫痫持续状态的发生率较低，为3%。系统性回顾包括481例动脉瘤性蛛网膜下腔出血患者的C-EEG监测在

内的18项研究，发现7% ～ 18%的患者诊断为非惊厥性痫性发作，3% ～ 13%的患者诊断为非惊厥性癫痫持续状态。在所有蛛网膜下腔出血患者中，非惊厥性癫痫持续状态与年龄较大（非惊厥性癫痫持续状态68岁，而人群平均年龄为53.9岁）和较高病死率（非惊厥性癫痫持续状态82% ～ 100%，而人群病死率为13%）有关。在一项前瞻性研究中，蛛网膜下腔出血后第5天持续存在非惊厥性癫痫持续状态可致100%的病死率。

2. 颅脑损伤

非惊厥性痫性发作见于高达10%的颅脑损伤患者中，其中30%在损伤后的前3天出现。颅脑损伤后的痫性发作可导致额外的神经元损伤，但目前尚不清楚与颅内压升高或与颅脑损伤直接相关的脑代谢紊乱导致的损伤相比，痫性发作本身引起的损伤程度。然而，颅脑损伤后的痫性发作可导致与痫性发作同侧的海马萎缩（MRI显示）。

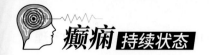

3. 脑炎

非感染性脑炎（如自身免疫性脑炎）导致高达78%的患者出现痫性发作，其中大多数为非惊厥性的。另一项对脑炎患者的研究发现，癫痫持续状态的总发病率为18%，但这些患者中非惊厥性发作与惊厥性发作的比例没有报道。此外，自身免疫性脑炎是新发难治性癫痫持续状态最常见的病因。与脑炎相关的病死率为5% ~ 30%，不同病因（无论是传染性的还是非传染性的）之间没有显著差异。

4. 缺氧缺血性脑损伤

在心脏、呼吸骤停后存活但仍处于昏迷状态的患者中，高达30%的患者出现癫痫持续状态，并且通常无抽搐表现。癫痫持续状态不被视为昏迷的主要原因或预后的主要驱动因素，缺氧后昏迷患者的不良预后可能是由于缺氧损伤本身。因此，缺氧性脑损伤后的非惊厥性癫痫持续状态被视为与其他病因所致非惊厥性癫痫持续状态不同的实体，因为其他病因潜在的脑损伤在很大程度上是不可逆的，并且通常与极差的预后相关。这些患者预后良好的标志包括年龄 < 65 岁、复苏期间恢复自主循环、停搏 3 天后的反应性瞳孔和运动反射，以及持续的反应性 EEG 背景。在这种情况下，抗癫痫药物的治疗试验是有必要的，可能会改善结果。

5. 药物诱导

较少见的是，非惊厥性癫痫持续状态可能是药物诱导的。这是一个需要认识的重要病因，因为有效治疗通常需要停药或调整责任药物的剂量。β- 内酰胺类抗生素，尤其是头孢吡肟等头孢菌素类抗生素引起的非惊厥性癫痫持续状态已得到充分描述。其他与非惊厥性癫痫持续状态相关的药物包括 A 组抗结核药物、异环磷酰胺、L- 天冬酰胺酶和顺铂。在某些情况下，非惊厥性癫痫持续状态表现为可逆性后部白质脑病综合征，通常涉及的药物包括他克莫司、环孢素 A 和贝伐单抗。据报道，在突然拮抗或停用止痛药、抗癫痫药物、镇静剂和麻醉剂后，尤其是在慢性治疗后，会出现非惊厥性癫痫持续状态。

显然，并不是所有的癫痫持续状态病因都有相似的预后。慢性癫痫患者因为不依从抗癫痫药物导致非惊厥性癫痫持续状态的预后通常良好。另一方面，急性脑损伤昏迷患者的非惊厥性癫痫持续状态预后差得多，尤其是老年患者。除了与病因相关的癫痫持续状态预后外，潜在病因本身（如卒中）的预后，如果与癫痫持续状态发作相关，可能更差。除了一项将非惊厥性癫痫持续状态与蛛网膜下腔出血患者的不良预后联系起来的研究，没有足够的证据将非惊厥性癫痫持续状态与特定病因的预后恶化直接联系起来。

四、诊断

1. 脑电图的适应证

EEG 是诊断非惊厥性癫痫持续状态和监测治疗反应的基础。危重症患者记录的绝大多数痫性发作在床边无法识别，只能通过 EEG 进行诊断。一般来说，行为或精神状态的任何波动或无法解释的改变都需要 EEG 来评估是否存在非惊厥性癫痫持续状态。EEG 应是以下临床情况管理的常规组成部分。

（1）全面性惊厥性癫痫持续状态后 —— 出现全面性惊厥性癫痫持续状态（甚至仅一次全面性惊厥）的患者 EEG 通常在痫性发作的运动特征消失后逐渐恢复到基线水平。如果在停止运动后 10 min 内意识水平没有改善，或在惊厥停止后 30 ~ 60 min 内精神状态仍然异常，则必须考虑非惊厥性癫痫持续状态，并建议进行紧急 EEG 检查。在一项前瞻性研究中，164 名出现惊厥性癫痫持续状态并接受治疗后监测的患者中有 14% 出现非惊厥性癫痫持续状态，48% 出现复发性非惊厥性痫性发作。

（2）昏睡或昏迷的危重症患者 —— 对于昏睡或昏迷的危重症患者，非惊厥性癫痫持续状态的诊断可能具有挑战性，因为通常不存在临床表现，或者可能仅有细微的肢体、面部或眼部运动（表24.2），而潜在的医疗或神经状况通常被认为足以解释意识受损。老年人的非惊厥性癫痫持续状态诊断不足，他们的精神错乱常常被归咎于其他原因，如毒性代谢紊乱和痴呆。

表 24.2　非惊厥性癫痫持续状态的临床表现

行为 / 认知	运动	自主神经
激越 健忘症 失语症 / 缄默症 畸张症 昏迷 意识模糊 / 谵妄 妄想 / 幻觉 模仿语言 笑声 嗜睡 执拗 人格改变 精神病 歌唱	自动症 肌张力异常姿势 眼位偏斜 眨眼 面部抽搐 手指抽搐 肌阵挛 眼球震颤	腹部感觉 呼吸暂停或换气过度 心动过缓或心动过速 脸红 瞳孔缩小、瞳孔散大、虹膜震颤 恶心、呕吐

2. 符合非惊厥性癫痫持续状态的 EEG 模式：萨尔茨堡标准

随着时间的推移，构成非惊厥性癫痫持续状态的 EEG 模式的各种标准已经被提出并进行修改。根据这些标准，在奥地利萨尔茨堡举行的第四届伦敦因斯布鲁克急性癫痫学术讨论会上，一个专家小组提出了非惊厥性癫痫持续状态的工作标准，即萨尔茨堡非惊厥性癫痫持续状态共识标准。非惊厥性癫痫持续状态的主要标准包括 > 2.5 Hz 的长时间癫痫样放电。对于 ≤ 2.5 Hz，但 ≥ 0.5 Hz 的模式，诊断非惊厥性癫痫持续状态必须满足以下次要标准：①轻微的临床发作现象；②节律性和（或）癫痫样放电的典型时空演变；③抗癫痫药物治疗改善临床症状和 EEG 表现。对于这些发作模式符合非惊厥性癫痫持续状态定义所需的最短持续时间，目前仍未达成共识，因此在危重病或昏迷患者中，复发性非惊厥性痫性发作和非惊厥性癫痫持续状态的分类可能有些武断。典型的昏迷模式，如弥漫性多发性 δ 活动、纺锤形昏迷、α/θ 昏迷、低输出电压或暴发抑制，并不代表非惊厥性癫痫持续状态。

五、治疗

1. 概论

目前还没有随机研究可以作为非惊厥性癫痫持续状态治疗决策的基础，因此关于是否需要像治疗惊厥性癫痫持续状态那样积极治疗非惊厥性癫痫持续状态，仍有相当大的争议。在所有非惊厥性癫痫持续状态患者中，应尽可能快地治疗痫性发作，但应尽量不使用镇静剂，以避免脑病恶化。首要目标应该是避免与使用镇静剂和插管相关的伤害，因为这些风险可能高于非惊厥性癫痫持续状态本身造成神经元损伤的风险。不幸的是，由于缺乏明确的数据来预测非惊厥性癫痫持续状态导致神经元损伤的风险，治疗决策最终必须根据具体情况做出。尽管如此，神经重症监护学会和欧洲神经科学协会联合会已经发布了治疗指南，建议对非惊厥性癫痫持续状态进行类似于对惊厥性癫痫持续状态的治疗，但在使用麻醉药物之前，还要尝试非昏迷诱导性治疗。初始治疗策略包括同时评估和管理气道、呼吸、血液循环（获得 IV 通道，给予 O_2，并根据需要保护气道）、抗癫痫药物治疗、筛查潜在原因，包括确定致病药物，以及立即治疗危及生命的病因（如脑膜炎、颅内占位病变和高血压危象）（表 24.3）。重要的是，C-EEG 监测应始终用于指导治疗。

表 24.3　非药物性重症监护管理

处理措施	目的	重症监护管理
紧急处置	评估气道通畅性	无创气道保护： · 吸氧； · 头部定位； · 如果气道受阻，则插管
	建立并支持生命体征	血氧饱和度、BP、HR
	建立用药途径	外周 IV 通道（如果没有建立 IV 通道，请考虑表 24.4 中详细列出的 IM 选项）
初始治疗	终止痫性发作	参见表 24.4
	CPP 支持	如果 SBP 为 90 mmHg 或 MAP 为 70 mmHg，则给予升压药支持
	评估： · 新的或恶化的急性颅内压变化； · 中毒代谢紊乱	神经系统体格检查 全血细胞计数、血生化、钙、氨、镁、抗癫痫药物水平、毒理学 神经诊断检查： · 头部 CT · 连续 EEG（如果尚未启动）
持续性治疗	附加诊断检查： 治疗感染 / 代谢问题； 营养支持	· 脑部 MRI · LP 评估感染和炎症 / 自身免疫原因

注：ASD：抗癫痫药物；BP：血压；CPP：脑灌注压；CT：计算机断层扫描；EEG：脑电图；HR：心率；IM：肌内注射；IV：静脉注射；LP：腰椎穿刺；MAP：平均动脉压；MRI：磁共振成像；SBP：收缩压。

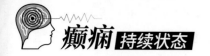

2. 最初的药物治疗

与惊厥性癫痫持续状态不同，非惊厥性癫痫持续状态是一种更异质的诊断实体，不太适合用标准治疗策略。治疗必须针对患者个性化进行，并根据潜在疾病的紧迫性和发病率进行调整。

对于成年人非惊厥性癫痫持续状态的初始治疗，苯二氮䓬类药物（劳拉西泮、地西泮或咪达唑仑）应通过静脉注射（或肌内注射，如果无法获得外周通路），结合非昏迷诱导性抗癫痫药物进行维持治疗，如磷苯妥英钠/苯妥英钠、丙戊酸钠、左乙拉西坦或拉考沙胺。建议剂量见表24.4。

支持使用苯二氮䓬类药物和其他抗癫痫药物治疗非惊厥性癫痫持续状态的主要依据是全面性惊厥性癫痫持续状态患者的数据。在临床试验中，与安慰剂相比，使用苯二氮䓬类药物治疗惊厥性癫痫持续状态会有更短的发作持续时间和更低的心肺并发症风险。然而，有观察数据表明，过度治疗（定义为使用超过推荐剂量130%的剂量）可能与更高的插管需求有关。

磷苯妥英钠/苯妥英钠是治疗非惊厥性癫痫持续状态最常用的静脉抗癫痫药物，但几项研究表明，丙戊酸钠是一种很好的替代品，具有同等

或更好的疗效，可见全面性惊厥性癫痫持续状态患者的临床试验数据。左乙拉西坦是一种安全的替代品，几乎没有副作用，也没有药物相互作用，但在非惊厥性癫痫持续状态或全面性惊厥性癫痫持续状态中使用左乙拉西坦的临床试验数据尚缺乏，早期证据表明它可能不如苯妥英钠或丙戊酸钠。拉考沙胺也具有良好的耐受性，是一种很有前途的替代药物，但数据仍然有限。2013年一项研究对已发表的使用拉考沙胺治疗所有类型癫痫持续状态的病例系列进行回顾，发现拉考沙胺对56%的患者有效。最近，治疗复发性EEG非惊厥性发作研究旨在比较静脉注射拉考沙胺和磷苯妥英钠治疗不符合癫痫持续状态标准的非惊厥性发作（定义为每1小时C-EEG监测的EEG痫性发作活动少于30 min）的效果。患者随机用负荷剂量的拉考沙胺（400 mg）或磷苯妥英钠（20 mg/kg）治疗，如果在首次推注后8小时内出现突破性痫性发作，则重新推注抗癫痫药物。连续控制痫性发作24小时被认为是成功的治疗。在完成该研究的62名患者中，63%接受拉考沙胺治疗的患者达到无发作，而50%接受磷苯妥英钠治疗的患者达到无发作，这表明拉考沙胺和磷苯妥英钠的疗效基本等同。

表24.4　非惊厥性癫痫持续状态的药物治疗

药物	起始剂量	后续剂量		副作用	注意事项
		重复负荷剂量	维持剂量		
初始治疗 —— 苯二氮䓬类药物					
当已使用一线 IV 非镇静抗癫痫药物时，可用于早期顿挫疗法					
劳拉西泮	2～4 mg IV	重复2～4 mg q2 min 至 0.1 mg/kg	N/A	低血压、呼吸抑制	低脂溶性，无明显再分布（长效抗癫痫作用）
地西泮	10 mg IV	重复10 mg IV	N/A	低血压、呼吸抑制	高脂溶性，再分布快（短效，可能需要多次服用）
咪达唑仑	10 mg IM	重复10 mg IM	N/A	低血压、呼吸抑制	从肾脏排出，再分布快（短效）
早期一线非镇静抗癫痫药物					
苯妥英钠	20 PE/kg，以不超过50 mg/min 的速度输注	5～10 mg/kg	5～7 mg/kg/d，分q8h 服用	低血压、心律失常、静脉部位软组织/静脉刺激	只适用于盐水
磷苯妥英钠	20PE/kg，以不超过150 mgPE/min 的速度输注	5～10 mgPE/kg	5～7 mgPE/kg/d，分 q8h 服用	低血压、心律失常	适用于盐水，葡萄糖和乳酸林格氏溶液
丙戊酸钠	20～40 mg/kg，以3～6 mg/（kg·min）的速度输注	20 mg/kg	30～60 mg/kg/d，分 q6h 服用	肝毒性、高氨血症、胰腺炎、血小板减少症	有致畸性

续表

药物	起始剂量	后续剂量		副作用	注意事项
左乙拉西坦	1500 ～ 2000 mg, 维持至少 15 min	1000 ～ 2000 mg	1 ～ 5 g/d, 分 q12 h 服用	行为、情绪变化	极少药物相互作用, 非肝脏代谢
拉考沙胺	400 mg, 维持至少 15 min	200 mg	400 ～ 600 mg/d, 分 q12 h 服用	PR 间期延长、低血压	极少药物相互作用
二线非镇静抗癫痫药物（如果已经插管，直接使用镇静剂 / 麻醉剂）					
如果最初的非镇静抗癫痫药物无效，那么从上面的列表中选择下一个抗癫痫药物					
如果没有静脉通路，可以口服以下药物，主要起辅助作用					
托吡酯	100 mg, q12 h	N/A	最大 800 mg/d, 分 q12 h 服用	代谢性酸中毒	可能直肠给药
普瑞巴林	75 mg, q12 h	N/A	最大 600 mg/d, 分 q12 h 服用	—	较少药物相互作用
晚期 —— 镇静剂 / 麻醉剂					
		持续输注药物 —— EEG 滴定			
咪达唑仑	0.2 mg/kg, 以 2 mg/min 输注	· 0.05 ～ 2.00 mg/ (kg· h); · 重复推注 0.1 ～ 0.2 mg/kg, 每 3 ～ 4 小时增加 0.05 ～ 0.1 mg/ (kg· h)		低血压、呼吸抑制	长期使用后会发生快速耐受性
丙泊酚	1 ～ 2 mg/kg 负荷剂量, 继以 20mg/ (kg· min) 输注	· 30 ～ 200 mcg/ (kg· min); · 长时间服用大剂量 [＞ 80 mcg/ (kg· min)] 时应谨慎; · 重复推注 1 mg/kg, 每 5 min 增加 5 ～ 10 mcg/ (kg· min)		低血压、呼吸抑制、丙泊酚输注综合征、高高甘油三酯血症	必须调整每天的热量摄入 (1.1 kcal/mL)
苯巴比妥	20 mg/kg, 以 50 ～ 100 mg/min 输注	额外推注 5 ～ 10 mg/kg 至血药浓度＞ 30 μ g/mL		低血压、呼吸抑制	半衰期长
戊巴比妥	5 ～ 15 mg/kg, 最高以 50 mg/min 输注	· 0.5 ～ 5 mg/ (kg· h); · 重复推注 5 mg/kg, 每 12 小时增加 0.5 ～ 1 mg/ (kg· h)		低血压、呼吸抑制	可能导致麻痹性肠梗阻和心脏抑制
硫喷妥钠	2 ～ 7 mg/kg, 以 50 mg/min 输注	· 0.5 ～ 5 mg/ (kg· h); · 重复推注 1 ～ 2 mg/kg, 每 12 小时增加 0.5 ～ 1 mg/ (kg· h)		低血压、呼吸抑制、心脏抑制	代谢为戊巴比妥
氯胺酮	3 mg/kg, 输注不少于 15 min	1.0 ～ 7.5 mg/ (kg· h)		低血压、幻觉、ICP 升高	对液体限制患者需调整总容量

注：IV：静脉注射；ICP：颅内压；N/A：不适用。

3. 难治性非惊厥性癫痫持续状态的治疗

难治性癫痫持续状态是指尽管服用了治疗剂量的苯二氮䓬类药物和传统的抗癫痫药物，但仍持续有发作的癫痫持续状态。在这一阶段，全面性惊厥性癫痫持续状态的治疗通常涉及麻醉剂，但很少有数据探索麻醉剂对难治性全面性惊厥性癫痫持续状态的疗效，更不用说对非惊厥性癫痫持续状态了。最常用的药物包括丙泊酚和咪达唑仑，因为它们具有广泛的可用性和相对安全性，尽管这两种药物通常会产生低血压。

此外，长期使用丙泊酚与"丙泊酚输注综合征"有关，该综合征包括代谢性酸中毒、肾衰竭和横纹肌溶解综合征，可能致命。巴比妥类药物

（戊巴比妥、苯巴比妥、硫喷妥钠）也是这一阶段考虑应用的，尤其是当咪达唑仑和异丙酚无效时。巴比妥类药物的优点包括更少的突破性痫性发作，但通常存在更严重的低血压风险，其更长的半衰期也可能导致重症监护室住院时间延长。最后，氯胺酮是一种非传统麻醉剂，具有新的作用机制（GABAR 拮抗）和较低的低血压发生率。在 60 例难治性癫痫持续状态（其中 68% 为非惊厥性癫痫持续状态）的回顾性病例研究中，氯胺酮似乎有助于控制 32% 的癫痫持续状态，当它作为最后添加的药物时有 12% 的癫痫持续状态得到控制。

除了麻醉药物之外，口服抗癫痫药物，如托吡酯、普瑞巴林、氯巴占和潘生丁，在苯二氮䓬

261

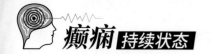

类药物和传统静脉注射抗癫痫药物失效的情况下，也可能有一定的价值，但这些治疗的证据仅限于较小的非控制病例系列。

在接受持续输注治疗的患者，在麻醉药物逐渐减量之前，痫性发作应至少停止 12 ~ 24 小时。通常减量过程需要额外的 24 小时。如果痫性发作在前一次减量后复发，可能有必要延长治疗时间，下一次麻醉减量应更慢，同时保持传统抗癫痫药物的高治疗水平。如果癫痫持续状态在麻醉治疗开始 24 小时后继续或复发（包括因麻醉减量或停药而复发的病例），则称患者已进入超难治性癫痫持续状态阶段，第 17 章"难治性和超难治性癫痫持续状态的治疗"对此进行了详细讨论。

4. 非惊厥性癫痫持续状态应该采取多大的治疗强度及目前的证据

目前尚不清楚患者是否能从非惊厥性癫痫持续状态，甚至是短暂的非惊厥性痫性发作的积极治疗中获益。此外，危重症患者神经状态的恶化是脑电发作本身造成的损害，或者脑电发作仅仅是原发性神经损伤导致神经状态恶化的标志，这一点并不总是很清楚。然而，针对成年人和儿童的多项观察性研究发现，非惊厥性癫痫持续状态和非惊厥性痫性发作是不良结局、生活质量下降和癫痫进展的独立预测因子。此外，痫性发作持续时间和诊断延迟与较高的病死率相关。还有证据表明，痫性发作负担较重的患者出现神经功能下降的概率更大。

动物研究表明，叠加在急性脑损伤上的非惊厥性癫痫持续状态对神经元有损伤作用。在人类中也有数据支持进行积极的治疗。具体而言，脑出血后的非惊厥性痫性发作与美国国立卫生研究院卒中量表（NIHSS 评分）恶化和中线移位增加有关，而蛛网膜下腔出血后的非惊厥性痫性发作可能导致短暂性脑缺氧和颅内压升高。对颅脑损伤患者的研究表明，这些患者可能更容易受到痫性发作的伤害，颅内压升高以及神经元损伤标志物的升高证明了这一点。此外，非惊厥性痫性发作与神经元特异性烯醇化酶升高有关，N 癫痫持续状态是能量代谢的关键酶，也是急性脑损伤和血 - 脑屏障损伤的标志物。此外，N 癫痫持续状态水平与癫痫持续状态持续时间相关，表明早期治疗

非惊厥性痫性发作可能有益。

可能需要积极治疗和麻醉诱导昏迷的具体情况包括：①从全身惊厥性发作发展而来的轻微癫痫持续状态，全身惊厥性发作一直被认为与预后不良相关；②急性脑损伤患者的非惊厥性癫痫持续状态，可导致继发性神经元损伤，其证据是颅内压、中线移位和乳酸 / 丙酮酸比值的升高。然而，在特定情况下，最佳管理可能会有很大的不同。例如，在术后患者或已经机械通气的重度颅脑损伤患者中，非惊厥性癫痫持续状态更有可能接受立即麻醉处理。另一方面，对于先前因抗癫痫药物不依从或停药而导致癫痫和非惊厥性癫痫持续状态的患者，应立即恢复停用的抗癫痫药物（在可能的情况下进行肠外治疗）。

反对针对某些形式的非惊厥性癫痫持续状态进行积极治疗的论点主要基于以下观察：非惊厥性癫痫持续状态患者的预后在很大程度上取决于癫痫控制以外的因素，其中病因和年龄是最重要的。一项回顾性研究对重症老年非惊厥性癫痫持续状态患者进行了比较，一部分在重症监护室内积极接受静脉注射苯二氮䓬类药物治疗，而另一部分在 ICU 外接受较不积极的治疗，因为他们预先指示要求避免积极治疗。尽管病情严重程度相似，但静脉注射苯二氮䓬类药物与长期住院和病死率增加有关。

对于未插管或插管但血流动力学不稳定的非惊厥性癫痫持续状态患者，从常规的肠外抗癫痫药物开始，可以避免呼吸抑制和低血压，从而延长住院时间。根据 EEG 反应，如果 EEG 未得到改善，则可以考虑第二次抗癫痫药物治疗。对于血压稳定的插管患者，使用静脉麻醉剂进行更积极的治疗会增加低血压和呼吸损害的风险，但会更加快速有效地停止癫痫活动，以防止继发性神经元损伤。医师必须平衡与非惊厥性癫痫持续状态相关的潜在发病率，以及静脉抗癫痫药物和麻醉剂引起的潜在发病率。在所有情况下，治疗目标都应该是实现临床改善，避免可能恶化预后的药物诱导效应。

六、发作期 - 发作间期连续体

在危重患者中，经常存在复杂的周期性和节律性 EEG 模式，这些模式不符合发作（即癫痫发

作) 模式的确定标准，而是沿着通常称为"发作期 – 发作间期连续体"的频谱分布。在某些临床场景中，发作期 – 发作间期连续体模式的出现会被高度怀疑为发作活动，因此有必要讨论这些节律性和周期性模式以及随后的治疗决定。美国临床神经生理学会发布的《标准化重症监护 EEG 术语》描述了这些据说属于发作期 – 发作间期连续体的模式，包括偏侧节律性 δ 活动和全面与单侧周期性放电。这些模式也可以通过警觉性刺激来诱导，在这种情况下，它们被称为刺激诱导的节律性、周期性或发作性放电——这就引出了关于该模式的病理生理学和临床意义的另一个难题。重要的是，对每种模式的频率和任何额外快速、节奏性或"尖性"活动的出现进行描述的附加术语是重要的修饰语，可以影响相关痫性发作的风险，从而影响治疗决定。

研究发作期 – 发作间期连续体中 EEG 模式的实用方法包括考虑相关的临床症状、对苯二氮䓬或其他快速作用抗癫痫药物的反应，以及相应的成像结果或神经元损伤生物标志物的存在。

在缺乏明确的癫痫临床相关性的情况下，适当的选择通常是观察 EEG 记录，以寻找更确定的发作模式的变化，或继续进行苯二氮䓬试验。不幸的是，苯二氮䓬类药物试验往往模棱两可，而且大多数患者在基线检查时的意识水平都发生了改变，使用大剂量苯二氮䓬类药物必然会导致进一步的镇静，这一事实可能会让人困惑。只有当 EEG 背景正常化且患者临床症状改善时，试验才应被视为阳性。如果苯二氮䓬类药物试验呈阴性或模棱两可，且仍强烈有潜在发作模式的可能，则通常采用快速滴定传统抗癫痫药物进行试验。尽管如此，重症监护室患者的临床改善往往是呈渐进的或延迟的，因此建议在宣布抗癫痫药物试验阴性之前，在保持足够的抗癫痫药物维持剂量的同时，至少留出 24 小时的观察期。

当苯二氮䓬类药物和抗癫痫药物试验模棱两可时，影像学研究、血清或脑脊液中的生化标志物可用于提示可疑模式是否诱发神经元损伤，但这些生化标志物 (以及功能神经影像技术) 的检查是昂贵的，即使在一些大型学术机构也无法常规

获得。在缺乏生化标志物检查的情况下，我们建议继续进行至少 24 小时的 C-EEG 监测，以评估可能需要治疗的模式变化。

七、治疗相关并发症

系统性并发症可能是使用抗癫痫药物的直接后果，也可能是长期不动和重症监护室住院的结果 (表 24.5)。多器官、系统可能受到影响，并增加累积发病率和病死率。要预防医院获得性肺炎、导管相关感染、血栓栓塞性疾病和皮肤破损，应该提高认识和加强监测。系统性损伤的多种标志物与癫痫持续状态患者的病死率独立相关。因此，建议进行血清乳酸、动脉血气、肌酸激酶、心肌肌钙蛋白、心电图和胸部 X 线检查。除了医疗并发症外，还有证据表明颅脑损伤患者的非惊厥性痫性发作可导致双侧海马萎缩。密切关注这些与癫痫持续状态治疗相关的并发症是必不可少的，并可能会产生积极的影响。

表 24.5　非惊厥性癫痫持续状态的并发症

药物特异性
- 丙泊酚：丙泊酚相关输注综合征、高甘油三酯血症 - 巴比妥类：麻痹性肠梗阻、丙二醇中毒、舌水肿 - 丙戊酸钠：高氨血症、血小板功能障碍 - 苯妥英钠 / 磷苯妥英钠：心律失常 - 拉考沙胺：PR 间期延长、血管性水肿
延长 ICU 住院时间的并发症
肺部 - 复发性黏液堵塞 - 医院获得性肺炎 - 肺不张 - 气管造口术
感染 - 导管相关尿路感染 - 败血症 - 假膜性肠炎
表皮 - 皮肤破损，包括长时间进行 C-EEG 的头皮
静脉血栓性疾病 - 肺栓塞 - 深静脉血栓形成
ICU 获得性无力 - 危重病性肌病 - 危重病性神经病
神经病理学 - 海马萎缩 (颅脑损伤后出现非惊厥性发作的患者)

注：PR：心电图中的 PR 间期，或者从 P 波开始到 QRS 波开始的时间；C-EEG：连续的 EEG 监测；TBI：颅脑损伤。

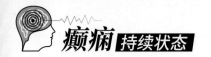

八、结论

非惊厥性癫痫持续状态的频率在很大程度上未被认识到，直到 C-EEG 监测的使用证明它在各种医院环境中相对频繁地出现。目前没有正式的分类系统，但存在大量的亚型和表现，这可能使诊断难以捉摸。在危重症患者中，急性脑损伤，如蛛网膜下腔出血、颅脑损伤、卒中和缺氧性脑损伤是常见的潜在原因。意识障碍是非惊厥性癫痫持续状态普遍存在的症状，范围从轻度意识模糊到昏迷，而眼球震颤、眼球偏离或虹膜震颤等细微运动对诊断具有提示性，但不敏感。在危重患者中，EEG 发现一系列周期性或节律性放电，这些放电可能符合或可能不符合脑电发作的标准，因此准确诊断具有挑战性。现有的动物模型复制非惊厥性癫痫持续状态的效果很差，而且缺乏随机治疗试验，这意味着不存在标准化的治疗指南。非惊厥性癫痫持续状态是否应该像惊厥性癫痫持续状态一样进行积极治疗，仍存在争议。尽管如此，应尽可能快地诊断和治疗非惊厥性癫痫持续状态，但应尽量减少镇静，以避免住院时间延长。典型的治疗策略包括初始使用苯二氮䓬类药物，然后使用静脉内给药的非镇静抗癫痫药物。如果初始治疗失败，则需要做出明智的决策，以便在总体临床预后的背景下，权衡积极治疗的风险和持续痫性发作的风险。

（译者：梁奇明　黄珊珊　审校：王芙蓉）

第 24 章·参考文献

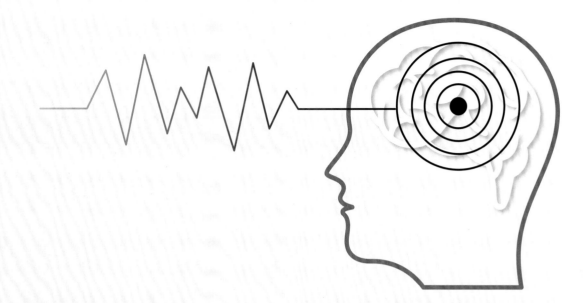

第 25 章

非惊厥性癫痫持续状态的后果：实验和临床证据

Karthik Rajasekaran
Howard P. Goodkin

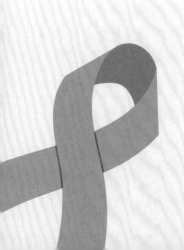

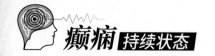

"数据！数据！数据！"他不耐烦地哭了，"没有黏土我做不成砖。"——亚瑟·柯南·道尔爵士《铜山毛榉案》

一、引言

最近更新的国际抗癫痫联盟癫痫持续状态分类的轴 I 将癫痫持续状态分为两种形式：惊厥性癫痫持续状态和非惊厥性癫痫持续状态。非惊厥性癫痫持续状态，即无显著运动活动的自我持续性癫痫发作，进一步细分为伴昏迷的非惊厥性癫痫持续状态和无昏迷的非惊厥性癫痫持续状态。无昏迷的非惊厥性癫痫持续状态包括全身性（如典型失神癫痫持续状态）和局灶性（如意识受损的非惊厥性癫痫持续状态，以前称为复杂部分性癫痫持续状态，即精神运动性癫痫持续状态）两种类型。

大多数非惊厥性癫痫持续状态发作的主要特征是发作性精神状态改变，表现为嗜睡、幻觉、精神错乱、情绪紊乱、怪异行为或昏迷。对文献中 105 次癫痫持续状态发作的症状学描述的回顾发现，82% 的癫痫持续状态发作伴随精神状态改变。患者保持意识的发作被归类为无意识受损的局灶性非惊厥性癫痫持续状态，以前称为单纯部分性癫痫持续状态。在长时间的非惊厥性癫痫持续状态发作期间，运动表现可能并不突出，但可以观察到轻微的头部和眼睛偏离、抽搐运动和肌阵挛。此外，可能出现自主神经症状，如心率和血压的变化。

国际抗癫痫联盟对癫痫持续状态的定义包括 2 个时间点，t_1 和 t_2。t_1 表示应开始治疗的时间，因为在此时间点之后，癫痫发作在无干预的情况下终止的概率很低。t_2 被定义为癫痫持续状态发作可能产生长期后果（包括神经元损伤、坏死、神经网络改变和功能缺失）的时间点。对于全身强直-阵挛性癫痫持续状态，这些时间点被定义为 t_1=5 min，t_2=30 min。虽然 t_1（10 min）和 t_2（> 60 min）值是针对意识受损的局灶性癫痫持续状态提供的，而 t_1（10 ～ 15 min）值是针对失神癫痫持续状态提供的，国际抗癫痫联盟癫痫持续状态分类特别工作小组指出，目前缺乏支持这些

值的证据（或所有形式非惊厥性癫痫持续状态的证据），需要更多的研究以开始更好地定义这些时间点。

所有形式的非惊厥性癫痫持续状态的确切发生率尚不清楚，这取决于所研究的人群、环境和用于定义非惊厥性癫痫持续状态所使用的持续时间。同样显而易见的是，开展该研究的时代很重要，因为随着便携式连续 EEG 技术在急诊科和重症监护室的引入和使用的增加，非惊厥性癫痫持续状态被越来越多地被识别出来。

识别非惊厥性癫痫持续状态往往需要提高临床的警惕性。非惊厥性癫痫持续状态之前可以发生惊厥性发作，进而发展到机电分离阶段，即所谓的轻微癫痫持续状态，但通常情况下非惊厥性癫痫持续状态之前不会出现惊厥性发作。在急诊科和危重病护理环境中，针对对潜在疾病的适当治疗无反应的精神状态改变，应该使用 EEG 评估非惊厥性癫痫持续状态的可能性。

对于非惊厥性癫痫持续状态的评价和处理的进一步讨论，超出了本章的范围。这里要解决的主要问题是预后问题：在危重病监护环境中观察到的伴昏迷的非惊厥性癫痫持续状态，是否直接导致神经元损伤或神经元功能的改变。这个问题的答案可能有助于优化对这种情况的管理，特别是最近关注到，麻醉疗法的使用与较高的病死率相关。综合来自异质性临床前和临床研究的证据的重大挑战，已经引起了相当多的争论，即是否这种形式的非惊厥性癫痫持续状态或者任何形式的非惊厥性癫痫持续状态对大脑功能有直接的负面影响，或者非惊厥性癫痫持续状态本身是否是原发性损伤的后果是否对预后没有独立的影响。长期以来，一直认为非惊厥性癫痫持续状态的结果取决于病因，而不是非惊厥性癫痫持续状态本身。因此，目前的共识是，与既往有癫痫的患者相比，急性神经系统疾病合并非惊厥性癫痫持续状态伴昏迷患者的预后通常更差。

二、非惊厥性癫痫持续状态的后果：临床前动物模型

长期以来，有关癫痫持续发作的机制、负面

后果及癫痫发生机制的研究，一直依赖于临床前的动物模型，通过使用化学性惊厥剂（如抗胆碱能药物毛果芸香碱）、电刺激或高温等方式诱导幼稚动物出现痫性发作。虽然这种诱导方法经常引起惊厥性发作，但是一些诱导技术已经被改进以诱导没有大的运动成分的长时间发作。

其中几个临床前模型复制了失神癫痫持续状态或精神运动性癫痫持续状态的关键特征。然而，对于重症患者的非惊厥性癫痫持续状态模型仍然缺乏。尽管如此，在考虑非惊厥性癫痫持续状态在重症人群中的后果时，对临床前文献的回顾依然是有指导意义的，因为有几个例子已经证明长时间的癫痫发作，即使不伴随惊厥运动或继发性全身变化（高热、乳酸性酸中毒、低血压、缺氧和低血糖），也能够产生神经元损伤。

这个发现的一个典型例子是 Meldrum 和他的同事们进行的一项研究，使用 GABA 拮抗剂荷包牡丹碱诱导瘫痪、人工通气狒狒出现癫痫发作。这些动物只有轻微的继发性生理变化（例如，一些动物体温轻微升高，动脉血氧分压轻微下降），其中癫痫持续时间超过 3.5 小时者，在新皮质、丘脑和海马中有缺血性神经元损伤。一个重要的观察结果是，虽然有损伤存在，但是损伤程度比同一模型中惊厥后观察到的要轻，这表明神经元损伤是痫性发作过程中持续的、反复的神经元激活，以及痫性发作引起的继发性系统性变化的结果。

Nevander 及其同事随后通过在人工通气及氧合良好的大鼠中使用氟替尔诱导的癫痫持续状态模型，证实了在瘫痪、人工通气狒狒中的这一发现。在长时间痫性发作（15 ～ 120 min 或更长时间）1 周后的组织学研究中观察到痫性发作持续时间依赖性神经病理改变，包括癫痫持续状态持续 30 min 后黑质和网状部的梗死。在 45 ～ 120 min 痫性发作后，观察到新皮质第 3 层和第 4 层的损伤。60 ～ 120 min 的癫痫发作持续时间会导致神经损伤，并扩展至杏仁核、丘脑、海马 CA4 和 CA1 区。有趣的是，CA3 区和齿状颗粒细胞未受影响。对于超过 120 min 的痫性发作，新皮质和丘脑腹后核都有损伤，靠近脑室的部位也有神经元坏死的迹象。

使用全身化学性惊厥剂诱发长期癫痫发作的研究存在一个局限性，即损伤可能是化学性惊厥剂而非癫痫性发作的直接结果。电刺激诱导痫性发作避免了化学性惊厥剂的这种局限性，有几个例子表明，在没有惊厥性发作的情况下延长电刺激与神经元损伤相关。例如，Sloviter 及其同事对成年大鼠的穿质通路的角束进行了 24 小时的电刺激。在刺激过程中，将动物麻醉，虽然偶尔有湿狗样抖动（由齿状回激活引起的自动反应），但没有出现惊厥。组织学检查显示受刺激侧广泛的背侧海马损伤，包括齿状回门区中间神经元及 CA3 和 CA1 锥体神经元。

类似的，Thompson、Wasterlain 和他的同事证明了在幼年动物中长时间的局部电刺激会导致神经元死亡。对于发育中的动物（出生后 14 ～ 15 天大脑发育接近人类幼儿），刺激穿质通路 16 小时可诱导局灶性非惊厥性癫痫持续状态。在刺激过程中，动物表现出湿狗样抖动和后肢抓挠的症状。前肢阵挛动作极少见。刺激后第 2 天，同侧海马门区的中间神经元和 CA1 区、CA3 区的锥体细胞出现明显的坏死。这种坏死性细胞死亡也出现在对侧 CA1 和 CA3 区，并延伸到同侧和对侧下托和前梨状皮质。

Brandt、Löscher 和他的同事通过电刺激基底外侧杏仁核，以诱发持续的局灶性非惊厥性发作（局灶性非惊厥性发作间歇性被全面性惊厥性发作打断），以及持续的全面性惊厥性发作。在非惊厥性癫痫持续状态后 48 小时进行的组织学研究表明，在非惊厥性癫痫持续状态持续时间超过 1 小时的动物中，同侧神经退行性变在许多区域都很明显，包括杏仁核、梨状皮质、内嗅皮质核、内梨状核和背内侧丘脑，而在海马或黑质没有发现损伤。正如 Meldrum 及其同事在上述研究中所回顾的那样，非惊厥性癫痫持续状态中的损伤比观察到的惊厥性发作时的损伤更为局限，也更轻微。此外，尽管伴有惊厥性发作的动物有很高的概率（90%）发展成慢性癫痫，在局灶性非惊厥性癫痫持续状态组中大约 30% 的动物发展成了慢性癫痫。尽管在这项研究和 Thompson 及其同事的研究中出现的电诱发局灶性非惊厥性癫痫持续状态与重症患

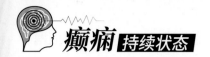

者（其中非惊厥性癫痫持续状态发作发生在颅脑损伤、硬膜下出血或卒中的情况下）中的精神运动性癫痫持续状态比局灶性非惊厥性癫痫持续状态更具直接可比性，但这些发现引起了人们的关注，即大脑局灶性区域长期过度的神经元活动有可能直接诱导细胞死亡。

由成年大鼠右侧大脑中动脉永久性或短暂（2小时）闭塞引起的缺血性损伤诱发非惊厥性癫痫的局灶临床前模型，可以更好地反映危重病患者非惊厥性癫痫的中枢神经系统后果。在这个模型中，非惊厥性发作开始于缺血的右半球，然后可能扩散到非缺血的左半球。痫性发作平均持续60 s，在闭塞的前2个小时平均复发10次。痫性发作伴随着周期性放电和间歇性EEG节律活动，这些节律活动从阻断后约1小时开始，持续到接下来的72小时。该模型的研究提供了确凿的证据，证明大脑中动脉阻断后的非惊厥发作本身会导致神经元损伤和功能性发病。作者发现，在大脑中动脉闭塞前或闭塞后30 min内使用抗癫痫药物可降低卒中后痫性发作的发生率。重要的是，痫性发作的减少与脑梗死体积、病死率的减少和神经功能的改善相关。

三、非惊厥性癫痫持续状态的后果：临床研究

常被誉为控制论（即系统理论）之父的Norbert Weiner曾说过："猫的最佳材料模型是另一只猫，或者最好是同一只猫。"迄今为止所回顾的临床前模型表明，在没有惊厥运动的情况下，持续的异常神经元活动可能导致神经元死亡。然而，我们充分认识到，由化学性惊厥剂、电刺激诱导的活动自如或瘫痪及人工通气的动物的局灶性边缘性癫痫持续状态，无论是否伴有继发性全面性惊厥性癫痫发作，都可能不是让人感兴趣的猫的最佳模型，即危重病患者的非惊厥性癫痫持续状态。因此，重要的是回顾"同一只猫"的研究，即在人类患者中进行的研究。

文献中有大量例子表明，危重症儿童、成年人非惊厥性发作及非惊厥性癫痫持续状态的发病率与病死率较高。许多研究表明结果受到潜在病

因的强烈影响，而不是非惊厥性癫痫持续状态本身的影响。

尽管潜在病因学与预后相关，但最近的几项研究表明，非惊厥性癫痫持续状态本身也可能直接对预后产生负面影响。例如，Payne及其同事严格阐述了电痫性发作与神经功能下降的关系。他们前瞻性地研究了259名危重症儿童（年龄0.3～9.7岁）的连续vEEG记录（21～56小时），发现其中93名儿童（36%）发生了EEG痫性发作，其中1/3的儿童曾被诊断为癫痫：14%的痫性发作受试者仅表现为惊厥性癫痫发作，47%为惊厥性和非惊厥性痫性发作的组合，40%仅表现为非惊厥性癫痫发作。在这些儿童中，23名（占整个研究人群的9%）被发现患有脑电癫痫持续状态。在所有受试者中，67%的患儿（从入院时起）在儿童脑功能分类量表上的神经功能下降至少1分。最重要的是，对于非惊厥性癫痫持续状态是否会恶化预后的问题，该研究表明，EEG"痫性发作负担"增加，每小时超过20%（即每小时超过12 min的痫样活动），显著加速了神经功能下降，并使PCPC评分恶化（尽管对病死率没有影响）。PCPC恶化的儿童平均痫性发作负担为15.7%，而PCPC未恶化的儿童为1.8%。尽管有全身疾病和急性痫性发作的受试者表现更差，但无论诊断类别如何，发作持续时间与神经功能下降无关。这项研究提供的证据表明，EEG痫性发作负担本身与危重症儿童发病率的增加密切相关，这意味着需要积极的抗癫痫药物治疗。尽管如此，由于本研究中80%的儿童在EEG监测之前和期间服用了抗癫痫药物，而这并没有改变PCPC量表确定的痫性发作负担与神经功能预后之间的关联，因此早期和更积极的治疗，包括使用更多镇静剂，是否能改善预后仍然是一个悬而未决的问题。

Payne及其同事的研究着眼于短期结果，而Abend及其同事报道了住进儿科重症监护室并被诊断为非惊厥性癫痫持续状态的儿童的长期结果。他们在对60名儿童进行出院后随访（平均持续时间2.6年）时，发现先前发育基线正常的儿童的非惊厥性癫痫持续状态（但不是孤立的EEG痫性发作）与不良的发育结果相关，包括生活质量下降。

只有 13% 的非惊厥性癫痫持续状态儿童有良好的预后，而 64% 没有痛性发作的受试者（或有单独的 EEG 痛性发作，但没有癫痫持续状态）有相对良好的发育结果和 PCPC 评分。此外，在既往无癫痫病史的儿童中，与单独 EEG 痛性发作（38%）或无痛性发作（21%）的儿童相比，有脑电癫痫持续状态的儿童患癫痫的风险增加（69%），这与早期数据一致。这项研究扩展到评估一个较小队列中的神经行为结果，该队列测量适应性和日常技能、情绪问题、能力及执行技能的真实世界行为表现。与没有痛性发作的患儿相比，有非惊厥性癫痫持续状态的患儿（32 名，年龄 2.0～9.8 岁）的适应行为较差。行为、情感和执行能力也有下降的趋势，但样本量较小，可能排除了统计学意义。有趣的是，在这项扩展的研究中，作者没有发现"电痛性发作"和"电癫痫持续状态"（研究中采用的术语）患儿在恶化预后方面存在显著差异。这一发现可能是研究中痛性发作负担分层不足导致的结果，因为非惊厥性癫痫持续状态可能涉及多次短暂癫痫发作，而不仅仅是一次长期癫痫发作。虽然这一警告意味着我们仍然不知道不良后果是由癫痫本身还是其潜在诱因造成的，但数据表明，需要迅速治疗 EEG 痛性发作，并且非惊厥性癫痫持续状态本身至少可能导致或加剧不良预后。

在成年人中，Punia 及其同事回顾性研究了 1163 名连续入住重症监护室并接受 C-EEG 监测的患者。他们在 EEG 上监测到 200 例周期性癫痫样放电、非惊厥性发作或两者兼有的患者，并对 118 例患者进行了随访。这些患者的主要病因是卒中（28%）、出血（26%）和肿瘤（14%）。他们发现，即使排除了那些有癫痫病史的患者，仅有 PLEDs 组中 24% 的患者在出院后痛性发作复发，在重症监护室（有或没有 PLEDs）有非惊厥性发作的患者，痛性发作复发的可能性是仅有 PLEDs 的患者的 5 倍。

最近，Claassen 及其同事报道了以 C-EEG 上痛性发作持续时间定义的痛性发作负担与蛛网膜下腔出血 3 个月后的功能和认知能力之间的关系。他们研究了 1996 年至 2013 年收治的 420 名蛛网膜下腔出血患者的记录，这些患者接受了平均 96 小时的 C-EEG。他们发现 50 名患者（12%）在 EEG 上有痛性发作，其中 46 名患者（92%）为非惊厥性癫痫持续状态，4 名患者（8%）为非惊厥性发作。非惊厥性癫痫持续状态的平均持续时间为 6 小时。在 3 个月时，178 名患者（58%）死亡或残疾，在调整其他预后预测因素后，有痛性发作的患者功能恶化的概率（改良 Rankin 量表）是无痛性发作的患者的 3 倍。在痛性发作患者中，非惊厥性癫痫持续状态与较差预后的关联程度更强。重要的是，作者发现痛性发作负担与负面功能预后直接相关。每增加 1 小时的非惊厥性癫痫持续状态，在 3 个月时功能性残疾或死亡的可能性就增加 10%。1/3 的患者（121 名）在蛛网膜下腔出血后 3 个月通过电话采访（三维度性格优势量表一个范围从 0 到 51 的量表）测量认知预后，其中 11 名患者（9.1%）在 C-EEG 上至少出现过一次痛性发作。非惊厥性发作与认知功能恶化没有独立的相关性，但是，痛性发作负担与之有显著相关性，即痛性发作活动每增加 1 小时，三维度性格优势量表评分就会略微下降 0.19 分（95% CI: −0.33～−0.05）。总的来说，研究表明，非惊厥性发作和非惊厥性癫痫持续状态都会导致较差的功能预后，伴随着发作负担的增加，独立地恶化认知结局。

Vespa 及其同事对 140 例重度至轻度颅脑损伤患者进行了前瞻性 C-EEG 监测研究，发现约 23%（32/140）的患者出现非惊厥性发作，其中包括 4 例非惊厥性癫痫持续状态患者。当将其中 6 名患者与 10 名"对照"组患者（在 C-EEG 上未出现痛性发作，且年龄、性别和格拉斯哥昏迷评分匹配）进行比较时，连续 MRI 扫描显示，非惊厥性发作患者出现海马萎缩，其中与脑电发作同侧的海马萎缩更为显著，而对侧萎缩程度较轻，整体脑萎缩无变化。相比之下，没有痛性发作的"对照"颅脑损伤患者没有海马萎缩。这项研究表明，颅脑损伤患者的非惊厥性发作具有附加或协同的神经病理学后果，至少在海马中是如此。

神经炎症经常伴随急性脑损伤，越来越多的证据表明炎症能够触发非惊厥性发作或非惊厥性癫痫持续状态。Kurtz 及其同事对外科重症监护室中 154 名因精神状态改变而接受 C-EEG 的患者进行了回顾性研究，发现 29% 的患者出现周期性癫

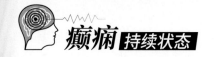
痫样放电，16% 出现非惊厥性发作，5% 出现非惊厥性癫痫持续状态。值得注意的是，所有非惊厥性癫痫持续状态患者都有败血症。最近，Claassen 和他的同事通过对 479 例动脉瘤样蛛网膜下腔出血患者的跟踪研究，在一项前瞻性研究中证实了神经炎症在诱发非惊厥性发作中的触发作用。患者在蛛网膜下腔出血后的第 4 天至第 9 天接受 C-EEG 监测，并在蛛网膜下腔出血后的第一周使用苯妥英钠进行预防性治疗。在不同时间测定血清炎症标志物。在这些患者中（平均年龄为 56 岁，主要为女性），11% 的患者在蛛网膜下腔出血后出现非惊厥性发作（中位时间：蛛网膜下腔出血后 8.5 天）。此外，8%～22% 的蛛网膜下腔出血患者出现感染性并发症，包括全身炎症反应综合征（SIRS：心率和呼吸频率升高、体温及血清白细胞计数升高或降低），约 20% 的蛛网膜下腔出血患者因蛛网膜下腔出血相关血管痉挛而出现缺血。SIRS 负荷（定义为每日 SIRS 评分的平均值以及 SIRS 曲线的斜率）与感染增加相关，包括败血症（19%）、肺炎（54%）、尿路感染（39%）和脑室炎（31%）。值得注意的是，作者发现，在控制了已知的预测因子和其他变量，包括年龄、性别、Hunt 和 Hess 分级、动脉瘤大小和动脉瘤夹闭后，蛛网膜下腔出血后 4 天内的 SIRS 负担是院内非惊厥性发作的独立预测因子。在非惊厥性发作之前的 24 小时内，SIRS 评分更可能达到 3 分及以上。SIRS 等级的增加也与血清炎症生物标志物水平的增加相对应，包括 TNF-R1 和超敏 C 反应蛋白。炎症标志物与非惊厥性发作之间的联系在 EEG 轻度或无背景衰减的患者中尤为明显。最重要的是，作者发现非惊厥性发作介导了 SIRS、超敏 C 反应蛋白和 TNF-R1 对 3 个月时功能不良结局的影响（按 Rankin 量表评估），提示蛛网膜下腔出血相关炎症导致非惊厥性发作，并恶化神经系统结局。这些发现表明，积极管理急性脑损伤或全身感染后的潜在神经炎症可能阻止一部分患者发生非惊厥性癫痫或非惊厥性癫痫持续状态。

四、结论

现有的临床证据表明，非惊厥性癫痫持续状态的结果主要与病因有关，但长期随访数据不足以明确证实长期非惊厥性癫痫持续状态对功能影响的程度。在 C-EEG 使用增加的帮助下，过去 5～7 年出现的证据表明，非惊厥性癫痫持续状态并不总是仅仅是整体病情（神经或其他）严重程度的预兆，还会使病情变得复杂，并可能独立影响预后，这种可能性令人担忧。虽然动物模型具有内在的病因学偏倚，在确定因果关系时很难克服，但实验证据清楚地表明，延长非惊厥性癫痫持续状态与影响功能结果的神经元损伤相关。随着危重症患者非惊厥性癫痫持续状态临床前模型的发展，这些模型将有助于确定：①导致非惊厥性癫痫持续状态的细胞和分子机制是否与导致惊厥性癫痫持续状态的细胞和分子机制相同或不同；②非惊厥性癫痫持续状态期间组建的神经网络是否与惊厥性癫痫持续状态期间组建的神经网络相同。总而言之，迄今为止的证据强调需要更多的临床前研究和非惊厥性癫痫持续状态长期结果的前瞻性临床研究，并建议早期和广泛使用 C-EEG 来帮助提供明确的答案来解决这一争论：非惊厥性癫痫持续状态的直接后果是否值得冒着使用大量镇静抗癫痫药物可能产生的不良影响的风险？

（译者：梁奇明 黄珊珊 审校：王芙蓉）

第 25 章·参考文献

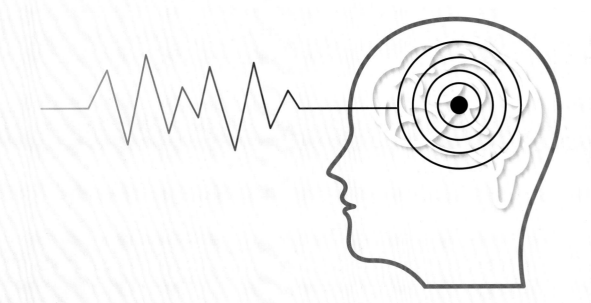

第 26 章

新生儿的癫痫持续状态

Réjean M. Guerriero
Tobias Loddenkemper

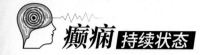

一、引言

癫痫发作是新生儿期（出生后的前 28 天）神经系统疾病的常见特征。新生儿的癫痫发作和癫痫持续状态可能由一系列病因引起，包括结构损伤、遗传异常、先天性代谢错误和可治疗的系统性疾病，如低血糖等。在本章中，我们概述了新生儿癫痫持续状态的独特特征，包括 GABA 系统的发育差异，以及临床和 EEG 表现、治疗和预后。

二、定义

定义新生儿癫痫持续状态仍然很困难。许多婴儿在出现症状时有长时间痫性发作，并经常出现反复发作。儿童和成年人癫痫持续状态定义的一个关键组成部分是确定状态是否恢复到基线水平，这因年龄相关的反应性差异以及早产、危重疾病和脑病而变得复杂。

新生儿痫性发作被定义为具有明显的开始、至少 2 μV 的演变和至少 10 s 的持续时间。定义这一开始、演变和结束是至关重要的，因为许多新生儿痫性发作是亚临床的或只有细微的临床特征。将这些特征与其他类型的短的、不演变的节律性放电区分开来，可以防止过度治疗。新生儿癫痫持续状态的定义存在缺陷。癫痫持续状态的典型定义取决于临床因素，例如痫性发作的持续时间，通常为 30 min，或痫性发作之间状态没有恢复基线水平。

这一定义很难适用于新生儿，因为可靠的 EEG 标准并不容易使用，而且大多数新生儿痫性发作是亚临床的或轻微的。此外，确定患脑病新生儿的神经病学基线往往是一个挑战。

因此，尽管新生儿痫性发作可以用与儿童和成年人痫性发作相似的术语描述，新生儿癫痫持续状态可能需要额外的定义。因此，一些研究提到在记录过程中绝对癫痫发作负担的测量。癫痫发作负担被定义为一个时期的百分比，通常是 1 个小时，在此期间有 EEG 痫性发作活动。然而，这个定义与每小时痫性发作次数（频率）的评估或总发作持续时间（总结特定时期的癫痫发作时间）的评估并不相关。为了解决这个问题，通过总结一段时间内痫性发作的总持续时间除以总记录时间来计算"发作分数"，可以更好地描述个体痫性发作负担。然而，发作分数随着记录时间的延长而减少，因此新生儿癫痫持续状态应定义为持续发作 30 min 或总发作时间为 1 小时记录的 50%。

三、流行病学

考虑到定义新生儿癫痫持续状态的挑战，推而广之，也很难评估其发病率和患病率。据估计，每 1000 个活产婴儿中有 1～5 个发生新生儿痫性发作，在低出生体重婴儿中多达 5%。最常见的病因包括缺氧缺血性损伤、卒中、感染和遗传性结构性原因。不常见但重要的原因是代谢状况，如低血糖或遗传性代谢缺陷。最后，癫痫持续状态患者的最高比例可能是新生儿癫痫性脑病患者，最有名的是早期婴儿癫痫性脑病（也称为大田原综合征）和早期肌阵挛性癫痫患者。

四、发育易感性

新生儿期相对较高的癫痫发病率可能与产生痫性发作的内在倾向有关。发生在围产期的突触形成和大脑发育的正常神经生物学过程需要强大的谷氨酸信号。此外，GABA 介导的抑制电路至少在妊娠最后 3 个月对子宫内发育的大脑有净兴奋作用，从而增加新生儿大脑对痫性发作的易感性。

在发育完全的大脑中，神经元应激或损伤导致突触前细胞膜快速去极化、钙离子内流和兴奋性神经递质谷氨酸的释放。然后谷氨酸穿过突触作用于其受体，特别是 NMDA 和 αAMPA 受体。在新生儿期，由于谷氨酸在正常神经元成熟过程中的重要性，这些受体的数量更多。

NMDA 和 AMPA 受体都具有导致兴奋和抑制失衡的发育特征。新生儿 NMDA 受体比老年人的更易兴奋，这对海马和新皮质的发育至关重要。在新生儿中，NMDA 受体增加了谷氨酸结合和甘氨酸激活，这是谷氨酸激活通道所必需的。此外，NMDA 受体的抑制性调节发生变化，使其具有更高的激活倾向。亚基表达也有变化，特别是 NMDA 受体 NR2B 亚基的过度表达。含有 NR2B 的神经元具有独特的位置，可以引起细胞损伤和随后的兴奋，因为它们与长时间钙离子内流有关。

同样，AMPA 受体的变化导致兴奋增加。在成熟神经元中，GluR2 亚基降低细胞膜对钙离子的通透性，从而降低兴奋毒性。这个亚基在未成熟的大脑中减少，并且由于缺氧缺血性损伤而进一步减少。

除了未成熟大脑中兴奋性突触的生理差异外，在妊娠晚期，GABA 介导的抑制性张力较低，进一步增加了兴奋倾向。GABAR 在发育中的大脑中的表达降低，其固有特性，包括受体亚基的表达和氯离子（Cl⁻）梯度的方向，不同于成熟神经元。在未成熟大脑中，与 α1 亚单位相比，α4 和 α2 GABA 亚基相对过度表达。这种亚基表达模式导致对苯二氮䓬类药物的耐药性，并已证明在癫痫持续状态中独立发生。易诱发病性发作的亚基表达变化在未成熟脑和癫痫持续状态中独立发生，因此可能在新生儿脑中作用叠加。

此外，氯离子在突触后细胞膜上的运动也存在生理差异。在成熟神经元中，GABA 及其激动剂与突触后受体结合，促进氯离子进入细胞，从而引起超极化和减少细胞放电。未成熟的神经元则相反，由于蛋白质的变化，协助离子转运跨膜。钠－钾－氯协同转运蛋白 1 高表达，钾－氯协同转运蛋白 2 低表达。NKCC1 将氯离子泵入细胞，而 KCC2 允许氯离子离开神经元。因此，GABA 或其他激动剂与突触后细胞上的 GABA-A 受体的结合促使氯离子离开细胞，导致膜去极化和兴奋增加。目前，正在使用 NKCC1 转运体抑制剂布美他尼进行临床试验，以进一步研究发育和成熟大脑之间的这种差异。布美他尼阻断 NKCC1，提高细胞外氯离子浓度。因此，当 GABA 或 GABA 激动剂与 GABA-A 受体结合时，氯化物进入细胞并使其去极化，并阻断海马脑片中的癫痫样活动和新生大鼠的痫性发作。

最后，含有 GABA-A 的神经元中的氯离子梯度在尾端到头端方向成熟。这种成熟模式可能提供了一种神经生理机制，从而发生电临床分离，其中 GABA 激动剂治疗后临床痫性发作减轻，但 EEG 痫性发作持续存在。在此期间，皮层下 GABA 神经元可能仍处于抑制状态，导致皮层下运动神经支配受到抑制，同时引起皮质回路的反常兴奋。

五、病因学

新生儿癫痫持续状态最常见的原因是获得性新生儿脑损伤，包括缺氧缺血性脑病，梗死和出血（表 26.1）。缺氧缺血性损伤，通常由围产期窒息引起，是 60%～80% 婴儿痫性发作的原因。当痫性发作发生在缺氧缺血性脑病的情况下，它们通常出现在出生后 12～24 小时；大多数会在前 12 小时内发生轻微的痫性发作，包括癫痫持续状态。氧气输送或血流量减少，或两者兼而有之，都会导致细胞损伤，使这些区域处于痫性发作的危险之中。此外，上面讨论的 NKCC1 在缺氧缺血性损伤中上调，为该人群的癫痫发作倾向提供了另一种机制。

表 26.1　新生儿痫性发作的常见病因、相对频率以及伴随痫性发作时这些情况下正常发育的预后

病因学	发作时间（出生小时数）	频率（%）	正常发育比例（%）
缺氧缺血性脑病	0～24	60	50
脑梗死	12～72	15	*
颅内出血： - 足月； - 早产	24～48； ＞72	15； 45	10
感染	＞72	5～10	50
遗传性／结构性	多变的	15	0
低血糖	0～48	3	50
低钙血症	24～48	罕见的	50～100

资料来源：经许可后修改自 Volpe[14]。
* 发育结局取决于脑梗死的严重程度和范围，以及是否存在痫性发作。

局灶性脑梗死或卒中约占新生儿痫性发作的 15%。在这些患者中，痫性发作通常发生在出生后 12～72 小时。与缺氧缺血性脑病婴儿相比，局灶性脑卒中患者在其他方面表现良好，没有脑病的迹象。

颅内出血，包括蛛网膜下腔出血和硬膜下出血，是痫性发作和癫痫持续状态的较不常见原因，但在痫性发作的早产儿中，高达 45% 可见脑室内出血。蛛网膜下腔出血在足月新生儿中极为常见，很少引起痫性发作，但通常发生在出生后 24～48 小时。硬膜下出血也是外伤引起痫性发作的罕见原因。这些典型的局灶性发作发生在出生后 48 小时内。

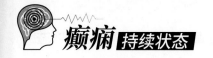

颅内感染占新生儿痫性发作病例的 5% ～ 10%。常见的细菌病原体包括 B 组链球菌和大肠杆菌，痫性发作通常发生在出生后第 5 天。最常见的非细菌病原体包括 TORCH 感染：弓形虫病、风疹、巨细胞病毒和单纯疱疹病毒。

新生儿痫性发作和潜在癫痫持续状态的另一个重要原因，可能是一过性的代谢异常。它们可能单独发生或更频繁地伴随其他疾病。这些代谢紊乱的 3 个主要原因是低血糖、低钙血症和低镁血症。低血糖是这些代谢紊乱中最常见的，通常发生在妊娠期糖尿病母亲的婴儿中。这些婴儿的年龄较小，根据宫内低血糖的持续时间，可能会有各种神经症状，包括精神状态下降、呼吸暂停和神经过敏，大约 50% 的患者会出现痫性发作，通常是在出生后第 2 天左右。与许多此类情况一样，低血糖或高血糖可能会导致潜在脑病理学的不良结果，例如缺氧缺血性损伤。

低出生体重儿在出生后 2 ～ 3 天发生低钙血症的频率更高，但正常体重儿在出生后 24 小时内也可能发生低钙血症。钙离子在突触前和突触后细胞的神经元放电中起着关键作用。最常见的情况是，低钙血症是由其他情况引起的，包括低血糖或缺氧缺血性脑病。同样，低镁血症在低钙血症时经常发生，但也可能独立发生。低镁血症产生一种以反射亢进、神经过敏和痫性发作为特征的综合征。

新生儿期痫性发作的不常见原因包括分娩期间局部麻醉引起的麻醉中毒，以及与结构性病因相关的高钠或低钠血症，有时表现为抗利尿激素分泌不当综合征，或医源性高钠血症。

除了短暂的代谢异常外，先天性代谢错误以及遗传和结构异常也可能导致新生儿癫痫持续状态。这些疾病经常伴有新生儿癫痫性脑病。两种最常见的表型是早期肌阵挛性脑病和早期婴儿癫痫性脑病伴暴发抑制（又称大田原综合征）。这两种综合征通常由潜在的遗传或代谢条件引起，其特征是频繁的阵挛、肌阵挛和强直性癫痫发作。EEG 以"抑制－暴发"模式为特征，其中抑制比暴发更显著（图 26.1）。这种模式在 EME 患者睡眠期间恶化，但在早期婴儿癫痫性脑病患者中没有变化。抑制－暴发模式通常在 EME 中持续存在，但在早期婴儿癫痫性脑病中典型地转变为高度节律失调。这两种综合征的表型相似。传统上，病因被认为是多样的，代谢原因导致 EME，结构性原因导致早期婴儿癫痫性脑病。然而，随着越来越多的代谢和遗传异常被识别，表型－基因型的相关性变得越来越不明确，这两种综合征可能存在于一个谱系中，而不是作为孤立的疾病。

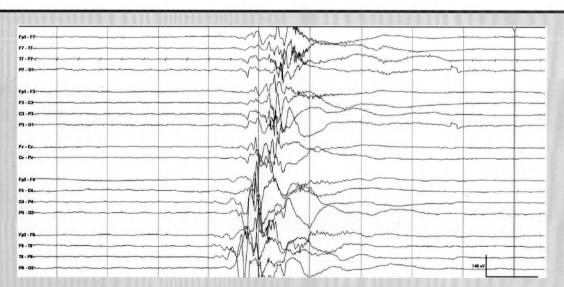

该患者在早期肌阵挛性癫痫和早期婴儿癫痫性脑病伴暴发抑制之间有临床表现和 EEG，并发现有磷酸吡哆醇（胺）氧化酶 [pyridox(am)ine oxidase，PNPO] 突变。

图 26.1　新生儿癫痫性脑病的抑制－暴发模式

新生儿癫痫性脑病最典型的病因之一是非酮症高甘氨酸血症或甘氨酸脑病。这种情况是由于甘氨酸裂解系统的潜在缺陷造成的，甘氨酸裂解系统是一种由 4 种独立蛋白质组成的酶复合物。其中一种蛋白质（最常见的是 P- 蛋白或 T- 蛋白）的缺陷导致甘氨酸在中枢神经系统中积聚。过量的甘氨酸在中枢神经系统中既是一种兴奋性递质，也是一种抑制性递质。它通过 GABAR 发挥兴奋性递质的作用，导致过量钙离子进入细胞及随后的神经元损伤。抑制性甘氨酸受体位于脑干和脊髓中，可能与这种情况下发生的呼吸暂停、张力过低和子宫内呃逆有关。在新生儿期出现的甘氨酸脑病会引起严重病情，伴有难治性肌阵挛发作、低张、呼吸暂停和脑病。这种情况的预后很差，新生儿期病死率高，幸存者的神经发育严重迟滞。苯甲酸钠（结合过量甘氨酸）和右美沙芬（阻断 GABAR）已被尝试作为治疗方式，结果有所改善。

另一种遗传代谢病是吡哆醇和磷酸吡哆醛依赖性癫痫的谱系，鉴于其独特的治疗方法，必须加以识别。吡哆醇（或维生素 B$_6$）依赖性癫痫可导致新生儿期癫痫持续状态。吡哆醇相关癫痫有 2 种已知病因。第一种更常见，与遗蛋白的缺陷有关，遗蛋白是赖氨酸降解途径中的一种酶，导致有毒代谢物 α- 氨基己二酸半醛的形成。AASA 螯合了吡哆醇的代谢活性形式 P5P，从而限制了其在许多反应中作为辅助因子的可用性，包括抑制性神经递质 GABA 的合成。第二种是最近发现的吡

哆醇相关癫痫，其原因是将吡哆醇转化为代谢活性 P5P 的吡哆醇氧化酶缺陷。在早期癫痫性脑病患者中发现 PNPO 的数量和功能结构存在缺陷。

新生儿癫痫的另一个重叠、罕见但可治疗的原因是叶酸反应性癫痫。这种情况可能在出生后的前几个小时内出现，并对口服叶酸有反应。鉴于高压液相色谱法上发现的类似代谢物，叶酸反应性癫痫发作可能与吡哆醇依赖性癫痫发作相同。然而，值得注意的是，其他疾病的病例报告，包括脑叶酸缺乏和 STXBP1 突变，也对叶酸有反应，这意味着该领域仍在发展。

由基因 SLC2A1（溶质载体家族 2 成员 1）编码的葡萄糖转运蛋白 1（Glut1）障碍也被认为是儿童各个年龄段癫痫发作的原因。近 70% 的患者在出生后前 6 个月内出现，其中 1/4 的患者在出生后的前 2 个月出现。与血清水平相比，这种情况的特征是脑脊液葡萄糖浓度较低。最有效的治疗方法是生酮饮食。遗传代谢病摘要见表 26.2。

最后，遗传结构性病因可能是 3% ～ 17% 新生儿痫性发作的原因。这些癫痫发作和癫痫持续状态发作可能是难治性的，病因包括半巨脑畸形、局灶性皮质发育不良、巨脑回畸形、多小脑回畸形和无脑畸形。癫痫性脑病的许多结构性病因与基因突变有关。特别令人感兴趣的是，西罗莫司通路作为参与细胞大小和增生的哺乳动物靶点，已经作为治疗干预的目标，受到越来越多的关注。

表 26.2 选定的新生儿遗传性代谢性癫痫的概述

遗传性代谢性癫痫	实验室检查	涉及的基因	治疗
氨基酸尿症	氨基酸（血清）	多种多样的	取决于具体氨基酸
有机酸尿症	有机酸（尿）	多种多样的	取决于具体有机酸
脂肪酸氧化缺陷	乳酸、丙酮酸	多种多样的	对症治疗
线粒体疾病	乳酸，丙酮酸，血清氨基酸，尿有机酸，酰基肉碱	多种多样的	辅助因子和补充剂
尿素循环缺陷	氨，酰基肉碱	多种多样的	氨清除剂
生物素酶缺乏症	氨、生物素酶活性	BTD	生物素
脑叶酸缺乏症	脑脊液：甲基四氢叶酸	叶酸受体蛋白 1（FR1）	叶酸
肌酸合成障碍	尿胍基乙酸和磁共振波谱	GAMT、GATM 和 SLC6A8	取决于具体疾病
葡萄糖转运蛋白缺乏	脑脊液：血糖比	SLC2A1	生酮饮食

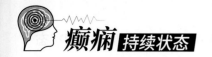
遗传性代谢性癫痫	实验室检查	涉及的基因	治疗
甘氨酸脑病	甘氨酸（血清和脑脊液）	甘氨酸裂解蛋白	苯甲酸钠、右美沙芬
门克斯病	血清铜和铜蓝蛋白	ATP7A	铜注射剂
钼辅因子缺乏/亚硫酸盐氧化酶缺乏	尿亚硫酸盐和S-硫氰酸	MOCS1 或 MOCS2，SUOX	对症治疗
吡哆醇依赖性癫痫	AASA，哌啶酸（血清）	ALDH7A1	吡哆醇
PLP 依赖性癫痫	脑脊液：PLP	PNPO	PLP
丙酮酸脱氢酶缺乏	乳酸、丙酮酸	PDH	生酮饮食
丝氨酸缺乏（PHGDH 缺乏）	脑脊液：氨基酸	PHGDH	L-丝氨酸
琥珀酸半醛脱氢酶缺乏症	4-羟基丁酸（尿液、血清、脑脊液）	ALDH5A1	对症治疗
Zellweger 综合征	过氧化物酶体或超长链脂肪酸组	PEX	对症治疗

注：AASA：α-氨基己二酸半醛；PLP：吡哆醇-5-磷酸；PNPO：磷酸吡哆醇（胺）氧化酶；PHGDH：3-磷酸甘油酸脱氢酶。

六、临床症状学

新生儿痫性发作倾向于局灶性发作，而不是全身性发作，通常有非常轻微的临床表现。新生儿痫性发作通常是根据临床特征和标准确定的。然而，Mizrahi 和 Kellaway 强调了这样一个概念，即许多被标记为痫性发作的动作和行为没有 EEG 相关性。他们的研究对 71 名婴儿的 425 次临床发作进行了分类，发现局灶阵挛性发作、多灶性阵挛性发作、偏侧阵挛性发作和特定肌阵挛性发作和强直性发作与 EEG 上的癫痫样放电有一对一的相关性，而更轻微的口腔颊部运动、震颤、全身强直性发作和其他特定肌阵挛性发作没有一致的 EEG 相关性。

新生儿痫性发作和癫痫持续状态也有高发病率的轻微痫性发作和 EEG 痫性发作。高达 90% 的新生儿出现痫性发作，这些新生儿通过临床 vEEG 监测发现痫性发作。在 90% 的痫性发作患者中，12%～79% 仅有 EEG 或亚临床痫性发作。新生儿痫性发作的高发病率表明，大部分痫性发作可能没有临床上可识别的症状。

因此，新生儿痫性发作可分为轻微、阵挛、强直或肌阵挛性发作，加上亚临床（或仅 EEG）痫性发作。轻微痫性发作包括许多行为、动作或现象，这些行为、动作或现象不被视为明显的阵挛性、强直性或肌阵挛性。例如，口腔自动症、眼球偏离或注视、自主神经改变或呼吸暂停都被视为轻微痫性发作。这些轻微的痫性发作可能占所有早产儿发作的 68%，占足月新生儿发作的 75%。呼吸暂停本身很少是一种发作表现，但可能与其他轻微的临床现象一起发生。

阵挛性发作包括面部或四肢的节律性局部抽搐。新生儿这些痫性发作比年龄较大的儿童和成年人慢。它们可能是局灶性的，也可能不那么常见，是多灶性的。局灶性偏瘫发作通常由脑梗死或类似的局灶性病变引起。多灶性癫痫发作通常具有迁移模式，应引起对潜在遗传或代谢状况的怀疑，例如恶性迁移性部分癫痫。强直性发作可以是局灶性或全身性的，包括四肢或颈部僵硬、强直的姿势，或上肢或下肢的双侧伸展。这种类型的姿势通常是非癫痫性的，但当它是一种电临床痫性发作时，可能会伴有自主神经症状。此外，肌阵挛性发作在临床上比阵挛性发作更快、更短，并且更频繁地涉及屈肌群，它们可能是局灶性或全身性的。局灶性和多灶性肌阵挛通常是非癫痫性的，且无 EEG 相关性。相反，全身性肌阵挛约 60% 的时间与 EEG 相关。肌阵挛发作是新生儿癫痫性脑病的常见特征，通常预后较差。最后，新生儿中很少出现全身性痫性发作，而扩散到对侧半球的局灶性痫性发作与不良结局有关（图 26.2）。

新生儿痫性发作通常短暂，持续 10 s 至 2 min，但在严重情况下可能经常复发，发作间期中位数为 8 min。在痫性发作之间，恢复到基线水平的程度往往难以评估，特别是在患脑病的婴儿中。

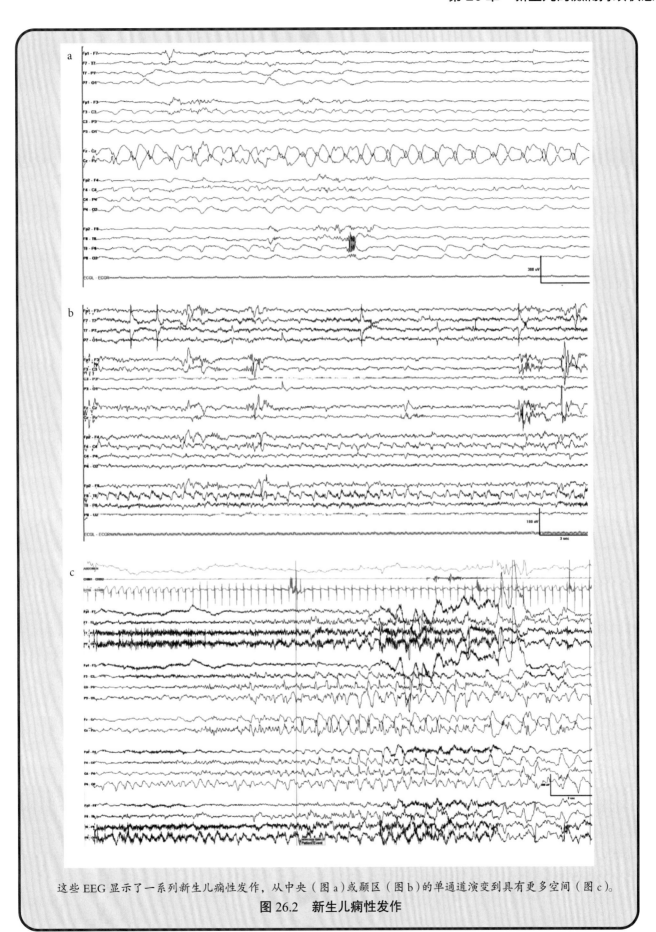

这些 EEG 显示了一系列新生儿痫性发作，从中央（图 a）或颞区（图 b）的单通道演变到具有更多空间（图 c）。

图 26.2　新生儿痫性发作

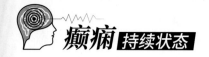

七、诊断

在一般临床实践中，患者通常根据临床痫性发作的表现进行治疗。这种方法的局限性在新生儿人群中被放大，该人群大量的痫性发作具有轻微的或亚临床的特征。这可能包括高达 90% 的缺氧缺血性脑病患者，他们与痫性发作没有明显的临床相关性。当婴儿有轻微痫性发作时，大多数（约 70%）倾向于出现眼球运动。在极少数情况下，一些其他轻微的特征，如呼吸暂停和自主神经症状，可以是痫性发作的唯一标志。这突出了连续 vEEG 监测在诊断新生儿痫性发作和癫痫持续状态中的关键作用（图 26.3）。

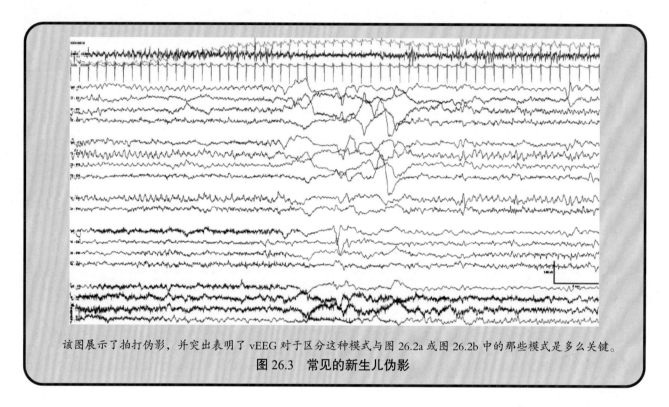

该图展示了拍打伪影，并突出表明了 vEEG 对于区分这种模式与图 26.2a 或图 26.2b 中的那些模式是多么关键。

图 26.3　常见的新生儿伪影

新生儿痫性发作表现还有 3 个额外的特征，这对临床医师提出了诊断挑战。第一个是临床和 EEG 图像的解耦。这种现象也称为电临床分离，发生在非常不成熟的婴儿中，通常在使用 GABA 介导的药物后发生。如前所述，GABA 介导的对临床运动表现的抑制通过抑制性皮层下受体发挥作用，而由于皮层 GABAR 的矛盾兴奋，EEG 痫性发作持续存在。

这就引起了第二个问题，即如何区分在 ICU-EEG 监测中经常出现的痫性发作和发作间期现象。在任何情况下，特别是在新生儿中，诊断"发作性"放电（即持续发作的迹象）的关键是 EEG 模式的演变。通常使用从痫性发作波形的峰值到峰值至少 2 μV 的振幅和至少 10 s 的持续时间作为识别 EEG 痫性发作的标准。例如，短暂的节律性放电和其他周期性模式通常不会演变，因此不被认为是"发作性"的，它们对预后和临床意义的影响尚不清楚。此外，Oliveira 及其同事表明，这些短暂的节律性放电在痫性发作的新生儿中比在对照组中更常见，因此常常与发育异常结果相关。这突出了发作 - 发作间连续体的复杂性，并意味着需要更多的研究来确定短暂的节律性放电是否仅仅是异常大脑的额外标志物或神经系统损害的独立驱动因素。

最后，新生儿还有一些与 EEG 变化无关的运动，如良性睡眠肌阵挛、神经过敏和贝尔现象等。Malone 及其同事评估痫性发作和非癫痫性发作的临床症状，发现经过培训的新生儿医师和护士只能根据临床观察确定一半的实际电临床痫性发作。

八、治疗

新生儿癫痫持续状态的治疗应以临床和 EEG 痫性发作的缓解为目标。治疗从苯巴比妥开始，苯巴比妥是治疗的标准，直到可以确定替代品。苯巴比妥与苯妥英钠的随机试验表明，苯巴比妥使 43% 的患者痛性发作减少 80%；当添加苯妥英钠时，有接近 80% 的应答率。苯巴比妥的剂量通常为静脉负荷注射 20 mg/kg，随后每次的推注剂量为 5 mg/kg，最多不超过 20 mg/kg。传统上，苯妥英钠一直是二线治疗方式，但其副作用的风险使得一些中心增加了左乙拉西坦的使用。磷苯妥英在常规应用中已经超过了苯妥英钠，但婴儿的磷苯妥英水平仍然难以控制。在苯巴比妥和磷苯妥英之后，应考虑使用苯二氮䓬类药物，如劳拉西泮、地西泮或咪达唑仑（表 26.3）。

表 26.3　新生儿癫痫发作的抗癫痫药物治疗

药物	剂量	维持治疗
抗癫痫药物		
苯巴比妥	20 mg/kg，静脉注射。额外增加 5 mg/kg，最多不超过 40 mg/kg	5 mg/（kg·d），每天分 1 ~ 2 次
左乙拉西坦	40 mg/kg，静脉注射。额外 20 mg/kg，最多不超过 60 mg/kg	40 mg/（kg·d），每天 2 次
磷苯妥英	20 PE/kg，静脉注射，额外 10 PE/kg	5 mg/（kg·d），每 8 小时 1 次
劳拉西泮	0.05 ~ 0.10 mg/kg，静脉注射	
咪达唑仑	0.15 mg/kg，静脉注射	滴注：0.1 ~ 0.4 mg/（kg·h），静脉注射
癫痫性脑病的可治疗原因		
吡哆醇	静脉注射 100 ~ 500 mg，并进行 EEG 监测	
吡哆醇 -5- 磷酸	30 mg/（kg·d），每天分 3 ~ 4 次，为期 3 ~ 5 天	
叶酸	3 ~ 5mg/（kg·d），服用 3 ~ 5 天	

注：PE：苯妥英当量。

通过治疗过程，确定难治性痛性发作和癫痫持续状态的可纠正原因仍然很重要，包括低血糖和低钙血症等短暂性原因，以及包括吡哆醇、P5P 和叶酸反应性痛性发作等遗传性原因。

新生儿标准癫痫持续状态治疗的相对无效性促使了补充和辅助疗法的研究。目前正在临床试验中研究的一种这样的潜在治疗方法是布美他尼，它抑制 NKCC1，从而逆转突触后细胞上的氯化物梯度，使 GABA-A 激动剂更有效。然而，在一项开放标签的可行性和安全性试验中，布美他尼并没有改善痛性发作的控制，而且可能增加了缺氧缺血性脑病患儿听力丧失的风险。布美他尼的另一个试验正在进行中。需要对流产药物进行对照试验，但是鉴于目前的护理标准，如苯巴比妥的存在，这些研究是具有挑战性的，尽管该药物对发育有副作用。

九、预后与结局

新生儿痛性发作的预后在过去 50 年中有所改善，新生儿重症监护室对婴儿的系统和神经监测及管理有所改善。新生儿痛性发作的潜在病因是决定发育结局的主要因素。痛性发作本身对发育中的大脑的影响仍然存在争议。与长时间痛性发作相关的并发症，包括高血压、呼吸暂停和自主神经改变，具有重要的全身性影响。正如所讨论的，未成熟的大脑似乎更有可能产生痛性发作，但与大龄儿童和成年人相比，婴儿的神经元可能具有较低的细胞死亡风险。

然而，动物和人类的数据支持痛性发作对发育结局的独立影响。动物数据显示痛性发作会加重组织损伤，尤其是婴儿的缺氧缺血性损伤。这些数据在一项人类研究中得到证实，该研究检查了患缺氧缺血性脑病 4 年的患者，其中痛性发作的严重程度是不良发育结局的独立预测因子。癫痫持续状态似乎是导致不良结果的一个独立因素。在 Orbitus 及其同事的一项研究中，观察到的 81 名新生儿中有 27% 患有癫痫持续状态，86% 患有癫痫持续状态的新生儿发育不良或死亡。在另一项关于 EEG 痛性发作的研究中（没有区分临床和亚临床），患有癫痫持续状态的婴儿比痛性发作（但没有癫痫持续状态）的婴儿更可能患有严重脑瘫和小头畸形，且病死率更高。

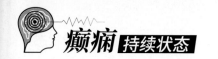

由于缺乏明确的定义，研究新生儿状态的结果变得复杂。评估痫性发作负担可能是最重要的因素。Shellhaas 和 Clancy 详细描述了 125 名婴儿的痫性发作频率，平均每小时 7 次或发作分数约为记录的 25%，高发作负担（大于 50%）被认为是癫痫持续状态。一个使用痫性发作负担的类似方法已被用于评估 EEG 痫性发作的危重大龄儿童，这项研究也显示了发作负担对大龄儿童人群的预后的影响。虽然在新生儿中缺乏类似的数据，但是可以将这些数据进行外推，以支持将某一小时中 50% 的时间存在痫性发作定义为高痫性发作负担。定义每个时期的发作次数或发作负担百分比可能比长期发作更重要，因为早期研究表明，更多的短期和复发性发作可能比长期发作的预后更差。

最后，Pavlidis 和他的同事最近研究了早产儿和足月儿的预后之间的关系，他们发现早产儿的病死率更高。这与其他研究一致，表明早产儿和低出生体重儿更容易出现较差的预后。

十、结论

新生儿癫痫持续状态是一种常见但具有挑战性的诊断。需要进一步的临床和基础研究，以确定针对持续新生儿痫性发作更有效的治疗方法，并需要额外的工作来评估痫性发作负担对预后的影响程度。

（译者：梁奇明　黄珊珊　审校：王芙蓉）

第 26 章·参考文献

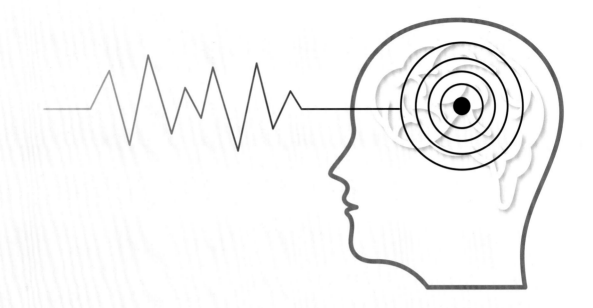

第27章

小儿癫痫持续状态：儿童癫痫持续状态的初始处理和特殊综合征

James J. Riviello

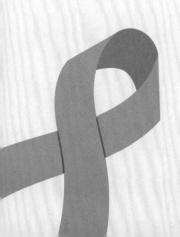

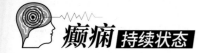

一、引言

癫痫持续状态是一种危及生命的医学急症，它需要及时识别和紧急治疗以降低致残率和病死率。癫痫持续状态本身并不是一种特定的疾病，是由原发性中枢神经系统病变或全身性疾病引发的继发性 CNS 损伤所致。癫痫持续状态以实际发作时间来定义，症状上分为惊厥性癫痫持续状态和非惊厥性癫痫持续状态。判断治疗诱发原因对于控制癫痫持续状态很重要，症状性癫痫持续状态在年幼的儿童和婴儿中更常见。现存循证医学证据支持儿童癫痫持续状态诊断评估和治疗指南。癫痫持续状态评估和管理在成年人和儿童中是相似的，但一些独特的非惊厥性癫痫持续状态综合征，包括癫痫性脑病，仅发生在儿童。

本章将讨论癫痫持续状态、急性反复发作和特发性癫痫持续状态综合征在儿童期的初始表现和处理，并分析癫痫持续状态的新定义和分类。儿科重症监护治疗病房中的新生儿癫痫持续状态和连续 EEG 监测将在其他章讨论。

二、定义

国际抗癫痫联盟癫痫持续状态分类工作小组已更新癫痫持续状态的定义和分类，包括 4 个坐标轴。癫痫持续状态现在被定义为"癫痫终止机制或起始机制失灵导致异常久的痫性发作（在时间点 t_1 之后）。它是一种可导致许多长期后果的状态（在时间点 t_2 之后），依癫痫发作类型和发作持续时间不同，造成的长期损伤不同，包括神经元死亡、神经元损伤、神经元网络改变"。Gastaut 在国际抗癫痫联盟对癫痫持续状态最初的定义为"癫痫发作足够长的时间或在足够短的时间间隔内反复发作，产生一种不变和持久的癫痫发作状况"，虽然定义含糊不清，但允许对其进行动态解释。随后，癫痫持续状态被具体定义为持续性癫痫发作活动超过 30 min 或反复发作而间歇期意识未恢复。后来，癫痫持续状态被"操作性"（出于治疗目的）定义为超过 5 min 的连续癫痫发作或反复发作而在两者之间意识没有恢复。在最近更新的分类中，操作性定义（即持续时间标准）因癫痫发作

类型而异：对于强直 - 阵挛性癫痫持续状态，t_1= 5 min，t_2=30 min；对于意识受损的局灶性癫痫持续状态，t_1=10 min，t_2 > 60 min；对于失神发作癫痫持续状态，t_1=10 ～ 15 min，t_2 未知。

新分类（表 27.1）有 4 个坐标轴：症状学、病因学、EEG 相关、年龄。以前，国际癫痫发作分类是基于发作部位，根据发作类型，部分性（局灶性）还是全身性，或通过症状学进行修订，即惊厥性（全身性强直 - 阵挛性）癫痫持续状态、非惊厥性癫痫持续状态（失神或复杂部分性）或简单部分性（局灶性）癫痫持续状态。非惊厥性癫痫持续状态可发生于全身性（失神）或局灶性（复杂部分性）癫痫。尽管非惊厥性癫痫持续状态通常没有外在症状，但仔细观察通常会发现一些异常的临床表现。

现在，症状学分类将其分为有明显运动症状和无明显运动症状的癫痫持续状态（非惊厥性癫痫持续状态）（表 27.1）。癫痫持续状态特殊综合征在新分类系统中被识别为"不确定状况或临界综合征"。这些包括癫痫性脑病和睡眠中癫痫性电持续状态。

病因学作为轴 2 包含在分类中，包括已知（或"症状"）或未知（或"隐源性"）。症状学上指急性、远程、进行性和癫痫持续状态的电临床综合征（表 27.2），具体包括急性症状性、远期症状性、具有急性诱因的远期症状性、进行性脑病、隐源性、特发性和热性癫痫持续状态。远期症状性癫痫持续状态也被称为"慢性的急性发作"。定义的电临床综合征现在归为病因学中。癫痫持续状态分类还包括假性癫痫发作，因为假性癫痫持续状态也可发生在儿童中。

按年龄划分，新生儿癫痫持续状态指出生后 0 ～ 30 天婴儿的癫痫持续状态（表 27.1）。新生儿（< 1 个月）通常被排除在癫痫持续状态外，因为新生儿癫痫发作和 EEG 特征与成年人不同。里士满研究比较了新生儿与 1 ～ 6 个月大婴儿的 EEG，发现新生儿癫痫发作时间常常较短、有多个癫痫灶，而 2 个月的婴儿可能会出现长时间的癫痫发作，有多个病灶，且可能出现继发性全面性发作。

表 27.1　2015 年国际抗癫痫联盟对癫痫持续状态的分类

分类	症状
轴 1：症状学	A 具有突出运动症状
	A1：惊厥性癫痫持续状态
	A2：肌阵挛癫痫持续状态
	A3：局灶运动性癫痫持续状态
	A4：强直性癫痫持续状态
	A5：运动过度癫痫持续状态
	B 不伴明显运动症状（非惊厥性癫痫持续状态）
	B1：伴昏迷的非惊厥性癫痫持续状态（包括细微癫痫持续状态）
	B2：无昏迷的非惊厥性癫痫持续状态
轴 2：病因学	已知（有症状）：
	急性
	远期性
	进展性
	定义为电临床综合征中的癫痫持续状态
	未知（隐源性）
轴 3：EEG 相关	（1）位置：全面性、偏侧性、双侧独立性、多灶性
	（2）模式名称：周期性放电、节律性 δ 活动、棘波或尖波亚型
	（3）形态：锐度、相数、绝对和相对幅度、极性
	（4）时间相关特征：丰度、频率、持续时间、每日模式持续时间和指数、发病和动态（演变、波动、静态）
	（5）调制：刺激诱导与自发
	（6）干预（药物）对 EEG 的影响
轴 4：年龄	（1）新生儿（0 ～ 30 天）
	（2）婴儿期（1 个月 ～ 2 岁）
	（3）儿童期（2 ～ 12 岁）
	（4）青少年和成年期（> 12 ～ 59 岁）
	（5）老年（> 60 岁）

资料来源：经许可摘自 Trinka 等 [8]。

表 27.2　癫痫发作和癫痫持续状态的病因分类

序号	病因分类
1	急性症状性：与急性 CNS 相关（例如卒中、中毒、脑炎）
2	远期症状性：在过去 CNS 损伤（如创伤后、脑炎后、卒中后）情况下出现的癫痫或发作
3	有急性诱发因素的远期症状性：叠加在过去的 CNS 损伤上的急性损伤（诱发因素）；也称为慢性进行性脑病急性发作：与进行性退行性或代谢紊乱（例如脑肿瘤）有关
4	隐源性发作：在患有潜在 CNS 疾病或神经系统检查异常的患者中未发现病因

续表

序号	病因分类
5	特发性：在具有正常神经病史和检查（通常是遗传）的患者中未发现病因
6	热性：与发热相关的特发性亚型（排除急性 CNS 感染、炎症：脑膜炎、脑炎或炎症病因后）
7	特定电临床综合征中的癫痫持续状态（如癫痫性脑病、伦诺克斯 - 加斯托综合征、获得性癫痫性失语）
8	非痫性癫痫持续状态（即假性癫痫持续状态）

注：CNS：中枢神经系统。

三、癫痫持续状态的分期

癫痫持续状态的临床分期可分为先兆期（前驱期），初始期（0 ～ 5 min，早期（5 ～ 30 min，过渡期 [从早到晚或已建立阶段（30 ～ 60 min）]，难治期（大于 60 min）和发作后期（表 27.3）。先兆期可表现为意识模糊、肌阵挛或癫痫发作增加。早期具有持续的癫痫发作活动，而惊厥性癫痫持续状态在难治期可演变为非惊厥性癫痫持续状态。如果可以确定为先兆期，则应开始启动治疗（见院前治疗）。特殊情况可能需要在初始阶段（0 ～ 5 min）立即控制癫痫发作。我们将这些特殊情况也称为早期（表 27.4）。新分类的 t_1 和 t_2 时间点类似于过渡阶段，在不同情况下可能会有所不同。ARS 应被视为癫痫持续状态的"前兆"，如果两次癫痫发作之间没有恢复到基线的精神状态，则可能是癫痫持续状态。

Treiman 报道癫痫持续状态的 EEG 分期与临床分期相关，并且可能以可预测的顺序出现：①离散性癫痫发作伴发作间期减慢；②发作期放电的波动；③持续发作期放电；④持续发作期放电穿插平坦期；⑤平坦背景上的周期性癫痫样放电（表 27.5）。早期应用抗癫痫药物比晚期应用能更好地控制癫痫发作。一个病例报告了一名成年患者在连续 EEG 监测中经历了所有这些 EEG 阶段，但并非每一例癫痫持续状态都经历上述每个阶段。PED 阶段可由双侧或单侧 PED 组成。同样的阶段也已在实验动物的大脑发育研究中得到证实。新分类包括癫痫持续状态相关 EEG，包括部位、图形的名称、形态、时间相关特点、调控和药物干预的效果（表 27.1）。

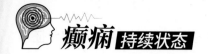

表27.3　癫痫持续状态的临床分期和从癫痫发作开始对应的时间（t_1）

临床阶段	时间（min）
先兆期	在癫痫持续状态（t_1）之前
初始期	0～5
早期	5～30（t_2）
特殊情况（表27.4）	
过渡	可能会有所不同
晚期（成立）	30～60
难治性	＞60
发作后	癫痫持续状态之后
（若未返回基线，需排除非惊厥性癫痫持续状态）	

资料来源：改编自参考文献[1-2, 8, 20]。

表27.4　特殊情况，癫痫状态早期

序号	早期
1	术后患者，尤其是心脏手术和神经外科术后
2	头部外伤、颅内压升高、脑肿瘤
3	CNS感染，尤其是脑膜炎或脑炎
4	器官衰竭，尤其是肝脏或多系统衰竭
5	高热（可能需要特殊治疗）；恶性高热；甲状腺功能亢进
6	容易发生颅内压升高的代谢紊乱：糖尿病酮症酸中毒、有机酸紊乱

资料来源：改编自参考文献[1-2, 4]。
注：CNS：中枢神经系统。

表27.5　根据EEG的癫痫持续状态分期

序号	分期
1	离散性癫痫发作伴发作间期减慢
2	融合癫痫发作
3	持续发作期放电
4	持续发作期放电穿插平坦期
5	周期性癫痫样放电

资料来源：经许可摘自Treiman等[21]。

癫痫持续状态治疗分为一线至五线，建议根据癫痫发作的时间顺序给予某些药物。美国神经重症监护学会癫痫持续状态指南推荐将治疗术语从一线治疗到五线治疗更改为"紧急"初始治疗、急性期控制治疗和难治期治疗。希望这种变化能够将治疗心态从关注癫痫发作的时间线转变为控制癫痫发作的时间线。因此，癫痫持续状态现在定义为从癫痫发作开始的时间（t_1）和对抗癫痫药物治疗的反应：癫痫持续状态，确定的癫痫持续状态（对紧急治疗无反应）和难治性癫痫持续状态（对初始苯二氮䓬类药物和二线抗癫痫药物无反应的癫痫持续状态）。

四、癫痫持续状态的流行病学

癫痫持续状态在儿童期发作的癫痫中很常见。康涅狄格州一项基于人群的研究中，613名儿童中有56名（9.1%）有一次或多次癫痫持续状态；在芬兰的癫痫儿童队列中，159名儿童中有41名（27%）患有癫痫持续状态。癫痫持续状态更可能在癫痫确诊后的最初2年内发生，其危险因素包括远程症状原因、6岁或以下发病及部分性癫痫发作。一项来自里士满和布朗克斯的394名儿童的癫痫持续状态研究中，癫痫持续状态在年幼儿童中常见，超过40%的发作发生在2岁或以下儿童中，其中超过80%的患儿有发热或急性症状性病因；隐源性或远期症状性病因最常见于年龄较大的儿童，如既往有癫痫病史。在一项前瞻性研究中，95例中有16例（17%）癫痫持续状态复发，所有患者中的34%出现神经系统异常（包括严重的认知或运动发育迟缓或两者兼有，进行性脑病，智力发育迟钝，脑瘫，遗传综合征或多发性先天性异常）。但在癫痫持续状态发作2次的患者中这一比例达到88%，发作3次或以上癫痫持续状态的共5例患者，均发现神经系统异常。复发风险因病因而异：特发性组4%，远期症状组44%，发热组3%，急性症状组11%，进行性神经系统疾病组67%。

5项基于人群的癫痫持续状态研究纳入了儿童。癫痫持续状态的发病率从里士满研究的41/10万到罗切斯特的18/10万、瑞士的10/10万和加利福尼亚的62/10万不等。所有研究都表明，年龄最小的儿童和老年人的癫痫持续状态发病率较高。里士满研究按年龄分层了发病率：婴儿156/10万，儿童38/10万，成年人27/10万，老年人86/10万。在北伦敦儿童癫痫持续状态监测研究中，急性症状性癫痫持续状态的不同年龄发病率调整为1岁以下儿童为17/10万，1～4岁为2.5/10万，5～15岁为0.9/10万。远程症状性急性发作的癫痫持续状态的发生率在上述年龄组分别为 6%，5.3% 和 0.7%。在所有年龄段儿童中，每 10 万人中有 4.1 例发生长期高热惊厥；2.2/10 万为急性症状性；2.3/10 万为远期症状性；2.1/10 万为远期症状急性发作；特发性为 1.4/10 万；隐源性为 0.2/10 万；1/10 万未分类。

五、病因和预后

癫痫持续状态预后取决于病因、年龄、持续时间和治疗的充分性。如果可能，必须明确和治疗具体原因，以防止持续的神经元损伤和便于控制发作。病因是发病率和病死率的一个非常重要的决定因素。在 Aicardi 和 Chevrie 关于儿科癫痫持续状态的经典论文中，239 名儿童中有 113 例为症状性、126 例为隐源性。在症状性癫痫持续状态中，63/113（即 26%）的人患有急性 CNS 损伤（包括可治疗的疾病，如细菌性脑膜炎、脑炎、脱水或电解质紊乱、中毒或硬膜下血肿），50 人（21%）有远期症状性原因，也称为慢性脑病（如缺氧、进行性脑病、非进行性脑病、脑畸形、脑瘫和斯德奇 - 韦伯综合征；在 126 例隐源性癫痫持续状态中有 67 例（28%）与发热（长时间或复杂的高热惊厥）有关。在另一项经典研究中，Maytal 等报道了数据类似的病因学：193 例患者中有 45 例（23%）为急性症状性，45 例（23%）为远期症状性。在 NLSTEPSS 研究中，32% 的癫痫持续状态患者与长期高热惊厥有关，17% 为急性症状性，16% 为远期症状性，16% 为慢性急性发作。

不同病因的癫痫持续状态发生率在儿童和成年人是不同的。里士满研究纳入了所有年龄人群。成年人癫痫持续状态最常见的原因是脑血管疾病（25.2%），而发热或感染（35.7%）是儿童癫痫持续状态最常见的原因。20% 的儿童和 19% 的成年人近期有药物调整（表 27.6）。症状性癫痫持续状态在非常年轻的人群中发生率最高且致残率和病死率更高，1 岁后发生频率下降。特发性癫痫持续状态（在没有潜在神经系统异常的儿童）在出生后最初的几个月里很少发生，但在 6 个月后变得常见。

儿童癫痫持续状态病死率为 3% ～ 11% 且因病因和年龄而异。Maytal 研究中总体病死率为 4%，且仅出现在具有急性症状或进行性症状病因的患者中。病死率最低的报道来自沙特阿拉伯的研究，为 3%。里士满研究中总病死率为 6%；按年龄分层时，第一年病死率为 17.8%；与 6 ～ 12 个月病死率为 9% 相比，前 6 个月的病死率为 24%，这种差异源于年龄小的儿童更易出现症状性癫痫持续状态。关于致残率，加拿大的一项研究表明 40 名儿童中有 34% 的发作持续时间为 30 ～ 720 min，随后发育恶化。一些致残率和病死率可能是癫痫持续状态本身的直接后果，一些归因于癫痫持续状态的潜在疾病。非惊厥性癫痫持续状态也会增加致残率和病死率，尤其是持续发作时间超过 36 小时的。非惊厥性癫痫持续状态是否增加致残率是有争议的。

发热是儿童痫性发作的常见诱因。在没有潜在感染、神经系统异常或癫痫时，这些被称为良性热性发作。良性热性发作通常很短，小于 15 min，非局灶性，与长时间发作后状态无关。热性癫痫持续状态是热性发作的一个亚类。在里士满研究中，超过 50% 的儿童癫痫持续状态由感染导致，而在成年人中仅约 5%。NLSTEPSS 研究的结果相似，32% 的惊厥性癫痫持续状态儿童曾出现长时间的热性发作。必须排除症状性原因，尤其是脑膜炎或脑炎。关于局灶性癫痫持续状态的预后也有争议。一项意大利研究报道发病年龄较早时神经系统后遗症的发生率较高，尤其是痫性发作，但不排除症状性患者；另一项研究报道了语音延迟。Maytal 和 Shinnar 在神经发育正常的孩子中报道了局灶性癫痫持续状态较好的预后。英国国家队列研究还发现长时间热性发作和癫痫持续状态的预后更多地取决于病因。

在一组 381 名热性癫痫持续状态的日本儿童中，81.6% 的患者有长时间热性发作，6.6% 有脑病或脑炎或两者兼有，0.8% 患有脑膜炎，7.6% 曾诊断为癫痫。与长时间热性发作相比，脑病或脑炎患者的发作时间更长，但更早的英国研究中纳入了 49 例热性癫痫持续状态，其中 4 例为细菌性脑膜炎。

一项确定局灶性癫痫持续状态后果的前瞻性研究正在进行中，即儿童长时间热性发作结局研究。如果患者在 1 个月至 5 岁时有痫性发作或反复发作未完全恢复持续超过 30 min，发热＞38.4 ℃，没有急性 CNS 损伤或感染，且没有先前的无热发作，则纳入此研究。到目前为止，已经对脑脊液、EEG 和神经影像学资料进行了分析。腰椎穿刺（200 例中已完成 154 例）在 136 例中是非创伤性的，136 人中的 116 例白细胞计数＜3 个，最多的一例 12 个。对 199 名儿童的急性 EEG 结果进行了分析，199 例中有 90 例（45.2%）异常，85 例（42.7%）为非癫痫样异常，13 例（6.5%）为癫痫样异常。MRI 显示 11.5% 患者的海马扩大和信号增加，10.5% 海马旋转不良。FEBSTAT 的长期目标是确定颞叶内侧（海马）硬化的危险因素，其可能由长时间热性发作引起。

表 27.6　Richmond 研究中儿童和成年人病因的比较

病因学	儿童 （＜16 岁）（%）	成年人 （＞16 岁）（%）
脑血管病	3.3	25.2
换药	19.8	18.9
缺氧	5.3	10.7
酒精，药物相关	2.4	12.2
代谢性	8.2	8.8
未知病因	9.3	8.1
发热，感染	35.7	4.6
外伤	3.5	4.6
肿瘤	0.7	4.3
CNS 感染	4.8	1.8
先天性	7.0	0.8

资料来源：经许可摘自 DeLorenzo 等[38]。
注：CNS：中枢神经系统。

六、诊断评估

痫性发作、ARS 或癫痫持续状态的初始治疗遵循以下的 A、B、Cs 原则（表 27.7）并进行适当的诊断处理（表 27.8）。惊厥性癫痫持续状态相对容易识别，但非惊厥性癫痫持续状态和非惊厥性痫性发作需要 EEG 辅助识别。适当的诊断处理取决于病史和检查。如果发作发生在急性疾病背景下，尤其是伴有呕吐和腹泻，则必须考虑低血糖、电解质紊乱和脱水。即使患有非特异性上呼吸道感染，也可能存在潜在的疾病，伴随代谢应激引起的症状，例如代谢或线粒体疾病。先前的精神

症状、运动障碍或自身免疫性疾病家族史可能提示急性自身免疫性疾病（如 NMDA 受体脑炎）。在进一步检查（例如腰椎穿刺或神经影像学检查）之前，患者病情必须稳定下来。

应即时快速检测血清葡萄糖以排除低血糖。全血细胞计数可能有助于提示感染，但癫痫持续状态本身也可能导致白细胞计数增多。电解质、钙、磷和镁的数值可能有助于确定儿童呕吐和腹泻的处理方式。低抗癫痫药物水平可能与癫痫持续状态相关。如果怀疑存在特定毒素，则可能需要进行血清研究。

表 27.7　小儿癫痫持续状态初期的初始管理

序号	初始管理
1	首先做什么：A，B，Cs 　稳定和维持气道（Airway）（提升下颌） 　建立呼吸（Breathing）（即通气） 　维持循环（Circulation）
2	监测生命体征：脉搏、脉搏血氧饱和度、呼吸频率、血压、体温
3	给氧
4	放置头位以防止或缓解气道阻塞；下颌提升术
5	早期插管以保护气道、提供足够的氧气和机械通气
6	建立静脉通路；验血 血清葡萄糖（即时检测） 全血细胞计数 生化：电解质、BUN、肌酐、钙、磷、镁、葡萄糖 抗癫痫药物水平（如果适用） 毒理学研究（尿液、血清），如果适用

注：BUN：血尿素氮。

表 27.8　用于诊断小儿癫痫持续状态的其他检查

腰椎穿刺	排除脑膜炎、脑炎或蛛网膜下腔出血。若担心颅内压升高（如昏迷、局灶性神经系统检查、视盘水肿），应推迟 LP 至完成头颅 CT
EEG	仅在出现无法解释的意识改变，为排除非惊厥性癫痫持续状态，或诊断有疑问（尤其对于非癫痫发作），或尽管控制了惊厥性动作但 30 min 内精神状态仍没有改善（排除非惊厥性癫痫持续状态）时才需要
神经影像学	对于不明原因的癫痫持续状态，尤其是新发的、局灶性癫痫持续状态或与局灶性神经系统体征相关的癫痫持续状态，或担心 LP 前颅内压升高，需紧急神经影像学 CT，但须在病情稳定后进行
其他实验室研究	根据需要检测：血清氨、乳酸、丙酮酸、氨基酸、有机酸、肉碱、酰基肉碱、酰基甘氨酸。尤其是在癫痫持续状态发生在既往不明原因发育迟缓的儿童时，应特别考虑

注：CT：计算机断层扫描；LP：腰椎穿刺。

美国神经病学学会和儿童神经病学学会关于癫痫持续状态诊断的实践标准发现以下异常：电解质紊乱（6%）、血培养阳性（2.5%）、CNS 感染（2.8%）、低抗癫痫药物水平（32%）、摄入某些有毒物质（3.6%）、先天性代谢异常（4.2%）、EEG 癫痫样异常（43%）和神经影像学异常（8%）。在一项针对急性症状性病因的新发癫痫持续状态前瞻性研究中，热性癫痫持续状态的发生率为 32%，CNS 感染为 9%，血管性原因为 3.4%，电解质异常、毒素和创伤各占 1.4%。对于远期症状病因，脑发育不全和出生缺陷各占 5.6%，2.8% 为远期血管原因，远期感染、染色体异常或内侧颞叶硬化各占 1.4%。

Freilich 等的综述建议对所有新发癫痫持续状态检测电解质、EEG，以及行 CT 或 MRI 扫描，若临床怀疑，还应考虑尿液毒理学、基因或代谢检测和 LP。对于难治性癫痫持续状态或持续性脑病，建议进行 C-EEG 监测。对于已知癫痫患者的癫痫持续状态，始终推荐检测抗癫痫药物水平，还应考虑电解质、EEG、CT 或 MRI 扫描以及 LP（如果发热）。对于难治性或持续性脑病，建议进行 C-EEG 监测。

脑膜炎可能是儿童癫痫持续状态伴发热的常见原因，一项纳入 24 例患儿的前瞻性研究中有 4 例发生脑膜炎。因此，对于每一个发热伴痫性发作或癫痫持续状态的儿童，都必须考虑行 LP 以排除脑膜炎。如果儿童足够大，可以对其进行临床评估，但婴儿或惊厥性癫痫持续状态后可能没有脑膜炎体征。如果担心颅内压升高或结构性病变，可推迟 LP 直到完成神经影像学检查。在这种情况下，应在 LP 之前开始抗生素治疗，最终依靠细胞计数和细菌培养来排除感染。脑脊液细胞增多也可能在没有感染的情况下发生，这是由于 CNS 炎症过程或癫痫发作引起的血 - 脑屏障破坏。然而，FEBSTAT 研究显示局灶性癫痫持续状态中不太可能出现脑脊液细胞增多，136 名患者中仅 20 例（15%）发生。

美国神经病学学会实践标准关于痫性发作神经影像学的建议，推荐对儿童新发癫痫持续状态或既往癫痫但对治疗无反应的癫痫持续状态进行"紧急"扫描（立即）。首次痫性发作或患有癫痫和新的局灶性缺陷、持续精神状态改变、伴或不伴有中毒、发热、近期创伤、持续性头痛、癌症或抗凝治疗的儿童危及生命的病变（如出血、脑水肿、占位效应）的发生率更高。MRI 比 CT 更敏感，但很少用于急诊诊断，CT 已足以识别危及生命的情况。一项新发癫痫且表现为癫痫持续状态的研究发现 30% 的患者通过神经影像学（CT 或 MRI）可做出诊断，43 例中有 28 例（24%）发生治疗上的改变，20% 的头颅 CT 异常，14 例（10%）显示急性异常，14 例（10%）显示慢性异常。一项针对 PICU 收治新发癫痫患儿的头颅 CT 的研究中，71 名患者中有 16 例（22%）出现异常结果；其中 14 例具有临床显著意义的异常发现；研究结果表明有 5 名患者改变了治疗方案，相当于总患者的 7%。导致治疗方案改变的异常包括硬膜下血肿、占位效应导致的中线移位和脑积水，伴颅内出血的动静脉畸形（各有 1 名儿童）和交通性脑积水（2 名儿童）。阳性扫描的危险因素包括不发热、多次癫痫发作和年龄小于 24 个月。行神经影像检查前，患儿的病情必须稳定。

惊厥性癫痫持续状态初始治疗期间通常不需立即进行 EEG 检查，除非强烈怀疑非癫痫事件。但是，如果在初始治疗后抽搐停止而意识没有改善，则需要进行 EEG 以排除非惊厥性癫痫持续状态。在成年人中，14% 接受 CGSE 治疗的患者发生非惊厥性癫痫持续状态；儿童中，控制惊厥性癫痫持续状态后的 19 例患者中有 5 例发生非惊厥性癫痫持续状态；其中 2 例非惊厥性癫痫持续状态发生在惊厥性癫痫持续状态治疗后，3 例发生在难治性癫痫持续状态治疗后。控制 98 名惊厥性癫痫持续状态儿童外向性痫性发作，其中有 32 例（33%）出现脑电发作，15 例出现非惊厥性癫痫持续状态（15%）。在没有明显癫痫发作活动的所有年龄段昏迷患者中，8% 的患者检测到非惊厥性癫痫持续状态，而在一项仅针对儿童的研究中，19 名患者中有 2 例在缺氧缺血性损伤后检测到了非惊厥性癫痫持续状态。

紧急 EEG 的其他适应证包括不明原因的意识改变（排除非惊厥性癫痫持续状态）；癫痫持续状

态的神经肌肉麻痹，通过神经肌肉阻滞消除惊厥性抽动，但不能停止脑电发作样活动；治疗难治性癫痫持续状态需要持续静脉内注射。当诊断有疑问时，EEG 很有用，尤其是对于非癫痫事件。一项研究中的 29 名惊厥性癫痫持续状态住院儿童中有 6 名患者出现了非癫痫事件。

七、癫痫持续状态的治疗

如前所述，治疗方案通常是基于时间制定的，根据癫痫发作不同时间推荐特定的抗癫痫药物。在癫痫发作开始时，必须采取支持措施来维持气道、呼吸和循环（A、B、Cs）。癫痫发作的初始管理详见表 27.7。应获取生命体征，给予氧气，确保静脉通路，并送检初始血液学检查。在上述过程中许多发作会自发停止。如果发作持续 5 min，则给予一种一线抗癫痫药物。如果初始药物治疗失败，则使用二线治疗，然后使用三线、四线和五线药物。这些抗癫痫药物应以静脉注射形式给药。劳拉西泮已取代地西泮成为一线治疗药物；这两种药物在最初控制发作方面具有相同的功效，但地西泮的抗惊厥持续时间较短，可能需要重复给药。咪达唑仑也用作一线药物。如果劳拉西泮在 5 min 内不起作用，许多方案会重复给药，然后应用第二种抗癫痫药物。

初始苯二氮䓬类药物是通过静脉推注快速给药的。随后的静脉用抗癫痫药物通过静脉注射负荷剂量给予。为防止不良反应，尤其是低血压或心律失常，常采用固定的时间输注这些药物。如果第二种药物不起作用，则给予第三种药物，同样采用特定的输注时间。由于给予治疗剂量药物治疗需要时间，上述输注的时间可能会延迟对癫痫发作的控制。等待输液完成的时间有可能会增加发生脑损伤的概率，尤其是当大脑代偿机制受损时。如果不经过静脉通路，可以肌内注射咪达唑仑 0.2 mg 或磷苯妥英 20 mg/kg。直肠给药地西泮也是一种选择。

历史上看，苯巴比妥、苯妥英钠、苯二氮䓬类药物（地西泮和劳拉西泮）一直是一线药物。退伍军人事务合作研究评估了治疗成年人癫痫持续状态的药物，比较了劳拉西泮（0.1 mg/kg）、苯巴比妥（15 mg/kg）、地西泮（0.15 mg/kg）加苯妥英钠（18 mg/kg）和单独的苯妥英钠（18 mg/kg）的疗效，20 min 内控制癫痫持续状态被定义为成功治疗，劳拉西泮（65%）、苯巴比妥（58%）和地西泮加苯妥英钠（56%）的疗效相似，而单独使用苯妥英（44%）的成功率较低。这可能与需要的输注时间有关：劳拉西泮组为 4.7 min，单独应用苯妥英钠组为 33 min。丙戊酸盐、左乙拉西坦和拉科酰胺的静脉注射制剂现已上市。

在儿童中，许多人在使用劳拉西泮后按以下顺序继续治疗：磷苯妥英，然后是苯巴比妥，继而是咪达唑仑。如果发作持续存在，被认为是难治性癫痫持续状态，咪达唑仑后可应用戊巴比妥。美国癫痫学会关于抗癫痫药物在癫痫持续状态管理中的循证指南推荐见表 27.9。在 NLSTEPSS 治疗研究中，65% 的患者在使用一线药物后发作停止，其余患者只有 50% 在使用二线药物后发作停止（41/82）；当重复初始苯二氮䓬类药物剂量时，16 例中仅 1 例有效。Izmir 报道的 27 例中只有 2 例通过一线治疗（地西泮）得到控制，而在不同阶段使用咪达唑仑时控制了 23 例中的 22 例，其中 3 例在早期阶段。雅典的一项研究对患有慢性癫痫的儿童采用每 5 min 重复一次静脉推注咪达唑仑（0.1 mg/kg，最多 5 次）的方案，这一方案在首次剂量后控制了 53% 的发作，在第二剂后控制了 26.3%，在第三剂后控制了 10.5%，五剂后共控制了 90.7% 的发作。NLSTEPSS 研究通常使用较低的剂量。当被认为是难治性癫痫持续状态时，需要更新儿科治疗方案，以便更积极地终止癫痫持续状态（如在初始应用苯二氮䓬类药物失败后继以二线药物），并强调使用推荐的抗癫痫药物剂量。

表 27.9　美国癫痫学会癫痫持续状态治疗指南

序号	指南
1	*初始治疗选择：苯二氮䓬类药物（A 级）* IV 劳拉西泮，每剂 0.1 mg/kg，最大剂量 4 mg，可重复 1 次（A 级）； IV 地西泮，每剂 0.15 ~ 0.2 mg/kg，最大剂量 10 mg，可重复 1 次（A 级）； IM 咪达唑仑，每剂 0.2 mg/kg；体重超过 40 kg，单剂量应用 10 g；体重为 13 ~ 40 kg，每次应用 5 mg，单剂量（A 级）

续表

序号	指南
2	如果这些都不可用 IV 苯巴比妥，每剂 15 mg/kg，单剂量（A 级）； 直肠地西泮，0.2 ~ 0.5 mg/kg，最大剂量 20 mg，单剂量（B 级）； 鼻内或口腔内咪达唑仑，0.2 mg/kg，最大剂量 10 mg（B 级）
3	如果癫痫持续发作：选择以下二线药物之一并给予单次剂量 IV 磷苯妥英，20 mg PE/kg，最大剂量 1500 mg PE（U 级）； IV 丙戊酸，40 mg/kg，最大剂量 3000 mg，单剂量（U 级）； IV 左乙拉西坦，60 mg/kg，最大剂量 4500 mg，单剂量（U 级）； 或 IV 苯巴比妥，如果之前没有应用
4	如果癫痫持续发作，没有明确的证据指导（U 级）硫喷妥钠、咪达唑仑、戊巴比妥或丙泊酚的麻醉剂量
5	对于儿童的一些方案：首先使用咪达唑仑；从每剂 0.2 mg/kg 开始，最大剂量 10 mg。如果癫痫发作再持续 5 min，再增加 0.2 mg/kg 并开始输注 0.1mg/（kg·h）。若继续发作，再增加 0.2 mg/kg，并增加输注剂量至 0.2 mg/（kg·h）。如果仍持续发作，重复咪达唑仑 0.2 mg/（kg·h）并开始戊巴比妥 5 mg/kg，然后输注 1 mg/（kg·h），根据需要增加至 3 mg/（kg·h）

注：等级评级：A 级为 1 个或多个 I 类研究或 2 个及 2 个以上一致的 II 类研究；B 级为 1 个或多个 II 类研究或 3 个及更多一致的 III 类研究；U 级缺乏符合 A 级、B 级或 C 级设计的研究。IM：肌内注射；IV：静脉注射；PE：苯妥英当量。

因为癫痫持续状态的治疗缺乏基于循证医学研究的证据，作为癫痫持续状态指南制定的一部分，神经重症监护学会对癫痫持续状态领域的专家进行了一项国际调查，认为劳拉西泮是所有年龄组初始治疗的首选药物。

以下静脉制剂的抗癫痫药物已被用作二线和三线治疗。

丙戊酸：静脉用丙戊酸的初始负荷剂量为 20 ~ 40 mg/kg。若持续发作，则在负荷剂量后 10 min 再给予 10 mg/kg，输注速率为 3 ~ 6 mg/（kg·min）。不良反应包括低血压、肝病（高氨血症）和胰腺损伤（淀粉酶和脂肪酶升高），可能会在急性期出现。长期给药可能发生血小板减少。苯巴比妥与丙戊酸钠在儿童癫痫持续状态初始治疗的随机临床试验表明，90% 的丙戊酸钠组与 77% 的苯巴比妥组治疗后能够有效终止发作，而前者不良反应发生率明显低于后者（24% vs. 74%）。

左乙拉西坦：推荐的负荷剂量为 20 ~ 60 mg/kg。治疗有反应的典型剂量为 30 mg/kg，输注速率为 2 ~ 5 mg/（kg·min）。50 mg/kg 和 60 mg/kg 的负荷剂量没有明显的副作用。在一项研究中，负荷剂量在 5 ~ 6 min 内给予。轻微反应包括嗜睡、疲劳、不安和输液部位疼痛。使用非常高的剂量［240 mg/（kg·d）］时也具有良好的疗效且副作用轻微，其中一名儿童癫痫发作增加。不良反应包括激越和行为问题。左乙拉西坦的剂量须注意肾功能，并根据肾小球滤过率进行调整。

一项对 88 名儿童 ARS 或癫痫持续状态的研究比较了静脉注射苯巴比妥与左乙拉西坦的疗效，中位负荷剂量分别为 20 mg/kg 和 30 mg/kg，左乙拉西坦治疗组 58% 的发作终止，而苯巴比妥治疗组为 74%。现在认为 30 mg/kg 的左乙拉西坦负荷剂量是较低剂量。

拉科酰胺现在有静脉注射剂型。200 ~ 400 mg 的静脉负荷剂量在成年人中最常使用，尽管 50 mg、100 mg、150 mg 和 300 mg 的剂量均有应用。一项针对成年人的研究使用 40 ~ 80 mg/min 的输注速率，现在建议输注时间为 15 min。在儿科病例报告中，每日使用 25 mg 拉科酰胺 2 次在 24 小时后控制了难治性癫痫持续状态。其不良反应包括一度房室传导阻滞和高血压。因此，对已知有心脏传导问题的患者应谨慎使用拉科酰胺。在一项使用拉科酰胺治疗 9 名儿童难治性癫痫持续状态研究中，平均负荷剂量为 8.7 mg/kg，范围为 3.3 ~ 10 mg/kg；在用平均剂量治疗前的首个 24 小时治疗剂量为 13.8 mg/kg。对于负荷剂量，9 名患者中有 7 名用 10 mg/kg。

在决定采取何种积极治疗时，必须考虑患者的状况、癫痫持续状态类型和潜在的癫痫综合征。例如，在儿童失神性癫痫的情况下，患有急性脑损伤和癫痫持续状态的儿童比患有失神癫痫持续状态的儿童更容易发生脑损伤。用于青少年肌阵挛性癫痫的抗癫痫药物的使用顺序可能不同于症

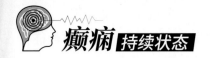

状性全身性癫痫持续状态。对于在生命体征稳定的慢性癫痫背景下的反复发作或非惊厥性发作患者，应考虑进行不太积极的治疗。在慢性癫痫的情况下，持续性脑损伤的风险较小，除非有急性诱因（如慢性癫痫急性发作或远期症状性伴急性诱因）。

神经重症监护学会的调查表明，在用前两种药物治疗失败后，咪达唑仑、戊巴比妥和丙泊酚的使用时间在成年人中要早于在儿童中，这符合先前推荐的流程。有关儿科癫痫持续状态的研究一直在增加，部分原因是基于对循证的治疗和管理的需要。治疗研究对象现在包括儿童。抵达前快速抗惊厥药物试验是一项3期非劣效性研究，比较了静脉注射劳拉西泮与肌内注射咪达唑仑的差异，肌内注射咪达唑仑与静脉用劳拉西泮一样安全有效。建立癫痫持续状态治疗试验的目的是确定初始苯二氮䓬类药物治疗失败后采用的二线药物。目前，这一研究比较了在2岁以上患者中静脉用磷苯妥英（20 mg/kg）、左乙拉西坦（60 mg/kg）或丙戊酸（40 mg/kg）的疗效。

为改善管理和预后，需要高质量的循证资料来制定儿科癫痫持续状态的治疗策略。儿科癫痫持续状态研究小组的成立便于多中心前瞻性地收集数据。虽然一般而言，随机临床试验是首选，但采用比较有效方法的前瞻性观察研究方案可能更可行。

儿科癫痫持续状态研究小组评估了基于时间的治疗，评估了儿童惊厥性癫痫持续状态从发病到应用抗癫痫药物的时间。癫痫持续状态发作后第一次、第二次和第三次应用抗癫痫药物的中位数给药时间分别为28 min（6～67 min）、40 min（20～85 min）和59 min（30～120 min）。即使在住院期间，第一次和第二次应用抗癫痫药物也是在癫痫持续状态发作后8 min（5～15 min）和16 min（10～40 min）进行的。这项研究颇具启发意义，表明尽管许多指南建议应迅速启动初始抗癫痫药物，但实际并没有那么迅速。

罕见的吡哆醇（维生素 B_6）代谢遗传疾病（吡哆醇反应性和吡哆醇依赖性）可能会导致癫痫持续状态。因此，对于婴儿和小于3岁的儿童难治性癫痫持续状态，建议静脉注射吡哆醇，剂量为30 mg/kg。

八、癫痫持续状态的院前处理

癫痫持续状态前期或初期阶段可以在院前使用直肠、口腔或鼻腔抗癫痫药物进行治疗，现在也可以静脉应用。一项针对成年人的前瞻性院前治疗研究将静脉内治疗随机分为5 mg 地西泮、2 mg 劳拉西泮或安慰剂，并显示劳拉西泮在终止癫痫持续状态方面优于地西泮［劳拉西泮（59%）相比地西泮（43%）更有效，安慰剂有效率为21%（$P=0.001$）］。一项儿童惊厥性癫痫持续状态的回顾性研究（$n=38$）表明，与未接受院前治疗的儿童相比，院前使用地西泮（0.6 mg 直肠）导致癫痫持续状态的持续时间更短（32 min vs. 60 min）、急诊室癫痫发作复发率较低（58% vs. 85%），插管发生率无差异。现在可以在家中直肠应用地西泮凝胶治疗癫痫持续状态或连续癫痫发作。取决于年龄和体重，儿童的最大应用剂量为10 mg。虽然 FDA 未批准将其用于癫痫持续状态，其可在家中用于癫痫持续状态，但我们认为它不适合住院患者使用，除非在某些情况下，如缺乏静脉通路，或者在癫痫监测病房没有事先放置静脉药物时。

当没有静脉通路时，苯二氮䓬类药物也可改用其他几种途径使用。可给予舌下含服劳拉西泮或鼻内或口腔内咪达唑仑，记录显示均可快速吸收。鼻内咪达唑仑（0.2 mg/kg）与静脉内地西泮（0.3 mg/kg）对长时间高热惊厥具有同等疗效，而口腔给药咪达唑仑（10 mg）和直肠给药地西泮（10 mg）对超过5 min 的癫痫发作效果一样。抗癫痫药物也可以通过骨内输注。我们现在使用更多的经鼻咪达唑仑用于家庭治疗癫痫发作、ARS 和癫痫持续状态，尤其是在年龄较大的儿童中。与肌内注射剂量相比，应用经鼻给药的咪达唑仑在5 min 内的血清水平更高。0.2 mg/kg 经鼻给药的咪达唑仑剂量相当于0.5 mg/kg 的地西泮。约1/3的病例出现局部黏膜刺激，1%的病例出现呼吸抑制。当难以实现静脉通路时，骨内管道可以提供快速通路。

对无静脉通路的惊厥性癫痫发作治疗的系统评价和荟萃分析表明，口腔内给药咪达唑仑优于直肠给药地西泮，鼻腔内给药劳拉西泮等同于静脉内给药（证据质量高），鼻内给药咪达唑仑优于直肠给药咪达唑仑（证据质量低）。

九、癫痫持续状态的特殊综合征

特定的癫痫综合征具有持续的睡眠激活的癫痫样活动，模拟癫痫持续状态的 EEG 状态。这些被认为是非惊厥性癫痫持续状态的特殊综合征。癫痫持续状态新分类将这些视为癫痫持续状态的"不确定状况"或"边界综合征"。这种由睡眠激活的癫痫样活动被称为睡眠中癫痫性电持续状态或 CSWS。

这些综合征被认为是癫痫性脑病，其定义为癫痫样活动本身可能导致超出单纯潜在病理（例如皮质畸形）预期的严重的认知和行为障碍的疾病。这些损伤会随着时间的推移而恶化。由癫痫样活动引起的临床表现包括认知和行为障碍、运动功能障碍或认知功能退化，如果癫痫样活动减少，则临床功能改善。这种癫痫样活动也可能代表一种附带现象，意味着 EEG 活动是由潜在病因引起，而非神经功能障碍的原因，即使消除了尖波，由于潜在的病因仍然存在，功能障碍仍然持续，。出于治疗目的，确定存在的癫痫样活动的总量（在更新的分类中称为丰度）很重要，因为癫痫样活动的量越大，干扰皮质功能的可能性就越大。癫痫性脑病的概念改变了我们对 EEG 上癫痫样活动的管理。早些时候，我们被教导"治疗患者，而不是 EEG"，意味着我们应该治疗癫痫发作而不是发作间期癫痫样 EEG 活动。这个旧的观点（没有认识到癫痫性脑病导致的功能障碍是由于实际的棘波而不是仅仅来自于临床发作）现在已经被修订。

癫痫性脑病综合征包括早期肌阵挛脑病（新生儿肌阵挛脑病）、早期婴儿癫痫性脑病（大田原综合征）、婴儿痉挛症（现在又称"癫痫痉挛"）、婴儿严重肌阵挛癫痫、非进行性脑病肌阵挛状态、伦诺克斯 – 加斯托综合征和肌阵挛 – 失张力癫痫。

上述综合征通常出现频繁癫痫发作。

在这些癫痫性脑病中，获得性癫痫性失语和 CSWS 很少或甚至没有明显的临床癫痫发作。两者都以认知能力的退化为特征，语言退化主要出现在获得性癫痫性失语，而更全面的神经精神退化主要发生在 CSWS。两者 EEG 上的癫痫形式活动均出现明显睡眠激活。事实上，这种激活是进行诊断所必需的。Patry 将术语"睡眠中癫痫性电持续状态"定义为超过 85% 的慢波睡眠中出现睡眠激活的癫痫样活动。Veggiotti 等强调了 CSWS EEG 模式与 CSWS 癫痫综合征之间的区别。并非所有具有与睡眠中癫痫性电持续状态一致的睡眠激活模式的患者都有获得性癫痫性失语或 CSWS 年龄相关性癫痫综合征。在这里，我们使用术语睡眠中癫痫性电持续状态来描述 EEG，使用 CSWS 来描述癫痫综合征。

获得性癫痫性失语很罕见，仅占小儿癫痫的 0.2%。它通常发生在 4 岁以上的儿童并且可能首先表现为明显的词聋，即言语听觉失认症。大约 2/3 的获得性癫痫性失语儿童会出现癫痫发作和行为障碍，尤其是多动症。大多数获得性癫痫性失语是特发性的，但任何影响听觉皮层的病理过程都可能导致获得性癫痫性失语。神经影像学检查是必要的，因为会出现"有症状的"获得性癫痫性失语病例。我们曾见过一名患有左侧颞叶肿瘤的儿童和一名患有左侧中颅窝蛛网膜囊肿的儿童。其他原因包括感染性疾病，如囊尾蚴病和弓形虫病；炎症性疾病，如 CNS 血管炎；脱髓鞘病和肿瘤，如颞叶星形细胞瘤和胚胎发育不良性神经上皮肿瘤。

获得性癫痫性失语典型临床特征包括以前语言习得正常的儿童，随后出现言语听觉失认症（言语失聪）、语言退化、癫痫发作和癫痫样 EEG，而外周听力无损。那些没有获得性癫痫性失语经典特征但具有睡眠激活癫痫样 EEG 的，被称为获得性癫痫性失语变异型。变异型患者包括更多前语言区受累的儿童，其功能障碍以口腔运动失用、流涎、癫痫发作和 EEG 异常（与良性局灶性癫痫相似的中央颞叶尖波）为特征。伴有语言退化和

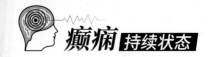
EEG异常的广泛发育障碍(尤其是自闭症)的儿童；甚至是伴有癫痫样 EEG 的先天性失语症儿童，该症也称为发育性语言障碍。

获得性癫痫性失语评估包括基线病史、体格检查、睡眠剥夺 EEG、正式的神经心理评估、神经影像学检查(首选 MRI)、长期 vEEG 监测(如果需要)、功能性神经影像学(SPECT 或 PET 扫描)和频率调制听觉诱发反应。频率调制听觉诱发反应是测试接受性语言功能的诱发反应，通常不存在言语听觉失认症。所有获得性癫痫性失语儿童都需要强化言语治疗。

Landau 和 Kleffner 报道了抗癫痫药物治疗与失语症改善间的相关性。1967 年，Deuel 和 Lenn 报道了 1 例抗癫痫药物治疗与语言改善明确相关的患者。卡马西平和丙戊酸盐被广泛使用。我们使用丙戊酸是因为它是一种抑制尖波的"抗致痫"药物，但"由癫痫引起的"实际上指的是抑制癫痫或导致癫痫潜在病因的发展。尖波抑制药物实际上可能使 EEG "正常化"。卡马西平可能会加重全身性癫痫，甚至可能加重局灶性棘波放电，从而导致 EEG 上的癫痫样活动增加。拉莫三嗪也是一种很好的尖波抑制剂。不幸的是，我们已经看到一些儿童因使用抗癫痫药物而症状恶化。

获得性癫痫性失语的预后各不相同。1980 年，Montovanni 和 Landau 对最初的获得性癫痫性失语患者进行了随访。对他们的 9 名患者随访 10~28 年，其中 4 名完全康复，1 名轻度语言障碍，4 名中度残疾。其他人则没有那么积极的结果。Bishop 对获得性癫痫性失语患者进行了文献回顾，确定了 45 名患者，发现患者发病年龄与结局相关：如果在 4 岁之前发病，结果不太有利。Deonna 等报道 7 名成年患者中只有 1 名语言正常，其他 6 名均表现出不同程度的语言缺陷，部分患者完全无语言。Soprano 等在对 12 名患者的神经心理随访中发现有 9 例患者持续存在不同程度的语言缺陷。

十、连续的睡眠尖峰波(CSWS，睡眠中癫痫性电持续状态)

睡眠中癫痫性电持续状态或 CSWS 也很罕见，

发生在 0.2% 的儿科癫痫中。睡眠中癫痫性电持续状态的严格定义要求 85% 的慢波睡眠中有睡眠激活的癫痫样活动。会有症状性和隐源性病例，这些病例取决于特定病因的识别以及 CSWS 发作前神经和精神运动发育是否正常。

患有 CSWS 和睡眠中癫痫性电持续状态的儿童通常有癫痫发作，但可能并不常见。CSWS 的特点是认知功能和行为的退化，而获得性癫痫性失语中主要是语言退化。Tassinari 报道了 29 例 CSWS 的儿童。除 1 名儿童外，所有儿童都有癫痫发作；1 例患儿发作 1 次，1 例发作 3 次。18 人病前精神运动发育正常，11 人异常。在早期发育正常的 18 名患者中均出现严重的智力和行为障碍(表现为注意力不集中、多动、攻击性、交往和抑制困难)，2 名患者出现精神病样状态。11 例精神运动发育异常者全部出现认知功能退化，3 人出现明显的多动症，1 人表现出"严重退化"，包括语言退化及对所有活动失去兴趣。

CSWS 癫痫综合征与睡眠中癫痫性电持续状态的 EEG 表现不同：睡眠中癫痫性电持续状态描述了睡眠激活的 EEG，而 CSWS 癫痫综合征包括睡眠中癫痫性电持续状态和特征性临床表现。例如，睡眠中癫痫性电持续状态模式可能出现在获得性癫痫性失语中，但语言恶化主要是获得性癫痫性失语综合征的特征。综合征的临床表现可能取决于癫痫样活动的位置。对于更局灶性的睡眠中癫痫性电持续状态，语言退化可能占主导地位，而神经行为功能障碍可能在更广泛的 EEG 异常中占主导地位。获得性癫痫性失语和睡眠中癫痫性电持续状态被认为是"良性"综合征，因为 EEG 可能会随时间推移而改善，但鉴于癫痫性脑病中发生的灾难性的神经心理障碍，我们认为这些为"恶性"癫痫综合征。

获得性癫痫性失语的 EEG 显示双侧或多灶性的锋电位和棘慢波放电，通常发生在大脑后部区域，特别是颞叶或顶叶区域，在非快速眼动睡眠期间有明显的激活(图 27.1)，但放电可以发生在许多位置，甚至可以泛化。

一些专家诊断获得性癫痫性失语需要睡眠中

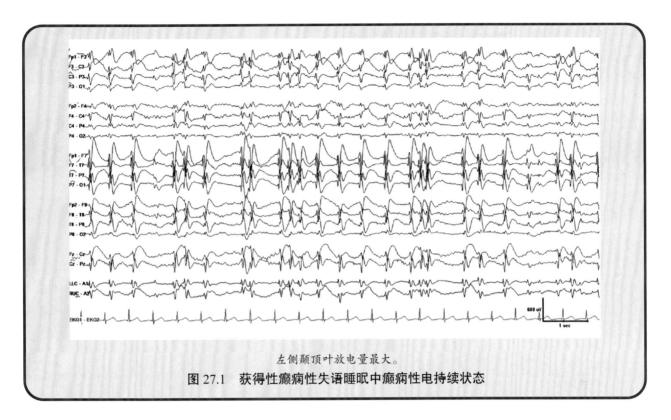

左侧颞顶叶放电量最大。

图 27.1　获得性癫痫性失语睡眠中癫痫性电持续状态

癫痫性电持续状态，但并非所有获得性癫痫性失语儿童的 EEG 都出现睡眠中癫痫性电持续状态。EEG 可能会随着时间的推移自发改善或在治疗后改善。获得性癫痫性失语的 EEG 异常也可能是一种偶发现象。尖峰波指数在某些获得性癫痫性失语中可能仅达到 50%。

诊断睡眠中癫痫性电持续状态所需的尖峰激活程度各不相同，并且有几个参数来确定这一点。Patry 等的原始论文中将"连续"描述为 EEG 异常（尖峰）占据至少 85% 的慢波睡眠。我们小组将睡眠中癫痫样活动增加 50% 或更多（与清醒状态相比）作为诊断标准，宽松地使用尖峰波百分比来定义，其类似于尖峰波指数。尖峰波指数或尖峰波百分比是指在非快速眼动睡眠中 1 s 内出现尖峰的数量与 1 s 间隔内峰的总数相比。在睡眠中癫痫性电持续状态中，睡眠激活发生在困倦而不是缓慢睡眠中。与最初用于该综合征的"慢睡眠期间的连续棘波"不同，现在使用的术语是"睡眠期间持续棘波的癫痫性脑病"。尖峰频率指的是 100 s 内的尖峰数。尖峰波百分比和尖峰频率相互关联，但尖峰频率可能提供更多细节，因为没有"天花板效应"。

我们通过目测每个临床 EEG 尖峰出现的数量来量化癫痫样活动，使用罕见、偶尔、频繁、丰富或连续等 EEG 术语来定义。标准为 0 ~ 1% 为罕见，1% ~ 10% 为偶尔，10% ~ 50% 为频繁，50% ~ 90% 为丰富，超过 90% 为连续。通过实践，这可以在实际 EEG 解释过程中快速确定。

Guilhoto 和 Morrell 发现尖峰位置可能决定癫痫综合征。对于更局灶的睡眠中癫痫性电持续状态模式，伴有语言退化的获得性癫痫性失语是主要综合征；当睡眠中癫痫性电持续状态模式更泛化时，伴有广泛神经行为功能障碍的 CSWS 综合征是主要的。Guilhoto 等随后报道了 17 名患有睡眠中癫痫性电持续状态的儿童，5 例患有获得性癫痫性失语，EEG 显示中央颞区弥漫性异常活动加重，而其他患者有广泛放电。我们最近发现那些局灶性和全身性睡眠中癫痫性电持续状态患者的临床特征没有差异。

获得性癫痫性失语和 CSWSW 两种综合征的治疗方法相似，但具体情况存在争议。尽管在最初的获得性癫痫性失语报告中抗癫痫药物治疗与失语症改善之间存在关系，但现在认为抗癫痫药物可以控制癫痫发作，而不能改善失语症。

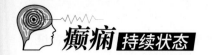
McKinney 和 McGreal 报道使用类固醇有更好的反应。一些对抗癫痫药物没有反应的儿童在类固醇治疗后症状有所改善。药物反应的速度和后遗症可能取决于治疗前症状的持续时间和严重程度。初始大剂量更有效，而短暂的治疗通常无效或导致高复发率。

治疗睡眠中癫痫性电持续状态更为有效的抗癫痫药物是丙戊酸、苯二氮䓬类药物和乙琥胺。如上所述，卡马西平可能会恶化 EEG。我们已经观察到接受卡马西平治疗的儿童的 EEG 出现了局灶性癫痫样异常，随后出现语言退化，然后演变为睡眠中癫痫性电持续状态。对于治疗，我们使用具有抗致痫特性的抗癫痫药物作为睡眠中癫痫性电持续状态的一线治疗。Albaradie 等回顾性分析了我们对 12 名睡眠中癫痫性电持续状态儿童的治疗经验，12 人中只有 1 人对丙戊酸的初始短期治疗有反应。

左乙拉西坦对睡眠中癫痫性电持续状态和获得性癫痫性失语有很好的疗效。Kossoff 等报道了 60 mg/kg 左乙拉西坦的临床和 EEG 反应。Abey 等报道了接受 50 mg/（kg·d）的左乙拉西坦治疗的 12 名儿童中有 7 例症状得到改善。在一项多中心研究中，Chen 等报道，接受 30 ～ 60 mg/kg 剂量左乙拉西坦治疗的 73 名患者中有 41 例的（56%）睡眠中癫痫性电持续状态消失，特发性组的治疗反应更好。一家机构的 71 名儿童中的 32 例患儿（45%）对 30 ～ 50 mg/（kg·d）左乙拉西坦治疗有阳性 EEG 反应，其中 8 名（25%）对初始治疗有反应的患者症状复发。左乙拉西坦对有病因的患者可能更有效。

最近一项研究显示有 8 名 CSWS 儿童接受拉科酰胺治疗后 EEG 癫痫样活动明显得到控制。将拉科酰胺滴定至 12.2 mg/（kg·d），75% 的患者有反应，其中 3 人的 EEG 正常，但 2 个对最初治疗有反应者复发。Fine 等使用乙酰唑胺，一种碳酸酐酶抑制剂，治疗 6 名儿童；乙酰唑胺初始平均剂量为 10 ～ 20 mg/kg，每日分 2 次口服，一半患者在治疗后的棘波指数为 0。

如果抗癫痫药物对获得性癫痫性失语、慢波睡眠期持续棘慢波或睡眠中癫痫性电持续状态无效，那么大剂量地西泮或皮质类固醇可能会有所帮助。大剂量皮质类固醇可能通过其 GABA 能作用而不是通过免疫介导起作用。De Negri 等采用大剂量地西泮方案治疗癫痫性电持续状态。直肠给药地西泮 1 mg/kg，并进行 EEG 监测，有初始 EEG 反应的患者继续口服 0.5 mg/kg 数周。接受长期苯二氮䓬类药物治疗的患者反应不佳。当临床复发时，重复应用 1 mg/kg 的剂量。仅有 1 名儿童患有获得性癫痫性失语，1 名儿童患睡眠中癫痫性电持续状态。我们修改了这个高剂量地西泮方案，在 EEG 监测下口服 1 mg/kg，随后，0.5 mg/kg 口服治疗所有儿童 3 ～ 4 周。如果 3 ～ 4 周后随访 EEG 没有改善，我们会迅速减少地西泮的使用量。如果 EEG 改善，我们会慢慢地减少，每月减少 2.5 mg。在我们的病例中，每个最初有反应、后快速减少地西泮的儿童都有临床或 EEG 的消退。我们现在继续维持地西泮剂量，根据体重和耐受性，通常为 2.5 ～ 10 mg 持续 2 年。

Sánchez Fernandez 等报道了大剂量地西泮以 1 mg/kg（最大 40 mg）口服一晚，随后每日口服 0.5 mg/kg（最大 20 mg）治疗获得性癫痫性失语的短期和长期反应。尽管长期反应可由短期反应预测，但这并不是绝对的。我们已经看到几名患者出现初始临床改善但 EEG 没有改善，我们继续治疗这些患者，EEG 随后改善。对大剂量地西泮治疗长期反应最佳的是特发性获得性癫痫性失语患者。

长期以来类固醇一直用于治疗小儿癫痫，尤其是婴儿（癫痫）痉挛，建议早期口服大剂量皮质类固醇治疗获得性癫痫性失语和 CSWS。我们已经按照表 27.10 中的方案在 6 名儿童中使用了 6 个月的泼尼松，其中 5 例反应良好，但 5 名患者中有 4 名（80%）复发且需要另一疗程的治疗。在选择性使用皮质类固醇之前，应接种最新的疫苗。

建议早期静脉注射，然后口服类固醇，以获得比单纯口服类固醇更快的反应。Tsuru 等报道了 2 名患有获得性癫痫性失语的儿童连续 3 天接受大剂量静脉注射甲泼尼龙［20 mg/（kg·d）］治疗，随后间隔超过 4 天，连续输注 3 次，然后口服泼尼松龙，每天 2 mg/kg。Buzat 等以口服氢化可的松的方式治疗 44 名 CSWS 儿童，第 1 个月每天 5 mg/kg，第 2 个月每天 4 mg/kg，第 3 个月每天 3 mg/kg。41 名患儿中有 33 名癫痫发作完全控制，21 名的 EEG 正常，14 名儿童复发，其中 6 名儿童在类固醇试验期间症状复发，8 名儿童在治疗停止后 6 ～ 12 个月复发。脉冲类固醇治疗可能会减少类固醇治疗的副作用（表 27.10）。我们现在先尝试脉冲类固醇给药，然后根据反应进行每日给药。

表 27.10　用于获得性癫痫性失语睡眠持续棘波和睡眠癫痫电持续状态的泼尼松每日剂量

治疗期	剂量	频率
第 1 个月	2 mg/kg	每日
第 2 个月	1.5 mg/kg	每日
第 3 个月	1 mg/kg	每日
第 4 个月	1 mg/kg	隔日
第 5 个月	0.5 mg/kg	隔日
第 6 个月	0.25 mg/kg	隔日
静脉脉冲类固醇剂量		
甲泼尼龙，每天 1 次，20 mg/（kg·d），持续 3 天		
甲泼尼龙，每月 1 次，20 mg/（kg·d），持续 5 ～ 6 个月		

快速控制临床癫痫发作和癫痫样活动有可能获得最佳的认知功能。决定如何积极治疗睡眠中癫痫性电持续状态取决于 3 个因素：癫痫发作控制、癫痫样活动的频率和神经心理学特征，尤其是在神经心理退化时。当退化发生且睡眠中癫痫性电持续状态持续存在时，需要更积极的治疗。相反，如果没有退化，则可能不需要更积极的治疗。

已对用于睡眠中癫痫性电持续状态治疗的各种药物在几项大型研究中进行了评估。Inutsuka 等在 15 名儿童中观察了以下治疗方案：①超过 100 mg/L 的丙戊酸；②丙戊酸联合乙琥胺；③短周期的大剂量地西泮；④肌内注射促肾上腺皮质激素。短周期促肾上腺皮质激素（11 ～ 43 天）或地西泮（6 ～ 7 天）治疗未达到长期缓解，而单独使用大剂量丙戊酸（n=7）或丙戊酸联合乙琥胺（n=3）的 10 名儿童（67%）获得缓解。在 30 名睡眠中癫痫性电持续状态持续时间为 2 ～ 60 个月的儿童中，

Kramer 及其同事报道了 65% 的类固醇、41% 的左乙拉西坦、31% 的氯巴占、17% 的舒噻嗪和 37% 免疫球蛋白的治疗有效性；丙戊酸、拉莫三嗪、托吡酯或乙琥胺无效。大剂量地西泮使 37% 的患者得到有效控制，但所有这些患者停药后均复发。Caraballo 等在 117 名儿童中的研究建议乙琥胺、氯巴占或舒噻嗪可能对 EEG 最好，好比丙戊酸联合乙琥胺；如果这些均无效，应尽早考虑使用皮质类固醇。Arhan 及其同事在 59 名患有特发性和结构性或症状性患儿中的研究认为氯巴占、左乙拉西坦、静脉类固醇和免疫球蛋白治疗是成功的，尽管主要是通过联合使用起效。Albaradie 等回顾性分析了其对 12 名睡眠中癫痫性电持续状态儿童治疗的经验，12 人中仅 1 人对丙戊酸初始短期治疗有效。当退化持续时，我们联合使用了大剂量苯二氮䓬类药物和脉冲类固醇治疗。

van den Munckho 等对 575 名患睡眠中癫痫性电持续状态的儿童进行了文献综述以评估其治疗情况。抗癫痫药物改善了 49% 的患者，苯二氮䓬类药物改善了 68%，类固醇改善了 81%。在连续治疗的患者亚组中，抗癫痫药物仅改善了 34% 的患者，苯二氮䓬类药物改善了 59%，类固醇改善了 75%。40% 接受抗癫痫药物的患者出现认知改善，苯二氮䓬类药物改善了 50%、类固醇药物改善了 78%。EEG 改善发生在 45% 的抗癫痫药物治疗中、苯二氮䓬类药物改善了 59%、类固醇药物改善了 70%。

获得性癫痫性失语、CSWS 或睡眠中癫痫性电持续状态的治疗没有随机临床试验证实，因此，治疗建议来自病例报告和专家意见。美国正在进行大剂量氯巴占试验，欧洲也开始进行氯巴占与皮质类固醇比较的试验。Fernandez 等根据患者和医师的判断，推荐标准的抗癫痫药物、苯二氮䓬类药物或皮质类固醇作为一线治疗。Veggiotti 等建议尽快控制睡眠中癫痫性电持续状态以改善认知结果。初始治疗由病因决定：在非损伤或未知病因的患者中，使用 3 个月的氯巴占，若氯巴占无效，则应用皮质类固醇。在有病变或有症状的患者中，若合适，会先行皮质类固醇脉冲治疗，然

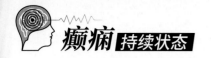

后手术（表 27.11）。对于激素脉冲治疗，采用静脉注射甲泼尼龙 [15 ~ 30 mg/（kg·d）] 3 天，每月 1 次，持续 4 个月。与每日疗法相比，脉冲疗法的副作用更少。

表 27.11　尽快控制癫痫电持续状态的初始治疗

非病变原因	有症状 / 病变原因
氯巴占，3 个月。如果这不起作用，请使用皮质类固醇	起始应用皮质类固醇，参考上面
皮质类固醇 　　首先采用脉冲 IV 甲泼尼龙 [20 mg/（kg·d），持续 3 天]，每月 1 次，持续 5 ~ 6 个月。随后采用乙琥胺或左乙拉西坦	
如果只有部分反应或不良反应影响正在进行的治疗，建议使用氯巴占加乙琥胺，也可应用舒噻嗪或左乙拉西坦	

资料来源：参考文献 [124, 183]。

（译者：连立飞　黄珊珊　审校：王芙蓉）

第 27 章·参考文献

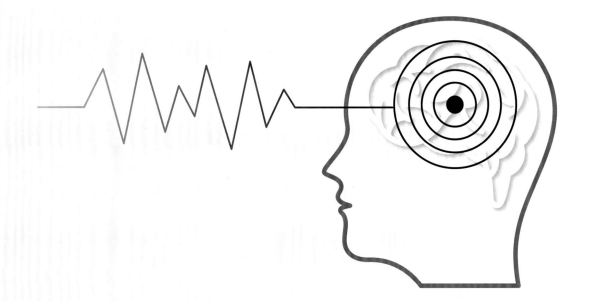

第28章

危重症儿童癫痫持续状态

Diana J. Walleigh, Douglas M. Smith
Emily L. McGinnis, Nicholas S. Abend

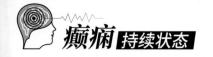

一、引言

癫痫持续状态是儿科重症监护治疗病房常见的神经系统急症，但管理差异很大、治疗延误很常见。此外，许多危重儿童的痫性发作仅是脑电的，因此需要持续的 EEG 监测来识别发作。本章回顾了危重儿童癫痫持续状态的识别和管理。

二、癫痫持续状态管理概述

癫痫持续状态是指持续癫痫发作或反复发作而没有恢复到基线。这是一种常见的儿科神经系统急症，儿童中发病率为每年（18～23）/10 万。临床医师的目标是快速并同时稳定患者体征、识别和处理诱发因素，以及终止临床上明显的癫痫发作和仅终止脑电发作。

从历史上看，癫痫持续状态被定义为持续超过 30 min 的癫痫发作或一系列癫痫发作之间警觉程度没有恢复到基线。前驱期或初期阶段是在最初的 5 min 内，在此期间，尚不清楚发作是自行终止还是演变为癫痫持续状态。下一阶段被分为早期癫痫持续状态（5～30 min）、确定性癫痫持续状态（> 30 min）和难治性癫痫持续状态（尽管使用足够剂量的 1 或 2 种抗癫痫药物治疗，发作仍持续）。随着对癫痫持续状态的认识越来越多，癫痫持续状态的时间定义逐渐缩短，大多数癫痫发作是短暂的（3～4 min），且抗癫痫药物给药延迟与更多难治性癫痫发作有关。与癫痫持续状态持续时间相关的术语已被修订，以传达更大的紧迫感。因此，神经重症监护学会儿童和成年人癫痫持续状态评估和管理指南将癫痫持续状态定义为持续的临床、脑电发作活动或两者兼有且 ≥ 5 min，或者癫痫反复发作、两次发作之间没有恢复至基线水平。该指南建议在 60 min 内控制癫痫持续状态发作。难治性癫痫持续状态被定义为在使用足够剂量的初始苯二氮䓬类药物和另一种适当的抗癫痫药物治疗后仍持续存在的临床或脑电发作。与先前的定义相反，如果先前的药物没有终止发作，则在开始难治性癫痫持续状态管理之前没有特定的时间限制。及时稳定患者状况和识别任何潜在诱发因素的医疗干预时机被归类为"立即"，这大致对应于早期癫痫持续状态。抗癫痫药物被归类为"紧急的""急迫的"或"难治的"。"紧急"干预在时间定义上对应于早期癫痫持续状态，"急迫"对应于确立的癫痫持续状态。

美国癫痫协会癫痫持续状态管理指南遵循 5 min 定义，并没有根据癫痫发作类型进行细分。它建议在"初始治疗阶段"（5～20 min）、"第二治疗阶段"（20～40 min）和"第三治疗阶段"（40～60 min）正确管理。

国际抗癫痫联盟将癫痫持续状态定义为一种由负责终止癫痫发作的机制失效或由启动机制引起异常长时间癫痫发作（在"时间点 t_1"之后）导致的状况，并且可能具有长期后果（在"时间点 t_2"之后），包括神经元死亡、神经元损伤和神经元网络的改变，具体取决于癫痫发作的类型和持续时间。这些时间点的定义取决于癫痫发作是否是全身性强直－阵挛性癫痫持续状态、伴意识障碍的局灶性癫痫持续状态或失神发作性癫痫持续状态（表 28.1）。

表 28.1　国际抗癫痫联盟对癫痫持续状态的定义表明癫痫持续状态的紧急治疗应从 t_1 开始，长期后果可能在 t_2 发生

单位：min

癫痫持续状态的类型	时间 t_1（治疗开始）	时间 t_2（预期后果）
强直－阵挛性发作	5	> 30
局灶性伴意识障碍	10	> 60
失神发作	15	未知

资料来源：改编自 Trinka 等[17]。

癫痫持续状态管理有多种方法，治疗延误很常见。急诊儿科癫痫持续状态管理研究报道发现实验室指标通常未被检查，有些结果仅在长时间延迟后才获得。23% 的儿童接受了超出指南推荐的苯二氮䓬类药物的常规剂量，二线抗癫痫药物给药前的中位数时间是 24 min，抗癫痫药物给药

的超长延误在难治性癫痫持续状态儿童中很常见。由于难治性癫痫持续状态通常在重症监护室中处理，因此应特别注意。美国对来自多个大型儿科机构的癫痫持续状态和难治性癫痫持续状态的多中心研究报道发现，从癫痫发作到第一个抗癫痫药物用药的中位数时间为 28 min，到第二个抗癫痫药物用药为 40 min，到第三个为 59 min。第一和第二种非苯二氮䓬类抗癫痫药物的中位数时间为 69 min 和 120 min（图 28.1，文后彩图 28.1）。这些数据表明，在从最初的急诊科癫痫持续状态治疗过渡到在重症监护室使用诱导昏迷药物进行难治性癫痫持续状态管理，这个过程中可能出现延迟。

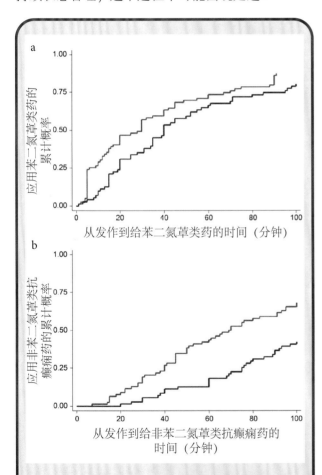

　　a. 从癫痫持续状态发作到苯二氮䓬 BZP 给药的时间。b. 从癫痫持续状态发作到非 BZP 给药的时间。上图显示苯二氮䓬 BZP 给药（第一个是绿色，第二个是蓝色）。下图显示非 BZP 给药（第一个是绿色，第二个是蓝色）。

图 28.1　Kaplan-Meier 曲线显示从癫痫持续状态发作到抗癫痫药物给药的时间

（资料来源：经许可摘自 Sánchez Fernández 等[3]。）

抗癫痫药物处理延迟是有问题的，因为几项研究均描述了癫痫持续状态处理延误与更长时间的癫痫发作及抗癫痫药物反应不佳有关。研究患惊厥性癫痫持续状态的儿童发现，癫痫持续状态发作后至急诊每延迟 1 min，癫痫持续状态发作持续 > 60 min 的风险会增加 5%。另一项应用一线和二线抗癫痫药物后仍有临床持续癫痫发作的儿童研究报道，在 1 小时内服用第三种抗癫痫药物的受试者的发作被 100% 终止，在 1 小时后服用的则只有 22% 被终止。一项对儿童的研究记录显示：在 15 min 内应用一线和二线抗癫痫药物，可在 86% 的儿童中终止惊厥性癫痫持续状态，若 30 min 后给药则只有 15% 被终止。另一项针对惊厥性癫痫持续状态 5 min 的儿童研究发现，治疗延误 30 min 与癫痫控制延迟有关。癫痫发作 3 小时后启动咪达唑仑治疗，其有效性显著下降，并且即使在 1 小时后开始治疗，有效性降低的趋势也已开始显现。

为了加快治疗决策，共识建议所有单位都要有时间框架清晰的书面癫痫持续状态管理路径。一些示例已经发表，但可能需要根据当地资源和实践进行调整。2010—2011 年在伊利诺伊州急诊科的调查获得了 119 家机构 88% 的回复，报告显示只有 19% 的机构制定了癫痫持续状态管理路径、9% 的制定了儿科癫痫持续状态流程。

鉴于即使在大型儿科中心管理的难治性癫痫持续状态患者也会出现抗癫痫药物给药延迟，提出了几种减少给药延迟的策略（图 28.2，文后彩图 28.2）。正如 C-EEG 所示，延迟治疗在仅脑电发作的管理中也很常见。在四级医院收集的数据表明，从脑电发作到初始抗癫痫药物给药的中位数时间为 139 min（四分位数间距：71 ~ 181 min）。在实施标准化管理、提供员工教育和简化沟通途径后，中位数时间显著缩短为 64 min（四分位数间距：50 ~ 101 min）。该路径中初始抗癫痫药物给药后癫痫发作停止的比例比基线组更常见（67% vs. 27%），初始抗癫痫药物后癫痫发作停止的患者比发作没有停止的患者可能更快地接受药物治疗（表 28.2）。

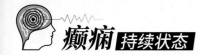

表 28.2　难治性癫痫持续状态患者苯二氮䓬类药物和非苯二氮䓬类药物抗癫痫药物给药的推荐时间范围和抗癫痫药物给药时间，以及可缩短抗癫痫药物给药时间的策略

单位：min

抗癫痫发作药物类型	推荐的抗癫痫药物用药时间范围	我们中心中位数时间（P_{25}–P_{75}）管理	可缩短抗癫痫药物给药时间的策略
首剂苯二氮䓬类药物	5～10	30（6～70）	癫痫检测设备； 家庭更广泛地使用家用 BZD； 紧急服务部门更方便地管理 BZD
首剂非苯二氮䓬类药物	10～20	69（40～120）	从 BZD 到非 BZD 的抗癫痫药物类别间的快速升级； 从抗癫痫药物到连续输注（或早期多药治疗）
第二剂苯二氮䓬类药物	20～30	120（75～296）	从 BZD 到非 BZD 的抗癫痫药物类别间的快速升级； 从抗癫痫药物到连续输注（或早期多药治疗）
连续输注	30～70	180（120～645）	考虑在医院管理早期持续输注； 抗癫痫药物类别从 BZD 到非 BZD 的快速升级； AEDS 到连续输注（或早期多药治疗）

资料来源：经许可来自 Sánchez Fernández 等[3]。
注：BZD：苯二氮䓬类药物；AEDS：抗癫痫药物。

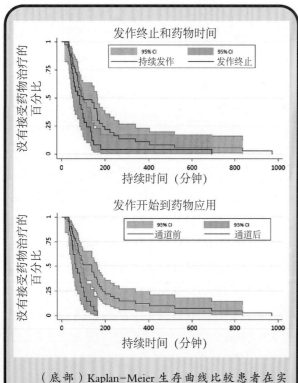

（底部）Kaplan–Meier 生存曲线比较患者在实施 ICU EEG 监测之前（蓝色）和之后（红色）从脑电发作到初始抗癫痫药物给药的持续时间。（顶部）Kaplan–Meier 生存曲线比较了初始抗癫痫药物给药后癫痫持续（蓝色）或停止（红色）的患者。

图 28.2　减少给药延迟的策略
（经许可来自 Williams 等[24]。）

三、病情稳定和病因诊断

　　虽然本章的大部分内容都集中在癫痫发作的管理上，但必须同时进行的两个重要的整体管理组成部分是病情稳定和识别需要针对性处理的诱因。

　　美国神经重症协会指南提供了一个定时治疗途径。最初 2 min 措施包括无创气道保护、头位以及生命体征评估。最初 5 min 措施包括神经系统检查和放置外周静脉通路以实施"紧急"抗癫痫药物和液体复苏。最初 10 min 包括气管插管，如果气道或气体交换受损或颅内压升高。因为癫痫发作相关的通气不足、药物相关的低通气、无法保护气道或氧合或通气失败的其他原因，可能需要插管。如果需要，最初 15 min 的措施包括血管活性药物支持。

　　多项研究已经描述了癫痫持续状态的各种病因。在 15%～20% 的儿童癫痫持续状态中可识别急性症状性病因。应快速诊断和治疗可逆性的癫痫发作原因，例如低血糖、低钠血症、低镁血症和低钙血症。美国神经病学学会关于儿童癫痫持续状态诊断评估的实践监测报告称，接受测试的儿童异常情况包括低抗癫痫药物水平（32%）、神经影像学异常（8%）、电解质异常（6%）、先天性代谢缺陷（4%）、摄入障碍（4%）、中枢神经系统感染（3%）和血培养阳性（3%）。美国神经重症协会指南提供了有关病因检测的建议，包括床边指尖血糖（0～2 min）和血清葡萄糖、全血细胞计数、生化、钙、镁和抗癫痫药物水平（5 min）。在一些患者中，诊断测试可能包括神经影像学或腰椎穿刺（0～60 min）、其他实验室测试（包括肝功能、凝血指标、动脉血气、毒理学筛查和先天性代谢缺陷筛查），如果患者在临床癫痫发作停止（15～60 min）后没有恢复到基线，则进行 C-EEG 监测。这些建议与美国神经病学学会实践指南类似。

在儿童癫痫持续状态中，神经影像学异常可出现在 30% 患儿中，似乎会改变 24% 的患者的急性期治疗。如果 CT 未确定病因，MRI 仍有助于识别病变。在接受 CT 和 MRI 检查的 44 名儿童中，14 名头部 CT 正常但 MRI 异常。

如果怀疑精神源性癫痫持续状态（以避免抗癫痫药物升级具有的潜在不良影响）或临床癫痫发作终止后脑电发作持续存在，则可能需要紧急监测 EEG。一项在儿科重症监护室中进行 C-EEG 监测的多中心研究报道称，在 98 名患有惊厥性癫痫持续状态的儿童中，33% 的儿童随后被识别出脑电发作。在癫痫发作的患者中，47% 的受试者出现 EEG 的癫痫持续状态，34% 的受试者仅出现脑电发作。

中枢神经系统感染是急性症状性癫痫持续状态的常见原因。脑炎和其他 CNS 感染的临床表现因涉及的病原体和特定宿主因素而变化很大。幼儿、免疫功能低下的个体或近期接受过抗生素治疗的个体可能不会出现发热和其他感染临床症状。所有没有明确非感染性原因的癫痫持续状态儿童均应进行腰椎穿刺。美国传染病学会的成年人指南建议，对于免疫功能低下，已知有占位性病变或分流及视盘水肿或局灶神经功能缺损的患者，在腰椎穿刺前应进行头部影像学筛查。如果怀疑是自身免疫性病因，也应该进行腰椎穿刺，因为神经炎症过程通常会导致脑脊液细胞增多、脑脊液蛋白升高和鞘内免疫球蛋白合成（寡克隆区带、IgG 指数和 IgG 合成率）。在特定情况下或当其他病因未确定时，还应该考虑更罕见的感染性、代谢性、自身免疫性和副肿瘤性病因以及遗传病因。

四、癫痫持续状态的管理 —— 早期苯二氮䓬类药物应用

在患者病情稳定并进行病因诊断时，应给予适当的抗癫痫药物。表 28.3 总结了推荐的药物和剂量。

表 28.3　紧急（初始和第二治疗阶段）抗癫痫药物的剂量建议和常见副作用

治疗阶段	药物	剂量	严重不良反应	其他考虑
初始治疗阶段（紧急）	劳拉西泮	IV 0.1 mg/kg，每剂最多 4 mg。可在 5～10 min 内重复	低血压、呼吸抑制	用生理盐水 1∶1 稀释。IV 含有丙二醇
	地西泮	IV 0.15～0.2 mg/kg，每剂最多 10 mg。可在 5～10 min 内重复。直肠给药 0.2～0.5 mg/kg，最高 20 mg	低血压、呼吸抑制	持续时间短，活性代谢物。IV 含有丙二醇
	咪达唑仑	成年人 IM 0.2 mg/kg，最多 10 mg；儿童若 13～40 kg，IM 5 mg，若＞40 kg，则 IM 10 mg。鼻内：0.2 mg/kg；口腔：0.5 mg/kg	低血压、呼吸抑制	活性代谢物，肾脏消除，持续时间短。对于鼻内或口腔，使用 IV 制剂（浓度为 5 mg/mL）
第二治疗阶段（紧急控制治疗）	苯妥英钠或磷苯妥英	20 mg/kg 苯妥英钠 IV，可额外给予 5～10 mg/kg。20 mg PE/kg 磷苯妥英 IV，可给予额外 5～10 PE/kg	低血压、心律失常、"紫手套综合征"（苯妥英钠）	苯妥英钠只与生理盐水相溶，而 IV 含有丙二醇。磷苯妥英与生理盐水、葡萄糖和乳酸林格液相溶
	左乙拉西坦	20～60 mg/kg IV	激越	最小的药物相互作用。不经肝脏代谢
	苯巴比妥	15～20 mg/kg IV，可额外给予 5～10 mg/kg	低血压、呼吸抑制	IV 含有丙二醇
	丙戊酸	20～40 mg/kg IV，可额外给予 20 mg/kg	高氨血症、胰腺炎、血小板减少症、肝毒性	可能是全身性癫痫患者的首选药物。肝功能障碍、代谢性疾病、＜2 岁且病因不明、胰腺炎或血小板减少症情况下尽可能避免应用

资料来源：改编自神经重症监护学会（Brophy 等[15]）和美国癫痫协会（Glauser 等[16]）的癫痫持续状态管理指南。

美国神经重症协会指南指出苯二氮䓬类药物是首选的"紧急"药物，劳拉西泮静脉内给药，地西泮直肠给药，咪达唑仑肌内、口腔或鼻内给药。如果癫痫持续发作，可在 5 ~ 10 min 重复给药。关于初始苯二氮䓬类药物，美国癫痫协会指南认为静脉注射劳拉西泮和地西泮可有效终止持续至少 5 min 的癫痫发作（A 级证据），地西泮直肠给药、肌内注射咪达唑仑、鼻内吸入和舌下含服咪达唑仑在阻止持续至少 5 min 的癫痫发作中可能是有效的（B 级证据）。这意味着存在 3 种等效的一线选择，包括静脉注射劳拉西泮（每剂 0.1 mg/kg，必要时重复 1 次）、静脉注射地西泮（每剂 0.15 ~ 0.2 mg/kg，必要时重复 1 次）和肌内注射咪达唑仑（> 40 kg 者 10 mg；13 ~ 40 kg 者 5 mg；单剂量）（A 级证据）。一项针对急诊科 273 名惊厥性癫痫持续状态儿童的双盲随机试验比较了静脉注射劳拉西泮（0.1 mg/kg）和地西泮（0.2 mg/kg）的疗效。如果 5 min 后癫痫持续发作，则可以给予半剂量的任一药物。主要结果是癫痫持续状态在 10 min 停止且 30 min 内没有复发，研究显示这两种药物的疗效没有显著差异（地西泮组 72%，劳拉西泮组 73%）。接受劳拉西泮的受试者更有可能被镇静（劳拉西泮组为 67%，地西泮组为 50%），但他们对辅助通气的需求没有差异（劳拉西泮组为 18%，地西泮组为 16%）。该研究数据不支持劳拉西泮优于地西泮。如果无法获得静脉通路，也可以经直肠给药、肌内注射、舌下含服或骨内注射给予苯二氮䓬类药物。对于咪达唑仑的口腔或鼻腔给药，美国通常使用该药物的静脉注射剂型。

苯二氮䓬类药物的使用可能会导致呼吸抑制和低血压，因此持续的病情监测和稳定很重要。AES 的指南指出呼吸抑制是与抗癫痫药物治疗相关的最常见的不良事件（A 级证据），咪达唑仑、劳拉西泮和地西泮的任何给药途径导致的呼吸抑制没有差别（B 级证据）。在上述临床试验中，16% 的地西泮组患者和 18% 的劳拉西泮组患者需要辅助通气。如果在初次应用苯二氮䓬类药物 10 min 后发作仍未停止，则应给予第二剂苯二氮䓬类药物。还应注意评估院前是否已经应用了苯二氮䓬类药物，因为过量药物会增加呼吸抑制的风险。

五、癫痫持续状态管理 —— 急迫的抗癫痫药物处理

1/3 ~ 1/2 接受苯二氮䓬类药物治疗的儿童仍持续存在癫痫持续状态，但很少有数据评估此阶段抗癫痫药物的选择。常见的选择包括苯妥英钠（或磷苯妥英）、左乙拉西坦、苯巴比妥和丙戊酸盐（表 28.1）。美国癫痫协会指南认为没有足够的证据证明苯妥英钠或左乙拉西坦可作为二线治疗（U 级证据），静脉用丙戊酸与静脉用苯巴比妥的疗效相似，但丙戊酸耐受性更好（B 级证据）。最佳决策可能取决于患者特征、癫痫发作特征，以及医疗机构的个体化情况，如哪些药物可最快获取，因为有些药物需要从药房订购和分发。

在对儿科急诊医师和神经科医师的调查中，大多数受访者将苯妥英钠列为二线药物。苯妥英钠在儿科癫痫持续状态管理中已被证明有效。但其作为最常用的二线药物的证据在历史上却甚少，也没有研究表明它比左乙拉西坦、苯巴比妥或丙戊酸盐等其他选择更有效。最近对苯二氮䓬类药物治疗难治性惊厥性癫痫持续状态进行的一项荟萃分析发现，苯妥英钠的疗效（50%）低于左乙拉西坦（69%）、苯巴比妥（74%）和丙戊酸盐（76%）。更多相关信息可能会在不久的将来获得，因为 NIH 资助的已确定癫痫持续状态治疗试验将比较苯妥英钠、丙戊酸盐和左乙拉西坦治疗儿童和成年人惊厥性癫痫持续状态的差异。

苯妥英钠和磷苯妥英都被认为对局灶性癫痫发作有效，但在全身性癫痫中可能无效或恶化。苯妥英钠是丙二醇和酒精在 pH 值为 12 时制备的，如果发生外渗，可能导致心律失常、低血压和严重的组织损伤（"紫手套综合征"）。磷苯妥英是苯妥英钠的前体药物，以"苯妥英等效物（phenytoin equivalents，PE）"给药。使用磷苯妥英可能不太常见心律失常和低血压，因为它不是用丙二醇制备的，但仍可能会发生。由于强的肝酶诱导和蛋白结合，磷苯妥英与许多药物存在相互作用，因此，可能需要检测游离苯妥英钠水平。苯妥英钠几乎不会引起呼吸抑制，特别是与其他一些抗癫

痫药物相比。美国神经重症协会指南将苯妥英钠和磷苯妥英分类为适当的"紧急""急迫"或"难治性"癫痫持续状态处理，静脉应用的负荷剂量为 20 mg/kg（对于磷苯妥英，或为 20 "PE"/kg）。美国癫痫协会的指南指出没有足够的数据来比较苯妥英钠和磷苯妥英的疗效（U 级证据），但磷苯妥英耐受性优于苯妥英钠（B 级证据），建议将磷苯妥英（20 PE/mg）作为合适的第二治疗阶段药物。

丙戊酸是一种广谱抗癫痫药物，常用于治疗癫痫持续状态和难治性癫痫持续状态。它具有多种作用机制，包括一些独立于 GABAR 的机制，使其在苯二氮䓬类药物治疗无效时可能有效。几项荟萃分析发现丙戊酸在典型的二线抗癫痫药物中具有最高的相对疗效。丙戊酸盐可以快速静脉给药，被美国神经重症协会指南推荐为适当的"紧急""急迫"或"难治性"癫痫持续状态治疗方式，典型的静脉负荷剂量为 20 ～ 40 mg/kg。AES 指南建议丙戊酸的剂量为 40 mg/kg。

几项研究评估了丙戊酸盐是否可以作为癫痫持续状态的急迫用药。一项研究在儿童中比较了丙戊酸盐和苯巴比妥的疗效。60 名患有惊厥性癫痫持续状态或急性长期癫痫发作的儿童被随机分配，分别接受丙戊酸盐（20 mg/kg）或苯巴比妥（20 mg/kg）治疗。丙戊酸盐组（30 人中有 27，90%）比苯巴比妥组（30 人中的 23 人，77%）有更明显的终止癫痫发作的趋势（P=0.19），但差异不显著；然而，丙戊酸盐组临床不良反应（主要是嗜睡）发生率（24%）显著低于苯巴比妥组（74%）。丙戊酸盐组在 24 小时内的癫痫复发率也低于苯巴比妥组（15% vs. 52%）。

包括儿童在内的几项研究将丙戊酸盐与苯妥英进行了比较。一项针对癫痫持续状态（主要是成年人，也有一些儿童）的开放标签研究将患者随机分配为两组，分别以丙戊酸盐（n=35，30 mg/kg）或苯妥英钠（n=33，18 mg/kg）作为一线治疗药物。丙戊酸盐作为一线治疗比苯妥英钠（66% vs. 42%）更有效，并且与二线治疗有交叉（79% vs. 25%）。两组间的不良反应没有差异。另一项对苯二氮䓬类药物难治性癫痫持续状态（主要是成年人，也有一些儿童）的研究比较了丙戊酸盐（n=50）和苯妥英钠（n=50）的效果，发现疗效没有差异（84% 和 88%）。在 18 岁以下患者中，丙戊酸盐和苯妥英钠分别终止了 91% 和 75% 的癫痫发作。另一项对 15 岁以上难治性癫痫持续状态患者的研究比较了丙戊酸盐（平均负荷剂量 1000 mg）与苯妥英钠（平均负荷剂量 743 mg）的治疗效果。两组在发作控制效果、发作控制时间、住院时间和病死率方面相似。

几项研究报道称丙戊酸可有效终止 78% ～ 100% 的儿童难治性癫痫持续状态且无副作用。一项针对 41 名患有难治性惊厥性癫痫持续状态的成年人和儿童的前瞻性研究包括了 5 名 5 岁以下的患者，他们接受了静脉推注负荷剂量的丙戊酸盐（30 mg/kg），然后以 6 mg/（kg·h）的速度输注，88% 的患者在 1 小时内终止发作且未观察到不良反应。另一项针对 40 名儿童难治性癫痫持续状态的前瞻开放标签研究将受试者随机分为静脉用丙戊酸盐组（30 ～ 40 mg/kg 静脉推注）和连续输注地西泮组 [10 ～ 80 mg/（kg·min）]，研究发现他们控制发作的效果没有差异（丙戊酸盐 80% 和地西泮 85%），但丙戊酸盐控制发作更快（丙戊酸盐 5 min，地西泮 17 min）。丙戊酸盐组没有出现需机械通气的情况或低血压的不良反应；接受地西泮治疗的患者中有 60% 需要机械通气，50% 出现低血压。几项回顾性研究还表明，丙戊酸盐通常会终止难治性癫痫持续状态而不出现重大不良反应。

静脉注射丙戊酸盐很少发生不良事件，但可能会引起低血压、血小板减少、全血细胞减少、血小板功能障碍、超敏反应、胰腺炎和高氨血症。丙戊酸盐是一种有力的肝酶抑制剂，可能会增加其他药物水平。FDA 对其肝毒性有黑框警告，这在接受抗癫痫药物多药联合治疗的 2 岁以下儿童和怀疑患有线粒体或代谢障碍的儿童中最常见。在门诊，戊丙酸盐可能导致每 500 名 2 岁以下儿童和患代谢性疾病的儿童中出现 1 例肝毒性表现，因此对病因不明的癫痫持续状态幼儿应慎用。一项儿童癫痫持续状态实践指南指出，来自 9 项Ⅲ类研究的数据表明 4.2% 的癫痫持续状态患儿先天性代谢异常。

左乙拉西坦是一种广谱抗癫痫药物。以前仅考虑用于难治性癫痫持续状态，由于易给药且药物间相互作用较少，在癫痫持续状态治疗中较早应用。左乙拉西坦不在肝脏代谢，这可能对肝功能不全或代谢紊乱的复杂患者有益。与其他可静脉给药的抗癫痫药物相比，左乙拉西坦的镇静、心肺抑制或凝血障碍风险非常低。左乙拉西坦的清除程度取决于肾脏，因此，肾功能不全患者需减少维持剂量。越来越多的观察性和回顾性病例研究表明，左乙拉西坦在静脉负荷剂量为 20 ～ 60 mg/kg 时能够安全、有效地治疗儿童癫痫持续状态和急性反复发作，且没有重大不良反应。NCS 指南认为 20 ～ 60 mg/kg 的左乙拉西坦是合适的"紧急""急迫"或"难治性"癫痫持续状态的治疗选择。AES 指南指出左乙拉西坦在 60 mg/kg 时是合适的第二阶段治疗药物。一项用于评估苯二氮䓬类药物治疗难治性惊厥性癫痫持续状态的荟萃分析发现左乙拉西坦对 69% 的受试者有效。

苯巴比妥通常被认为是儿科癫痫持续状态的三线或四线药物。NCS 指南认为苯巴比妥适合治疗紧急、急迫或难治性癫痫持续状态。典型的静脉负荷剂量为 20 mg/kg，若需要，可额外增加 5 ～ 10 mg/kg。最近对苯二氮䓬类药物治疗难治性惊厥性癫痫持续状态的荟萃分析发现，苯巴比妥的有效率为 74%。一项针对 36 名儿童癫痫持续状态的研究发现，苯巴比妥停止癫痫发作的速度比地西泮联合苯妥英钠更快，两者的安全性相似。一些报道使用大剂量苯巴比妥控制难治性癫痫持续状态，并允许停止药理学诱导昏迷。苯巴比妥可引起镇静、呼吸抑制和低血压，因此，一般需要监测使用者心血管和呼吸系统。苯巴比妥是一种肝酶诱导剂，可引起药物间相互作用。

六、难治性癫痫持续状态管理

难治性癫痫持续状态的特征是尽管用足够剂量的初始抗癫痫药物治疗，仍会持续癫痫发作。癫痫发作持续时间（无时间要求，30 min、1 小时或 2 小时）及对不同数量（2 个或 3 个）抗癫痫药物的反应标准不一。NCS 指南指出，在接受足够剂量的初始苯二氮䓬类药物和第二种抗癫痫药物治疗后仍有临床或脑电发作的患者为难治性癫痫持续状态。根据所描述的定义和队列研究，难治性癫痫持续状态发生在 10% ～ 40% 的儿童癫痫持续状态中。

在一个亚组患者中，尽管使用了多种药物进行治疗，难治性癫痫持续状态仍可能持续数周至数月，这被称为"恶性"难治性癫痫持续状态或超级难治性癫痫持续状态。它们与感染性或炎症性病因、年龄较小、既往健康状况，以及高致残率和高病死率有关，被称为新发隐源性难治性多灶性癫痫持续状态、新发难治性癫痫持续状态和热性感染相关癫痫综合征。这些术语在描述相似或相同的疾病时可能会重叠。

NCS 指南指出，当一种苯二氮䓬类药物和"急迫"控制药物无效时，临床医师可能会给予另一种"急迫"控制药物或开始启动药物昏迷诱导。如果尚未尝试应用抗癫痫药物，或者患者需要在连续输注之前转院和稳定病情，应用其他的急迫控制抗癫痫药物可能是合理的。如果一种初始急迫控制药物治疗失败，应启动持续输注进行确定性癫痫控制。在进入药理学诱导昏迷之前，不应进行很多"急迫"控制药物尝试。

已有多个儿科难治性癫痫持续状态管理的综述，但它们建议的方法存在一些差异，因为很少有基于循证证据的数据指导儿科难治性癫痫持续状态处理，所有管理都建议应用其他抗癫痫药物，如苯妥英钠、磷苯妥英、苯巴比妥、丙戊酸钠或左乙拉西坦，或者采用药物诱导昏迷处理。NCS 指南建议快速推进到采用药物诱导昏迷处理，而不是对许多"急迫"控制抗癫痫药物进行连续尝试。已经证实在进行药物诱导昏迷之前存在大量治疗延迟，因此，进行药物诱导昏迷的时机很重要。

最常用于诱导昏迷的药物是咪达唑仑、戊巴比妥和丙泊酚。咪达唑仑通常应用 0.1 ～ 0.2 mg/kg 的初始负荷剂量，然后以 0.05 ～ 2 mg/（kg·h）的速度输注，根据需要进行滴定以实现临床或脑电发作的抑制或 EEG 暴发抑制。戊巴比妥给药通常是 5 ～ 10 mg/kg 的初始负荷剂量，然后以 0.5 ～

5 mg/（kg·h）的滴定速度输注。如果使用咪达唑仑或戊巴比妥后仍持续发作，则需要增加剂量，并增加额外推注剂量及输注速率以增加药物浓度，迅速终止癫痫发作。单纯增加输注速度而不增加静脉推注剂量将导致血清水平升高非常缓慢，这与快速终止发作的目标不一致。异氟醚等麻醉剂也能有效诱导暴发抑制模式和终止癫痫发作，但通常会导致需要应用升压药的严重低血压。药物减量后发作经常复发，且很少有数据指导如何使用。丙泊酚可以迅速终止发作并诱导暴发抑制，但由于 FDA 对丙泊酚输注综合征有黑框警告，所以它很少用于儿童。

由于担心许多潜在的并发症，接受连续输注或吸入麻醉剂治疗的患者需要密集监测病情。首先，通常需要持续的机械通气来保护气道并维持适当的氧合和通气。其次，中心静脉通路和动脉通路很重要，因为频繁的实验室取样和发生需要应用血管加压药或正性肌力药物支持的低血压的可能性很高。再次，必须管理体温调节，因为大剂量镇静剂和麻醉剂会减弱寒战反应和内源性体温调节。第四，评估对于乳酸酸中毒、贫血、血小板减少和终末器官功能障碍（如急性肝或肾损伤）的发展很重要。最后，必须对患者进行感染监测，因为留置导管（中心导管、气管内导管、Foley 导管）和免疫抑制药物（如戊巴比妥）容易引起继发感染的多重风险。

目前尚不清楚药物昏迷诱导的 EEG 治疗目标应该是终止癫痫发作还是 EEG 上的暴发抑制模式，NCS 指南认为上述任何一个目标都是合适的。也不清楚患者应该在药理学昏迷中维持多长时间。NCS 指南建议在缓慢停止持续输注抗癫痫药物之前须保持 24~48 小时的脑电发作控制，这与癫痫持续状态管理专家共识一致。一项针对难治性癫痫持续状态的咪达唑仑荟萃分析发现，与以临床癫痫识别为指导的研究相比，使用 EEG 监测的研究需要更高剂量的咪达唑仑，控制癫痫发作的时间更长，这表明在缺乏 EEG 监测的情况下可能无法识别和特异性治疗持续的癫痫发作。

脑电发作或电临床发作在药源性诱导昏迷药物撤药期间经常复发，表明应考虑给药物昏迷提供一定的时间窗，以进一步评估诱发因素，并在可能的情况下启动特异性治疗和优化抗癫痫药物治疗方案，以便在停用诱发昏迷的药物时仍可控制发作。个案报道和系列病例报道描述了几种添加药物，其他技术也可用于减少药物昏迷后癫痫发作的复发，但缺乏大型研究的报道。正如几篇综述所总结的，系列病例和病例报道描述了托吡酯、拉科酰胺、苯巴比妥、氯胺酮、吡哆醇、神经激素、利多卡因、生酮饮食、低温治疗、免疫调节、癫痫手术、迷走神经刺激和电休克疗法的益处。

七、脑电发作和持续脑电图监控

癫痫发作和癫痫持续状态在重症儿童中非常常见。大型儿科机构的跨学科神经重症监护团队的观察性研究将癫痫发作和癫痫持续状态描述为最常见的可控疾病，经常进行 EEG 和 EEG 监测。接受临床指示行 C-EEG 监测的危重儿童的研究发现 10%~50% 的患儿出现脑电发作（图 28.3）；大约 1/3 的重症儿童脑电发作可归类为癫痫持续状态（图 28.4）。C-EEG 监测的适应证因这些研究而异。一些仅包括已知急性结构性损伤的神经系统疾病（如缺氧缺血性脑损伤、脑炎或颅脑损伤），而另一些则包括更广泛和更异质的脑病（如原发性神经科和原发性内科疾病）。纳入标准的不一致可以解释报告脑电发作发生率的差异，在更宽泛的纳入标准研究中其发生率较低。此外，许多研究规模很小，如图 28.3 中的 95% 宽置信区间所示。当对这些研究中的个体受试者一起分析时，总体脑电发作率为 34%。

儿科 ICUs 中 C-EEG 监测的最大流行病学研究是一项回顾性研究，纳入 11 家三级儿科保健机构，每家连续招募 50 名，共 550 名受试者。30% 的受试者出现脑电发作。在脑电发作的患者中，脑电癫痫持续状态发生率为 33%，仅脑电发作的发生率为 35%。这些数据与其他单中心研究一致。此外，在入住重症监护室期间，近期或曾经未接受过麻痹药物治疗的儿童可出现仅脑电发作，这表明发生了电机械解耦联或分离，而不仅仅是因为麻痹药物会掩盖临床可见的癫痫发作。

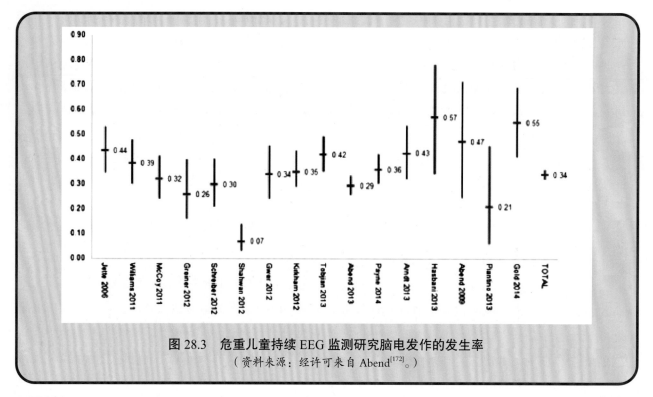

图 28.3　危重儿童持续 EEG 监测研究脑电发作的发生率

（资料来源：经许可来自 Abend[172]。）

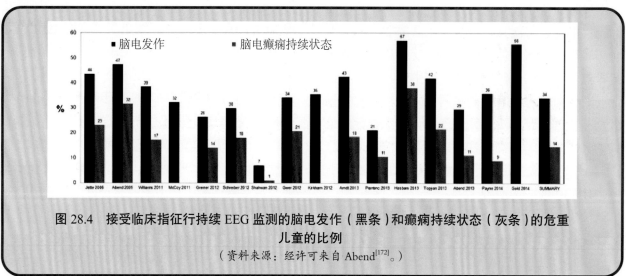

图 28.4　接受临床指征行持续 EEG 监测的脑电发作（黑条）和癫痫持续状态（灰条）的危重儿童的比例

（资料来源：经许可来自 Abend[172]。）

　　C-EEG 监测是资源密集型的。看似很小的利用率和工作流程的变化可对设备和人员需求产生重大影响。识别具有较高癫痫发作风险的儿童可能有利于优化指导有限的 C-EEG 资源。以下几个危险因素易出现脑电发作：①年龄较小（婴儿与年龄较大的儿童相比）；②开始 EEG 监测之前的惊厥性癫痫发作或惊厥性癫痫持续状态；③急性结构性脑损伤；④发作间期癫痫样放电或周期性癫痫样放电。这些风险因素在决定患者是否接受 C-EEG 监测方面的临床效用可能有限，因为根据风险因素，有和

没有脑电发作的儿童的绝对差异通常仅为 10% ～ 20%。结合多种风险因素的癫痫发作预测模型可以更好地针对特定中心进行 EEG 监测。

　　对接受 C-EEG 监测的危重儿童的观察性研究指出，C-EEG 监测 1 小时内约 50% 的患者可出现脑电发作，90% 的可在 C-EEG 监测后 48 小时内发现（图 28.5，文后彩图 28.5）。大多数研究从 C-EEG 监测开始计算 C-EEG 持续时间，而不是从急性脑损伤时开始计算。患者通常接受 1 ～ 3 天的 C-EEG 监测，而癫痫发作可能在 C-EEG 停用后发

生。NCS 指南在癫痫持续状态评估和管理中强烈建议进行 48 小时的 C-EEG 监测，以识别急性脑损伤后昏迷儿童的脑电癫痫持续状态。同样，美国临床神经生理学会关于重症儿童和成年人连续 EEG 监测的共识声明建议对有脑电发作风险的儿童进行至少 24 小时的 C-EEG 监测。一项针对神经学家调查 EEG 监测利用率的研究指出多数神经学家在筛查癫痫发作时会进行 24 ～ 48 小时的 C-EEG 监测。

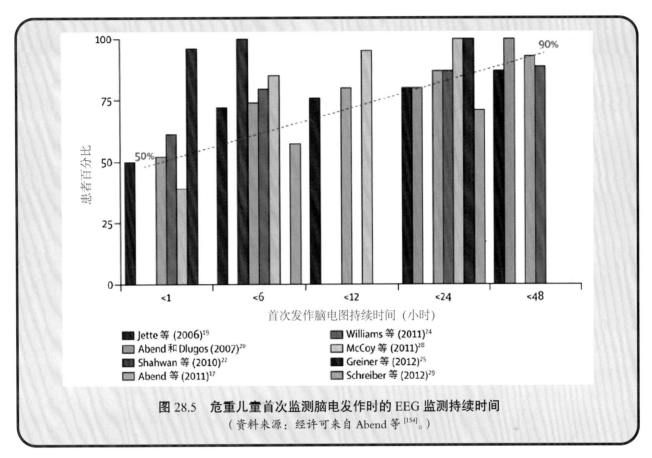

图 28.5　危重儿童首次监测脑电发作时的 EEG 监测持续时间
（资料来源：经许可来自 Abend 等 [154]。）

一些研究已经确定了脑电发作高暴露率和更差结局之间的关联，即使调整了急性脑病病因、严重程度，以及疾病严重程度的潜在混杂因素后也是如此。这些研究表明，脑电发作对结局可能存在剂量依赖性或阈值效应。该阈值可能因年龄、脑损伤病因和癫痫发作特征（如大脑受累程度和 EEG 特征）而异。识别和管理这些癫痫发作可能会减轻伤害。需要进一步研究以制定最佳管理策略并评估其对结果的影响。

一项针对美国和加拿大 61 家大型儿科医院重症监护室使用 C-EEG 监测的调查报告显示，从 2010 年到 2011 年，每月接受 C-EEG 监测的患者中位数增加了 30%。C-EEG 指征包括在 100% 的中心确定性质不明的事件是否为癫痫发作，在大约 90% 的中心确定有癫痫发作风险的患者是否出现脑电发作（如惊厥后精神状态改变、已知的急性脑损伤或

未知病因）。30% ～ 50% 的中心使用 C-EEG 监测作为特定急性脑病病因的标准管理的一部分，如在心脏停搏复苏后或严重外伤性脑损伤后。

两个国家级学会制定了重症儿童 EEG 监测的指南或共识声明。NCS 指南在癫痫持续状态评估和管理部分建议进行 48 小时的 C-EEG 监测，以识别高危患者的脑电发作，包括惊厥性癫痫发作或癫痫持续状态后精神状态持续改变超过 10 min 的患者，心脏停搏复苏后的脑病儿童，以及有外伤性脑损伤、颅内出血或不明原因的脑病的患者等。如果发生癫痫持续状态（包括脑电癫痫持续状态），该指南建议应继续进行管理，直到临床和脑电发作都停止。美国临床神经生理学会关于危重儿童和成年人持续 EEG 监测的共识声明建议对有癫痫发作风险的儿童进行 24 ～ 48 小时的 C-EEG 监测。EEG 监测适应证包括：①近期惊厥性癫痫发作或

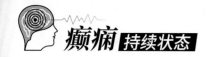

伴有精神状态改变的惊厥性癫痫持续状态；②心脏停搏复苏或其他形式的缺氧缺血性脑病；③卒中（脑出血、缺血性卒中和蛛网膜下腔出血）；④脑炎；⑤伴有相关内科疾病的精神状态改变。共识声明提供了关于人员、技术规范和整体工作流程的额外详细建议，这可能需要根据每个机构的资源和实际情况进行个性化设置。美国费城儿童医院的重症监护 EEG 监测路径可在线获得。

鉴于 C-EEG 监测的快速扩展、脑电图医师和 EEG 技术人员数量的有限，需要更有效的 EEG 筛查方法。脑电图医师和 EEG 技术人员通常仅间歇性地观察 C-EEG，因此，在脑电发作和开始治疗之间可能会出现延迟。Q-EEG 技术可以提高 EEG 检查人员审查 C-EEG 的效率，并允许床边临床医师更多地参与，以提高对癫痫发作的识别。Q-EEG 技术将复杂的 EEG 信号分解为成分量（如幅度和频率）并压缩时间，从而在单个图像上显示几个小时的 EEG 数据。与传统的 EEG 相比，这些数据可能

更容易和更快速地被解释。最常用的 Q-EEG 技术是 aEEG，它基于幅度和 CDSA，CDSA 又基于幅度和频率。癫痫发作通常涉及波形幅度和频率的增加，因此，可以使用这些技术来识别它们（图 28.6，文后彩图 28.6）。

几项研究评估了脑电图医师和非专业人员对 Q-EEG 技术的使用，认为灵敏度很好，但不完美；特异性也不错，但不完善。因此，一些非癫痫事件可能被归类为癫痫发作，而导致过度治疗和暴露于不必要的抗癫痫药物。使用 Q-EEG 技术也无法识别局灶性、幅度或频率较低或短暂的癫痫发作。随着技术进一步发展，整合方法可能包括床边护理人员使用 Q-EEG 显示器进行癫痫筛查，随后由脑电图医师通过原始 EEG 核查确认癫痫诊断，从而利用 Q-EEG 方法的效率和床边可用性及常规 EEG 解释的准确性。

八、结论

癫痫持续状态在危重患儿中较为常见。需要

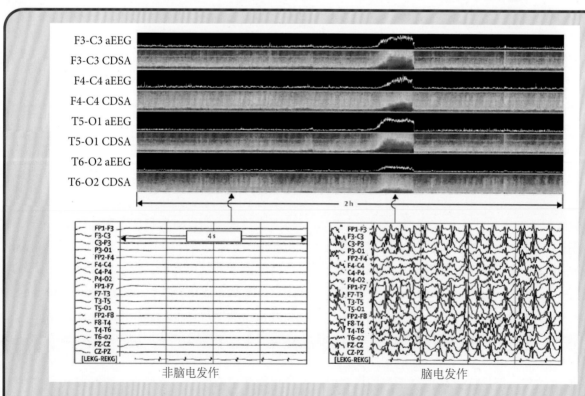

脑电发作的特点是在 aEEG 和 CDSA 描记图上振幅增加（在 y 轴上显示为增加），以及 CDSA 描记图上的能量增加（显示为暖色）。

图 28.6　aEEG 和 CDSA 图像显示一名危重儿童的一次脑电发作

（资料来源：经许可来自 Abend 等 [154]。）

快速管理以避免全身并发症，识别和管理诱发因素，并终止癫痫发作。针对个别机构的预定管理计划及强调通过适当剂量的抗癫痫药物快速处理可能有助于流程管理。既往伴或不伴惊厥性癫痫发作的儿童可能有脑电癫痫持续状态，这通常只能通过 C-EEG 监测来识别。

（译者：连立飞　黄珊珊　审校：王芙蓉）

第 28 章 · 参考文献

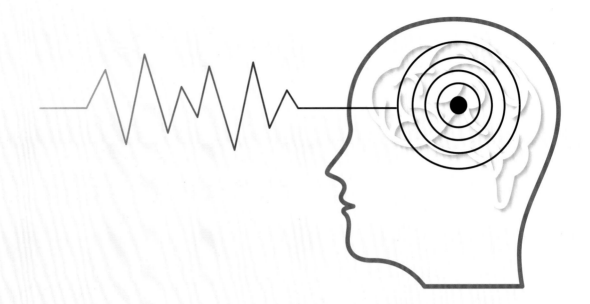

第 29 章

设计癫痫持续状态的新研究

Jong Woo Lee
Cecil D. Hahn

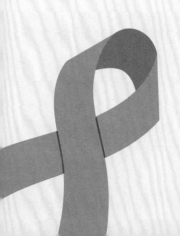

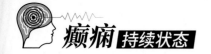

一、引言

我们对癫痫持续状态的认识正处于十字路口。仔细的观察性研究教会了我们很多关于癫痫持续状态的自然史。C-EEG监测的常规应用发现亚临床发作占癫痫持续状态负担的大部分，并且各种周期性和节律性EEG模式与脑电发作连续存在。Q-EEG趋势技术的进步允许更有效地可视化长时间的EEG记录。对基于Internet安全数据的收集和共享访问的增加，使得多中心协作研究比过去更便利。多模式颅内监测技术揭示了伴随癫痫发作的代谢和功能变化。利用所有这些知识和技术的进步，为设计癫痫持续状态的新研究开辟了广泛的可能性。

在本章中，我们将说明如何利用我们对癫痫持续状态最新进展的理解、临床试验方法的进展，以及技术的进步改进未来癫痫持续状态研究的设计。临床试验仍然是影响癫痫持续状态管理实践和结果的基石。就其本质而言，癫痫持续状态中表现良好的临床试验难以设计和实行，并且在人力和财力方面都需要付出可观的成本。新颖的临床试验设计需要纳入到未来的研究中，以优化其功效、加速其实施并降低其成本。需要对癫痫发作负担的评估进行方法上的改进。已经很清楚临床评估癫痫发作是不准确的，在未来的癫痫持续状态研究中需要C-EEG监测来准确量化癫痫发作的负担。此外，对癫痫持续状态潜在病因的识别和治疗将使更个体化的治疗成为可能，提高临床试验的效率能力。最后，我们必须牢记癫痫持续状态构成了重大的全球健康负担，并且需要以独特的策略来优化资源贫乏国家的护理。

二、癫痫持续状态临床试验设计的磨难

从历史上看，癫痫持续状态治疗试验主要集中在确定可终止发作的抗癫痫药物的最佳使用顺序上。这种研究在建立癫痫持续状态治疗试验中继续进行。然而，最近有人质疑严格遵守治疗指南是否真的能改善预后。机构实践中更简单的变化，如确保初始苯二氮䓬类药物治疗的充足剂量，已被证明对结果有重大影响。此外，传统临床试验的效力受限于癫痫持续状态具有多种潜在病因

这一事实。如果未来的临床试验招募癫痫持续状态同质病因的人群，如脑肿瘤、硬膜下出血、既往癫痫、缺氧性脑损伤或外伤性脑损伤，则更有可能成功。此外，临床试验可以将抗癫痫药物治疗与试图确定潜在原因的方案结合起来，以迅速启动针对病因的治疗。

最近，癫痫持续状态治疗的安全性也可明显影响结果。在接受延期昏迷治疗的患者中，致命的医源性并发症如肠缺血或多器官衰竭并不少见。多项研究也表明接受麻醉药物诱导昏迷治疗的患者，其病死率和致残率显著增加。然而，这些研究本质上是观察性的，以上数据可能仅仅与接受这些治疗的最危重患者的选择性偏倚有关。

目前，关于昏迷诱导的指征、昏迷深度（暴发抑制或癫痫发作抑制）、用药顺序或昏迷持续时间几乎没有一致意见。因此，需要精心设计的临床试验来回答EEG抑制的真正效果。鉴于C-EEG监测技术的新进展，包括使用Q-EEG工具改进数据可视化及在进行神经生理学指导下的复发性EEG非惊厥性发作试验中存在具有共同经验的机构网络，目前，进行这种试验的时机恰到好处。

三、临床试验设计创新

临床试验设计中最近的几项创新可以用来为更有效的癫痫持续状态治疗提供更好的证据。

1. 适应性试验设计

在未来所有的癫痫持续状态试验中都应考虑现代临床试验设计的实施。随着计算能力的提高，贝叶斯自适应试验现在变得可行。在传统的试验设计中，所有关键参数都是在试验执行之前预先定义的。适应性临床试验利用试验期间积累的信息，允许在试验期间调整治疗参数和试验终止标准。调整内容包括将患者优先分配到表现更好的研究组，改变治疗剂量，改变纳入和排除标准以丰富研究人群。这样的设计有可能提供更强的效力，并减少所需的受试者数量，从而降低研究成本，并减少得出错误结论的可能性。由于病死率高的可能性、EEG中有快速可用的生物标志物，以及缺少预期患者，癫痫持续状态研究特别适合适应性试验设计。最近使用适应性设计的试验包

括用非专利药物布美他尼治疗新生儿缺氧缺血性脑病的癫痫发作试验、脑肿瘤患者预防癫痫发作的随机试验，以及氯硝西泮与氯硝西泮联合左乙拉西坦用于院外治疗癫痫持续状态的随机试验。贝叶斯自适应试验在癫痫持续状态治疗试验研究中模拟了实现，表明这种方法具有巨大的潜在效益。

2. 改进癫痫负担的量化

癫痫持续状态研究设计一个关键的考虑因素是如何量化癫痫发作。人们普遍认为，确定癫痫发作最准确的是 EEG，癫痫发作 EEG 模式是有节律的，通常具有尖波成分，在频率、幅度和形态上演变，具有明确的起始和消退。研究表明，评估脑电发作的评估者间一致性很高，证明将脑电发作量化为一项研究措施是合理的。

然而，明显的是，并非所有癫痫发作都容易与危重患者经常遇到的其他节律性和周期性 EEG 模式（如周期性放电或节律性 δ 活动）区分开来。此外，某些类型的周期性放电与更高的急性癫痫发作风险和更差的结果独立相关，因此，对单独周期性放电是否需要进行抗癫痫药物治疗是一个值得关注的问题。总之，任何使用 EEG 确定癫痫发作的急性重复性癫痫发作或癫痫持续状态的研究都需要考虑如何处理在发作间期上表现出的 EEG 模式。

EEG 评估癫痫发作的替代方法是由床边护理人员进行临床评估。临床评估更容易在研究中实施，因为它们不需要动员 EEG 监测资源，这些资源的可用性差异很大，特别是在下班后。然而，癫痫发作的临床评估缺乏精确度。临床评估无法识别非惊厥性（又称"亚临床"或仅 EEG）发作，这种发作常发生在惊厥性癫痫发作之后，并且代表了大多数危重患者的癫痫发作。此外，各种非癫痫事件（如心源性晕厥或心因性非癫痫事件）可能被误诊为癫痫发作。因此，只要可行，癫痫发作的临床评估应辅以 EEG。

癫痫负担的量化对于建立治疗阈值和评估治疗反应至关重要。已使用多种方法来标示癫痫发作负担。癫痫发作计数只是计癫痫发作的次数，通常以单位时间表示。发作持续时间是癫痫发作从发作到结束的 EEG 持续时间。可以通过仅具有特定最短持续时间（例如 5 min）的癫痫发作来进一步细化发作次数和持续时间。癫痫发作范围是指癫痫发作的解剖范围，可以分类（如局灶性、多灶性、半球性、双侧、广泛）或量化（如特定 EEG 剪辑中的数量或涉及的通道）。

总癫痫负担反映的是整个监测期间的累计发作负担，当然，其强度可能会有所不同。考虑到持续监测的不同时间，可以将总癫痫负担除以监测持续时间来计算癫痫负担比例。也可以针对一系列固定时间段（如每小时）或通过使用固定时间（如 1 小时）的滑动时间窗口计算癫痫发作负担。可以将结果值报告为最大值、最小值、平均值或中位数值。每小时最大发作负担表示任何给定小时的发作的最大比例，它反映了监测期间发作的峰值强度。

报告一系列固定时间段或使用固定时间的滑动时间窗口计算癫痫发作负担的优势在于，它们是一种动态测量，可以实时持续计算，因此可用于指导治疗，且总癫痫发作负担直到监测期结束才可知道。哪些癫痫发作负担指标与结果最相关仍有待确定。以上所有指标都可以通过仅具有特定最小持续时间（如 1 min）或特定解剖范围（如分类为半球性、涉及 3 个或更多 EEG 通道）的癫痫发作进一步细化。

3. 癫痫治疗阈值和反应标准的确定

除了抗癫痫药物类型、剂量和给药途径的选择外，癫痫治疗阈值和反应标准的选择对于设计治疗复发性癫痫发作和癫痫持续状态的试验至关重要。癫痫治疗阈值定义了应该何时开始或升级给定治疗，并根据持续时间、频率和解剖范围精确定义癫痫发作（或周期性放电）的负担。反应标准确定了给定疗法何时被认为是成功的。最简单的反应标准是"在给定的时间内没有发作"。在涉及抗癫痫药物治疗连续升级的试验中，反应标准可定义为在给定的持续时间内维持低于下一个治疗阈值的癫痫发作负担。评估反应标准的时间点必须明确，并应考虑抗癫痫药物治疗的药代动力学和药效学特性，以及 EEG 解释的频率。此外，研究人员在评估治疗反应时应考虑癫痫发作负担中的"向均值回归"，这种现象只能通过治疗随机化完全解决。表 29.1 说明了一个假设的协议，该协议采用了递增的治疗阈值。

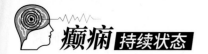

表 29.1　治疗阈值升级与治疗强度升级相关的阶段方案示例

阶段	治疗阈值	治疗	响应标准
预防	周期性放电持续 ≥ 1 min	开始抗癫痫药物 #1 维持治疗	没有进展到癫痫发作
一线治疗	单次发作持续 ≥ 1 min（任何解剖范围）	抗癫痫药物 #1 负荷剂量，增加抗癫痫药物 #1 的维持剂量	癫痫负担低于下一个治疗阈值 ≥ 24 小时
二线治疗	单次发作持续 ≥ 2 min，或 1 小时内发作 3 次以上、每次持续 ≥ 1 min（解剖范围 ≥ 2 个通道）	抗癫痫药物 #2 负荷剂量，开始抗癫痫药物 #2 维持治疗	癫痫负担低于下一个治疗阈值 ≥ 24 小时
三线治疗开始	单次发作持续 ≥ 2 min，或 1 小时内发作 3 次以上、每次持续 ≥ 1 min（解剖范围 ≥ 2 个通道）	开始输注麻醉药 #1	癫痫负担低于下一个治疗阈值 ≥ 24 小时
三线治疗升级	单次发作持续 ≥ 2 min，或 30 min 内发作 3 次以上、每次持续 ≥ 1 min（解剖范围 ≥ 2 个通道）	增加麻醉药物 #1 的输注速度，直至达预定最大值	癫痫负担低于下一个治疗阈值 ≥ 24 小时
四线治疗开始	单次发作持续 ≥ 5 min，或 30 min 内发作 3 次以上、每次持续 ≥ 2 min（解剖范围 ≥ 2 个通道）	开始输注麻醉药 #2	癫痫负担低于下一个治疗阈值 ≥ 24 小时
四线治疗升级	单次发作持续 ≥ 5 min，或 30 min 内发作发作 3 次以上、每次持续 ≥ 2 min（解剖范围 ≥ 2 个通道）	增加麻醉药物 #2 的输注速度，直至达预定最大值	癫痫负担低于下一个治疗阈值 ≥ 24 小时

注：用于定义治疗阈值的癫痫发作负担，以癫痫发作持续时间和解剖范围表示。

4. 考虑癫痫病因的影响

为急性反复癫痫发作和癫痫持续状态设计有效的干预性研究的挑战之一是合理考虑潜在癫痫病因的影响。长期以来，病因一直被认为是急性癫痫发作治疗的难治性和长期结果的重要决定因素。因此，必须仔细设计研究、考虑潜在的癫痫病因。癫痫发作的病因可能会通过与癫痫发作无关的直接脑损伤（如卒中、缺氧缺血性脑损伤或颅脑损伤）而直接恶化结果，或者可能会改变癫痫发作的有害影响，也可两者兼而有之。例如，在颅脑损伤的情况下，癫痫发作已被证明与局部"代谢危机"状态有关。也许解决这个问题最简单的方法是研究仅限于单一病因的患者。然而，这种策略带来了其他挑战：在癫痫发作和研究招募时，病因并不总是已知的，限制性的招募标准会严重降低招募率。此外，即使在研究单一病因时，仍必须评估病因特异性损伤严重程度的变化（如梗死体积或外伤性脑损伤严重程度的神经影像学测量），并将其纳入癫痫负担、治疗和结果之间关系的分析中。患有多种癫痫发作病因的患者的研究必须根据潜在病因对结果进行分层分析，在分析合并多种病因的情况时，要考虑病因对癫痫发作负担的可能影响（图 29.1）。在某些情况下，病因对结果的影响可能会超过癫痫发作的影响（如缺氧性脑损伤）或可能减轻其影响（如假定遗传起源的癫痫）。因此，仔细考虑癫痫病因的影响对于成

功的研究设计和实施至关重要。

在急性脑损伤的情况下癫痫发作的潜在有害影响可能取决于潜在的病因。不佳结果的可能性可能会线性或指数增加癫痫发作负担，或者可能存在一个阈值，超过该阈值的癫痫发作是有害的。

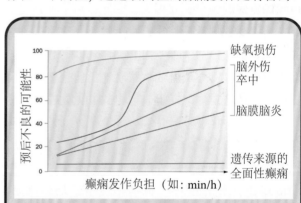

在急性脑损伤的情况下癫痫发作的潜在有害影响可能取决于潜在的病因。不佳结果的可能性可能会线性或指数增加癫痫发作负担，或者可能存在一个阈值，超过该阈值的癫痫发作是有害的。

图 29.1　癫痫发作负担和结果之间的潜在关系
（资料来源：经许可来自 Hahn 和 Jette[25]。）

四、从临床试验到个体化治疗

尽管通过优化常规抗癫痫药物和使用诱导昏迷药物来缩短癫痫发作停止时间的方式已经引起了很多关注，决定结果的最重要因素仍然是潜在的病因。快速识别和治疗适合干预的潜在病因可能会进一步优化结果。

对于已知脑结构异常（如脑肿瘤、卒中或外伤性脑损伤）的患者，寻找潜在病因通常很简单，但如果疾病未知，则病因的查找可能会更加困难。然而，坚持寻找病因可以获得显著的回报。在一项对新发难治性癫痫持续状态患者的研究中，入院最初 48 小时内未发现潜在病因，随后的调查发现 19% 的患者为自身免疫性病因，18% 的患者为副肿瘤性病因。尽管进行了广泛调查，但仍有超过 50% 的患者未发现病因，这表明当前诊断方法仍有很大改进空间。识别隐源性癫痫持续状态患者的潜在病因对于启用有可能改善预后的病因特异性治疗至关重要。

寻找隐源性癫痫持续状态患者的潜在病因通常很困难，这主要是因为许多疾病会通过共同的终末机制而表现为癫痫持续状态。经初步调查后考虑为隐源性癫痫持续状态的患者很可能是由多种潜在原因引起的，而不是一些常见但未知的原因。因此，应实施识别仅影响少数甚至独特患者的病因的策略。这种罕见的癫痫持续状态病因包括线粒体疾病和其他先天性代谢疾病。

将自身免疫性疾病作为隐源性癫痫持续状态（和一般癫痫）的一个重要病因，是病因特异性诊断和治疗可以取得显著成功的一个例子。这些发现可作为识别其他癫痫持续状态病因的模型。在 EEG 上发现 delta 刷对于抗 NMDA 受体脑炎患者的早期识别具有重要作用，使得在特定自身抗体得到确认之前就可以快速启动免疫调节治疗。多中心协作使 delta 刷的发现成为可能，证明了协作研究对隐源性癫痫持续状态病因特异性诊断的重要性。

尽管可能很早就怀疑自身免疫病因，但仍可能需要数月甚至数年才能确定特定的致病性自身抗体。为了应对这一挑战，我们建议建立集中存储库，用于存储来自隐源性癫痫持续状态患者的血清以促进诊断的实质性进展。除了血清样本外，这个集中的存储库还将包括详细的临床信息、影像资料、EEG 追踪和可获取的脑脊液样本。此外，基因分型和代谢组学分析可以集中或通过生物标本核心进行。为确保收集到的数据的完整性，需要制定仔细的管理流程。

易浏览的基于 Web 界面的存储库的公开可用，将显著增强其功能。例如，癌症基因组图谱是精心策划的数据集的存储库，由于其公开可用的性质，通过识别代表多种癌症关键驱动因素的 1000 万个新突变，使癌症研究几乎所有方面受益，从而使靶向治疗更有效。癫痫表型组 / 基因组计划是多机构研究的另一个模型，其中详细的表型特征和 DNA 样本被制成生物库。这两个生物库成功的关键是它们以核心为基础的组织结构，其中许多机构各自服务于不同的行政或科学职能。

创建和维护这样一个存储库的挑战是巨大的。难治性癫痫持续状态仍然是一个相对罕见的疾病实体，因此必须由多中心收集数据。由于高通量基因组方法、连续记录的生理和 EEG 数据，以及高分辨率多模态成像技术，多因素数据通常是大型且性质复杂的，必须以标准化的方式收集和整合，以解决安全性问题和患者隐私问题。这样的存储库将需要对基础设施进行大量投资。技术进步可能为使用此类数据集进行的研究提供机会。随着高保真 DNA 和 RNA 测序变得更加标准化和应用更广泛，共享此类数据的新方法正在被开发。高质量的机构生物库也可以促进这一过程并降低成本。最后，人们越来越认识到，识别、注册和完成学习程序的强大经济激励是完成学习的重要驱动力。依赖调查员志愿服务的资金不足的登记机构不太可能产生有意义的进展。

最近，很明显，大型协作工作可以推动癫痫领域的重大进展。尽管多中心研究需要一定的后勤和技术挑战，但保持清晰的沟通渠道通常是最大的挑战。因此，最重要的基础设施是建立清晰、透明的沟通方法，包括大量不同的中心，以便有效地建立知识库和研究目标。考虑到这一目标，重症监护 EEG 监测研究联盟开发了一个通用术语来描述接受 EEG 监测的患者的 EEG 模式。虽然最初是为研究目的而开发，但它已经发展成为美国临床神经生理学会的标准重症监护 EEG 术语。它现在被广泛用于临床实践，最近被纳入多中心研究和临床数据库。此外，已经建立了几个多中心观察性癫痫持续状态登记处，强调了大型协作工作的重要性。

五、发展中国家的癫痫持续状态

据估计，全球 85% 以上的癫痫负担由资源匮乏的国家（定义为低收入或中低收入国家）承担。

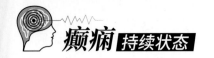

尽管癫痫和癫痫持续状态的全球负担难以准确估计，但发展中国家的癫痫发病率和患病率可能明显高于发达国家。在资源贫乏地区，所有年龄组的惊厥性癫痫持续状态的病死率都较高。此外，癫痫持续状态的后遗症如局灶性神经功能缺损和认知障碍在发展中国家更常见。

由于经常缺乏关于癫痫发作持续时间的资料，现代可操作性的癫痫持续状态定义可能实际上并不适用于资源匮乏的国家。大多数现有研究都是针对惊厥性癫痫持续状态进行的，因为在这些地区很难评估非惊厥性癫痫持续状态。发展中国家非惊厥性癫痫持续状态的发病率与发达国家相似，但潜在病因的分布不同：热性癫痫持续状态、感染性原因和颅脑损伤在发展中国家更为常见。在这些国家因癫痫相关疾病入院的患者中，癫痫持续状态患者所占比例较高。

发展中国家和发达国家之间的癫痫治疗差距仍然很大。癫痫治疗存在差距的原因包括缺乏熟练的医疗保健从业人员、无力支付治疗费用、无法获得药物、当地文化信仰、使用传统药物以及远离医疗保健设施。世界卫生组织和国际抗癫痫联盟共同努力解决这一差距，特别是减轻癫痫对身体和社会的负担、培训和教育医疗保健专业人员、消除病耻感、识别和评估可能导致癫痫预防的干预措施，并制定融入当地卫生系统的全球模式。这些举措是否真正改善了癫痫持续状态的治疗差距仍有待进一步证明。

发展中国家和发达国家在治疗癫痫持续状态上有共同的挑战，也有不同之处。几个共同的挑战包括药物的缺乏和与医疗保健设施的距离。另外，因为癫痫持续状态可能更容易被识别为神经科急症，它可能没有相同的社会和文化障碍（如基于认知或精神功能障碍的耻辱感），尽管它可能具有其他共同点（如担心癫痫发作具有传染性）。一个显著的差距是无法支付综合诊断和治疗的费用。急性非创伤性昏迷患者癫痫发作的性质反映了发达国家的情况，因为这些患者的大多数癫痫发作是非惊厥性的，只能通过 EEG 监测到，并且与不良预后独立相关。然而，EEG 设备的成本，以及执行和解释 EEG 所需的训练有素的人员的成本，在许多资源匮乏的国家仍然令人望而却步。

尽管资源贫乏国家基础医疗基础设施的持续进步将有助于逐步缩小癫痫持续状态的治疗差距，但仍有机会通过利用最新的技术进步更快地缩小这一差距。Raspberry 等的项目已经证明可以生产出超实惠的硬件，一台功能齐全、功率合理的计算机可以以 5～25 美元的价格生产。可以采用类似的方法来设计和制造廉价的基本 EEG 采集系统，使用人员在经过最少的培训后就可以对该系统进行操作，从而大大降低 EEG 的成本。多项研究表明，减少检测通道在监测癫痫发作和癫痫持续状态方面具有相对良好的性能。此外，发展中国家的电信行业，尤其是移动宽带，发展非常迅速，互联网渗透率现已超过 35%。移动宽带接入可用于教育和培训，为远程 EEG 判读创造了可能性，增加了获得神经生理专业知识的机会。

六、结论

癫痫持续状态仍然是一个重要的全球健康问题，给全世界带来了沉重的负担。当前的治疗方案通常无法及时控制发作，并会使患者暴露于潜在的有害作用下。幸运的是，上述策略为设计新研究带来了巨大希望，这将使我们能够在资源丰富和资源贫乏的国家进一步改善癫痫持续状态治疗。

（译者：连立飞　黄珊珊　审校：王芙蓉）

第 29 章 · 参考文献

彩　插

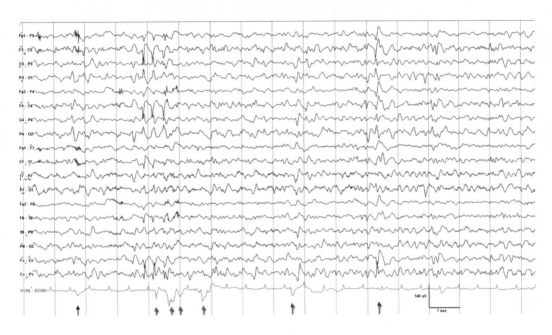

　　一位 65 岁男性患者有双侧肾移植合并自身免疫性排斥反应的病史。在急性或慢性肾衰竭的情况下，有两次出现精神状态下降和超过 24 h 的频繁肌阵挛。在检查中，有同步和非同步的肌阵挛抽动，主要影响上肢。vEEG 表现为中度弥漫性背景减慢，中央尖波频发。EEG 导联中的运动伪影对应于右肩（黑色箭头）、左臂和肩部（红色箭头）、躯干（绿色箭头）和头部（蓝色箭头）的肌阵挛。一些肌阵挛紧随中央尖波（前三个箭头），但另一些则没有明显的 EEG 关联（后三个箭头）。透析后患者的肌阵挛和精神状态有所改善。

图 12.6　肾衰竭出现的肌阵挛癫痫持续状态
（资料来源：来自 Gerard 和 Hirsch[3]，经许可使用。）

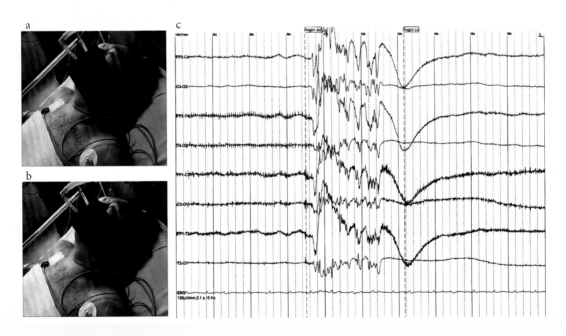

　　心脏停搏后昏迷。a. 患者闭上眼睛。b. 患者定期睁开眼睛。锁定到睁眼的时间是双侧肌阵挛性抽搐和 EEG 上的全面周期性放电。c. 间隔期内的平坦记录，叠加肌肉伪差。

图 13.4　一名 70 岁男性患者的 EEG
（来自 Unterberger 等[18]，经许可使用）

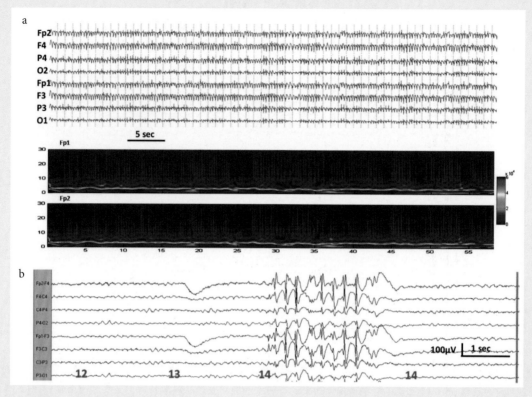

a. 采用时间－频率 EEG 分析 1 例 58 岁女性，30 岁以来共发生 35 次强直－阵挛性发作。该患者为特发性全面性失神发作持续状态，中度意识模糊，但完全可以走动。对静脉注射苯二氮䓬类药物有耐药性，静脉注射丙戊酸治疗有效。b. 特发性全面性失神发作持续状态缓解后的 vEEG 显示过度换气出现 2 s 全面性棘波发放引起的意识障碍（幻影失神）。她之前没有失神发作且 vEEG 并未记录到典型失神特征，仅有幻影失神。该患者曾经接受卡马西平治疗数年，当卡马西平被丙戊酸取代后，患者再无癫痫发作。

图 15.1　特发性全面性失神发作持续状态

显示患者的第一次诊断 vEEG，47 岁时患者被诊断为 3 次全面强直－阵挛性发作；患者一直服用卡马西平。这是一段持续 8 min 的泛化性 SW 活动的开始，频率为 3 Hz，期间患者保持安静，眼睛半睁，眼睑轻度闪烁［图底部密度光谱阵列（density spectral array, DSA）图中的红箭头］。所有的发作（绿箭头）都是自发发生的，只要技术人员与她交谈，就会立即终止。在改用丙戊酸治疗后，失神发作持续状态发作变得不那么频繁和轻微，但仍有发作。

图 15.3　失神发作持续状态

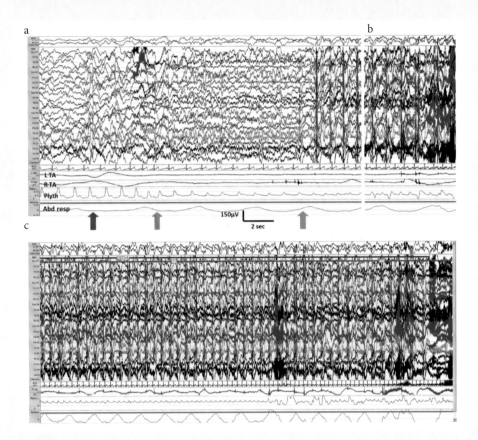

　　未用药物治疗的 19 岁男子青少年肌阵挛性癫痫，显然由深度睡眠引起。注意从睡眠第三阶段自发产生的高电压 δ 唤醒（蓝色箭头），随后出现更快的节律和 α 活动（绿色箭头），在第一次全面性多棘波暴发（橙色箭头）之前。与明显的行为变化（以及患者自己的描述）所表明的相反，肌阵挛癫痫持续状态实际上发生在觉醒时（跟随自发的觉醒），而不是睡眠中。同时，注意特发性全面性肌阵挛持续状态的规律模式。患者在整个特发性全面性肌阵挛持续状态期间保持清醒，未发展为全面强直－阵挛性发作。

图 15.5　肌阵挛癫痫持续状态

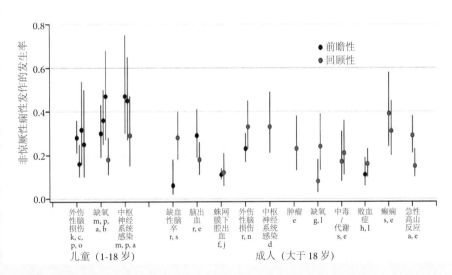

　　这些研究没有报道置信区间，但是根据研究对象的数量和监测到非惊厥性痫性发作的患者比例来计算。

图 23.2　不同的重症未成年人和成年人人群中非惊厥性痫性发作的发生率

（资料来源：数据来自 a–s: Abend et al.[12], Abend et al.[13], Arndt et al.[14], Carrera et al.[15], Claassen et al.[16], Claassen et al.[17], Crepeau et al.[18], Gilmore et al.[19], Mani et al.[20], O'Connor et al.[21], O'Neill et al.[22], Oddo et al.[23], Payne et al.[24], Ronne-Engstromand Winkler[25], Schreiber et al.[26], Topjian et al.[27], Vespa et al.[28], Vespa et al.[29], Westover et al.[30], 经过允许，修改自 Osman et al.[11]）

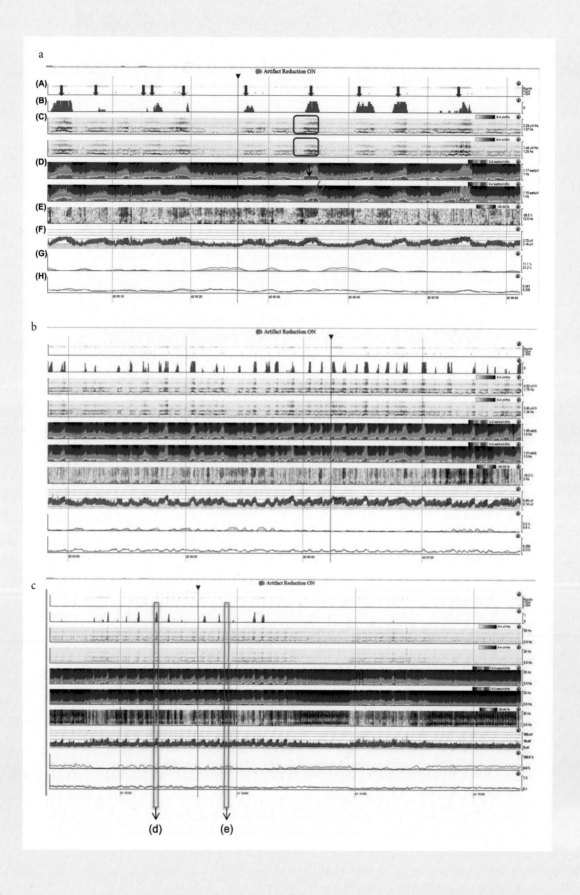

d

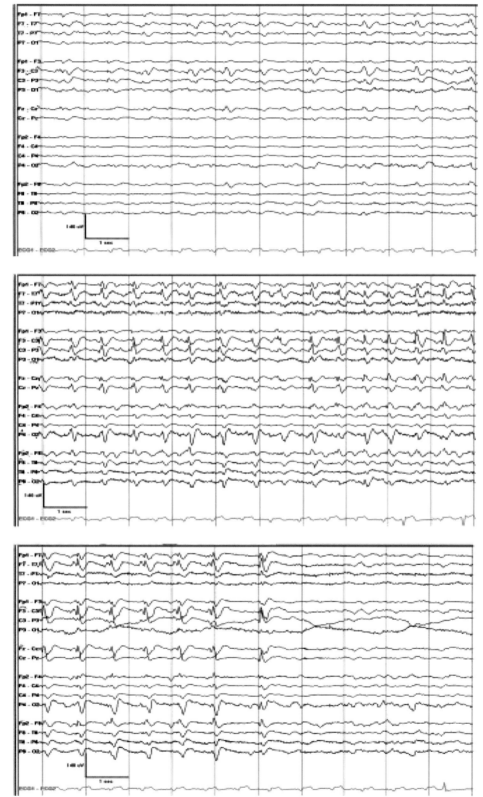

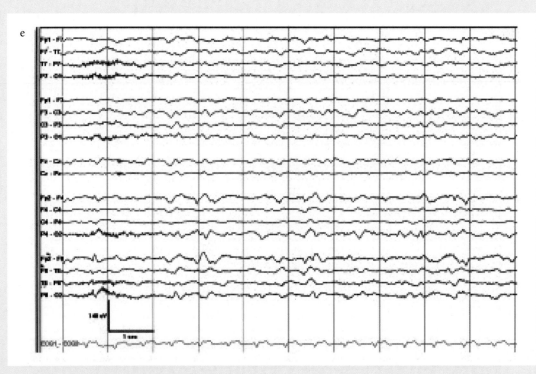

　　a.Q-EEG：（综合面板视图）来自 PerSyst 12™（Persyst Inc.，San Diego，California）的一位 92 岁患有急性左半球硬膜下血肿的右利手妇女，接受了左侧开颅手术，被发现每小时有多次（10～11 次）起源于左半球的非惊厥性痫性发作。该图显示 4 小时长期趋势的 Q-EEG：（A）伪影强度：显示肌肉和其他伪影的数量。PerSyst 伪影减少功能可以在任何原因导致的过多伪影时使用。（B）痫性发作概率由 PerSyst 痫性发作检测算法确定。正如红条所示，该患者的大多数痫性发作都是由该算法检测到的。（C）左右半球节律性谱图：显示不同频率的节律性组成成分，较深的颜色表示更有节律性。痫性发作被检测为 δ 和 θ 频率的节律性突然增加（方框）。（D）左半球和右半球的快速傅里叶变换谱图：不同频率的功率在 z 轴上显示为不同的颜色（颜色是 z 轴；请参阅色标）。在痫性发作期间，δ 功率呈火焰状增加，表现为红色（频率较低 - 单黑色箭头）和绿色（频率较高 - 双箭头）的增加。（E）相对不对称光谱图：比较每个半球相同电极处不同频率的功率（如果左侧功率较高，为蓝色；如果右侧功率较高，则为红色）。（F）振幅整合脑电图（amplitude integrated electroencephalography，aEEG）：显示随时间（x 轴；蓝色代表左侧，红色代表右侧，粉色代表左右重叠）变化的滤波和平滑的 EEG 振幅（y 轴，具有半对数刻度）。（G）抑制百分比：低于确定阈值幅度的 EEG 记录百分比。（H）α 与 δ 功率比：显示 α 功率超过 δ 功率，这是左（蓝）和右（红）半球缺血（随着缺血而减少）的良好衡量标准。b. 对同一患者 4 小时后的 Q-EEG 检查。记录的前半部分显示，每小时有 9～10 次局灶性痫性发作，大多在左侧。c. 在静脉注射抗癫痫药物治疗后，痫性发作停止（在这个时期的中途）。d. 非惊厥性痫性发作的原始 EEG（EEG 设置：7 μV；低频滤波：1 Hz；高频滤波：70 Hz；陷波滤波关闭）痫性发作始于 1 Hz 的 δ 减慢，并在左侧额中央区（顶行）出现周期性的尖峰，然后逐渐增加到 1.5 Hz，在形态上演变，并蔓延到整个左右半球（中间行），从发作后 47 s 开始，然后在发作 2 min21 s 后突然消失（底行）。e. 原始发作间期 EEG。

图 23.5 非惊厥性痫性发作监管下的一些常见的 Q-EEG 技术及用途

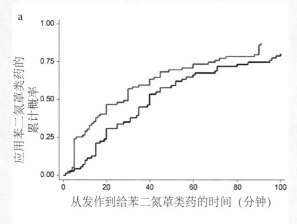

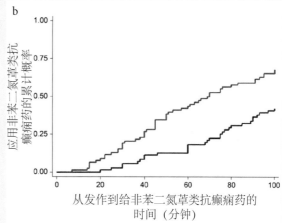

a. 从癫痫持续状态发作到苯二氮䓬 BZP 给药的时间。b. 从癫痫持续状态发作到非 BZP 给药的时间。上图显示苯二氮䓬 BZP 给药（第一个是绿色，第二个是蓝色）。下图显示非 BZP 给药（第一个是绿色，第二个是蓝色）。

图 28.1   Kaplan-Meier 曲线显示从癫痫持续状态发作到抗癫痫药物给药的时间
（资料来源：经许可摘自 Sánchez Fernández 等[3]。）

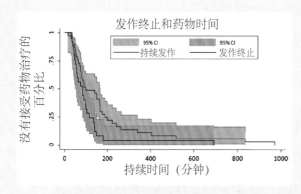

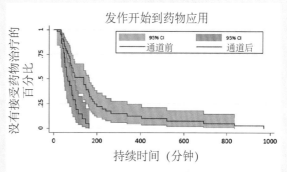

（底部）Kaplan-Meier 生存曲线比较患者在实施 ICU EEG 监测之前（蓝色）和之后（红色）从脑电发作到初始抗癫痫药物给药的持续时间。（顶部）Kaplan-Meier 生存曲线比较了初始抗癫痫药物给药后癫痫持续（蓝色）或停止（红色）的患者。

图 28.2   减少给药延迟的策略
（经许可来自 Williams 等[24]。）

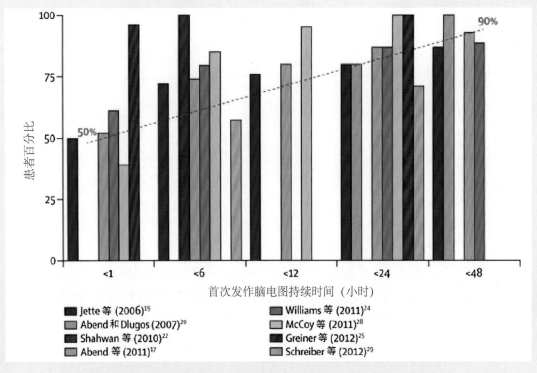

图 28.5　危重儿童首次监测脑电发作时的 EEG 监测持续时间

（资料来源：经许可来自 Abend 等 [154]。）

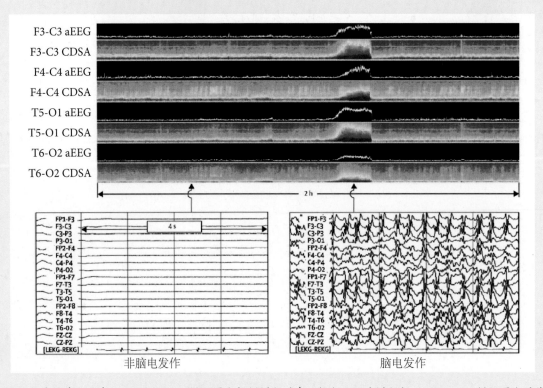

脑电发作的特点是在 aEEG 和 CDSA 描记图上振幅增加（在 y 轴上显示为增加），以及 CDSA 描记图上的能量增加（显示为暖色）。

图 28.6　aEEG 和 CDSA 图像显示一名危重儿童的一次脑电发作

（资料来源：经许可来自 Abend 等 [154]。）